Selbstregulation, Autonomie
und Gesundheit

Ronald Grossarth-Maticek

Selbstregulation, Autonomie und Gesundheit

Krankheitsfaktoren
und soziale Gesundheitsressourcen
im sozio-psycho-biologischen System

Vorworte von
Helm Stierlin und Peter Schmidt

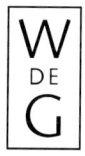

Walter de Gruyter
Berlin · New York 2003

Über den Autor

Ronald Grossarth-Maticek, geboren 1940 in Budapest, Abitur 1960 in Sombor, Jugoslawien. Promotion zum Dr. phil. 1973 an der Universität Heidelberg zum Thema „Motivationsstrukturen, Ideologien und Faktoren der Differenzierung bei politisch engagierten Studenten". Promotion zum Dr. med. sc. (Doktor der medizinischen Wissenschaften) 1991 in der medizinischen Fakultät der Universität Belgrad zum Thema „Möglichkeiten der Prävention chronischer Erkrankungen am Beispiel des Bronchialkarzinoms und Herzinfarkts".

Von 1973 bis 1974 wissenschaftlicher Angestellter am Institut für Sozialmedizin der Universität Heidelberg. Von 1975 bis 1982 Leiter des Forschungsprojektes „Sozialwissenschaftliche Onkologie", unter anderem gefördert durch die Deutsche Forschungsgemeinschaft und die Stiftung für Bildung und Behindertenförderung Stuttgart. Von 1982 bis 1990 Leiter eines internationalen Forschungsprogramms „Prospective Epidemiology and Preventive Behavioral Medicine" in Zusammenarbeit mit dem Londoner Psychologen Prof. H.-J. Eysenck.

Seit 1990 Direktor des Instituts für Präventive Medizin, Politische-, Wirtschafts- und Gesundheitspsychologie in Heidelberg – eine Einrichtung des Europäischen Zentrums für Frieden und Entwicklung (ECPD) in Belgrad, das zur Universität für Frieden der UN in Costa Rica gehört. Er ist Professor für postgraduierte Studien am ECPD.

Dr. med. Dr. phil. Ronald Grossarth-Maticek
Professor für postgraduierte Studien (ECPD)
ECPD Institut für präventive Medizin
Schloß-Wolfsbrunnen-Weg 16
69117 Heidelberg

ISBN 3-11-017495-2

Bibliografische Information Der Deutschen Bibliothek

Die Deutsche Bibliothek verzeichnet diese Publikation in der Deutschen Nationalbibliografie; detaillierte bibliografische Daten sind im Internet über <http://dnb.ddb.de> abrufbar.

© Copyright 2003 by Walter de Gruyter GmbH & Co. KG, 10785 Berlin.

Dieses Werk einschließlich aller seiner Teile ist urheberrechtlich geschützt. Jede Verwertung außerhalb der engen Grenzen des Urheberrechtsgesetzes ist ohne Zustimmung des Verlages unzulässig und strafbar. Das gilt insbesondere für Vervielfältigungen, Übersetzungen, Mikroverfilmungen und die Einspeicherung und Verarbeitung in elektronischen Systemen.

Der Verlag hat für die Wiedergabe aller in diesem Buch enthaltenen Informationen (Programme, Verfahren, Mengen, Dosierungen, Applikationen etc.) mit Autoren und Herausgebern große Mühe darauf verwandt, diese Angaben genau entsprechend dem Wissensstand bei Fertigstellung des Werkes abzudrucken. Trotz sorgfältiger Manuskriptherstellung und Korrektur des Satzes können Fehler nicht ganz ausgeschlossen werden. Autoren bzw. Herausgeber und Verlag übernehmen infolgedessen keine Verantwortung und keine daraus folgende oder sonstige Haftung, die auf irgendeine Art aus der Benutzung der in dem Werk enthaltenen Informationen oder Teilen davon entsteht.

Die Wiedergabe von Gebrauchsnamen, Handelsnamen, Warenbezeichnungen und dergleichen in diesem Buch berechtigt nicht zu der Annahme, daß solche Namen ohne weiteres von jedermann benutzt werden dürfen. Vielmehr handelt es sich häufig um gesetzlich geschützte, eingetragene Warenzeichen, auch wenn sie nicht eigens als solche gekennzeichnet sind.

Konvertierung: META Systems GmbH, Elstal – Druck: Gerike GmbH, Berlin – Buchbinderische Verarbeitung: Lüderitz & Bauer GmbH, Berlin – Umschlagentwurf: Rudolf Hübler, Berlin

Printed in Germany

Inhalt

Danksagung.................. IX
Vorwort von Helm Stierlin XI

Vorwort von Peter Schmidt........ XII
Vorwort von Ronald Grossarth-Maticek.................. XVII

1. Einführung

1.1 Verhaltenssteuerung – Synergien – systemische Interventionen .. 1
1.2 Individuelle und soziale Problemlösung durch Anregung der Selbstregulation............ 5
1.3 Synergieeffekte – synergistische Prozesse – synergistische Selbstorganisation 9
1.4 Zur Methodologie 11
1.5 Der Mensch als Kommunikationssystem 14
1.6 Systemische Wissenschaft als interaktiver Prozess 17
1.7 Die Grundannahme der Grossarthschen Theorie 21
1.8 Individuelle und soziale Selbstregulation 24

2. Die systemisch-interaktive Medizin

2.1 Was ist Gesundheitsmedizin? ... 28
2.2 Die interaktiv-systemische, synergistische Wissenschaft und Medizin – Einführung in die synergistische Verhaltensmedizin 34
2.3 Seelisch-körperliche Wechselwirkungen 45
2.3.1 Analysen und Interventionen in komplexen sozio-psycho-biologischen Systemen 45
2.3.2 Wechselwirkungen im Körper: Erkenntnisse der Psychoneuroimmunologie und der Hirnforschung 47
2.4 Interaktive Steuerungsmechanismen 52
2.5 Kommunikation in komplexen Systemen................. 56
2.6 Systemische Interaktionsforschung oder monokausaler Ansatz?................. 61
2.7 Ergänzung von monodisziplinären, monokausalen Ansätzen ... 64
2.8 Methodologie der Beweisführung mitursächlicher Zusammenhänge in der systemischen Medizin ... 66
2.8.1 Vom Allgemeinen zum Spezifischen 69
2.8.2 Anwendung unterschiedlicher Methoden der Datenerfassung und Ergebnisse aus prospektiven Studien 71

2.9 Methode der wissenschaftlichen Beweisführung von interaktiven Zusammenhängen als permanenter Kommunikations- und Entwicklungsprozess 72

3. Das Autonomietraining

3.1 Gesundheit und Problemlösung durch Anregung der Selbstregulation 75
3.2 Die Grundannahmen des Autonomietrainings 81
3.3 Wo setzt das Autonomietraining an? Zur Komplexität soziopsycho-biologischer Wechselwirkungen 90
3.4 Diagnostik der Desintegration von bewussten und unbewussten Prozessen und therapeutische Integration beider Instanzen . . . 95
3.5 Das Menschenbild des Autonomietrainings 98
3.6 Methoden des Autonomietrainings 101
3.7 Die Quintessenz des Autonomietrainings 112
3.7.1 Vorgehensweisen und interaktive Techniken im Autonomietraining 115

4. Grossarthsche Verhaltenstypologie

4.1 Die Grossarthsche Verhaltenstypologie 118
4.2 Recherchenkatalog zur Einordnung in die Grossarthsche Verhaltenstypologie 121
4.3 Der Zusammenhang zwischen der Grossarthschen Typologie, chronischen Erkrankungen und Gesundheit 122
4.4 Die genetischen und erlernten Faktoren in der Grossarthschen Typologie: Zwillingsforschung . . 124

5. Individuelle und soziale Selbstregulation

5.1 Selbstregulation 130
5.2 Motive, die unser Verhalten bewegen: Die interaktive Zeitbombe tickt 131
5.3 Individuelle und soziale Selbstregulation 134
5.3.1 Individuelle und soziale Problemlösungen durch integrierende Kommunikation 134
5.3.2 Wirkmechanismen in Unternehmen: Sozialer Druck oder kreative Kommunikation 139
5.3.3 Wirkmechanismen in Fußballmannschaften 141

5.3.4 Sozioökonomischer Status und Selbstregulation 144
5.3.5 Individuelle und berufliche Selbstregulation – Potenziale für Stressprävention und Aufrechterhaltung der Gesundheit 147
5.3.6 Zum Einfluss von Ehe und Partnerschaft auf die Gesundheit . . . 154
5.3.7 Geplante Interventionsmaßnahmen von gesellschaftspolitischer Bedeutung 155

6. Störungsformen der Selbstregulation und ihre gesundheitlichen Auswirkungen

6.1 Traumatisierende Schockerlebnisse 168
6.2 Zusammenhang zwischen mehrfachen Krankenhausaufenthalten in der frühen Kindheit und polytoxischem Verhalten 180
6.3 Hemmung der Selbstregulation durch übermäßige Orientierung an internalisierten Fremdobjekten 181
6.4 Tod der Mutter bei Geburt 182
6.5 Aktives und passives Zigarettenrauchen 184

7. Seelisch-körperliche Synergieeffekte bei chronischen Erkrankungen

7.1 Systemische Interaktionen bei Entstehung chronischer Erkrankungen und Aufrechterhaltung der Gesundheit 188
7.1.1 Psychophysische Interaktionen, die Krankheit hervorrufen oder die Gesundheit aufrecht erhalten 189
7.2 Risikofaktoren für Krebs 189
7.2.1 Zum Stand der Forschung in der sogenannten Psychoonkologie . . 192
7.2.2 Kommunikationsbedingungen und therapeutischer Erfolg in der Krebsbehandlung 194
7.2.3 Setzen sich emotional-kognitive Prozesse biologisch um? Die Grossarthsche Typologie in Bezug auf Krebsentstehung und Herz-Kreislauferkrankungen . . . 196
7.2.4 Seelisch-körperliche Wechselwirkungen bei Entstehung und Verlauf des Mamma- und Ovarialkarzinoms 206
7.2.5 Zur Neurobiologie in der systemischen Stressforschung: Objektrepräsentanz im Gehirn und ihre Auswirkung auf integrative Regelprozesse 220
7.2.6 Wechselwirkungsforschung bei Spontanremissionen 227
7.2.7 Risikofaktoren für Krebserkrankungen bei Kindern 230
7.3 Risikofaktoren für Hirnschlag und Herzinfarkt 232
7.4 Risikofaktoren für Demenz 238
7.5 Risikofaktoren für Morbus Parkinson 244
7.6 Risikofaktoren für Autoimmunerkrankungen 245

8. Gesundheit und Krankheit im interdisziplinär-interaktiven Kontext

8.1 Einführung 247
8.2 Risiko- und Positivfaktoren: empirische Ergebnisse 248
8.2.1 Zusammenfassung und Anbindung an die Grossarthsche Typologie 257
8.3 Selbstregulation und Gesundheit bis ins hohe Alter 261
8.4 Auswirkungen von Nahrungsergänzungsmitteln auf natürlicher Basis in der primären und sekundären Prävention 273
8.4.1 Langzeiteffekte des Nahrungsergänzungsmittels Cellagon Aurum 273
8.4.2 Eunova Forte und gesundes Altern: eine prospektive Interventionsstudie 277
8.5 Langzeiteffekte der Psychotherapie und psychologischen Beratung 278
8.6 Zur Psychodynamik der erlebten Gottesbeziehung 283

9. Schlusswort 287

10. Literatur 289

11. Anhang: Fragebögen

11.1 Fragebogen zur Arzt-Patienten-Beziehung 293
11.2 Recherchenkatalog zur Differenzierung zwischen gynäkologischen Karzinomen 294
11.3 Fragebogen zur Erfassung der Lebensqualität 297
11.4 Kurzfragebogen zur Erfassung von gesundheitsfördernden Verhaltensweisen 300
11.5 Kurzer Beobachtungs- und Recherchenkatalog Gesundheits- und Krankheitsverhalten 303
11.6 Großer Recherchenkatalog zur Erfassung von gesundheits- und krankheitsfördernden Verhaltensweisen Krankheit – Gesundheit – Selbstregulation . . 305
11.7 Recherchenkatalog zur Erfassung interaktiver Systemindikatoren für gesundheitsförderndes Verhalten 319
11.8 Fragebogen Stress und Gesundheitsverhalten 324
11.9 Fragebögen zur Ermittlung von privatem und beruflichem Stress 328

Danksagung

Ich fühle mich einer sehr großen Anzahl von Patienten, Wissenschaftlern und studentischen Hilfskräften, aber auch anderen Personen, die die Durchführung der Studien ermöglicht haben, zu allergrößtem Dank verpflichtet. Wenn ich an kooperierende oder auch kontrovers diskutierende Wissenschaftler denke, dann vor allem an solche, die durch ihre Aktivität in der Kommunikation geholfen haben, wissenschaftliche Fragen zu formulieren und teilweise zu beantworten. Ich möchte in meiner Danksagung historisch vorgehen:

Ich verdanke Prof. Dr. Hans Schäfer, dem großen Heidelberger Physiologen und Begründer der deutschen Sozialmedizin, eine permanente Denkanregung durch zahlreiche konstruktive, kreative und häufig auch kontroverse Diskussionen.

Dem deutschen Medizinsoziologen Prof. Dr. Hans Siegrist war ich nicht nur über viele Jahre freundschaftlich verbunden, sondern es kam auch immer wieder zu fruchtbarer Zusammenarbeit und gegenseitigem Austausch.

Dasselbe gilt für den Bremer Epidemiologen Prof. Rainer Frentzel-Beyme. Sein Bemühen, in die moderne Krebsforschung auch die emotional-kognitive Seite und die Verhaltenstherapie einzubeziehen, deckte sich immer wieder auch mit meinen Bestrebungen.

Zu besonderem Dank bin ich Prof. Dr. Martin Rutsch und PD Dr. Wolf-Dieter Heller vom Institut für Statistik und mathematische Wirtschaftstheorie der Universität Karlsruhe verpflichtet. Diese Wissenschaftler haben unbezahlt über viele Jahre hinweg unsere Studien, die erfassten Daten, die ausführenden Interviewer und Mitarbeiter überprüft, so dass eine objektive Grundlage zur Beurteilung der Heidelberger Studien möglich wurde.

Der Heidelberger Pädagoge Prof. Dr. Volker Lehnhart war viele Jahre lang immer wieder für Fachgespräche offen, ebenso der Politologe Prof. Klaus von Beyme.

In diesem Zusammenhang danke ich auch dem früheren Oberbürgermeister der Stadt Heidelberg, Reinhold Zundel, der sich in einem Zeitraum von über 20 Jahren immer wieder dafür eingesetzt hat, dass unsere Studien reibungslos durchgeführt werden konnten. Er hat für uns auch viele Jahre lang in seinem Tresor Daten aufbewahrt, die zur Beurteilung der Qualität der durchgeführten Studien von Bedeutung waren.

Dem jugoslawisch-amerikanischen Neurobiologen Prof. Dr. Dr. L. Rakic und dem Molekularbiologen Prof. Dr. D. Kanasir (Mitglied der französischen Akademie der Wissenschaften) verdanke ich die permanente Anregung, psychosoziale Prozesse auch im neurobiologischen Sinne zu reflektieren.

Ganz besonderer Dank gebührt drei großen Psychosomatikern und Verhaltenstherapeuten: Der große holländische Psychosomatiker Prof. Dr. Jan Bastiaans, der Londoner Psychologe Prof. Dr. H. J. Eysenck und der Heidelberger Familienforscher und Psychosomatiker Prof. Dr. Helm Stierlin standen und stehen mit mir in aller engster Zusammenarbeit.

Dem Züricher Psychologen und Konrad-Lorenz-Schüler Prof. Dr. Norbert Bischof danke ich für die intensiven und sinnreichen Gespräche, die ich mit ihm führen durfte.

PD Dr. Hermann Vetter und Prof. Dr. Peter Schmidt verdanke ich viele Anregungen und Diskussionen hinsichtlich methodischer Fragen. Dabei galt eine Maxime: Wenn Dr. Hermann Vetter zustimmt, dann ist ein allerhöchstes wissenschaftliches Niveau garantiert.

Dem Heidelberger Psychologen Prof. Dr. Carl-Friedrich Graumann, dem Mannheimer Sozialpsychologen Prof. Dr. Martin Irle, dem Wissenschaftstheoretiker und Philosophen Prof. Dr. Hans Albert und dem Kölner Soziologen Prof. Dr. René König danke ich für die starke Unterstützung in meinen frühen Forschungsjahren Ende der 60er und Anfang der 70er Jahre.

Auch vielen Forschern aus den USA und Großbritannien war und bin ich durch gegenseitige Anregungen eng verbunden, z. B. dem Begründer der Psychoneuroimmunologie, Prof. Dr. G. F. Solomon aus San Francisco.

Meine Forschungen waren immer eng an der klinischen Praxis und der naturwissenschaftlichen Medizin ausgerichtet. In diesem Zusammenhang gab es viele äußerst nützliche Diskussionen und Unterstützungen für die Heidelberger prospektiven Studien (z. B. durch erstellte Gutachten, Einladungen zu Vorträgen, Anschreiben an zu befragende Patienten, um diese für die Teilnahme an der Studie zu motivieren). In diesem Zusammenhang denke ich ganz besonders an die großen Heidelberger Chirurgen Prof. Dr. Fritz Linder und Prof. Dr. Christian Herfarth. Zu großem Dank bin ich aber auch den Chirurgen Prof. Dr. D. Bockelmann, Prof. Dr. G. Ott und Prof. Dr. P. Schlag verpflichtet.

Die Studien wurden von vielen intelligenten und kompetenten, von wunderbaren Menschen unterstützt. Ich denke etwa an den Stuttgarter Psychotherapeuten Robert Bosch, der mich immer mit seinem großen Wissen über das Unbewusste fasziniert hat. Ebenso an den Stuttgarter Tiefenpsychologen Dr. Hans Schmied.

Ganz besonderer Dank gilt Frau Gisela Sturm, die immer wieder dann unsere Forschung unterstützt hat, wenn es die Fortführung der Studien am dringendsten notwendig hatten.

Danken möchte ich auch meiner Großtante, Frau Rosali Schäfer aus Florida, USA, die die Durchführung der Studien in den frühesten Phasen (von 1963 bis 1976) unterstützt hat, in einer Zeit, als wir noch nicht in der Lage waren, andere finanzielle Zuwendungen zu bekommen.

Neben den vielen oben erwähnten positiven Unterstützungen danke ich aber auch einer großen Anzahl von Professoren, die über viele Jahre hinweg ihr gesamtes Können im kritischen Engagement gegen unsere Forschung einsetzten, weil sich auch daraus eine Fortentwicklung der wissenschaftlichen Diskussion ergab und ergibt.

Dank schulde ich auch den vielen medizinischen Stiftungen, Einrichtungen und Institutionen, die eine kontinuierliche Fortführung unserer Arbeit viele Jahre lang ermöglicht haben.

Zum Schluss möchten wir uns auch bei Karl Fordemann für seine Interesse an der Thematik und seine finanzielle Unterstützung der Drucklegung bedanken.

Vorwort von Helm Stierlin

Das vorliegende Werk schließt an die Bücher „Systemische Epidemiologie und präventive Verhaltensmedizin chronischer Erkrankungen" und „Autonomietraining" an, die Ronald Grossarth-Maticek im Laufe der letzten Jahre veröffentlichte. Im vorliegenden Buch greift er zum Teil die in den genannten Büchern behandelten Themen und Befunde auf, erweitertert aber den Kontext: Somit geht es wieder um die Erforschung der Wechselwirkungen von vielen zu Gesundheit oder Krankheit beitragenden Faktoren und die sich daraus für Prävention und Therapie ergebenden Konsequenzen. Und wieder stützt sich Grossarth-Maticek dabei auf die Ergebnisse seiner (überwiegend prospektiven) Studien, die, was die Zahl der befragten Personen, die überblickte Zeitspanne, die Differenziertheit der Methoden und die Originalität der Fragestellungen anbelangt, in der Welt ihresgleichen suchen dürften. Dabei weiten sich Bereiche, in denen Wechselwirkungen untersucht und dementsprechend Herausforderungen für die Prävention und Therapie chronischer Erkrankungen sichtbar werden, noch einmal aus. So geht Grossarth-Maticek unter anderem auf Phänomene wie eine wachsende Arbeitslosigkeit, die heutige kapitalistische Unternehmerkultur, ja die Motivation von Fußballspielern ein und weist auch deren Relevanz für eine moderne Gesundheitsmedizin und Gesundheitspolitik auf. Dabei beeindrucken immer wieder die vielen Details seiner Forschung, die er in zahlreichen Tabellen vermittelt. Und natürlich auch seine ungebrochene Schaffenskraft und sein Durchhaltevermögen angesichts einer oft lautstarken, aber wenig fundierten Kritik, die sich zumeist an unwesentlichen Kleinigkeiten festmacht. Verständlich daher, dass ich nun schon zum drittenmal eines seiner Werke mit einem Vorwort versehe. Ich wünsche ihm viele Leser, die sich durch die Komplexität des Stoffes nicht abschrecken lassen.

Prof. Dr. med. Dr. phil. Helm Stierlin
Universität Heidelberg

Vorwort von Peter Schmidt

Ronald Grossarth-Maticek ist mir seit 1979 persönlich bekannt. In meiner damaligen Tätigkeit als Projektleiter bei der ZUMA (Zentrum für Umfragen, Methoden und Analysen, Mannheim) beriet ich ihn mehrfach zu Fragen der Auswertung seiner Daten und verfasste danach mit ihm sowie anderen Koautoren eine Reihe gemeinsamer Artikel. Meine Einschätzungen basieren zum einen auf meiner Tätigkeit als Professor für empirische Sozialforschung und zum anderen als Mitglied des Gutachtergremiums für den Aufbau von Public Health Schwerpunkten in Deutschland beim Bundesministerium für Bildung und Wissenschaft. Durch diese Gutachtergruppe wurden in den letzten zehn Jahren mehr als 300 Projekte evaluiert und mehr als 50 Millionen DM investiert.

Von Beginn seiner wissenschaftlichen Tätigkeit an hat Ronald Grossarth-Maticek durch seine innovativen Arbeiten die wissenschaftliche Welt polarisiert. Viele fühlten sich durch seine Thesen und empirischen Ergebnisse provoziert. Andere wiederum waren begeistert und fasziniert von seinen Arbeiten. Nur wenige setzten sich allerdings theoretisch und methodologisch mit seiner Arbeit gründlich auseinander oder replizierten seine Befunde, wie es gute wissenschaftliche Praxis sein sollte (obgleich schon eindrucksvolle Replikationsstudien von Frankreich über Deutschland bis hin nach Japan existieren). Die Situation in Medizin und Gesundheitsversorgung in den letzten 30 Jahren hat allerdings die Bedeutung seiner Thesen und seiner Ergebnisse noch verstärkt.

Warum stehen viele Wissenschaftler, z.B. Kliniker der Universität Heidelberg, den Arbeiten von Grossarth-Maticeks positiv gegenüber? Und weshalb gehen wiederum andere Forscher in extreme Opposition? Ich verfolge seit über 20 Jahren die Arbeiten von Grossarth-Maticek, habe mit vielen seiner Befürworter und Kritiker gesprochen. Diese intensiven Erfahrungen mit Grossarth-Maticeks Forschung ermöglichen mir einen tiefen Einblick in seine Methode, Theorie und Intervention.

Die empirischen Studien von Grossarth-Maticek sind in der internationalen Literatur äußerst ungewöhnlich. Während die meisten Studien ein begrenztes Thema verfolgen (wie z.B. den Zusammenhang zwischen Zigarettenrauchen und Lungenkrebs, der bei extrem großen Populationen erfasst wurde), erforscht Grossarth-Maticek gleichzeitig eine ungewöhnlich große Anzahl an Zusammenhängen und betrachtet diese nicht isoliert, sondern stellt sie in einen übergeordneten Kontext. Dabei sind methodisches Vorgehen, theoretische Erklärung und die therapeutische Intervention harmonisch und sinnvoll aufeinander abgestimmt. Aus einer großen Anzahl von erforschten Zusammenhängen reduziert er Erkenntnisse wiederum auf wesentliche Determinanten, die dann in praxisnahen, gesellschaftlich höchst relevanten Bereichen eingesetzt werden können. So plant Grossarth-Maticek jetzt, seine zentralen Ergebnisse in großen Präventionsstudien bei über einer Million Bürgern praktisch umzusetzen.

Um solche simultanen und mehrdimensionalen Studien durchführen zu können, musste zunächst eine Vorgehensweise entwickelt werden. Von 1973 bis 1978 wurden ca. 17 000 Haushalte angeschrieben, begleitet von einem Unterstützungsbrief durch den damaligen Bürgermeister der Stadt Heidelberg und den ärztlichen Direktor der chirurgischen Universitätsklinik Heidelberg. Nachdem den Bürgern der Sinn der Studie erklärt worden war, ermittelten in der Regel zwei Interviewer zunächst in der ersten Befragung Grunddaten, z. B. über Stress, Selbstregulation, Rauchen, Alkoholkonsum, usw. Im zweiten Durchgang wurden bei Subgruppen mit unterschiedlichen Befragungs- und Beobachtungsinstrumenten noch zusätzliche Fragen gestellt, etwa über familiäre Belastung für bestimmte Erkrankungen oder zu Stresssituationen. In der Regel hat ein Interviewer die angeschriebene Person befragt, während der andere die nahestehendste Person im Haushalt befragt hat − sowohl über die angeschriebene Person, als auch über sich selbst. Zudem wurden die untersuchten Personen gefragt, ob sie im Bekannten- oder Angehörigenkreis Personen mit bestimmten Merkmalen kennen, wie zum Beispiel eineiige Zwillinge oder Anhäufungen bestimmter Krebserkrankungen in der Familie.

Mit dieser Methode konnten ca. 35 000 Bürger in die sogenannte „Heidelberger Prospektive Interventionsstudie" einbezogen werden. Das erste Ziel war die Befragung von Personen, die noch nicht chronisch erkrankt waren. Wer zum Zeitpunkt der Befragung schon an Krebs erkrankt war, wurde in einem zweiten Studientyp erfasst, nämlich zur Erforschung von Langzeiteffekten medizinischer Behandlungsmaßnahmen und Selbstregulation im Bezug auf den Krankheitsverlauf. Auch hier konnte Grossarth-Maticek mit seinen Mitarbeitern umfangreiche Studien an Krebspatienten über sehr lange Zeiträume, in der Regel von der Erstdiagnose bis zum Tode, durchführen. Von 1973 bis 1978 halfen im Forschungsteam ca. 150 Interviewer bei insgesamt etwa 70 000 Befragungen.

Ein solches Vorgehen ermöglichte Grossarth-Maticek eine sehr große Anzahl von Hypothesen über soziopsychologische Zusammenhänge aufzustellen und empirisch zu überprüfen. Um dies zu erreichen, wurden aus der untersuchten Population relativ kleine Subgruppen gebildet, deren Datenmaterial geeignet war, die empirischen Tests durchzuführen. So wurde beispielsweise eine kleine Gruppe zur Erforschung der Lungenkrebs-Entstehung gebildet, in der es möglich war, die Auswirkungen von Zigarettenrauchen, chronischer Bronchitis, Erbanlagen und Stress einzeln und im Zusammenhang zu erforschen. Letztlich geht es Grossarth-Maticek immer um den Beweis von synergistischen Effekten im Rahmen seiner Wechselwirkungsforschung, in die er immer sowohl emotional-kognitive, als auch physische und soziale Faktoren einbezieht.

In bestimmten Subgruppen führte Grossarth-Maticek dann noch randomisierte Interventionsexperimente durch. Es ist selbstverständlich, dass solche komplexe Vorgehensweisen eine lebenslange Aktivität beanspruchen. Auch hier hat seine Forschung einen Seltenheitswert.

Grossarth-Maticek hat eine sehr originale Theorie über das menschliche Verhalten entwickelt und eine plausible und extrem effektive Interventionsmethode ausgearbeitet: das Autonomietraining. Alle, die Grossarth-Maticek kennen, einerlei ob Befürworter oder Kritiker, bezeichnen ihn als eine charismatische Persönlichkeit mit hoher Überzeugungskraft. Grossarth-Maticek hätte jedoch seine Studien als isolierter Einzelner in Heidelberg nie durchführen können. Er wurde über Jahre sowohl von Klinikdirektoren als auch von entscheidenden Stellen der Stadtverwaltung unterstützt. Die hier angeführten Argumente erklären, warum Grossarth-Maticek von herausragenden Klinikern sowie psychosomatischen und psychologischen Forschern aus aller Welt mit großer Anerkennung unterstützt wurde.

Gegner und Kritiker Grossarth-Maticeks bezeichnen ihn in der Regel als einen isolierten Chaoten, der weder methodisch, noch theoretisch – und schon gar nicht institutionell – Geltung hat. Insofern seien Grossarth-Maticeks Ergebnisse unglaubwürdig, weil sie zum Beispiel um ein Vielfaches besser als ihre eigenen seien. Einige Kritiker werfen ihm Betrug und Datenfälschung vor (z. B. Wirsching 1996). Ich habe viele dieser Kritiker persönlich gesprochen und ihre Argumente zur Kenntnis genommen. In der Regel verweist ein Gegner Grossarth-Maticeks auf den anderen. Ich wurde bis heute mit keiner stichhaltigen Kritik konfrontiert. Interessant ist allerdings, dass die Kritiker nie aus der klinischen Medizin kamen, sondern sich in der Regel aus den Reihen der sogenannten Psychoonkologen rekrutierten.

Da die Studien von Grossarth-Maticek meiner Überzeugung nach, und hier deckt sich diese mit den Meinungen etwa von Prof. Hans-Jürgen Eysenck oder Prof. Helm Stierlin, zu den best kontrollierten der Welt gehören, sind oberflächliche und pauschale Vorurteile bezüglich der Leistungskapazität von Grossarth-Maticek nicht angebracht.

Die Studien von Grossarth-Maticek beschränken sich aber keineswegs nur auf seine Person und die wissenschaftliche Leistung. Die von ihm zentral herausgearbeiteten Begriffe von Selbstregulation und Autonomie und die Motivation der Bürger, diese zum Bestandteil ihres täglichen Lebens zu machen, könnten zu zentralen Anreizen einer modernen, interdisziplinär orientierten medizinischen Prävention werden.

Die Anreizsysteme für die Versicherten bzgl. Prävention und Autonomie existieren fast überhaupt nicht (vgl. zum Stellenwert von Anreizsystemen Ajzen 1996, Becker 1976). Gerade dies wäre nach den von Grossarth-Maticek vorgelegten Ergebnissen für alle Krankheiten von besonderer Bedeutung. Entsprechende Anreizsysteme müssten aber nicht nur für die Versicherten der Krankenkassen sondern für alle Institutionen und Gruppen wie die Verwaltung der Kassen, die Pharmahersteller und die Träger der ambulanten und stationären Krankenversorgung geschaffen werden.

Das Besondere an der Vorgehensweise von Grossarth-Maticek besteht darin, dass er sich nicht mit prospektiven Studien begnügt, um bestimmte Risikofaktoren zu ermitteln. Vielmehr wählt er die Verbindung zwischen prospektiven Studien und Interventionsstudien, um die empirische Evidenz der Maßnahmen, die er vorschlägt, zu testen. Erst diese Vorgehensweise ermöglicht es, dass die Ergebnisse, die auf Grund von prospektiven Studien gewonnen wurden, selbst noch einmal einem empirischen Test unterzogen werden können. Aufgabe der evidenzbasierten Medizin wäre es nun, die vorhandenen Ergebnisse unterschiedlicher Forschungsteams in der Welt, die in diesem Gebiet tätig sind, kritisch zu bewerten und zu dokumentieren. Ein Problem des Vergleichs besteht allerdings darin, dass auf diesem Gebiet zu wenig prospektive und randomisierte experimentelle Studien – wie die von Grossarth-Maticek – existieren. Somit bekommen die Studien von Grossarth-Maticek in methodischer, theoretischer und präventiv-therapeutischer Sicht eine absolute Pionierstellung.

In der epidemiologischen Forschung wurde der Begriff der Ursache meist durch den vageren Begriff des Risikofaktors ersetzt, da die Bedingungen für Kausalität in der Literatur nicht geklärt oder umstritten waren. Anderseits wird man zur Begründung von Maßnahmen nahezu immer auf empirisch begründete Kausalbeziehungen zurückgreifen. Rubin hat in einer Reihe von Arbeiten (z. B. 1974) sowie im Anschluss daran Little/Yau (1998) eine Vorgehensweise zum Test von kausalen Beziehungen entwickelt, die auf der Idee einer randomisierten Studie aufbaut. Die Vorgehensweise bei Grossarth-Maticek entspricht diesen Forderungen dadurch, dass sie nicht bei prospektiven Beobachtungsstudien stehen blieb, sondern im Anschluss daran Interventionsstudien durchgeführte.

Ein weiteres Spezifikum der Vorgehensweise von Grossarth-Maticek bildet die simultane Berücksichtigung von Typologien, multivarianten Modellen und Interaktionseffekten zwischen den Determinanten von Krankheit und Gesundheit. In der neueren methodischen Literatur wird der Heterogenität von Stichproben und deren Berücksichtigung durch Typologien sowie entsprechenden Verfahren zunehmend Raum gewidmet. Verschiedene Verfahren wie Clusteranalysen oder Latente Klassenanalysen werden zunehmend hierfür eingesetzt (vergl. Muthen 2001, Hagenaars/McCutcheon 2002). Dies erst ermöglicht, für Subgruppen spezifische Effekte von Maßnahmen festzustellen. Ähnliches gilt für die Berücksichtigung von Synergie- und Interaktionseffekten, die in den Analysen von Grossarth-Maticek eine große Rolle spielen.

Die besondere Bedeutung, die nun Grossarth-Maticek der Autonomie als zentraler Zielvariable einräumt, entspricht den Ergebnissen der empirisch orientierten Persönlichkeits- und Sozialpsychologie. Besonders die Arbeiten von Bandura (z. B. 1977) haben die große Bedeutung von Autonomie (entspricht dem Begriff self-efficacy bei Bandura) als zentrale psychologische Disposition von Menschen gezeigt. Das Ausmaß der Autonomie scheint in allen Lebensbereichen eine außerordentliche Bedeutung für die Steuerung von Verhalten zu haben. Viele empirische Untersuchungen haben nun gezeigt, dass im Bereich von Familien, in Arbeitssituationen, bei Arbeitslosigkeit und im politischen Bereich (political efficacy) Autonomie eine große Rolle spielt. Allerdings wurden kaum Studien durchgeführt, die versuchten, durch Interventionen die Autonomie von Menschen zu ändern, wie es Grossarth-Maticek in experimentellen Studien und in zahlreichen Demonstrationen seiner Interventionsmethoden in vielen deutschen Städten getan hat. Besonders dies scheint mir das Interessante an den vorliegenden Studien von Grossarth-Maticek zu sein, der die Anwendung des Autonomiekonzeptes in verschiedenen sozialen Kontexten (z. B. in der primären und sekundären Prävention, bei Sportmannschaften, zur Eindämpfung des radikal-nationalistischen Verhaltens, zur Anregung der Innovation und kreativen Problemlösung in der Wirtschaft, Aktivierung neuer Berufsbilder bei Arbeitslosen usw.) ausprobiert hat.

Ein weiterer Punkt betrifft den Aspekt der Effizienz: kostenintensive High-Tech-Medizin in Kombination mit den präventiven Ansätzen von Grossarth-Maticek. Bis jetzt konnte die hoch entwickelte naturwissenschaftliche Medizin auf wissenschaftlich fundierte Grundlagen der sozialwissenschaftlich orientierten Medizin nur schwer zurückgreifen (z. B. der sogenannten Psychoonkologie oder medizinischen Psychologie), weil in der Regel prospektive randomisierte Experimente, also eindrucksvolle methodische Beweisführungen, fehlten. Grossarth-Maticeks Ergebnisse bieten sich als ideale Basis nicht nur für die Kooperation mit der modernen klinischen Medizin, sondern auch als Ausbildungsbasis für den praktischen Arzt und Facharzt an, bedenkt man, dass ein Arzt im Laufe seiner Berufskarriere viele tausend Stunden mit Patienten spricht und dadurch wesentliche gesundheitsrelevante Effekte erzielen kann.

Aus diesem Grund wünsche ich mir, dass eine breite Auseinandersetzung und Anwendung der in diesem Buch beschriebenen Methoden und Verfahren einer Gesundheitsmedizin in- und außerhalb Deutschlands erfolgt.

Prof. Dr. phil. Peter Schmidt
Universität Gießen

Literatur

Consoli, S. M., Cordier, S., Ducimetiere, P. (1993). Validation of a personality questionnaire designed for defining subgroups at risc for ischemic cardiography or cancer in the Gazel cohort. Rev. Epidemiol. Santé Publique, 41, 315–326.

Nagano, J., Tanaka, H., Sudo, N., Kubo, C. (2000). Effect of autonomy training on Japanese: application to the management of dystonic patients. Japanese Journal of Psychosomatic Medicine, 40, 159–170.

Nagano, J., Sodo, N. Kubo, C., Kono, S. (2001). Lung cancer, myocardinal infarction, and the Grossarth-Maticek personality types: a cross-cultural study in Fukuoka, Japan. Journal of Epidemiology, 11, 281–287.

Knekt, P., Raitsalo, R., Heliövaara, M. (1996). Elevated lung cancer risk among persons with depressed mood. American Journal of Epidemiology, 144, 1096–1102.

Amelang, M., Schmidt-Rathiens, C., Matthews, G. (1996). Personality, cancer and coronary heart disease: Further evidence on a controversial issue. British Journal of Health Psychology, 1, 191–205.

Wirsching, M. (1996). Psychosomatische Medizin, Beck Verlag, München.

Ajzen, I. (1996). The Social Psychology of Decision Making. Higgins, E. T., Kruglanski, A. W. (eds). Social Psychology Handbook of Basic Principles, 297–325, Guilford Press, New York und London.

Bandura, A. (1977). Self-Efficacy: Toward a unifying theory of behavioral change. Psychological Review, 84, 191–215.

Becker, G. A. (1976). The economic approach to human behavior, University of Chicago Press, Chicago.

Hagenaars, J., McCutcheon, A. L.(eds) (2002). Applied Latent Class Analysis, Cambridge University Press, Cambridge.

Little, R. J. A., Yau, L. (1998). Statistical Techniques for analyzing data from prevention trials: Treatment of no shows using Rubin's causal model. Psychological Methods, 3, 147–159.

Rubin, D. B. (1974). Estimating causal effects of treatments in randomized and nonrandomized studies. Journal of Educational Psychology, 66, 688–701.

Muthen, B. O. (2001). Latent Variable Mixture Modeling. Marcoulides, G. A., Schumacker, R. E. (eds). New Developments in Structural Equation Modeling, Erlbaum, Mayaw, 1–34.

Vorwort von Ronald Grossarth-Maticek

Das vorliegende Buch Gesundheitsmedizin ist mein drittes zum Thema nach den Büchern *Systemische Epidemiologie und präventive Verhaltensmedizin chronischer Erkrankungen* und dem *Autonomietraining* (beide Werke bei Walter de Gruyter, Berlin, erschienen). Obwohl jedes Buch für sich eine Einheit darstellt, bilden die drei Bücher gemeinsam auch ein Werk, in dem einunddieselbe Theorie, Methode und Therapie aus unterschiedlichem Blickwinkel und hinsichtlich unterschiedlicher Probleme und Erkrankungen erläutert und durch viele empirische Ergebnisse bestätigt werden.

Der Leser findet in diesem Buch – wie auch in den zwei vorhergehenden – eine große Fülle von Fragestellungen, die alle aus der Perspektive einer einheitlichen Theorie und Methode bearbeitet werden. Ein solches Vorgehen setzt sich ab von vielen monodisziplinären Forschungsarbeiten, die ein begrenztes Thema in einer relativ kurzen Zeit erforschen. Unsere Arbeit ist über sehr lange Zeiträume, d. h. über viele Jahrzehnte hinweg, durchgeführt worden. Ich glaube, dass ich es den Leserinnen und den Lesern in dieser letzten wissenschaftlichen Buchveröffentlichung der Serie schuldig bin, etwas über meine Beweggründe und Einstellungen mitzuteilen, die für eine derart langfristige, aber auch durch immer neue Erkenntnisse lustbringende Arbeit verantwortlich waren.

Ich musste mich sehr lange selbst beobachten, um zu den Erkenntnissen über mich, die ich hier mitteile, zu kommen. Das Hauptmotiv für meine gesamte wissenschaftliche Arbeit lässt sich aus der Spannung ableiten zwischen der Art und Weise, wie ich die Menschen und ihre sozialen Organisationen erlebe und was ich den Menschen und ihren Organisationen zutraue. Einerseits ist die wissenschaftliche und technische Leistung der Menschheit besonders im letzten Jahrhundert zu bewundern. Wer hätte z. B. noch von zehn Jahren daran denken können, dass man durch präzise molekulargenetische Analysen einen Mörder aufgrund allergeringster Spuren eindeutig identifizieren kann. Andererseits produziert die moderne Zivilisation am laufenden Band Verhaltensweisen, die bei einem denkenden Menschen blankes Entsetzen hervorrufen. Ich erspare mir hier, Beispiele zu nennen. Auf der anderen Seite gibt es auch viele Probleme in der modernen Zivilisation, bei denen der Anschein besteht, dass große Anstrengungen zu ihrer Lösung unternommen werden; beim näheren Hinsehen zeigt sich aber, dass bestimmte Aspekte, die möglicherweise die Problemlösung beschleunigen könnten, systematisch vernachlässigt werden.

Einerseits leide ich an Ungerechtigkeit und sozialer Destruktion ebenso wie aufgrund der Einsicht, dass bei dem Versuch, Probleme zu lösen, inadäquate und unzureichende Mittel eingesetzt werden. Andererseits habe ich schon von der frühen Kindheit an sehr angenehme und energiespendende, Wohlbefinden, Lust, Sicherheit und Sinnerfüllung bringende religiöse Erfahrungen gehabt. Einerseits habe ich unter menschlicher Destruktivität – denken wir an faschistische, kommunistische und postkommunistische Verbrechen – gelitten, aber auch an der Unfähigkeit zur Problemlösung. Wie lange beschäftigt man sich eigentlich schon mit Krebs? Oder warum wird die Arbeitslosigkeit junger Menschen noch immer rein ökonomisch-politisch-objektivistisch diskutiert, anstatt die jungen Leute kreativ psychisch zu motivieren, sich selbst im Beruf zu entdecken und zu aktivieren? Andererseits habe ich immer wieder an eine kreative, kommunikative, intelligente und geist-orientierte Utopie im Sinne der konstruktiven Verbesserung hin zu mehr Sicherheit und Wohlbefinden für die Menschen geglaubt. In meiner Suche nach Lösungen spezialisierte ich mich auf die systemische Wechselwirkungsforschung aufgrund der Erfahrung und Überzeugung, dass die Menschen in unterschiedlichen Fachgebieten viel zu einseitig, d. h. monokausal und monodisziplinär denken, wobei dieses Denken noch durch einseitige Motive, die dem Individuum und der Gruppe mehr schaden als nutzen, bestimmt wird. Ein solches Denken entspricht nicht der Komplexität der physischen, physiologischen und sozialen Prozesse. Viele Menschen und Organisationen wiegen sich in falscher Sicherheit, indem sie sich vormachen, ein Phänomen zu begreifen oder ein Problem zu lösen, es aber nicht tun. Von daher muss die Frage faszinierend sein, ob die Menschen nicht durch komplexeres Denken und das Abstandnehmen von Ideologien, und das nicht nur im politischen oder religiös-fanatischem Sinne, sondern auch im Sinne einer Ideologie, die uns eine alles beherrschende naturwissenschaftliche Potenz vortäuscht, eine weitaus höhere Problemlöse- und Entwicklungsfähigkeit erreichen könnten. Ein solcher Weg kann meiner Erfahrung und Überzeugung nach nur dann eingeschlagen werden, wenn physische, soziale, physiologische, ökonomische, politische, kognitiv-emotionale und kulturell-religiöse Strukturen in ihrer komplexen Wechselwirkung derart erforscht werden, dass konkrete und wirksame Interventionen möglich werden. Solche Analysen sollen beispielsweise zeigen, dass das Krebsproblem nie durch äußerst naive monokausal-naturwissenschaftliche Eingriffe gelöst werden kann, weil diese der interaktiven Komplexität der Krebsentstehung nicht gerecht werden. Noch so viel Jammern über die Zunahme der Arbeitslosigkeit oder die Ausgaben im Gesundheitswesen (denken wir an den enormen Anstieg von eingenommenen Medikamenten in den letzten Jahrzehnten) hilft gar nichts, wenn sich Politiker und Funktionäre tagtäglich in ihrer Naivität und Realitätsferne beim Versuch der Problemlösung übertreffen und öffentlich blamieren. Wie wäre es, wenn mittels einer intelligenteren Strategie den Menschen geholfen wird, durch die Aktivierung ihrer Selbstregulation weniger zu erkranken, weniger Medikamente zu benötigen und eher in die Lage zu kommen, die eigenen Fähigkeiten und Interessen im Beruf zu erkennen. Wenn das geschähe, dann wären die Arbeitsämter eben damit beschäftigt, Personen für Arbeitsaufträge zu finden, als Arbeitslose zu verwalten.

Das Hauptziel meiner gesamten Forschung ist es nicht, endgültige Antworten zu finden, z. B., ob bestimmte psychische Faktoren in der Wechselwirkung mit physischen Faktoren Krebs auslösen, oder ob ein bestimmtes Medikament für die Heilung einer bestimmten Erkrankung vorteilhaft ist. Mein wichtigstes Ziel ist die Grundlagenforschung, in der alternative Denkweisen und Methoden der Beweisführung über Wechselwirkungen und Langzeiteffekte entwickelt werden, sowie der Beweis geführt werden soll, dass durch systemische Interventionen Problemlösungen durch Selbstregulation und Eigenaktivierung möglich sind. Wenn wir beispielsweise zeigen, dass bei einer bestimmten Krebserkrankung eine große Anzahl von unterschiedlichen Faktoren aus unterschiedlichen Bereichen in Wechselwirkung tritt, dann habe ich nicht den Anspruch, die Ursachen für eine Krebserkrankung gefunden zu haben. Es wird damit nur gesagt, dass eine bestimmte Wechselwirkung von mehreren Faktoren in einem bestimmten Augenblick relevant war. Und das bedeutet, dass es noch viele andere Wechselwirkungen bei der Auslösung derselben Krebserkrankung geben kann. Andere Wissenschaftler sind aufgefordert, diese zu finden.

Die moderne theoretische Physik trennt immer weniger zwischen Subjekt und Objekt, weil sie begreift, dass es eine Subjekt-Objekt-Interaktion gibt. Die in der Medizin tätigen Naturwissenschaftler versuchen sich noch immer an rein objektiven Fakten auszurichten, ohne zur Kenntnis zu nehmen, dass subjektive Faktoren „objektive" Wirkungen mitbestimmen. „In der Medizin sind bisher die radikalen Änderungen, die in der Naturwissenschaft durch die Quantentheorie als Grundpfeiler der modernen Physik erzwungen wurden, zu wenig beachtet worden. In der Naturwissenschaft wird eine substanzielle Trennung von Subjekt und Objekt nicht mehr durchgehend aufrecht erhalten. Im ärztlichen Denken findet sich jedoch oft eine polarisierende Gegenüberstellung von Psyche und Soma, Subjekt und Objekt. Wenn bereits in der Naturwissenschaft als einer der Grundlagendisziplinen der Medizin eine Überwindung des Dualismus von Subjekt und Objekt erforderlich ist, bedeutet das für den Arzt eine große Ermutigung, auch in seiner Wissenschaft und seinem Beruf zum Teil noch bestehende alte Denkstrukturen einer strikten Trennung von Subjekt und Objekt zu überwinden.

Deshalb ist nach unserer Überzeugung wesentlich, dass durch die Erkenntnisse der modernen Naturwissenschaft eine einheitliche Psyche und Soma integrierende Sicht des Menschen erleichtert wird." [52]

Unsere Grundlagenforschung ist als Denkanstoß zur Entwicklung eines komplexen systemischen interaktiven Denkens gedacht, in dem Flexibilität, Intelligenz und Kontextabhängigkeit vorherrschen und das sowohl physische als auch geistig-seelische Faktoren in die Analyse und Intervention einbezieht. Es ist ein Aufruf, Rigidität, Dogmatik, ideologische Einseitigkeit und schlichte Dummheit zu überwinden, aber auch das einseitige, interessenbezogene und antisoziale Denken, z. B. wenn es um die Zerstörung der natürlichen Ressourcen oder von menschlichem Leben geht. Natürlich braucht der Mensch zu seiner motivationalen Entwicklung eine lustbetonte Komponente, die ihm hilft, Entfremdung und abgestumpften Materialismus zu überwinden. Hier scheint die liebevolle Gottesbeziehung für die Aufgabe objektabhängiger Selbstdestruktion von großer Bedeutung zu sein, wobei die liebevolle Gottesbeziehung zugleich liebevolle Zwischenmenschlichkeit, Liebe zu sich, zu Tieren und der Natur bedeutet. Aus diesem Grund ist immer auch die optimale, Lust und Wohlbefinden betonende, interaktive Kommunikation ein zentrales Anliegen meiner Forschung.

Ich interpretiere mich keineswegs nur als empirischen Forscher, der an bestimmten Zusammenhängen interessiert ist, sondern vielmehr als einen systemischen Beobachter, der allgemein an der Entstehung destruktiver und konstruktiver Entwicklungen interessiert ist. So habe ich unter anderem den Versuch unternommen, ein Menschenbild zu entwickeln, das nicht nur der Natur des Menschen gerecht wird, sondern das sich auch eignet für politische, kulturelle und wissenschaftliche Analysen. Der Mensch erscheint in meinen Studien als ein Wohlbefinden, Lust, Sicherheit und Sinnerfüllung suchendes, aktiv mit sich selbst, seiner physischen und sozialen Umwelt und in der Mensch-Gott-Beziehung kommunizierendes, also interaktives Wesen, das durch seine Aktivität nicht nur Bedingungen für die eigene Bedürfnisbefriedigung setzt, sondern auch Konsequenzen hervorruft, die für die dialektische Entwicklung des Einzelnen und der Gesellschaft wichtig sind. Dabei scheinen die durch Eigenaktivität entstandenen Konsequenzen auf relativ vorprogrammierte Antworten zu stoßen, so dass die dialektische Entwicklung bei allen Rückschlägen und Enttäuschungen durch individuelle und soziale Lernunfähigkeiten dennoch fortschreitet.

Da der Mensch und seine soziale Organisation in meinen Studien ein aktives, seine Bedingungen zum größten Teil selbst setzendes Wesen ist, sind andere Problemlösungsmöglichkeiten in Sicht, als wenn wir nur den passiven, bürokratisch verwalteten und seinem Schicksal restlos ausgelieferten Menschen vor Augen haben. Auch in der Mensch-Gott-Beziehung agiert der Mensch mit seinen Vorstellungen und tritt dadurch mit dem göttlichen System in eine einmalige Interaktion, durch die er Konsequenzen für seine Entwicklung hervorruft.

Die moderne naturwissenschaftlich begründete Medizin forscht fieberhaft nach Ursachen von chronischen Erkrankungen und konzentriert sich dabei in der Regel auf materielle, also physische und physiologische Prozesse. Zur Zeit wird große Hoffnung auf die molekulare Genetik gesetzt, also auf die Entschlüsselung und Beeinflussung der genetischen Strukturen und Funktionen. Dies könnte einen wichtigen Beitrag in der Erforschung der Ursachen von chronischen Erkrankungen bedeuten. Ein zweiter, von der naturwissenschaftlichen Medizin zu Unrecht vernachlässigter Aspekt ist die emotional-kognitive Steuerung von Verhaltensprozessen, die möglicherweise bis in die biologische Funktion und pathologische Strukturbildung reicht. Wir konnten in ausgedehnten Beobachtungen vielfältig nachweisen, dass bestimmte emotional-kognitive Steuerungsmechanismen (einerlei, ob bewusst oder unbewusst) eine große Auswirkung auf die organische Strukturbildungen bei der Entstehung chronischer Erkrankungen haben. Wenn wir heute einem Ingenieur oder jedem Computerbenutzer erklären, dass eine bestimmte Software ein Flugzeug oder eine Produktionseinheit steuern kann, würde sich kein Mensch wundern. Wenn wir aber einem naturwissenschaftlich orientiertem Mediziner oder einem Politiker, der sich mit Medizin befasst, erklären wollen, dass eine emotional-kognitive Informationsverarbeitung mit einer resultierenden Verhaltenstendenz biochemische Prozesse und Funktionen bis hin zur Strukturbildung (Krebsgewebe, Multiple Sklerose, Arteriosklerose usw.) beeinflussen und steuern kann, dann werden wir mit Sicherheit zunächst das große Staunen von monokausal und ausschließlich somatisch denkenden Fachleuten erleben.

Zur Verdeutlichung sollen hier einige Beispiele angeführt werden, die zeigen, dass unterschiedlichen chronischen Erkrankungen unterschiedliche emotional-kognitive Steuerungsmechanismen vorausgehen, die dann in Wechselwirkung mit physischen Dispositionen bei der Entstehung chronischer Erkrankungen treten.

Personen, die in unseren Studien Jahre nach der ursprünglichen Befragung Multiple Sklerose bekamen, zeigten eine spezifische emotional-kognitive Steuerung, die durch unterschiedliche Erlebnisse in der Lebensgeschichte und unterschiedliche Bedürfnisse mitbestimmt ist. Vordergründig sticht ins Auge, dass sowohl starke Übererregungs- als auch Hemmungsprozesse das Verhalten bestimmen. Dann fällt auf, dass in der Regel im Kindes- und Jugendalter negative und traumatisierende Ereignisse stattfanden, die Hoffnungen, in der Zukunft Lust, Wohlbefinden und Sicherheit zu finden, zunichte gemacht haben. Dagegen setzt eine starke, in der Regel unbewusste Motivation nach Regression ins Babyalter ein, das mit Lust, Wohlbefinden und Sicherheit assoziiert wird. Dieses Bedürfnis wird mit rationalen Argumenten überspielt, die beispielsweise begründen, warum es sich lohnt, vernünftig zu denken, positiv in die Zukunft zu schauen usw. Die Hauptgedanken der Patienten mit Multipler Sklerose kreisen immer um die Angst, den Betreuern völlig ausgeliefert zu sein, ihnen zur Last zu fallen und dem Wunsch, erwachsen und funktionstüchtig wie die anderen und gegen die Krankheit kampfbereit zu sein usw. Solche Äußerungen können in Widerspruch treten zu dem unbewußt wirksamen regressiven Wunsch, ein Baby sein zu wollen. Spielen möglicherweise derartige Steuerungsmechanismen in Interaktion mit anderen physischen Faktoren eine Rolle?

Betrachten wir die Steuerungsmechanismen, die dem Hirntumor vorausgehen. Auch hier herrscht eine starke Hemmung und Übererregung, z. B. indem eine Person emotional stark vom Partner angeregt ist und sich gleichzeitig von ihm trennen muss. Auch hier herrscht eine starke rationale Kontrolle vor, die der emotionalen Äußerung im Wege steht. Im Unterschied zu Steuerungsmechanismen, die zur Multiplen Sklerose führen, besteht aber keine Hoffnung auf eine Bedürfnisbefriedigung, nicht einmal in Form einer irrationalen Regression. Hier wird das rationale Denken und die sich gegenseitig in den Hirnfunktionen blockierende Übererregung und Hemmung ad absurdum geführt, in dem die funktionale Insuffizienz in Bezug auf die Erreichung von Lust, Wohlbefinden und Bedürfnisbefriedigung deutlich wird, so dass es letzlich zur funktional strukturellen Destruktion im Hirngewebe kommt.

Überdies sind die Steuerungsmechanismen anzuführen, die der Demenz vom Alzheimertypus vorausgehen, im Vergleich zu Multipler Sklerose und Hirntumoren. Auch die Alzheimerpatienten haben vor der Erkrankung eine starke Neigung zur Regression, etwa verwöhnt werden zu wollen wie im Babyalter. Sie nehmen aber die Abweisungserlebnisse in der aktuellen Situation nicht so traumatisch auf wie die Krebspatienten, und sie versuchen trotz der regressiven Tendenz nicht, permanent das Erwachsenenalter zu idealisieren und zu rechtfertigen, wie es die Patienten der Multiplen Sklerose tun. Bei Alzheimerpatienten scheint, bevor die Krankheit klinisch manifest wird, eine geringe Anregung von Denkprozessen in der Gegenwart, z. B. durch eine Neigung zu stereotypen Wiederholungen und Erzählungen, die die funktionale Aktivität des Hirn unterfordern, vorzuherrschen. Dies könnte in der Wechselwirkung mit anderen physischen Risikofaktoren wie z. B. Bluthochdruck und hohen Cholesterinwerten bei der Entstehung der alzheimerischen Erkrankung in Interaktion treten.

Bei unterschiedlichen Krebserkrankungen konnten wir ebenfalls typische emotional-kognitive Steuerungsmechanismen beobachten. Das generelle Steuerungsmodell zeigt folgende Charakteristika: Das Verhalten unternimmt auf unterschiedlichster Ebene den Versuch, Bedürfnisse von höchster individueller Bedeutung zu befriedigen um somit Lust, Wohlbefinden, Sicherheit und Sinnerfüllung zu erreichen. Wenn das Ziel trotz größter Anstrengung bis hin zu seelisch-körperlicher Erschöpfung nicht erreicht wird und wenn sich das gewohnte Verhalten rigide und erfolglos repliziert, dann kommt es zu innerer Hoffnungslosigkeit und Verzweiflung, die nach außen durch Anpassung und Altruismus überspielt wird. In einem derartigen Zustand scheint es so zu sein, dass psycho-neuro-biologische Impulse (z. B. auf dem neuroendokrinen Weg) ausgelöst werden, die eine Strukturveränderung hin zur Krebserkrankung begünstigen. Interessant ist, dass solche Steuerungsmechanismen bei einzelnen Krebsarten einen unterschiedlichen, aber durchaus sinnerfüllenden Kontext aufweisen. So kommt es beispielsweise beim Mammakarzinom häufig vor, dass sich die Frau in ihrer Frauenrolle abgewiesen vorkommt und selbst entwertet. So hatte beispielsweise eine spätere Brustkrebspatientin eine starke emotionale Bindung an ihre Mutter, wobei das Bedürfnis nach Zuwendung und Anerkennung durch die Mutter äußerst stark ausgeprägt war. Nun lehnte die Mutter die Tochter systematisch ab und gab ihr nicht die erwünschte Zuwendung. Im späteren Leben wurde die Frau erneut von ihrem Ehegatten abgewiesen, was die alten Wunden wieder öffnete. Es entsteht der Eindruck, das konfliktresultierende Steuerungsmechanismen entstehen, die der Frau doch noch die Befriedigung ihrer wichtigsten emotionalen Bedürfnisse versprechen, etwa indem sie durch die Entwicklung eines Brustkrebses der Mutter die Botschaft vermittelt: „Siehst Du Mutter, jetzt bin ich in meiner Frauenrolle zerstört, so dass Du mich als Kind lieben kannst." Frauen mit Ovarial-, Cervix- und Corpus-uteri-Karzinomen zeigen wieder andere emotional-kognitive Steuerungsmechanismen auf, die in diesem Buch beschrieben werden.

Auch Personen mit Herzinfarkt, Arteriosklerose oder Hirnschlag zeigen vor der Erkrankung eine spezifische emotional-kognitive Steuerung. Während Krebspatienten annehmen, dass die Außenobjekte gut und erstrebenswert sind und sie selbst eher abgewiesen oder verhindert sind, nehmen spätere Herz-Kreislaufpatienten eine ungerechte Umwelt wahr, die sie in ihrer Entfaltung stört und verhindert. Einerlei, wie sie sich anstrengen, sie erfahren nie eine Chance, ihre Ziele zu erreichen, z. B. Harmonie, Gerechtigkeit oder Gleichberechtigung. Solche Steuerungsmechanismen können möglicherweise bis in die arteriosklerotische Prozessbildung wirken, indem das Gefühl der seelischen Inkompetenz hinsichtlich der Zielerreichung auf die physische Immobilisierung im Kreislaufsystem übergeht.

Die Personen, die später an Morbus Parkinson erkranken, erleben vor der Erkrankung intensive und generalisierte Angst, die mit dem Gefühl einhergeht, dass eine Übertragung der psychisch ausgelösten Angst ins Körperliche eine Erleichterung bedeuten würde. Tatsächlich reduzieren sich bei den ersten Anzeichen von Parkinson, z. B. dem charakteristischen Zittern, die Angstgefühle (z. B. die Angst, vom Partner verlassen zu werden).

Personen, die bis ins hohe Alter gesund bleiben, haben ein flexibles und generalisiertes Bedürfnis nach Wohlbefinden, Lust, Sicherheit und Sinnerfüllung. Solche Personen steuern sich tatsächlich so, dass sie bedeutend weniger organische Erkrankungen bekommen. Wenn solche Personen liebevoll auf sich, ihre soziale Umwelt und Gott ausgerichtet sind und in einer beruflichen Tätigkeit lustvolle Selbstentfaltung erleben, dann werden sie nicht nur alt, sondern bleiben auch bis ins hohe Alter gesund. Auch ein anderer Typ von kognitiv-emotionaler Steuerung lebt lange und erlebt meist trotzdem Unlust, Unsicherheit und Unwohlsein: Solche Personen steuern sich relativ antisozial und extrem egoistisch, fast ausschließlich an den eigenen Zielen und Bedürfnissen orientiert.

Wir könnten mit vielen weiteren Beispielen der kognitiv-emotionalen Steuerung bei anderen chronischen Erkrankungen fortfahren, betonen möchten wir aber, dass es sich hier lediglich um statistisch signifikante Trends handelt und das heißt nicht, dass jeder oben beschriebenen Erkrankung dasselbe Steuerungsmodell vorausgeht. Wenn die von uns beschriebenen emotional-kognitiven Steuerungsmechanismen eine derart wichtige interaktive Rolle in der Entstehung von chronischen Erkrankungen und der Aufrechterhaltung der Gesundheit spielen, dann ist keine sinnvolle medizinische Ursachenforschung und keine effektive Präventivmedizin denkbar, wenn die emotional-kognitiven Steuerungsmechanismen außer Acht gelassen werden. Eine Kostensenkung im Gesundheitswesen ist ebenfalls unter diesen Voraussetzungen nicht denkbar. Da unsere Gesellschaft immer älter wird, ist es keineswegs egal, ob wir kranke, passive, hilfsbedürftige oder aktive, kreative und bis ins hohe Alter berufsfähige Menschen haben.

Da die emotional-kognitiven Steuerungsmechanismen nicht nur Krankheit oder Gesundheit mitbestimmen, sondern auch so wichtige Bereiche wie die Eigeninitiative im Berufsleben, werden hier zentrale Bereiche der Arbeitsmarktpolitik, der Effizienz der naturwissenschaftlichen Forschung und Entwicklung sowie andere relevante Gebiete angesprochen. Es steht außer Frage, dass in der westlichen Welt ein großes Potenzial zur Anregung der Selbstregulation und zur Verbesserung der gesundheitsrelevanten, problemlösungsfähigen Steuerungsmechanismen zur Verfügung steht, vorausgesetzt, dass die damit Beschäftigten eine zusätzliche wissenschaftliche Ausbildung bekommen. Es bleibt nun zu hoffen, dass die Bedeutung einer aussichtsreichen, aber durchaus schwierigen und komplexen Forschungsrichtung begriffen wird.

Unsere Vorstellung, dass physische und soziale Strukturen mit den emotional-kognitiven Steuerungsmechanismen in permanente Wechselwirkung treten, bedeutet einen radikalen Paradigmenwechsel, und zwar die Abkehr vom materialistisch determinierten Denken, das alle Erscheinungen des menschlichen Verhaltens und alle Probleme der Gesellschaft auf materiell fassbare Grundlagen zurückführt. Wenn die wirklichen Steuerungsmechanismen des menschlichen Verhaltens im Unklaren bleiben, dann könnten wir von der politischen und wirtschaftlichen Motivation, von den Mechanismen der Krankheitsentwicklung und Aufrechterhaltung der Gesundheit nicht mehr als die Hälfte verstehen lernen. Ich habe auch ausführliche Experimente durchgeführt um nachzuweisen, dass es für Gesundheit und Problemlösung echte und fassbare Steuerungsmechanismen gibt und solche, die nicht relevant sind und bestimmte Motive verdecken.

Insgesamt bedeutet die Verwirklichung meiner wissenschaftlichen Zielsetzung die Entwicklung eines äußerst komplexen, interaktiven, theoretisch-methodischen Systems. Es würde mich freuen, wenn der Leser sich die Mühe macht, die reale Komplexität unseres wissenschaftlichen Gebäudes begreifen zu wollen, weil er dann auch die Relevanz für die individuelle und soziale Problemlösefähigkeit erkennen wird.

Meine jahrzehntelangen Forschungsarbeiten wurden einerseits von stärksten Befürwortungen und andererseits von heftigsten Angriffen begleitet. Da wir damit bei Problemen wie Kreativität und Destruktivität, Unterstützung und Denunziation anlangten, war für mich auch dieses Thema von wissenschaftlichem Interesse, weil ich denke, dass Kulturen und Gemeinschaften, in denen sich Menschen in ihren Fähigkeiten unterstützen, erfolgreicher sind als jene, in denen Mobbing und Denunziation vorherrschen.

Unterschiedliche Angriffe verfolgten in der Regel ein gemeinsames Ziel: Man war bemüht, an irgendeiner Stelle einen kleinen Fehler zu finden, um damit die ganze Forschungsrichtung zu diskreditieren. Dabei faszinierte mich etwas ganz anderes: Meine Angreifer waren in der Regel Universitätsprofessoren aus dem Bereich der Psychologie und der Psychosomatik, also im Grunde Fachleute auf dem höchsten Reflexionsniveau. In der Regel ließen sie sich in ihrer Kritik derart von Affekten beherrschen, dass eine wirksame Kritik nicht zustande kam und jede Kritik all zu leicht abzuwehren war. Deshalb kam ich zu dem Schluss, dass meine Kritiker unbewusst die Fortsetzung meiner Arbeit wünschten und sich selbst in der Entwicklung intelligenterer Kritik hemmten (da Kritik immer möglich ist und es keinen unfehlbaren Menschen und schon gar keine unfehlbare Forschungsarbeit gibt). Ich bin zutiefst davon überzeugt, das nicht nur die Befürworter, sondern auch die Kritiker unserer Forschungskonzeption zur Entfaltung verhelfen.

Ich war bemüht, auf theoretischer Ebene die Frage zu beantworten, welche Verhaltensmotive das Verhalten eines Menschen steuern und wie er durch Eigenaktivität und Selbstregulation seine Probleme besser lösen kann. Ich hoffe, dass der Leser dabei viel Selbsterkenntnis und Anregung findet. Dieses Buch ist nicht nur als wissenschaftliche Abhandlung gedacht, sondern auch und möglicherweise vor allem als eine permanente Denkanregung für die Problemlösung, die der Leser für sich anstrebt. Deswegen sind Wiederholungen an unterschiedlichen Beispielen für die bessere Anregung der Eigenaktivität beabsichtigt. Auch bei vielen Fragebögen wiederholen sich häufig ähnliche Fragen, die dieselbe theoretische Konzeption unter unterschiedlichen Aspekten überprüfen. Lesen Sie bitte diese Fragen, um die aus ihrer Sicht relevantesten zu finden.

Die wichtigste Absicht unserer Forschung ist der Versuch, Wissenschaftler, Politiker und jeden Bürger im Alltag zu komplexem systemischem Denken anzuregen und ihn zu bitten, sich selbstkritisch zu fragen, ob die Maßnahmen, die er anwendet, nicht möglicherweise zu rigide und einseitig sind, so dass Schaden für sich selbst und die anderen entsteht.

In diesem Buch sind sehr viele Perspektiven aufgeworfen, die von ihrer Vielfalt her den Leser überfordern könnten. Da aber alles in diesem Buch dazu dient, den Vorteil einer Wechselwirkungsforschung, in der physische, sozial-strukturelle Faktoren und emotional-kognitive Steuerungsmechanismen interagieren, aufzuzeigen, kann sich der Leser auf die Aspekte konzentrieren, die sein besonderes Interesse wecken. Obwohl mir der Leser am liebsten wäre, der sich mit allen Aspekten des Buchs auseinandersetzt, schwache Stellen verzeiht und sich von den besonderen Stärken inspirieren lässt.

Unterschiedliche Gutachter, die sich mit meiner Arbeit beschäftigen, haben versucht, herauszuarbeiten, was ihre besondere Stärke ist, während sich die Kritiker mit aller Kraft in einem Spektrum von Sachlichkeit bis hin zur Denunziation bemühten, Schwächen und Fehler aufzudecken (was ihr gutes Recht ist). Wenn ich nun versuchen würde, die Frage zu beantworten, welchen Aspekt der eigenen Arbeit ich in den Vordergrund stellen würde, und zwar unter dem Gesichtspunkt der Praxisrelevanz, dann würde ich folgendes unterstreichen: Es konnte nachgewiesen werden, dass ein sehr großer Teil der Bevölkerung − mit Sicherheit weit über 80 % − in sich eine meist chronisch angelegte, noch aus der Kindheit stammende und sich in der Biographie verstärkende Hemmung in der Selbstregulation, flexiblen Bedürfnisbefriedigung und Eigenentfaltung tragen. Solche Zustände sind nicht nur unangenehm, sondern sie gehen Wechselwirkungen mit physischen Risikofaktoren in Richtung Krankheitsentstehung ein und sind für so manche Hemmungen in der individuellen und sozialen Selbstregulation verantwortlich. In relativ kurzer Zeit ist es möglich, die im System bestehenden Alternativen anzuregen und die emotional-kognitiven Barrieren somit zu abzubauen. Dies hat Folgen für die Lebensqualität, für die individuelle und Volksgesundheit, die individuelle und soziale Problemlösung, z. B. bei der Senkung von Kosten im Gesundheitswesen, die ohne Berücksichtigung der oben erwähnten Zusammenhänge wahrscheinlich nicht denkbar ist. Das in diesem Buch vorgestellte Autonomietraining konzentriert sich gerade darauf, systemische Hemmungen und Hindernisse der Selbstregulationsfähigkeit und eigenaktiven Problemlösung aufzuspüren und durch alternative Verhaltensanregungen neue Wege der Problemlösung auf der Kompetenz- und Motivationsebene des Systems zu aktivieren. Die Philosophie des Autonomietrainings könnte somit zum Paradigmenwechsel in der gegenwärtigen Kommunikation führen.

Ich bitte Sie, liebe Leserinnen und Leser, fassen Sie mein gesamtes Werk als Denkanstoß zur eigenaktiven Problemlösung auf, weil nur so Wissenschaft wahre Kommunikation ist. Überprüfen Sie den einen oder anderen Ansatz an der eigenen Erfahrung oder durch eigene wissenschaftliche Arbeit. Wenn Sie von unserer Arbeit angetan sind, dann deshalb, weil sich ihre eigene Denkweise mit der unseren in bestimmten Bereichen deckt; wenn Sie Affekte empfinden, dann leben Sie diese in Form von Urteilen oder Vorurteilen aus, mit der Bitte, das eigene Verhalten irgendwann selbstkritisch zu überprüfen. Wir sollten gemeinsam nach Problemlösungen in einer bedrohten Zivilisation ringen. Ich bin der Überzeugung, dass diese nur in liebevoller Entwicklung und solidarischer Unterstützung möglich sind.

Dr. med. Dr. phil. Dr. hc. Ronald Grossarth-Maticek, Professor für postgraduierte Studien (ECPD)

1. Einführung

1.1 Verhaltenssteuerung – Synergien – systemische Interventionen

Unsere Kultur und Zivilisation setzt in der Regel ein passives Individuum voraus, das von außen gesteuert beglückt oder bekämpft werden muss. Der Mensch ist aber ein aktives, sich selbst steuerndes und für seine Bedürfnisse Bedingungen herstellendes System. Wenn ihm das gelingt, dann können viele Prozesse auf unterschiedlichen Ebenen angenehme Konsequenzen hervorrufen. In diesem Fall sprechen wir von synergistischen Prozessen. Gelingt ihm das nicht, können Störungen und Hemmungen im System entstehen, die erneut synergistische Prozesse in Richtung Unwohlsein und Krankheit hervorrufen können. Das von uns entwickelte Autonomietraining ist eine auf der individuellen Kompetenzebene ansetzende alternative und kommunikative Aktivierung von latent bestehenden inneren und äußeren Steuerungsfaktoren des Verhaltens, durch die eine synergistische Neuorganisation möglich wird. Als Ergebnisse können eine neue Selbstsicherheit, Entwicklung, eigene Erfahrung und soziale Verhaltensstrategien entstehen, die sich in gesteigerter Lebensqualität und sogar in erhöhter Lebensdauer äußern.

Unser Verhalten wird durch äußere Faktoren, die bestimmte selektive Reaktionen auslösen, und innere Faktoren (z. B. Annahmen, Überzeugungen, Motive) gesteuert. Dabei entstehen nicht nur kurzfristige, sondern häufig auch sehr langfristige Verhaltensweisen, die immer auch bestimmte Folgen hervorrufen.

Was sind diese Steuerungsfaktoren, wie entstehen sie und welche Wirkung haben sie? Zunächst einige Beispiele zur Verdeutlichung:

Das erste Beispiel stammt aus dem Fußballsport: Herr K. war ein hervorragender Bundesligaspieler, unter anderem beim VfB Stuttgart, um schließlich bei Waldhof Mannheim zu landen zu der Zeit, als ich dort die verhaltensstrategische Betreuung versah. Der Verein war in der ersten Bundesliga und befand sich am Ende der ersten Vorrunde auf dem letzten Tabellenplatz, als ich meine Aufgabe dort übernahm. Zehn Spiele danach befand sich der Verein auf dem fünften Tabellenplatz. K. hatte zu dieser Zeit große Probleme, die noch von den alten Trainern herrührten, so dass er in der Regel nur in den letzten Minuten des Spiels eingesetzt wurde. Unser Training bestand weitgehend daraus, ihn hoch zu motivieren, mit höchster Konzentration in dieser kurzen Zeit wenn möglich noch ein Tor zu schießen. Was regelmäßig gelang, so dass K. das Gefühl bekam, sich und die Situation regelmäßig zum Erfolg steuern zu können. Als der Verein ihn schließlich nach Düsseldorf gehen ließ und ich die Mannschaft schon längst nicht mehr psychologisch betreute, informierte mich K., dass das letzte Spiel, von dem für Waldhof

Mannheim das Verbleiben in der ersten Bundesliga abhängig war, ausgerechnet gegen Düsseldorf in Mannheim stattfinden und er nur in den letzten Minuten spielen werde. Die Frage, ob er vorhabe, ein Tor zu schießen, beantwortete er: „Hundertprozentig, sonst würde ich Sie nicht anrufen!". Mannheim musste unbedingt siegen, das Unentschieden wäre das Aus gewesen. Mannheim führt 1:0 bis zur letzten Minute, K. wurde von Düsseldorf eingesetzt. Sofort das wunderschöne Tor. Mannheim gelangte (bislang) nie mehr wieder in die erste Bundesliga.

Das zweite Beispiel handelt von einer Bruder-Schwester-Beziehung: Ein junger Mann, 22 Jahre alt, ist an seine zwanzigährige Schwester so gebunden, dass er ihre Bedürfnisse und Verhaltensweisen vollkommen zu kontrollieren versucht. Als sie ihm gesteht, sich verliebt zu haben, übt er emotional einen so großen Druck auf sie aus, dass sie in einem See, wo sie gemeinsam baden, ertrinkt. Der junge Mann trauert seiner Schwester sehr nach. Fünf Jahre später erzählt er einem Freund, dass er an derselben Stelle schwimmen und sich dabei auch angenehm an seine Schwester erinnern möchte. Sie fahren gemeinsam zum See und baden dort. Vor den Augen seines Freunds ertrinkt er an derselben Stelle wie seine Schwester.

Hier sprechen wir von Steuerungsmechanismen durch äußere Faktoren, die eine innere Reaktion und innere Prozesse hervorrufen, und zwar solche, für die schon eine innere Disposition besteht.

Innere Steuerungsmechanismen entstehen dann, wenn bestimmte vorgefasste Annahmen und Motive das äußere Verhalten steuern.

Hierfür ein drittes Beispiel: Eine Frau leidet, weil sie die dringend benötigte Zuwendung von ihrer Mutter nicht bekommt. Die Mutter wird als eifersüchtig erlebt, weil sie glaubt, der Vater wende sich der Tochter zu. Die Frau hat ein großes Bedürfnis, der Mutter zu beweisen, dass kein Grund zur Eifersucht besteht. Die Botschaft lautet: „Sieh doch Mutter, ich bin ja gar keine Frau, die Dich bedroht und leide eher an Abweisung, als dass ich Zuwendung genießen könnte". Die Person steuert ein Leben lang Beziehungen so, dass sie immer wieder abgewiesen wird und leidet. Auch das zentrale Bedürfnis nach Zuwendung durch die Mutter wird nicht befriedigt. Im 42. Lebensjahr bekommt die Frau Brustkrebs. Sie hatte auch physische Risikofaktoren wie Mastopathie, erbliche Belastung und Adenome in der Brust. Auf die Frage, ob sie überleben und kämpfen oder ob sie sich aufgeben will, antwortete sie: „Das hängt davon ab, ob ich zu dem Schluss komme, dass mich meine Mutter wirklich nicht geliebt hat, oder ob sie mich nur aufgrund äußerer Umstände abweisen musste."

Hier wird das Verhalten durch ein inneres Bedürfnis und den inneren Entwurf einer Verhaltensstrategie, von der Bedürfnisbefriedigung erwartet wird, gesteuert.

Ein weiteres Beispiel zur Verhaltenssteuerung aus der Biographie des Autors:

Ich kam mit 26 Jahren nach Heidelberg, ging dann nach Stuttgart, um dort einem Altersheim anzubieten, ein halbes Jahr nahezu unentgeltlich Pflegedienst an alten Leuten zu leisten, was ich dann auch tat. Die Begründung gegenüber dem leitenden Professor: „Ich werde mein ganzes Leben lang nur mit der eigenen wissenschaftlichen Arbeit beschäftigt sein und möchte deshalb im Voraus einen Dienst leisten." Der entsetzte Professor: „Wie kann man so was im Voraus wissen, normalerweise promoviert und habilitiert man und geht dann in den Beruf. Abgesehen davon, dass ich Ihnen keines von beidem zutraue, halte ich Ihre vorhersagende

'Weisheit' für eine Zumutung. Trotzdem stelle ich Sie an, da wir massiven Pflegemangel haben." 20 Jahre danach rief mich derselbe Professor, jetzt schon lange emeritiert, an, sagte, er würde meine Biographie und Arbeiten intensiv verfolgen und hätte nur eine Frage: „Wie konnten Sie es wissen?" Ich antwortete: „Wissen konnte ich gar nichts, ich ließ mich nur von der Intuition leiten, dass mein Weg der einzige ist, auf dem ich der Menschheit helfen kann." Der Professor: „Sie steuern sich offensichtlich sehr langfristig." Da war der Begriff „Selbststeuerung" für unsere Forschung geprägt worden.

Der Mensch ist ein interaktives, mehrdimensionales Regulationssystem, d. h. es kommt zur regulativen Wechselwirkung von unterschiedlichen Subsystemen, worin auch die emotional-kognitive Orientierung eine große Rolle spielt. Das System sucht Lust, Sicherheit, Wohlbefinden und Sinnerfüllung und orientiert sich an der stärksten Lustquelle durch eine Wiederholungstendenz und an ausgeprägten Unlustquellen durch eine Vermeidungstendenz.

Innere und äußere Steuerungsfaktoren beeinflussen nicht nur das Verhalten, sie rufen auch negative und positive Synergien hervor, d. h. sie sind in der Lage, mehrdimensionale Prozesse aus unterschiedlichen Bereichen anzuregen und zu organisieren. So können objektiv als nichtig erscheinende Steuerungsfaktoren mehrdimensionale Prozesse in komplexen Systemen anregen, so dass es zu synergistischen Effekten, Prozessen und Neuorganisationen kommt. Deshalb ist die eindimensionale und monokausale Betrachtungsweise aufzugeben. Ein Risiko- oder Positivfaktor kann unterschiedlich wirken, er ist kontextabhängig. Wenn ein Steuerungsfaktor z. B. Prozesse in Richtung Wohlbefinden, Lust und Sicherheit anregt, dann werden bestimmte physische Risikofaktoren seltener zu chronischen Erkrankungen führen, als wenn die Verhaltenssteuerung Unlust, Unsicherheit und Unwohlsein hervorruft.

Der wichtigste Steuerungsmechanismus ist die im interaktiven System entstandene Lebens- oder Todestendenz. Wenn ein Mensch beispielsweise in einer sozialen Beziehung lebt, in der seine wichtigsten Bedürfnisse nicht befriedigt werden und ihm Risikofaktoren wie Alkohol und Zigaretten mehr Unwohlsein als Wohlbefinden bereiten, kann sich im inneren Verarbeitungssystem das Bedürfnis entwickeln, nicht mehr leben zu wollen. Eine solche Steuerung kann dann unterschiedliche seelisch-körperliche Prozesse aktivieren, die die Krankheitssymptome bis hin zum Tode anregen. Wenn in derselben Lage dann Hoffnung auf Bedürfnisbefriedigung entsteht, in der Regel durch Anregung alternativer Kommunikationsformen, können systemresultierende Lebenstendenzen geweckt werden, so dass Synergieeffekte in Richtung Gesundheit angeregt werden. Dann wirken die physischen Risikofaktoren weniger krankheitserzeugend und es bilden sich neue Positivfaktoren aus.

Wenn sich neue Prozesse durch geringe Veränderungen ausbilden, sprechen wir von synergistischen Prozessen. Wenn sich dabei eine neue Identität, neue Eigenschaften und Verhaltensstrategien herausbilden, dann sprechen wir von synergistischer Neuorganisation.

Die Wissenschaft vom aktiven, sich selbst steuernden und Synergieeffekte hervorrufenden Menschen wäre nur von theoretischer Bedeutung, wenn sich nicht die Möglichkeit zeigen würde, durch relativ geringfügige Interventionen die Selbststeuerung grundlegend verändern zu können. Einerseits ist es fast unmöglich, durch Außeneingriffe den Menschen zu verändern, andererseits ist das absolut möglich, wenn nur diejenigen Verhaltenstendenzen und Bedürfnisse aktiviert werden, die das Individuum zutiefst selbst erstrebt, aber noch nicht erreichen kann. Dazu bedarf es des alternativen Aufbaus einer alternativen Kommunikation, die erst die Bedingungen für die Entfaltung von Steuerungsmechanismen ergibt.

Der Mensch ist nun ein zutiefst kommunikatives System und wenn wir von Selbstregulation und Eigenaktivierung sprechen, dann denken wir immer an die in der Kommunikation entstandenen Eigenschaften Aktivität oder Passivität.

Wenn wir einerseits den in seiner Aktivität gehemmten und gemäß seiner Fähigkeiten und Bedürfnisse nicht voll entfalteten Menschen im Auge haben (aber auch die leistungsmäßig nicht voll entfalteten sozialen Organisationen) und andererseits an die Steigerung von Wohlbefinden, Gesundheit, Leistungs- und Problemlösefähigkeit durch adäquate Eigenaktivierung denken, dann ergibt sich möglicherweise eine ausgeprägte Leistungsdifferenz. Diese ist dann der Indikator für die latente soziale Bedeutung einer interaktiven synergistischen Wissenschaft und des von uns entwickelten Autonomietrainings. Möglicherweise kann gezeigt werden, dass aktivierte, sich selbst steuernde Arbeitslose durch die Entfaltung der eigenen, nicht mehr blockierten Kreativität mehr gegen die Arbeitslosigkeit tun können als viele, wenn auch noch so aktive Berufsvermittler. Aktive und kompetente, sich kommunikativ selbst regulierende Sportvereine können nicht nur eine höhere Leistung bringen, sondern auch ihre Zuschauer mehr begeistern. Menschen können bis ins hohe Alter gesünder und beruflich aktiver bleiben und somit den staatlich verordneten Schock der Pensionierung leicht überwinden. Patienten können lernen, synergistisch mit dem modernen medizinischen Eingriff auch die eigenaktive Selbstregulation für ein Gesundheitstraining anzuregen. Die Ärzte können lernen, ihren Heilungsanspruch auch mit der Aktivierung von Gesundheitspotenzen zu kombinieren. Die politische und soziale Kultur könnte nach so vielen nationalistischen Katastrophen von Krieg und Bürgerkrieg in der Geschichte endlich erkennen lernen, wie sich im Hinblick auf Selbstregulation Nationalisten und Demokraten unterscheiden, und zwar so analytisch scharf, dass das Bedürfnis, sich in nationalistische Destruktionsprozesse zu begeben, relativ gering gehalten wird.

Eine an interaktiven Steuerungsfaktoren und synergieerzeugenden Interventionen ausgerichtete Wissenschaft und Praxis kann maßgeblich helfen, unnötige Kommunikationsprobleme und ihre fatalen Auswirkungen zu verringern, so dass sich die Menschheit im kommunikativ-synergistischen Sinne auf die Lösung wirklicher medizinischer und technologischer Probleme konzentrieren kann.

In vielen Seminaren in der Bundesrepublik Deutschland und der Schweiz habe ich immer wieder zeigen können, dass durch relativ geringfügige Interventionen bedürfnisgerechte Neuorganisationen im Verhalten möglich sind, die Prozesse und Veränderungen in unterschiedlichen Bereichen nach sich ziehen. Aus diesem Grund sollten in Zukunft Ärzte, Politiker, Beamte, Wirtschaftsführer, Sportlehrer, Kulturschaffende, Sozialwissenschaftler und Psychologen systematisch im Autonomietraining ausgebildet werden, so dass ein interventionsfähiges Netzwerk entsteht, das sich selbst weiterentwickeln und bei Bedarf selbst problemgerecht modifizieren kann.

Ich betrachte die Wissenschaft wie auch das Alltagsleben als eine permanente Organisation problemlösender Kommunikation mit sich und der physischen und sozialen Umwelt und in der Mensch-Gott-Beziehung.

Selbstverständlich stand ich auch selbst mit Befürwortern und Kritikern meiner Arbeit in kommunikativen Interaktionen. Wenn Kritiker beispielsweise eine Denunziation meiner Arbeit und eine Verhinderung ihrer Veröffentlichung anstrebten, dann musste ich ebenfalls langfristige Verhaltensstrategien und Analysen des Verhaltens der Kritiker entwickeln, um wissenschaftlich existieren zu können. Unser wirtschaftliches, politisches, kulturelles und wissenschaftliches System verliert große Lösungspotenzen in der permanenten Auseinandersetzung mit denunziatorischen Tendenzen, die weit über die notwendige Kritik hinausgehen. Personen, die Mobbing oder Denunziation erfahren, müssen Strategien erlernen, durch Eigenaktivität Grenzen aufzuzeigen. Das schlimme an Denunziationen liegt meist darin, dass gerade besonders kreative und leistungsfähige Menschen, die mit Denunziationsstrategien nicht vertraut sind, zum Opfer werden und unterliegen.

Mit meinen Arbeiten möchte ich einen Beitrag zu einem neuen, interaktiven und synergistischen Denken leisten und damit auch einen Beitrag zur Lösung kommunikativer Konflikte der Zivilisation leisten.

1.2 Individuelle und soziale Problemlösung durch Anregung der Selbstregulation

Sowohl Individuen als auch soziale Organisationen sind hoch komplexe interaktive Systeme, in denen soziale, seelische, physische, biologische und andere Faktoren in eine ständige Wechselwirkung treten. Da alle Interaktionsfaktoren nicht erfassbar sind, werden im Rahmen der systemischen Interaktionsforschung sogenannte interaktive Indikatoren erfasst. Dies sind wichtige, möglicherweise entscheidende Faktoren aus unterschiedlichen Bereichen. Wenn deren Wechselwirkung erforscht wird, dann besteht die Hoffnung, dass eine Erscheinung besser verstanden wird und dass eine bessere Vorhersage und erfolgreichere Intervention möglich wird. Die interaktive Wissenschaft ist keine Alternative zu, sondern eine Ergänzung für hoch spezialisierte und monokausale Disziplinen.

Die westliche Zivilisation ist an objektiv messbaren ökonomischen, sozialen und physischen Daten und Prozessen ausgerichtet. Dabei werden an das Individuum in allen Lebensbereichen von außen Forderungen und Erwartungen gerichtet und Ratschläge erteilt. Der Mensch ist aber ein sich selbst regulierendes, auf sich und seine Umwelt aktiv einwirkendes Interaktionssystem, das ganz spezifische Bedürfnisse, Entwicklungstendenzen, Fähigkeiten und Verhaltensmuster aufweist. Das Individuum wird von außengeleiteten Forderungen und Ratschlägen nicht befriedigt. In der Regel kommt es nur zu einer Anpassung, um wirtschaftlich zu überleben, wobei die individuell wichtigsten Bedürfnisse unbefriedigt bleiben. Es gibt nur eine sehr spärliche Kommunikation zwischen den individuell wichtigsten Bedürfnissen und Konflikten und den sozialen Beziehungen. Das einmalige Individuum wird in der Regel in seinen Bedürfnissen und Konflikten sozial nicht verstanden. Der Mensch ist aber ein zutiefst soziales Wesen und kann seine Bedürfnisse befriedigen, seine Konflikte lösen und sinnhafte Entwicklungen einleiten nur in der sozialen Kommunikation. Wenn die soziale Kommunikation aber ausschließlich an materiellen Interessen ausgerichtet ist, dann bleibt die individuelle Befriedigung und Sinnhaftigkeit auf der Strecke.

Um eine bessere Kommunikation zwischen dem einmaligen Individuum und seiner sozialen Umwelt (Mitmenschen und soziale Organisation) zu ermöglichen, bedarf es einer Neugestaltung der sozialen Kommunikation, in der individuelle Probleme durch eine wissenschaftlich begründete soziale Zuwendung gelöst werden und umgekehrt soziale Probleme eine qualitativ bessere Lösung erfahren durch individuell aktivierte Menschen.

Um die individuellen Bedürfnisse und Probleme besser verstehen zu können, bedarf es einer wissenschaftlich fundierten Verhaltenstheorie, die in der Lage ist, die grundlegenden Motive des menschlichen Verhaltens zu erklären. In unserer Theorie erscheint der Mensch als ein Lust, Wohlbefinden, Sicherheit und Sinnerfüllung suchendes System, das nach Entwicklung und sozialer Problemlösung strebt. Der Mensch will seine erlebten und erstrebten Fähigkeiten in den Dienst der Gesellschaft stellen und von dieser Anerkennung erhalten und Zugehörigkeit erfahren. Der Mensch erstrebt solche Ziele aber nicht nur aus rationalen Gründen. Verhielte es sich so, dann wäre die gesamte Interaktionsproblematik äußerst einfach. Der Mensch ist zugleich auch ein emotionsgeleitetes und irrationales System. Er sucht beispielsweise ein Leben lang diejenige Quelle von Lust und Wohlbefinden, die er subjektiv als die stärkste erlebt. Da sich Gefühle von höchster Intensität in der Regel in der frühesten Kindheit gegenüber den Eltern entwickeln, spielen familiäre Abweisungserlebnisse eine große Rolle, häufig bis ins hohe Alter. Um individuelle Probleme zu lösen, bedarf es einer Intervention, die sowohl eine alternative Neuorganisation für verletzte Gefühle, und gefühlsmäßige Erwartungen als auch für vernunftgeleitete Einsichten ermöglicht. Die Intervention soll die rationalen, emotionalen und intuitiven Funktionen durch Anregung alternativer Verhaltensweisen neu und für das Individuum erfolgreicher organisieren. Eine solche Organisation kann nur dann gelingen, wenn sie auf der Kompetenzebene des Individuums abläuft und eine soziale Korrespondenz zu den wichtigsten emotionalen Bedürfnissen herstellt. Eine solche Funktion übt das von uns entwickelte Autonomietraining aus.

Auch soziale Gruppen und Organisationen weisen Elemente einer Selbstregulation auf. Selbstverständlich sind die individuelle und die soziale Selbstregulation nicht dasselbe Phänomen. Das Individuum reagiert auf die soziale Umwelt und nimmt die Aktionen der Umwelt wahr. Dabei entstehen interaktive Qualitäten, z. B. bildet sich eine Objektabhängigkeit aus. Aufgrund seiner individuellen Aktivität und der erfahrenen Aktivität der Umwelt erlebt das Individuum permanent Konsequenzen. Ein flexibler Mensch richtet sich an den Konsequenzen aus und ist in der Lage, im Rahmen seiner Selbstregulation Verhaltensweisen mit negativen Folgen flexibel zu verändern.

Es gibt auch unterschiedliche Formen der individuell gehemmten Selbstregulation, z. B. Verhaltensmuster, die im Rahmen der Grossarthschen interaktiven Typologie (siehe Kapitel 4) beschrieben werden.

Soziale Organisationen entstehen aufgrund individueller Assoziationen, in denen gemeinsame Ziele verfolgt werden, Interessen und Zielkonflikte entstehen, soziale Normen und Gesetze gebildet, gemeinsame Erklärungsmuster erarbeitet werden und in denen sich soziale Führungspersönlichkeiten und Gefolgschaften ausbilden. Auch soziale Organisationen erfahren durch ihre interaktiv resultierenden Aktivitäten ständig für sich und ihre Mitglieder Konsequenzen. Rigide Organisationen verändern ihr resultierendes Verhalten nicht, trotz permanent entstandenen negativen Folgen, die bis hin zur Vernichtung der Organisation reichen können. Andere Organisationsformen ändern flexibel ihre Strategie und erreichen somit eher positive Resultate. Auch in solchen Verhaltensweisen erkennen wir die Funktion der sozialen Selbstregulation. Eine Organisation, die sich gut selbst reguliert, entwickelt Aktivitäten, die auf lange Sicht Probleme lösen und Konflikte vermeiden, die sie letztlich zerstören könnten.

Nun gibt es eine äußerst enge interaktive Beziehung zwischen der individuellen und der sozialen Selbstregulation. Wenn sich in einer Gesellschaft die Menschen so regulieren, dass sie Wohlbefinden und Sinnerfüllung erfahren, dann werden sie in der Regel auch kreativer und fähiger, soziale Probleme zu lösen. Umgekehrt, wenn eine Gesellschaft ihre Probleme kreativ und bedürfnisgerecht löst, dann entstehen auch bessere Bedingungen für die individuellen Problemlösungen. Da die individuelle und die soziale Selbstregulation zwei Seiten einer Münze sind, können soziale Probleme auf Dauer nicht gelöst werden, wenn die Individuen nicht in ihrer persönlichen Problemlösung aktiv unterstützt werden. Da Menschen, die sich selbst wohltuend regulieren, auch ein Bedürfnis haben, bei anderen Menschen die Selbstregulation zu unterstützen, entspricht eine soziale Kommunikation auf der Basis der interaktiven Selbstregulation den tiefsten menschlichen Bedürfnissen.

Wie erkennt man die individuelle und soziale Selbstregulation? Komplexe interaktive Systeme sind nur deswegen beobachtbar, erforschbar und beeinflussbar, weil sie sich an bestimmten Faktoren orientieren und dadurch aktiv selbst steuern. Die Selbststeuerungsmechanismen sind relativ leicht erfassbar. So kann z. B. die Frage gestellt werden, an welchen emotional-kognitiven Orientierungen wie Frustrationen und Befriedigungen ist ein kommunistisches, faschistisches oder demokratisches System ausgerichtet? Oder an welchen Erwartungen, emotionalen Bedürfnissen und Verletzungen orientiert eine Person ihr Verhaltenssystem? Nur bei Kenntnis der Steuerungssysteme können Verhaltenssysteme wissenschaftlich erforscht werden. Von daher verwundert es, dass viele Systeme, sogar psychologisch begründete, glauben, über die Köpfe von Individuen in sozialen Organisationen hinweg entscheidende Verhaltensmotive finden und darauf basierend Interventionen durchführen zu können. Aber wie kann das geschehen, wenn komplexe Interaktionssysteme dabei unberücksichtigt bleiben und eine monokausale Reduktion auf nur einen isolierten Faktor stattfindet?

Warum ist die Korrespondenz zwischen individuellen Aktivitäten, Erlebnis- und Wahrnehmungsstrukturen mit den sozialen Zielsetzungen in Organisationen so extrem wichtig und warum ist eine Trennung beider Bereichen so fatal? Aus der Praxis wissen wir, dass z. B. in den Kirchen die Pfarrer wunderbare, meist rational und emotional begründete Predigten halten. Niemand interessiert sich aber, wie die Predigt individuell ankommt und schon gar nicht, welche Form der Religiosität das einmalige Individuum aufgrund seiner einmaligen Erfahrungen erstrebt.

Der Fußballtrainer erzählt der Mannschaft von seinen technischen Konzepten und persönlichen Einstellungen und Erwartungen. Er ist aber nicht in der Lage, wissenschaftliche korrekt Emotionen, Kognitionen und subtile Konflikte der Mannschaft zu erfassen und schon gar nicht die latent vorhandenen spielerischen Fähigkeiten subjektiv relevant zu aktivieren. Selbstverständlich hat da jeder Erfolgstrainer gewisse Rezepte, aber ich habe noch keines gelesen oder in Gesprächen erfahren, das den Gesetzen der Selbstregulation gerecht wird. Wir konnten in Experimenten zeigen, dass die Leistung von Fußballmannschaften steigt, wenn die individuelle und soziale Selbstregulation im Fußballverein angeregt wird.

Der Arbeitslose wird in Arbeitsämtern „vermittelt", und was zählt sind objektive Angebote und Nachfragen. Wer kennt die subjektiven Bedürfnisse, die blockierten Fähigkeiten der Arbeitslosen, so dass eine neue Selbstregulation und Eigenaktivität angeregt werden kann? Unsere Experimente zeigen, dass sich im Autonomietraining mindestens 30 % der arbeitslosen Jugendlichen ohne Berufsausbildung zur Realisierung neuer Berufsbilder anregen lassen. Wenn Arbeitgeber im Autonomietraining Erfahrungen sammeln, dann sind sie zusammen mit ihrer Belegschaft kreativer in der Formulierung neuer beruflicher Bedarfssysteme, was neue Jobs bedeutet.

Auch die Kreativität und Problemlösung in Forschung und Entwicklung kann entscheidend angeregt werden, wenn die Personen im Autonomietraining individuell enthemmt werden und neue Kommunikationsformen hergestellt werden, die die Entfaltung von problemlösenden Denkstrukturen ermöglichen.

Personen, die sich gut regulieren und innerlich autonom sind, leben länger als abhängige Personen mit einer schlechten Selbstregulation. Wenn sie krank werden, haben sie einen besseren Krankheitsverlauf. Physische Risikofaktoren werden in ihrer krankheitserzeugenden Wirkung durch schlechte Selbstregulation potenziert, es kommt zu synergistischen Effekten. Medizinische Behandlung (Medikamente, Bestrahlung) wirken bei Personen mit guter Selbstregulation effektiver. Ein modernes Gesundheitswesen steht auf zwei Säulen. Die eine Säule ist die Weiterentwicklung hochspezialisierter Einzeldisziplinen. Die zweite Säule ist die permanente Einbeziehung der Selbstregulationsfähigkeit in eine interaktive synergistische Medizin. Nur wenn diese zweite Säule errichtet wird, kann Volksgesundheit auf breiter Basis erwartet werden und nur so besteht die Möglichkeit, dass die Kosten im Gesundheitswesen nicht weiter explodieren.

Auch für die politische Kultur der Demokratie ist eine interaktive Koordination individueller und sozialer Selbstregulation von größter Bedeutung. So regulieren sich beispielsweise extremistische antidemokratische Parteien und Organisationen an Faktoren, die eine einseitige Polarisierung zwischen erhaltungswürdigem Guten und vernichtungswürdigem Bösen aufrechterhalten und letztlich in der Selbst- und Fremddestruktion münden. Hier entsteht eine völlige Blockade von humanistischen und individuumsbezogenen Tendenzen, indem beispielsweise die Anders-, die *nicht* krankhaft radikal Denkenden im System isoliert und existenziell vernichtet werden. Auch läuft die westliche Demokratie Gefahr, die individuelle Selbstregulation auf dem Altar der sozialökonomischen Interessen zu opfern. Wenn es zu einem extremen Auseinanderklaffen zwischen den latent vorhandenen individuellen bzw. sozialen Potenzialen und der tatsächlich bestehenden Blockade von Problemlösungen kommt, dann schafft die Demokratie (wieder einmal) die beste Basis für die Entfaltung radikaler Tendenzen. Die Demokratie, ihre Repräsentanten und ihre sozialen Organisationen sind dazu gezwungen, das Zusammenspiel zwischen individueller und sozialer Selbstregulation zu fördern, um sich selbst zu erhalten.

1.3 Synergieeffekte – synergistische Prozesse – synergistische Selbstorganisation

Unsere Theorie und Intervention bezieht sich nicht nur auf die Erforschung und Beeinflussung von Wechselwirkungen in komplexen Systemen. Es werden vor allem die Steuerungsmechanismen in den Blickpunkt gerückt. Ohne zu wissen, wie sich komplexe Systeme steuern, was ihr Verhalten bestimmt und vor allem, durch welche Einflüsse Verhaltensweisen organisiert werden, wird jeder Interventionsversuch scheitern müssen. In der Erforschung von Steuerungsmechanismen rücken die Begriffe Synergieeffekte, synergistische Prozesse und synergistische Selbstorganisation in den Vordergrund.

Von Synergieeffekten sprechen wir, wenn Faktoren im interaktiven Zusammenwirken einen Gesamteinfluss ausüben, der die bloße Summe ihrer einzelnen Einflüsse übersteigt. Männliche Personen, die unter schwerem Stress stehen (schockartige Abweisung durch den Vater, keine Realisierung der Nähe zur Mutter) und gleichzeitig physische Risikofaktoren für Hodenkrebs aufweisen (z. B. erbliche Belastungen oder Hodenentzündungen) bekommen in einem Beobachtungszeitraum von fünfzehn Jahren bedeutend mehr Hodenkrebs als andere, obwohl jeder Faktor für sich keine Wirkung aufweist.

Unter synergistischen Prozessen werden interaktive Wirkungen auf Funktionen und Strukturen in komplexen Systemen verstanden, die angeregt oder aufrechterhalten werden durch relativ geringe äußere oder innere Anstöße (wie Bedingungen, Zustände, Reize oder Kommunikationsqualitäten). So kann beispielsweise die in der Kindheit ersehnte Zuneigung der Mutter ein Leben lang Reaktionen und Prozesse von höchstem Krankheitswert hervorrufen. Dabei werden viele Lebensbereiche interaktiv einbezogen wie z. B. Fehlernährung, Hyperaktivität bis zur seelisch-körperlichen Erschöpfung oder Minderwertigkeitsgefühle. Auch die Gesundheit aufrechterhaltende Prozesse können durch bestimmte, scheinbar geringfügige Anlässe angeregt werden. So kann eine Person z. B. ihr Gesundheitsverhalten organisieren, indem sie sich strikt an einem Wohlbefinden suchendem Verhalten ausrichtet und Quellen von Unwohlsein flexibel ausweicht. Solche Personen kontrollieren besser ihre Ernährung, Bewegung, soziale Kommunikation, Art der Religiosität usw.

Synergistische Prozesse, also komplexe interaktive Abläufe aufgrund relativ geringer Anlässe, verlaufen auf der Verhaltensebene nicht chaotisch und zufällig, sie sind vielmehr orientiert an dem interaktiven Bedürfnis, Wohlbefinden, Sicherheit, Sinnerfüllung und Entwicklung zu optimieren und Unwohlsein wie Unsicherheit auszuweichen. Unter synergistischen Entwicklungen verstehen wir die Selbstorganisation in komplexen Systemen, die unterschiedliche Bereiche und Anlässe, die Wohlbefinden und problemlösende Synergien hervorrufen, in ein interaktives System integrieren. So kann eine Person beispielsweise eine wohltuende Ernährung, Bewegung, problemlösende Kommunikation, eine wohltuende und Sicherheit spendende Gottesbeziehung in ihr Verhaltenssystem integrieren mit dem Erfolg, dass sich eine Eigenidentität mit viel Selbstvertrauen ausbildet.

Häufig kann ein einzelnes Erlebnis, ein Element in der sozialen Kommunikation ausreichen, um eine neue Organisation z. B. im Berufsleben ein Leben lang zu aktivieren. So konnten wir beispielsweise zeigen, dass Personen, die in ihrer Jugend im Alter zwischen

15 und 20 Jahren von einer für sie gefühlsmäßig bedeutsamen Person in ihren beruflichen Absichten emotional anerkannt und angeregt wurden, bis zum 60. Lebensjahr bedeutend weniger arbeitslos waren und weitgehend weniger Arbeitsausfälle im Berufsleben aufwiesen als Personen, die im selben Alter nie anerkannt und in ihren Berufsabsichten skeptisch negiert wurden. Wenn sich solche Personen trotzdem mit großer Willenskraft im Arbeitsleben über Jahre behaupten konnten, bekamen sie bis zum 60. Lebensjahr signifikant mehr chronische Erkrankungen. Der hier geschilderte Anlass (Anerkennung oder Missachtung beruflicher Zielsetzungen in der Jugend) ist keineswegs monokausal aufzufassen, er gilt nur als ein Beispiel für den Zusammenhang von geringem Anlass und großer Wirkung, wobei sich aber im System letztlich sehr viele Faktoren interaktiv organisieren.

Natürlich können auch negativ wirkende, krankheitserzeugende und der Problemlösung im Wege stehende Synergieeffekte interaktiv assoziiert werden, so dass eine systemische Desintegration bis hin zur Systemvernichtung entsteht.

Das Autonomietraining ist eine Methode zur Anregung der Selbstregulation und auf die Beeinflussung von Synergieeffekten, synergistischen Prozessen und synergistischen Organisationen konzentriert. Dabei wird mit relativ geringem Aufwand eine anhaltende und sich in prozesshafter Bewegung befindliche Neuorganisation erstrebt. Die relativ geringen Anlässe bzw. Interventionen im Autonomietraining wirken nicht chaotisch und zufällig. Wenn sie wirksam sind, müssen sie dem tieferen Systembedürfnis nach Wohlbefinden und Sicherheit entsprechen und auf der Kompetenzebene, also auf der Basis von vorhandenen Fähigkeiten mit anderen Lebensbereichen synergistisch integriert werden.

Dafür ein Beispiel aus der Intervention bei einer Fußballmannschaft: Die Mannschaft verliert in Auswärtsspielen regelmäßig. Obwohl die Spieler der Überzeugung sind, dass sie technisch, konditionell und spieltaktisch mit jeder Mannschaft in der Liga mithalten können. Aber sie haben Angst vor dem Gegner und dem Publikum und wirken im Spiel desorientiert. Das Ziel ist, einen geringen Anlass (z. B. eine Anregung) zu finden, die eine synergistische Neuorganisation hin zu mehr Koordination und Entfaltung spielerischen Könnens ermöglicht. Die Mannschaft findet im Gespräch selbst eine Anregung, indem sie sich zurufen: „Wenn der Gegner stark wird, werden wir noch stärker!" Der geringe Anlass veränderte das gesamte spielerische Verhalten und mündete in einen anhaltenden Erfolg bei Auswärtsspielen.

Synergistische Effekte und Neuorganisationen werden im Autonomietraining nur dann erzielt, wenn das System in sich die Fähigkeit zur alternativen Neuorganisation schon beinhaltet, aber die kommunikativen Bedingungen zu ihrer Realisierung fehlen.

Synergistische Prozesse und Neuorganisationen sind also nur dann möglich, wenn geringfügige Anlässe einen Anstoß zur Neuorganisation in Systemen geben, die dazu innerlich bereit und fähig sind, aber den dialektischen Sprung noch nicht vollzogen haben bzw. nicht vollziehen können, meist aufgrund von Störungen und Hemmungen in der Kommunikation mit anderen Systemen.

Die Synergieeffekte im Rahmen der psychosomatischen Medizin und der Interaktion in komplexen sozio-psycho-biologischen Systemen auch unter Einbeziehung der Mensch-Gott-Beziehung wurden von uns so weit erforscht und entwickelt, dass es gegenwärtig im Rahmen der psychologischen und psychosomatischen Forschung keinen Niveauvergleich geben kann. Im Rahmen anderer Disziplinen, v. a. der Naturwissenschaft und Physik wurde der Begriff *Synergetik* wissenschaftlich begründet und mit vielen naturwissenschaftlichen Beispielen belegt. Hier ist vor allem der Name Hermann Haken zu nennen [30].

1.4 Zur Methodologie

Wenn der Mensch ein äußerst komplexes Interaktionssystem ist, in dem permanent prozesshafte Entwicklungen, Organisationen und Desintegrationen stattfinden, dann bedarf es eine dem Gegenstand angepasste, äußerst sensible Methode der Beweisführung von mitursächlichen Zusammenhängen. Um so verwunderlicher ist es, dass so gut wie kein Lehrbuch der psychosomatischen Medizin die Methode der Beweisführung unter besonderer Berücksichtigung der Bedingungen der Datenerfassung in den Blickpunkt des Interesses rückt [69, 72].

Der Methodenmangel in der interaktiven Forschung wird besonders deutlich bei der Überprüfung von Langzeiteffekten unterschiedlicher medizinischer Behandlungsweisen im Rahmen sogenannter *klinischer Prüfungen*. Obwohl immer neue Kontrollsysteme für Vorgehensweisen gefordert werden (die zu Beginn meiner Studien noch nicht diskutiert wurden), stellt sich beim näheren Ansehen immer deutlicher heraus, dass bis heute keine adäquaten, der Problemstellung angemessene Methoden zum Beweis mitursächlicher Zusammenhänge entwickelt wurden [5, 6, 9]. Es müsste sich dabei um Methoden handeln, gegen die es keine logischen Einwände geben kann. Aber die angewandten Methoden sind in der Regel in der klinischen Prüfung dem Forschungsgegenstand unangemessen, so dass keine Hoffnung besteht, relevante Ergebnisse im Hinblick auf multifaktorielle Einflüsse zu erzielen.

Wenn beispielsweise in sogenannten Fallkontrollstudien die Erforschung der Auswirkung von Östrogenen auf die Entstehung gynäkologischer Karzinome überprüft wird, dann ist die Methode zum Scheitern verurteilt und das zu erwartende Ergebnis von keinerlei Bedeutung: Weil z. B. keine Informationen vorliegen, in welchem Stresszustand die Frauen *vor* der Einnahme von Östrogenen lebten und ob eine eventuelle Anhäufung von Östrogeneinnahmen in der Krebsgruppe einfach darauf zurückzuführen ist, dass die östrogenbehandelten Krebspatientinnen länger leben, sich also auch häufiger in der Gruppe der östrogenbehandelten Frauen befinden. Ein anderes Design ist wiederum nötig für die Erforschung der Auswirkungen von Chemotherapien, von einem Präparat wir Iscador oder von Nahrungsergänzungsmitteln. In allen Fällen müssen jedoch interaktiv mehrere Forschungsschritte koordiniert eingesetzt werden, und zwar unter voller Berücksichtigung der Spezifizität des zu erforschenden Gegenstandes und der adäquaten Bedingungen der Datenerfassung.

Unsere interaktive Erforschung komplexer Systeme war äußerst bemüht, Methoden der Beweisführung zu entwickeln und zu standardisieren, da es ohne diese keine adäquaten Replikationsstudien geben kann. Dabei hat sich die Erkenntnis durchgesetzt, dass keine einzelne Methode (z. B. prospektiv, doppelblind, randomisiert oder einfach randomisiert) ausreichend ist, um jeder logischen Kritik standhalten zu können. Deswegen werden eine große Anzahl von Methoden in unterschiedlichen Bedingungen und Studienpopulationen eingesetzt, und zwar im

Rahmen eines koordinierten Plans, in dem sich Schwächen kompensieren und Stärken potenzieren.

Häufig kommt von seiten der Naturwissenschaftler das nicht sonderlich kluge Argument, dass das Psychische subjektiv, äußerst variabel und somit naturwissenschaftlich nicht erfassbar sei – und somit auch kein Gegenstand ernsthafter wissenschaftlicher Betrachtung sein könnte. Das Argument ist allerdings klug, wenn man viele mechanistische oder spekulative Beschreibungen in der Psychologie und Psychotherapie betrachtet, die sich jenseits jeglicher Beobachtung vollziehen oder sich Methoden der Datenerfassung bedienen, die nach naturwissenschaftlichem Anspruch äußerst naiv sind.

Das psychische und das Verhaltenssystem bieten sich geradezu an, multidimensional und interaktiv, d. h. unter unterschiedlichen Aspekten beobachtet zu werden. Wenn die Ergebnisse dann in eine bestimmte Richtung deuten und mit einer generellen Theorie interpretierbar sind, dann kann eine so angelegte Forschung den höchsten naturwissenschaftlichen Ansprüchen gerecht werden.

So wird das Verhalten im Rahmen der systemisch-interaktiven Wissenschaft unter anderem unter folgenden Aspekten beobachtet:

1. Die kommunikative Relevanz des Verhaltens: Wie kommuniziert eine Person mit emotional bedeutsamen Mitmenschen: Erwartet sie Zuwendung, die sie nicht erlangt? Hat sie ein Distanzbedürfnis, das nicht realisiert wird? Usw.
2. Die Ebene der emotional-kognitiven Steuerung: Welche Erlebnisse, Bedingungen, Faktoren usw. steuern ein Verhalten in einer bestimmten Richtung? Z. B. können schmerzliche Abweisungserlebnisse aus der Kindheit ein Verhalten, das Nähe zu idealisierten Personen anstrebt, anregen.
3. Qualitäten im emotional-kognitiven Erlebnisbild: Welche Verhaltenstendenzen vollziehen sich im subjektiven Erlebnisbild? Z. B. die panische Angst, alleine gelassen zu werden.
4. Kommunikative Relevanz in der Funktion des zentralen und peripheren Nervensystems: Verhält sich eine Person dominant gefühls- oder vernunftgesteuert, besteht ein anhaltender Konflikt oder Widerspruch zwischen emotionaler oder rationaler Anregung, die sich beispielsweise in Ambivalenzerlebnissen niederschlägt?
5. Subjektiv erlebte und objektiv eingetretene Konsequenzen von Verhaltenssystemen und typische Reaktionen auf eingetretene Folgen: Wiederholt beispielsweise eine Person Verhaltensweisen, die permanent zu negativen Folgen führen, ohne fähig zu sein, sich flexibel zu korrigieren?

Am Beispiel der von mir entworfenen Verhaltenstypologie (siehe Kapitel 4) oder bei der Beschreibung spezifischer Störungen bzw. Aktivierungen der Selbstregulation kann das beobachtete Zusammenspiel der hier beschriebenen fünf Faktoren konkretisiert werden. Natürlich bedarf es spezifischer, hoch qualifizierter Methoden der Datenerfassung, um relevante Ergebnisse zu erzielen.

In unterschiedlichen Studien konnte ich zeigen, dass physische und seelische Risikofaktoren bei der Krankheitsentstehung synergistische Effekte aufweisen, also sich gegenseitig stark potenzieren [25]. Aber auch unterschiedliche Verhaltensaspekte wirken synergistisch bei der Entstehung unterschiedlicher Erkrankungen. Hier soll ein Beispiel in Bezug auf Multiple Sklerose und maligne

Hirntumore angeführt werden. Dabei spielen bei beiden Erkrankungen folgende fünf Faktoren in ihrer Wechselwirkung eine bedeutende Rolle:

1. Die Person überwältigende und von ihr nicht kontrollierbare Erregung und Aktivierung.
2. Effektlose, aber äußerst starke rationale Kontrollversuche von Emotionen: Die bedrohlichen oder nicht zu erfüllenden emotionalen Erwartungen sollen durch rationale Überlegungen unterdrückt werden.
3. Eine aus dem rational-emotionalen Konflikt resultierende Hoffnungslosigkeit und das Gefühl der Ausweglosigkeit.
4. Chronisch blockierte Selbstregulation, d. h., die Person ist nicht in der Lage, angepasst Verhaltensweisen zu entwickeln, die zur Bedürfnisbefriedigung und zur Integration von rationalen und emotionalen Funktionen führen.
5. Neigung zu lustloser, eher als bedrohlich erlebter Regression (z. B. von einem nicht mehr geliebten Ehegatten verwöhnt und gepflegt zu werden).

Bei Personen, die solche Merkmale aufwiesen und die später Hirntumore bekamen, dominierten die rationalen Kontrollen und Funktionen, wobei Emotionen von größter Bedeutung unterdrückt, aber nicht inaktiviert wurden. Personen, die später Multiple Sklerose bekamen, zeigten dementgegen häufiger emotionale Ausbrüche, die die gesamte Person nachhaltig erschütterten und die trotz größter rationaler Anstrengungen nicht unter Kontrolle zu halten waren.

Die folgende Tabelle, entstanden aus einer unserer prospektiven Studien, zeigt den Vergleich von zwei Populationen, die nach Alter und Geschlecht nicht signifikant voneinander abweichen. Bei der ersten Gruppe waren Jahre vor dem Ausbruch der Erkrankung alle fünf Faktoren extrem stark ausgeprägt, während die zweite Gruppe das Gegenteil darstellte, also eine sehr gute Integration zwischen emotionalen und rationalen Funktionen und eine permanente Bedürfnisbefriedigung ohne Tendenz zur Regression usw. aufwies. Die Datenerfassung wurde 1973–1978 durchgeführt, während die Nachuntersuchung je nach Befragungstermin 15 Jahre danach durchgeführt wurde. Die Ergebnisse zeigen, dass die erste Gruppe bedeutend mehr Hirntumore, Multiple Sklerose und auch andere chronische Erkrankungen aufwies.

Die Ergebnisse zeigen eindrucksvoll, dass die funktionale Desintegration von emotionalen und rationalen Aktivierungen einen Krankheitsfaktor erster Ordnung darstellt, der physische Risikofaktoren in ihrer krank-

	N	Hirntumor	Multiple Sklerose	Krebs	Herz-Kreislauf Erkrankungen	Andere Todesursachen	Lebt krank	Lebt gesund
Alle fünf Risikofaktoren	765	3,5%	5,1%	21,4%	11,8%	37,6%	17,8%	2,7%
Keine Risikofaktoren	875	0,1%	0,1%	7,9%	10,1%	12,9%	21,3%	47,7%

heitserzeugenden Funktion synergistisch potenziert. Man stelle sich beispielsweise elektromagnetische Impulse aus der Hirnrinde (Sitz rationaler Funktionen) und aus dem limbischen System (emotionale Aktivierungen) vor, die sich gegenseitig hemmen. Könnte das eine Auswirkung auf Zellfunktionen haben?

Experimentelle Interventionen an Personen mit allen fünf Faktoren zeigen, dass durch das Autonomietraining eine hervorragende Prävention möglich wird, weil beispielsweise Verhaltensweisen aktiviert werden, die bedürfnisbefriedigende Bedingungen herstellen und somit eine Harmonisierung der Hirnfunktionen zur Folge haben.

1.5 Der Mensch als Kommunikationssystem

Der Mensch und alle sozialen Gemeinschaften sind hochkomplexe kommunikative Systeme, in denen unzählige Faktoren in permanente Wechselwirkung treten und die auf bestimmte Art und Weise gesteuert werden. Ziel der unserer Forschung ist es, kommunikative Systeme und ihre Steuerungsmechanismen in unterschiedlichen Lebensbereichen zu erforschen und konkrete Interventionsmaßnahmen zu entwickeln, die in der Lage sind, Lösungswege für die wichtigsten Probleme der modernen Zivilisation zu finden.

Aufgrund jahrelanger Forschung setzt sich bei unseren Bemühungen die Erfahrung durch, dass es hilfreicher ist, wenn für problematische Kommunikationsformen und bestimmte, definierbare Probleme alternative, kreative, problemlösende Kommunikationen gefunden werden, als wenn eine dauerhafte Orientierung am Problem stattfindet.

Dazu ein Beispiel aus dem medizinischen Bereich: Im Rahmen der psychotherapeutischen Behandlung werden bestimmte Symptome wie z. B. Angst und Depressionen definiert, mit dem anschließenden Versuch, therapeutisch die Ursachen des Symptoms oder das Symptom selbst zu beseitigen oder zu mildern. Dabei werden bestimmte Maßnahmen, meistens von außen, beim Individuum angewandt. Andere Bemühungen versuchen durch sogenannte psychologische Beratung den Menschen Ratschläge zu erteilen, in der Hoffnung, dass diese gut ankommen. Häufig sind die therapeutischen Bemühungen oder Ratschläge derart auf das Symptom konzentriert, dass die Person dabei passiv gehalten und noch mehr auf das Symptom konzentriert wird. Auch die Aktivierung der eigenen Ressourcen in der Krankheitsbewältigung berücksichtigt in der Regel nicht ausreichend eine Neugestaltung des kommunikativen Netzes.

Im Rahmen unserer Kommunikationsforschung und unserer Beeinflussung der Steuerungsmechanismen in komplexen Systemen setzt sich zunehmend die Erkenntnis durch, dass sich Problemlösungen in unterschiedlichen Lebensbereichen eher dann ergeben, wenn zur bestehenden problematischen Kommunikation alternative Kommunikationsformen gefunden werden können, die die Selbstorganisation und autonome Selbstregulation anregen. Problemlösungen durch Neugestaltung von Kommunikation (z. B. zwischenmenschliche Kommunikation oder Kommunikation mit dem eigenen Selbst) können nur dann erreicht werden, wenn sie mit den individuellen Bedürfnissen, Fähigkeiten, Zielsetzungen und Lebensentwürfen eng korrespondieren. Nur wenn die alternative Kommunikation Bedürfnisse von höchster gefühlsmäßiger Bedeutung besser befriedigt als die bestehende, und wenn durch diese individuelle und soziale Probleme eher gelöst werden, hat diese eine Chance auf Durchsetzung und Stabilisierung.

Das von uns entwickelte Autonomietraining ist eine Methode zur Stimulierung der eigenaktiven Neugestaltung problemlösender Kommunikationsformen. Dabei werden Alternativen, die latent im System vorhanden sind, immer auf der Kompetenzebene des Systems angeregt. Das Autonomietraining ist von daher keine Psychotherapie, die sich am Krankheitssymptom orientiert, mit der Tendenz, Heilung zu erreichen, noch ein psychologisches Beratungssystem mit der Absicht, durch Ratschläge bestimmte Effekte zu erzielen. Das Autonomietraining ist eine systemimmanente Anregung von Gesundheits- und Problemlösungspotenzialen, die als Fähigkeit und Bedürfnis im System angelegt sind und nach einer eigenaktiven Selbstorganisation und -realisierung suchen, aber die zu ihrer Realisierung notwendige Kommunikationsform noch nicht gefunden haben. Das Autonomietraining ist zunächst eine systematische Anregung der eigenaktiven Neugestaltung der Kommunikation im menschlichen Alltagsverhalten, das sich aber dann auch auf spezifische Probleme in unterschiedlichen Lebensbereichen konzentriert, wie z. B. Krankheitsentstehung, Gesundheit bis ins hohe Alter, weniger Arbeitslosigkeit, bessere sportliche Leistung etc. Wir können noch einen Schritt weitergehen und behaupten, dass die symptomzentrierte Einstellung sich so lange als problemlösungsunfähig erweist, bis alternative und bedürfnisbefriedigende Kommunikationsformen gefunden werden.

Ein wichtiges Ergebnis unserer Forschung ist die Tatsache, dass die für die Krankheitserzeugung relevantesten Probleme im normalen, sozial angepassten und klinisch nicht relevanten Verhalten angesiedelt sind: die Stressprobleme. Klinisch relevante Symptome, wie z. B. chronische Depressionen, die den Therapeuten als behandlungswürdig auffallen und für die es eine klinische Diagnose gibt, sind unserer Forschung nach weitaus geringere Risikofaktoren als Stresssituationen, die im Alltagsleben weder erkannt noch behandelt werden.

Wir konnten im Rahmen unserer prospektiven Interventionsstudie an 10.120 Männern und 11.260 Frauen im Alter von 40–62 Jahren zeigen, dass sich nur 21 % der Frauen und 14 % der Männer gut selbst regulieren, indem sie durch ihre Eigenaktivität Bedingungen herstellen, die in unterschiedlichen Lebensbereichen zu anhaltendem und immer wiederkehrendem Wohlbefinden führen. Solche Personen fühlen sich innerlich sicher, erleben ihr Leben als sinnerfüllt, leben sehr gerne, erleben immer wieder Lustgefühle und sind hochmotiviert, sich persönlich weiter zu entwickeln.

34 % der Männer und 27 % der Frauen fühlen sich anhaltend hilflos übererregt und durch störende Personen und Zustände permanent in der eigenen Entfaltung behindert. 22 % der Männer und 29 % der Frauen fühlen sich von einer hoch bewerteten Person, auf die Bedürfnisse von allergrößter gefühlsmäßiger Bedeutung konzentriert sind, immer wieder abgewiesen und leiden darunter, dass sie deren Nähe nicht erreichen können. 39 % der Männer und 21 % der Frauen leiden unter einer sogenannten negativen Lustdifferenz, in der sie die Vergangenheit (z. B. in der Kommunikation mit den Eltern oder einem Partner) emotional weitgehend anregender und lustvoller empfinden als die Gegenwart. 33 % der Männer und 24 % der Frauen leben in einer anregungslosen, als monoton erlebten Welt, in der weder Begeis-

terung, noch lustvolle Erwartung aufkommt. 41 % der Männer und 17 % der Frauen nehmen die eigenen emotionalen Bedürfnisse in der Alltagskommunikation nicht zur Kenntnis und stürzen sich eher in eine berufliche Überaktivität. 35 % der Männer und 19 % der Frauen verhalten sich rational-antiemotional, d. h. Emotionen werden durch extrem rationales Verhalten nicht zugelassen und abgewertet. 33 % der Männer und 34 % der Frauen fühlen sich aufgrund von Trennungs- und Schockerlebnissen (z. B. aufgrund von Bombardierungen im 2. Weltkrieg oder durch den Tod einer nahe stehenden Person) in der eigenaktiven Selbstregulation behindert. 62 % der Männer und 47 % der Frauen beantworten seelische Stresssituationen mit Härte gegen sich selbst und Nicht-Beachtung von seelischen und körperlichen Beschwerden. 40 % der Männer und 41 % der Frauen leiden unter immer wiederkehrenden seelisch-körperlichen Erschöpfungszuständen, verbunden mit Schlafstörungen und Schwierigkeiten, sich im Alltagsverhalten zu erholen. 23 % der Männer und 19 % der Frauen haben aufgrund ihrer negativen Erlebnisse den Wunsch, lieber sterben als leben zu wollen, wobei sie solche Gefühle aber nicht in Selbstmord umsetzen, sondern eher in verstärkte Arbeitsleistung und altruistisches Verhalten.

Die oben beschriebenen Stresssituationen sind alle in Fehlkommunikationen entstanden und können durch Neuorientierung und Neuorganisation relativ leicht verändert werden. Allerdings unter der Bedingung, dass die Entstehungsdynamik adäquat erforscht wird und die alternative Kommunikation adäquat aufgebaut wird. Da die oben genannten Stresssituationen alle für die Entstehung chronischer Erkrankungen extrem relevant sind, aber nicht als klinische Symptome erkannt werden, ist die Bedeutung des Autonomietrainings offensichtlich. Von den Personen mit den oben genannten Stressbildern erklärt sich 1 % bereit, in eine psychotherapeutische Behandlung zu gehen, während 87 % glauben, dass für sie eine Aktivierung von Gesundheitspotenzialen im Rahmen der Anregung alternativer Kommunikationsformen wichtig wäre. Auch fordern weniger als 1 % der Krebspatienten in der psychologischen Betreuung eine Behandlung von Symptomen, wie z. B. Depression oder Angst, während 62 % eine Neuorganisation ihres Verhaltens anstrebt, die zur Verbesserung der Kommunikation mit sich selbst und den Mitmenschen führt.

Im Autonomietraining wird zur Stressreduktion in der Regel folgendes unternommen:

1. Aufhebung der Ambivalenz,
2. Herstellung neuer Anregungen,
3. Anregung zu differenzierter Beurteilung,
4. Anregung alternativer Verhaltensweisen,
5. Organisation neuer Verhaltensstrategien,
6. Umwandlung erlebter Schwächen in Stärken.

Im Autonomietraining wird durch die Beeinflussung der sozialen Kommunikation eine Neuorganisation von Verhaltensweisen angestrebt, die im Individuum schon latent angelegt sind, aber aufgrund kommunikativer Hemmungen noch nicht aktiviert werden konnten. Dabei kommen in unterschiedlichen Bereichen Veränderungen zustande, die bis hin in die Physiologie und organische Struktur reichen können. Wenn durch relativ kleine Interventionen gravierende Neuorganisationen und wichtige interaktive Prozesse angeregt und in Gang gebracht werden, dann sprechen wir von synergistischen Veränderungen. Diese kommen nur dann zum Tragen, wenn sie wie oben erwähnt schon latent vorhanden, aber noch nicht funktional organisiert sind, weil dazu die kommunikative Basis noch nicht hergestellt wurde.

Wenn das Autonomietraining in der Lage ist, durch Anregung synergistischer Prozesse eine Neugestaltung kreativer Kommunikationsformen zu erreichen, dann kann ein gesellschaftlicher Beitrag für die Reduktion von ungewollten Ist- Zuständen und eine Erreichung erwünschter Soll-Zustände geleistet werden. Solche Effekte können sich z. B. in der Reduktion von Gesundheitskosten, Aufrechterhaltung der Gesundheit bis ins hohe Alter, kreativer Anregung unternehmerischer Tätigkeit oder Reduktion der Arbeitslosigkeit usw. äußern.

1.6 Systemische Wissenschaft als interaktiver Prozess

Alle Erscheinungen, z. B. psychische Prozesse, soziale Vorgänge, politisches Handeln, Krankheitsentstehung, Aufrechterhaltung der Gesundheit, Leistung einer Fußballmannschaft oder Arbeitslosigkeit entstehen aufgrund der Wechselwirkung von unterschiedlichen Faktoren aus unterschiedlichen Bereichen. Sie werden also bestimmt von der Interaktion verschiedenster Faktoren in komplexen Systemen. Diese können erforscht werden, wenn determinierende Faktoren erfasst werden und dabei nicht nur ihre Einzelfunktion untersucht wird, sondern die Qualität ihrer Wechselbeziehung. Während die Phänomene in komplexen interaktiven Systemen entstehen, ist das menschliche Denken im Alltag, aber auch in der Wissenschaft auf monodisziplinäres, monofaktorielles und monokausales Denken fixiert. Man sucht am liebsten für alle Vorgänge, die uns im Leben wichtig sind, einfache, auf einen Faktor rückführbare Erklärungen. Wenn solche Erklärungen das Handeln bestimmen, dann sind Konflikte und Probleme vorprogrammiert.

Unterschiedliche moderne wissenschaftliche Disziplinen spezialisieren sich immer intensiver in begrenzten Wissensbereichen in der Hoffnung, damit übergeordnete Probleme lösen zu können. Da aber in der Realität alle Wirkungsfaktoren kontextabhängig sind und in übergeordneten Systemen agieren, entziehen sich die monokausal erforschten Faktoren der Möglichkeit einer systemisch integrativen Einordnung und Beurteilung. So bleibt unerkannt, warum ein Faktor mal so und mal anders wirkt. Die Vertreter der monodisziplinären Forschung leiten aus ihrem begrenzten Wissen oft einen omnipotenten Anspruch ab und versprechen mehr praktische Relevanz, als sie in der Regel halten können. Die eigenen Schwächen und Unzulänglichkeiten, die meist aus der Unfähigkeit resultieren, komplexe Wechselwirkungen des erforschten Faktors mit anderen Faktoren zu erkennen und zu beurteilen, werden überspielt statt reflektiert.

Es ergibt sich offensichtlich die dringende Notwendigkeit, nicht nur die monodisziplinäre Fachspezialisierung weiterzuentwickeln (weil von ihr zweifelsohne wichtige Impulse ausgehen), sondern auch die systemische, interaktive Verbindung von einzelnen Faktoren ins Blickfeld zu nehmen.

Eine weitere Schwäche der wissenschaftlichen Theorie, Methode und Praxis, besonders in der westlichen Zivilisation, besteht darin, dass sie nicht in der Lage ist, sogenannte objektive Faktoren, die in der Regel naturwissenschaftlich messbar sind (physische Wirkungen und Zustände, Zahlen über ökonomische Faktoren usw.) mit sogenannten subjektiven Faktoren (z. B. emotional-kognitive Verhaltenssteuerung oder religiös-meditative Haltung) in einem systemischen Wirkungszusammenhang theoretisch, methodisch und therapeutisch zu integrieren. Während subjektive, vor allem emotional-kognitive Steuerungsfaktoren, in engste Wechselwirkungen mit „objektiven", z. B. physiologischen Faktoren stehen, trennt die monokausale Wissenschaft des naturwissenschaftlichen Paradigmas beide Bereiche in zwanghafter, völlig realitätsferner Weise.

Es musste also eine systemische, interaktive und multidimensionale theoretische Konzeption, ein methodisches Vorgehen und ein therapeutisch interventionales System entwickelt werden, das objektive wie auch subjektive Faktoren erforscht und die Kontextabhängigkeit der einzelnen Wirkfaktoren erkennen lässt. Es ist selbstverständlich leichter, eine solche Absicht zu deklarieren, als ein tragbares Forschungsprogramm zu entwickeln, das den interaktiven Wirkfaktoren bei der Bestimmung von Phänomenen gerecht wird. Um so ein Programm zu realisieren, und das ist und war die zentrale Absicht unserer systemischen Forschungen, ist es zunächst notwendig, ein flexibles Zusammenspiel der theoretischen Konstruktion und der Weiterentwicklung methodischer Grundlagen zu ermöglichen.

Im Folgenden möchte ich unser interaktiv-interdisziplinäres Forschungsprogramm etwas näher beschreiben. Die sozio-psycho-biologischen Wechselwirkungen werden mit der Methode der sogenannten prospektiven Interventionsstudie erforscht. Dabei werden unterschiedliche Einzelfaktoren im Kontext von anderen Wirkfaktoren erfasst, so z. B. die gesundheitliche Auswirkung von Schlafstörungen, des Zigarettenrauchens in Abhängigkeit von Alkoholkonsum und die Selbstregulationsfähigkeit in ihrer Auswirkung auf die Erhaltung der Gesundheit. Wenn sich einzelne Faktoren in prospektiven Studien als relevant erweisen und wenn eine randomisierte Intervention in Bezug auf eine therapeutische Veränderung der Faktoren eine Effektivität in dieselbe Richtung zeigt, dann werden die einzelnen Wirkungsfaktoren in Bezug auf ein Phänomen in einen neuen interaktiven Zusammenhang gebracht und erneut erforscht. Beim jeweiligem Vorliegen neuer Erkenntnisse wird die theoretische Konstruktion erweitert oder ergänzt. Zur Überprüfung bedarf es erneuter empirischer Forschung und einer Weiterentwicklung der Methode. Wenn beispielsweise in der ersten Datenerfassung nur eine einmalige Erhebung von bestimmten emotional-kognitiven Steuerungsmechanismen vorliegt, dann bedarf es in der nächsten Erhebungsphase einer mehrfachen Datenerfassung in regelmäßigen Abständen über mehrere Jahre hinweg. Hier zeigt sich eine enge Wechselwirkung zwischen Theoriebildung und Methode (z. B. eine Weiterentwicklung der Strategie, die für die neue Beweisführung von Zusammenhängen nötig ist). Dabei werden rigide Methoden (denken wir z. B. an die monokausale Epidemiologie, die an Riesenpopulationen nur einen Faktor erfasst und für die jede Variation in der Methode eine Sünde wäre) mit flexiblen, immer an die neue Problematik angepassten Strategien ergänzt. Die prospektive, systemische Interventionsepidemiologie wird theoretisch und methodisch ständig mit neuen Fragestellungen weiterentwickelt, so dass immer neue Erkenntnisse zutage treten. Das Forschungsprogramm unserer prospektiven Interventionsstudien, die von 1973 bis 1988 durchgeführt und über 1998 hinaus ausgewertet wurden, ist im jährlichen Abstand mit immer neuen Fragestellungen und methodischen Vorgehensweisen erweitert worden. Sie dienten alle der Beantwortung von zentralen Fragen, die zu Beginn des Forschungsprogramms formuliert wurden. Etwa: Welche sozio-psycho-biologische Wechselwirkungen dienen zur Aufrechterhaltung der Gesundheit bis ins hohe Alter? Welche Wechselwirkungen gehen der Krebserkrankung voraus? Welche Grundvoraussetzungen sind notwendig, dass es zur therapeutischen Entfaltung einer wirksamen medizinischen Behandlung kommt?

In der interaktiven, systemischen Forschung erscheinen unter bestimmten Aspekten bestimmte Ergebnisse äußerst praxisrelevant und erklärungsfähig, während sie unter anderen Aspekten wieder verschwommen und fragwürdig erscheinen, so dass es zu neuen Differenzierungen kommen muss. Auch hier ist das Zusammenspiel von Theorie, Methode und empirischem Ergebnis äußerst wichtig.

So konnten wir beispielsweise zeigen, dass Personen eher an Krebs erkranken, die folgendes Muster aufweisen: Sie haben eine angepasste Hemmung, bewerten ihre sozialen Kommunikationspartner hoch, können die zu ihnen erstrebte Nähe aber nicht erreichen und leiden darunter derart, dass sich ihre Lustfähigkeit und ihr Wohlbefinden drastisch verschlechtert, verbunden mit einer fehlgesteuerten, bis hin zur seelisch-körperlichen Erschöpfung führenden Aktivität. So erleben Brustkrebspatientinnen beispielsweise gehäuft eine schmerzhafte Abweisung in Bezug auf die Befriedigung nach Nähe zu einem Elternteil, meistens zur Mutter. Solche Erlebnisse bleiben ein Leben lang wirksam. Hier sprechen wir von einer unbefriedigten Kindheit. Wenn im Erwachsenenalter erneut schmerzhafte Abweisungen in bezug auf die Frauenrolle eintreten, z. B. durch einen Partner, dann kann sich eine innere Verzweiflung einstellen, die in der Regel nach außen durch Hyperaktivität bis hin zur seelisch-körperlichen Erschöpfung überspielt wird. Ein solcher Stresszustand kann die physischen Risikofaktoren für Brustkrebs verstärken, so dass sich synergistische Beziehungen einstellen: ein Faktor bedarf des anderen zur Krankheitsentfaltung und bekommt ihn auch. In empirischen Studien konnten wir zeigen, dass Frauen mit dem oben beschriebenen Verhaltensmuster vielfach häufiger bis zum 50. Lebensjahr Brustkrebs bekommen als Frauen, die autonom sind und sich kompetent selbst regulieren und weder von ersehnter elterlicher Zuwendung noch von ersehnter und nicht erreichter Zuwendung durch den Partner abhängig sind. Solche Frauen bekommen sogar bis zum 75. Lebensjahr signifikant weniger Brustkrebs als Frauen mit dem beschriebenen Stresssyndrom bis zum 50. Lebensjahr. Die emotional-kognitive Verhaltenssteuerung, die durch unterschiedliche Erlebnisse, wie das Gefühl, in der Kindheit abgewiesen und nicht liebevoll anerkannt worden zu sein, mitverursacht wird und durch die chronischer Stress entstehen kann, spielt in Interaktion mit andere physischen Risikofaktoren eine große Rolle bei der Krankheitsentstehung. Personen, die sich zu Wohlbefinden hin selbst steuern, erreichen andererseits wieder in Wechselwirkung mit Gesundheitsfaktoren wie beispielsweise gesunder Ernährung häufiger Gesundheit bis ins hohe Alter. Die systemische Medizin und Interaktionsforschung zeigt, dass es für bestimmte Erkrankungen auch unterschiedliche Stressmuster geben kann und dass diese in der Wechselwirkung zwischen Persönlichkeitsdispositionen, Lebensereignissen und sozio-psycho-biologischen Strukturen entstehen. Von zentraler Bedeutung ist, dass komplexe Systeme emotional-kognitiv gesteuert und beeinflusst werden. Die Diskussion von einigen sogenannten Psychoonkologen, ob es eine „Krebspersönlichkeit" gibt oder nicht, erscheint äußerst eingeengt, monokausal und der Komplexität von Krankheitsentstehung und Aufrechterhaltung der Gesundheit nicht angemessen.

Personen, die unter hilfloser Übererregung aufgrund der Konfrontation mit störenden, als bedrohlich erlebten Objekten leben, sich aber nach außen perfektionistisch und normenkonform anpassen, bekommen eher Herzkreislauferkrankungen.

Die erzielten Ergebnisse hängen eng zusammen mit der verwendeten Methode. Nur wenn eine Stunde mit den Probanden frei gesprochen wird, wobei sie über positive und negative Erlebnisse und ihre typische Verhaltensweise in Konflikten berichten, zeigt die anschließende Anwendung von Fragebögen eine vorhersagende Relevanz. Zu keiner Relevanz führt es, wenn der Fragebogen ohne Vorwarnung den Probanden vorgelegt wird. Weitere Analysen zeigen aber auch, dass sich zu emotional-kognitiven Faktoren noch physische Risikofaktoren hinzugesellen müssen, so dass es zur Entstehung seelisch-körperlicher Synergieeffekte kommt.

Die therapeutische Effektivität von Interventionen kann nur bewiesen werden, wenn in randomisierten Studien emotional-kognitive und physische Risikofaktoren erfasst werden, die tatsächlich wirksam sind. Es gibt deshalb auch empirische Studien, in denen unwirksame Faktoren systematisch erfasst werden.

Die bisherigen Ergebnisse unserer systemischen Interaktionsforschung konnten folgendes zeigen:

a) Die emotional-kognitiven Steuerungsmechanismen des Verhaltens spielen bei Krankheitsentstehung, Aufrechterhaltung der Gesundheit sowie der Leistungsfähigkeit eine wichtige Rolle und sind in unterschiedlichen Bereichen relevant.

b) Sogenannte subjektive und objektive Faktoren treten in enge Wechselwirkungen. Beispielsweise modifiziert die Selbstregulationsfähigkeit eines Menschen die Wirkung von physischen Risikofaktoren und Positivfaktoren (z. B. Rauchen, Alkoholkonsum, Ernährung, oder genetische Disposition, aber auch die Effekte der medizinischen Behandlung, z. B. in der Krebstherapie).

c) Die therapeutische Verbesserung der Selbstregulationsfähigkeit und die Stärkung der Autonomie (also der Unabhängigkeit von störenden Einflüssen) kann ganze sozio-psycho-biologischen Systeme in Richtung Gesundheit und Leistungsfähigkeit bewegen.

d) Wird die Erforschung von Wechselwirkungen in komplexen Systemen unterlassen, ist auf Dauer keine präventive Effektivität im Gesundheitswesen zu erwarten, ebenso nicht in der Überwindung von Schwierigkeiten in der sozialen und politischen Problemlösung.

Aus der Gesamtheit unserer Forschungsergebnisse kann ein Menschenbild entwickelt werden. Danach erscheint der Mensch als ein aktives, Bedingungen gestaltendes, Lust, Wohlbefinden, Sinnerfüllung und Sicherheit suchendes System, das permanent mit den Konsequenzen des eigenen Verhaltens konfrontiert wird. Der Mensch ist auch ein System, sowohl mit sich selbst, als auch mit der physischen und sozialen Umwelt und in der erlebten Mensch-Gott-Beziehung kommuniziert. Je nach der Gestaltung von kommunikativen Interaktionen entstehen subjektive und objektive Folgen. Wenn sich das System durch die negativen Folgen seines Verhaltens korrigieren lässt und wenn es Bedürfnisbefriedigung und Wohlbefinden erreicht, dann entsteht Entwicklung und besteht die Basis für eine Aufrechterhaltung der Gesundheit.

Wenn sich Unlust und Unwohlsein vermehren und keine Korrektur von negativen Verhaltenskonsequenzen entsteht, kann sich im System eine selbstdestruktive Todestendenz entwickeln. Der Mensch ist nicht nur durch seine Rationalität bestimmt. Im Gegenteil, er ist häufig auch von irrational wirkenden emotionalen Regungen determiniert. Dorthin, wo die höchst Lusterwartung in der Lebensgeschichte entstanden ist, drängt das System: Es will Wiederholung. Eine Frustration in Bezug auf die Befriedigung höchster emotionaler Lusterwartungen kann zur Resignation und Todestendenz führen.

1.7 Die Grundannahme der Grossarthschen Theorie

Der Mensch ist ein aktives, im eignen Körper, der physischen und sozialen Umwelt und der erlebten Gott-Mensch-Beziehung permanent Zustände und Bedingungen herstellendes, kommunikatives System. D. h., in Kommunikation mit sich und der Umwelt werden aktiv bedürfnisrelevante Bedingungen hergestellt, also bedürfnisbefriedigende oder bedürfnishemmende Zustände. Unsere Theorie und unser Autonomietraining sind ganz darauf ausgerichtet, die individuelle Eigenaktivität in Richtung bedürfnisadäquater Zielerreichung und Problemlösung im individuellen und sozialen Rahmen zu stimulieren. Eine solche Konzeption klingt zunächst selbstverständlich. Sie erlangt aber angesichts der kulturell-historischen Vernachlässigung der individuellen und sozialen Selbstregulation eine große Bedeutung. So erwartet der typische Patient in der Regel eine Lösung von außen, mal besteht die Hoffnung auf die Eliminierung von krebserzeugenden Subtanzen aus der Umwelt, mal konzentriert sich die Hoffnung auf eine Impfung gegen Krebs, dann wieder auf die molekulargenetische Manipulation. All dies ist wunderbar, aber auch extrem kontextabhängig, d. h. die Frage ist, unter welchen perönlichen Voraussetzungen eine Hoffung nach außen delegiert wird. Wenn es sich dabei um Personen handelt, die sich gut selbst regulieren und durch Eigenaktivität optimale Bedingungen erreichen, dann sind synergistische Effekte zwischen kommunikativer Selbstregulation und medizinischer Behandlung zu erwarten. Wenn aber Hoffnungen auf Hilfe von außen mit einer blockierten Selbstregulationsfähigkeit, Mangel an Autonomie und einer ausgeprägten Todestendenz einhergeht, dann hilft die beste Medizin sehr wenig und es besteht die Gefahr, dass die Menschen trotz des Fortschritts der Medizin immer kränker werden und die Kostenexplosion im Gesundheitswesen nicht mehr zu stoppen ist.

Die Geringschätzung individueller Selbstregulationsfähigkeit und menschlicher Autonomie und vor allem der enormen geistigen Potenz in der Mensch-Gott-Beziehung ist nicht nur in der naturwissenschaftlich geprägten Medizin zu beobachten. Sie ist ein fester Bestandteil des Alltags in allen Bereichen der modernen Zivilisation. So hat beispielsweise ein Fußballtrainer feste Vorstellungen davon, wie eine Mannschaft zu funktionieren hat, wobei er die individuellen Selbstregulationsmechanismen und emotional-kognitiven Steuerungsfaktoren nicht berücksichtigt, die nur per Zufall in eine harmonische funktionale Einheit integriert werden. Die modernen politischen Bürokratien unternehmen den Versuch, für das Individuum und die Gesellschaft alles von außen zu regeln, von der Steuerreform bis hin zum Management in der Gesundheitspolitik. Dabei wird das Individuum definiert als die Summe seiner Aufgaben und Pflichten, nicht aber als ein aktives, emotional-kognitives Steuerungssystem, das die Bedingungen seiner Existenz weitgehend in interaktiver Kommunikation selbst herstellt. Unsere Studien konnten beispielsweise zeigen, dass selbst so objektive Faktoren wie die Arbeitslosigkeit maßgeblich von der Selbstregulationsfähigkeit abhängen, d. h. die ungehemmte menschliche Eigenaktivität ist notwendig, um Fähigkeiten und Bedürfnisse im Arbeitsleben zur Entfaltung zubringen [27].

Die eigenaktive, kommunikative und autonome Selbstregulation ist eine Bedingung für das Gelingen von politischen, sozialen und naturwissenschaftlichen Maßnahmen, d. h. von solchen, die von außen auf das Individuum problemlösend einwirken.

Ohne die Stimulierung der individuellen Selbstregulation gibt es auch keine intelligente und langanhaltende soziale, kulturelle und politische Problemlösung, weil absolut nicht angenommen werden kann, dass eine Gruppe, die aus Individuen mit schlechter Selbstregulation zusammengesetzt ist, zu vernünftigen Problemlösungen kommen kann.

Personen mit guter Selbstregulation zeigen auch eine erfolgreichere Integration von rationalen und emotionalen Faktoren, bewussten und unbewussten Vorgängen und sind in der Lage, ihre kreative Intuition, Fähigkeiten und schöpferischen Potenzen optimal zu benutzen. Eine gute Selbstregulation impliziert auch eine liebevolle, Sicherheit und Erkenntnis spendende Gottesbeziehung.

Aufgrund meiner Erfahrungen, z. B. in der Analyse totalitärer Systeme und atheistischer Verhaltensweisen, der spontanen, liebevollen Gottesbeziehung wie von fanatisch-terroristischen pseudoreligiösen Aktivitäten, bin ich zu einer Definition dessen gelangt, was Gott sein könnte: Gott erscheint mir als die absolute kommunikative Liebe, als die Liebesquelle, die jegliche Kommunikation ermöglicht, und gleichzeitig als die absolute konstruktive Energie, die jegliche Funktion, Ordnung und Entwicklung ermöglicht.

Das Gegenteil dieses Gottesbildes ist der absolute, jegliche Kommunikation blockierende Hass und die jede Ordnung, Entwicklung und Funktion blockierende Energielosigkeit.

Meiner Überzeugung nach befinden sich das Gottesbild und seine Negation im Menschen und in der Gesellschaft im permanenten Widerstreit, der der individuellen und sozialen dialektischen Entwicklung oder Rückentwicklung zugrundeliegt. Je nach dem, welche Kommunikation zwischen Mensch, Gesellschaft und dem erlebten Gottesbild vorherrscht, gibt es eine Entwicklung hin zur Problemlösung und Systemerhaltung oder zur Problemanhäufung und Systemdestruktion. Das kommunikativ erlebte Gottesbild geht signifikante Interaktionen mit dem Lebensstil ein, z. B. in Bezug auf die Ernährung oder die eigenaktive Selbstregulationsfähigkeit. In der Analyse von Phänomenen wie Gesundheit, Krankheit, Leistungsfähigkeit von sozialen Organisationen usw. haben wir es immer mit äußerst komplexen Interaktionen zu tun, die aber in der Regel kognitiv gesteuert werden. Wobei die Mensch-Gott-Beziehung, in der Gott als Quelle der kommunikativen Liebe und als die Funktionen ermöglichende Energie erlebt wird, eine zentrale Bedeutung erlangt. So korreliert beispielsweise ein solches Gottesbild mit guter Selbstregulation und innerer Autonomie. Diese wiederum mit Freiheit von Sucht, gesunder Ernährung usw.

Trotz individueller Unterschiede in der Selbstregulationsfähigkeit und trotz weltweiter Unterschiede in Kultur und Entwicklung zwischen den Völkern scheint es ein generel-

1.7 Die Grundannahme der Grossarthschen Theorie

les Gesetz zu geben. Der Mensch stellt nicht nur durch seine Eigenaktivität Bedingungen her, er erzielt durch diese auch Konsequenzen. Diese dienen wiederum der individuellen und sozialen Entwicklung. Wenn Verhaltensweisen mit negativen Konsequenzen ohne Korrektur wiederholt werden, dann brechen individuelle und soziale Strukturen eher zusammen. Wenn hingegen Korrekturmechanismen einsetzen, wird eine individuelle und soziale Entwicklung möglich. Die Menschheit läuft zwar in Gefahr, Verhaltensweisen mit negativen Folgen nicht nur zu wiederholen, sondern auch zu verstärken. Trotzdem ist die positive Entwicklung vorprogrammiert, weil nur korrekturfähige Systeme eine Entwicklungs- und somit Überlebenschance haben. Die höchste Form der individuellen und sozialen Entwicklung scheint eine Integration zwischen menschlichen, sozialen, natürlichen und göttlichen Tendenzen zu sein. Der Mensch hat durchaus nicht nur eine Menge Rezeptoren für biologische Substanzen in seinem Körper, sondern auch erhebliche Fähigkeiten mit dem göttlichen System zu kommunizieren – und dies ebenfalls im Sinne einer aktiven Selbstregulation und nicht aus einer individuellen Passivität heraus, wie das von einigen interessierten Kreisen gepredigt wird.

Meine Studien stellen also letztlich den hohen Anspruch, durch Anregung der individuellen und sozialen Selbstregulationsfähigkeit und der damit verbundenen Anregung der individuellen und sozialen Entwicklung die kulturell-kommunikative Basis für alle menschlichen Tätigkeiten abzusichern. Wenn die menschlichen Aktivitäten bei gleichzeitiger Förderung der Selbstregulationsfähigkeit von Individuen und Gruppen geschehen, dann werden sie mit Sicherheit erfolgreicher sein, als wenn sie auf der Basis der fortwährenden und systematischen Unterdrückung der individuellen und problemlösenden Eigenaktivität geschehen.

Auch eine weiteres systemisches Anliegen unserer Theorie, Methode und Forschung ist von Bedeutung. Danach hängen seelische, soziale, sozialpsychologische, ökonomische und kulturelle Faktoren eng zusammen und bilden ein Interaktionsnetz. So entsteht beispielsweise ein politisch, ideologisch oder religiös motiviertes Mordmotiv – im Rahmen eines organisierten Terrorismus oder eines Staatsterrorismus – in der Interaktion von individual- und sozialpsychologischen, politischen, ideologisch und ökonomischen Faktoren. Ein individualpsychologischer Faktor ist beispielsweise die extreme Polarisierung zwischen einem vernichtungswürdigen Bösen, das für die eigene Existenz und die Existenz des eigenen Volkes als äußerst bedrohlich erlebt wird und einem extrem guten, verteidigungswürdigen Faktor, der sich in der Regel auf die eigene Person und das eigene Volk bezieht. Dabei zeigt sich eine extreme Unfähigkeit zur Selbstkritik, z. B. fehlt oft die Einsicht, dass auch die eigene Religion und Kultur Probleme aufweisen und die fremde Kultur in einigen Punkten als Vorbild erscheinen könnte. Hinzu kommen sozialpsychologische Faktoren wie z. B. die Tatsache, dass mörderische Tendenzen, die auf die physische Vernichtung des Gegners ausgerichtet sind, sozial belohnt werden und dass eine Verweigerung, den Gegner zu vernichten, mit Strafe und sozialer Ausgrenzung bestraft wird.

Zur Entfaltung eines Mordmotivs sind überdies ökonomische Interessengruppen notwendig, die sich von der Vernichtung und Vertreibung des Gegners ökonomische und kulturelle Vorteile versprechen und ihre Tendenzen ideologisch rechtfertigen. In der ideologischen Rechtfertigung werden in der Regel nicht ökonomische und machtpolitische

Interessen angesprochen, sondern Themen gewählt, die für die Projektion von individuellen und sozialen Schwächen in den Gegner hilfreich sind, so dass sich das Individuum und die eigene Gesellschaft als potent und machtvoll erleben können.

Zur Prävention des Mordmotivs, z. B. im internationalen Terrorismus, sind viele Schritte möglich. Wenn beispielsweise auf der individuellen Ebene die Bereitschaft zur extremen Polarisierung zwischen gut und böse verringert wird, ist ebenso eine Prävention geleistet, wie wenn die gegenseitige Provokation von Konfliktparteien durchschaut und entblößt wird. Wenn ein Faktor im System präventiv verändert wird, dann hat das gesamte Mordsystem in politischen Auseinandersetzungen keine Chance, sich zu entfalten. Im Unterschied zum monokausalem Denken mit seinen eindeutigen Schuldzuweisungen funktioniert die systemische Analyse und Intervention effektiver.

Unsere materialistische und monokausale Denkweise, ja Ideologie in der westlichen, aber auch östlichen Zivilisation, bedarf dringend einer systemischen, interaktiven, auf Autonomie und Eigenaktivität beruhenden Anregung, denn nur so können nationale und internationale Probleme in Richtung einer dialektischen Entwicklung gelöst werden. Selbstverständlich stehen einer solchen Entwicklung partielle Interessen entgegen. Diese werden aber anhand der eingetretenen Konsequenzen systemisch permanent korrigiert und hin zur eigenaktiven Entwicklung determiniert.

1.8 Individuelle und soziale Selbstregulation

Die Gesellschaft ist eine ziel- und zweckgerichtete interaktive Assoziation und Organisation von individuellen Kommunikationssystemen, in der soziale Rollen und Führungsstile entstehen. Die Gesellschaft geht einerseits interaktive Beziehungen mit anderen gesellschaftlichen Organisationen ein, z. B. in zwischenstaatlichen Beziehungen, während in jeder Gesellschaft auch Subgruppen interagieren, häufig mit Rollen- und Führungskonflikten. Auch gesellschaftliche Organisationen und Gruppen zeigen permanent interaktiv resultierende Aktivitäten (z. B. durch gesellschaftliche Repräsentanten), die ihrerseits zu kurz- und langfristigen Konsequenzen führen und somit dialektische Entwicklungen im historischen Ausmaß aktivieren.

Wir unterscheiden beispielsweise zwei unterschiedliche Führungsstile, die häufig nicht in reiner Form auftreten. Der *autoritäre Führungsstil* gibt Ziele und Aufgaben vor, sanktioniert bestimmte Verhaltenserwartungen und nimmt Rückmeldungen vom interagierenden System nicht zur Kenntnis. Autoritäre Führungsstile sind beispielsweise in totalitären Systemen wie Faschismus, Kommunismus oder fanatischen Religionsdiktaturen zu finden. Nicht selten kommt ein autoritärer Führungsstil aber auch in der Führung von Sportmannschaften durch einen autoritären Trainer zum Ausdruck.

Systeme, in denen der *demokratisch-interaktive Führungsstil* praktiziert wird, geben zwar den interaktiven Systemen Ziele und Erwartungen bekannt, bauen aber auf permanente Rückmeldung, zeigen Interesse an Regulationsmechanismen und Problemen und sind ständig bemüht, die kreative und problemlösende Selbstregulation in ihrer Gefolgschaft zu aktivieren.

Kommunikationssysteme, die einen demokratisch interaktiven Führungsstil aufweisen, in denen gut regulierte Subsysteme miteinander kommunizieren, sind wirtschaftlich erfolgreicher, sind kreativer in der beruflichen Problemlösung, effektiver in der Leistung und haben ein weitaus höheres Gesundheitsniveau.

Das Autonomietraining ist auch in der Lage, die interaktiv demokratische Kommunikation in Gruppen anzuregen, indem Führungspersonal, Sporttrainer, Lehrer, Politiker, Berater im Arbeitsamt usw. speziell ausgebildet werden.

Es besteht eine permanente interaktive Kommunikation zwischen individueller und sozialer Selbstregulation. So zeigen auch die meisten beobachtbaren gesellschaftlichen Phänomene eine interaktive Kommunikation zwischen individuellen und sozialen Regulationsmechanismen. Wenn sich beispielsweise in einer Fußballmannschaft die Probleme zwischen dem Trainer und der Mannschaft derart verschlechtern, dass kostspielige Trainerentlassungen unternommen werden müssen, dann kommt es in der Regel zu einer Kommunikationsblockade, in der gruppenspezifische und individuelle Faktoren zusammenspielen. Was durch ein Autonomietraining relativ leicht aufzuheben wäre.

Generell ist zu sagen, dass eine Stimulierung der individuellen und sozialen Selbstregulation und der interaktiven Kommunikation, die auf der entfalteten Selbstregulation ihrer Mitglieder basiert, eine weitaus bessere Problemlösung ermöglicht und einer Demokratie gut ansteht, als der kommunikative Stau, der bei autoritären Führungsstilen und ihrer Verhinderung der individuellen und sozialen Selbstregulation stattfindet.

Doch leider fördert ein Großteil der Kommunikation in der westlichen Zivilisation die menschliche Passivität und die Ausrichtung an Außenobjekten, also die sogenannte *passive Erwartungshaltung* nach dem Motto „der andere (Arzt, Staat, Parteivorsitzender, Institutsdirektor usw.) wird es für mich bzw. uns schon richten". Dies geschieht in der medizinischen Behandlung, bei der Bekämpfung der Arbeitslosigkeit, im Kontakt mit der Bürokratie oder im Trainer-Mannschaftsverhältnis in einem Fußballclub und selbst im Wissenschaftsbetrieb, auch Kirchen als Institutionen sind nicht ausgenommen oder gar Gewerkschaften oder politische Parteien.

Die menschliche Eigenaktivität wird nicht gefördert. Sie wird sogar in unterschiedlichen Bereich massiv unterdrückt, ebenso unterschiedliche Kommunikationsformen, die Kreativität, Eigenverantwortung und eine Integration von individuellen Fähigkeiten mit beruflichen Anforderungen zur Folge haben könnten. Ein zweiter, immanent bestehender gesellschaftlicher Widerspruch ist in seiner Auswirkung noch von viel größerer negativer Bedeutung als die Passivität fördernde Tendenz in der Gesellschaft, obwohl es einen Zusammenhang und enge Wechselwirkungen mit dieser gibt. Es handelt sich um den Widerspruch zwischen einer fehlerlernten und individuell gehemmten Verhaltenssteuerung in der Kindheit und dem kulturellen Anspruch an die Bürger, leistungsfähig, erwachsen und extrem rational in allen Lebensbereichen zu sein. Da sich weit über 80% aller Bürger aufgrund von Kindheitserlebnissen unwohlerzeugend und leistungshemmend steuern, wird die von ihnen verrichtete berufliche Leistung, die häufig bis zu seelisch-körperlicher Erschöpfung führt, häufig als entfremdet von den eigenen Bedürfnissen erlebt. Warum werden die Menschen in der Kindheit häufig in eine emotional-kognitive Fehlsteuerung verleitet, die mit dem gesellschaftlichen Anspruch nach Erwachsensein, Leistung und Rationalität ständig kollidiert? Dies liegt nicht etwa an einer misslungenen Erziehung oder gar dramatischen Erziehungsfehlern, sondern in der Regel daran, dass die Kinder ausgeprägte Liebesbedürfnisse gegenüber den Eltern aufweisen und schmerzliche Abweisungen noch nicht rational begreifen und interpretieren können.

Es musste also eine Methode entwickelt werden, die auf breiter Basis eine schnell wirkende Neuorganisation von negativen Kindheitserlebnissen unterschiedlicher Familienkonstellationen in eine reife, entwicklungs- und leistungsfähige, kreative und eigenaktive Struktur ermöglicht. Das Studium von hemmenden individuellen und sozialen Kommunikationsformen und deren interventionale Verwandlung in Eigenaktivität, Kreativität und Solidarität auf der Basis von Selbstregulation und Autonomie wurde auch deswegen zum Hauptanliegen unserer Studien: In diesen wird Kommunikation, Kreativität, Eigeninitiative, Selbstregulation und Solidarität großgeschrieben.

Es besteht kein Zweifel, dass die westliche Zivilisation in allen oben genannten Punkten von uns aufgrund mangelnder kreativer Eigenaktivität und fehlender problemlösender Kommunikation kritisiert wird, auch wenn sie in der Medizin, Wissenschaft, Wirtschaft, Staat und Verwaltung in vielen Bereichen sehr große Leistungen errungen hat. Dabei wird klar, dass das Grossarthsche Modell zur Verbesserung der problemlösenden Kommunikation keineswegs eine Alternative zu dem bestehenden ist, sondern dass es eine äußerst sinnvolle und dringend nötige Ergänzung darstellt.

Unser wichtigstes Ergebnis ist, dass Probleme in komplexen Systemen durch kreative und alternative Kommunikation in unterschiedlichen Bereichen häufig gelöst werden können. Dabei ermöglicht die alternative Kommunikation nicht von vornherein und für alle Zeiten eine Problemlösung. Sie wirkt in der Regel als Anstoß zur aktiven Neuorganisation und als Basis für dialektische Entwicklungen. Dabei setzt sich die Erkenntnis durch, dass nur solche Verhaltensformen und Kommunikationsweisen anzuregen sind, die im Fähigkeits- und Bedürfnispotenzial des Systems schon existieren, aber noch aus unterschiedlichen Gründen gehemmt sind. Wenn Probleme nicht systemisch und interaktiv angegangen werden, dann ist keine Annäherung an die Komplexität der dynamischen Systeme möglich. Wenn beispielsweise nur gefordert wird, dass die Menschen kreativ und eigenaktiv werden sollen, ohne ihnen eine Hilfestellung zu bieten, durch die sie gehemmte Bedürfnisse aus der Kindheit in erlebte Stärke und Kreativität umwandeln können, muss eine solche Forderung ideologisch und irrational bleiben.

Wenn in der Gesellschaft und ihren Institution die Eigenaktivität und kreative Kommunikation gefördert werden, dann verbessert sich nicht nur die individuelle und soziale Problemlösefähigkeit, sondern auch ganz wesentlich die Identifikation der Menschen mit dem demokratischen System. Eine gehemmte Eigenaktivität hingegen bewirkt gesellschaftliche Denunziation und Mobbing, eine Bereitschaft zu totalitärem Denken und eine unbewusste Identifikation mit Elementen, die die Demokratie bedrohen und zu destruieren versuchen. Gesellschaftliche Institutionen können sich selbst überprüfen, ob sie in ihrem Arbeitsprogramm auch die Eigenaktivität durch kreative Kommunikation fördern. So konnten wir beispielsweise in unseren Studie nachweisen, dass Personen mit schlechter Selbstregulation bedeutend mehr arbeitslos sind und dass die Anregung zur Selbstregulation große Auswirkungen auf die berufliche Eigenaktivität und Eigenkreation eines Berufsbildes hat. Sportmannschaften, die durch Verbesserung ihrer Kommunikation lernen, sich selbst zu regulieren, zeigen eine große Leistungssteigerung. In Forschung und Entwicklung verbessert sich die kreative Problemlösung. Die Interaktion der angeregten Eigenaktivitäten in unterschiedlichen Bereichen stärkt die Solidarität in der Gesellschaft und erhöht die Identifikationen mit demokratischen Institutionen.

2. Die systemisch-interaktive Medizin

2.1 Was ist Gesundheitsmedizin?

Die moderne medizinische Forschung konzentriert sich fast ausschließlich auf die Linderung oder Heilung von Krankheitssymptomen. Dabei geht sie in der Regel invasiv vor, einerlei ob eine Operation, Bestrahlung oder medikamentöse Behandlung durchgeführt wird. Auch die naturwissenschaftlich orientierte und noch extrem unterentwickelte präventive Medizin ist am invasiven Eingriff ausgerichtet, z.B. durch Impfungen oder durch Operationen als Prävention gegen bestimmte Krebsarten. Auch die genetische Manipulation als mögliche Krankheitsprävention beruht auf einem invasiven Eingriff in den menschlichen Organismus. Der heilenden, sprich invasiven Medizin, die in vielen Bereichen durchaus ihre Berechtigung hat, liegt die Idee zugrunde, dass der menschliche Organismus zu schwach und in der Berührung mit bestimmten mikrobiologisch, chemisch oder physisch schädigenden Noxen völlig überfordert ist, so dass es z.B. einer pharmakologischen Intervention als Stütze bedarf. Wenn der Organismus tatsächlich so geschädigt ist, dass er eine solche Intervention von außen zu seiner Stabilisierung benötigt, dann ist die naturwissenschaftliche invasive Medizin durchaus hilfreich und notwendig (denken wir nur an die exzellente Entwicklung in der Chirurgie). Da bestimmte genetische Erkrankungen durch genetische Eingriffe verhindert oder geheilt werden können, erscheint die Genforschung und deren Weiterentwicklung als sinnvoll.

Schlimm wird es nur dann, wenn sich aus den Hoffnungen und Möglichkeiten der invasiven Medizin eine Ideologie entwickelt, aus der ein bestimmtes Menschenbild abgeleitet wird, das besagt, dass der Mensch im Ganzen ein schwaches, unvollkommenes und zur eigenaktiver Problemlösung unfähiges System ist, das durch die Eingriffe der Bioingenieure permanent verbessert werden muss, etwa durch genetische Manipulation.

Die Gesundheitsmedizin, so wie sie von uns postuliert wird, bemüht sich, die eigenaktiven, sich selbst regulierenden und zur Gesundheit und Heilung selbst organisierenden Kräfte im sozio-psychobiologischen System Mensch zu erforschen und dem Menschen zu helfen, sich eigenaktiv zu stimulieren. Somit entsteht nicht nur ein kritisches Gegengewicht zur invasiven Medizin, sondern vor allem ein kooperatives Angebot an die naturwissenschaftlich orientierte Medizin. Die Gesundheitsmedizin zeigt also einerseits die Schwächen der invasiven Medizin in den Bereichen auf, wo sie in Gefahr läuft, die Selbstheilungskräfte des Menschen zu ignorieren oder sogar zu unterdrücken und entwickelt andererseits ein System, das die naturwissenschaftliche Intervention noch effektiver gestalten kann, indem sie lernt und lehrt, die Selbstheilungskräfte mit ihren Interventionen zu kombinieren. Über das hinaus bekommt die Gesundheitsmedizin besonders in der heutigen Epoche eine weitere wichtige Rolle: Der moderne Mensch sieht sich immer mehr Umweltgiften in der Nahrung und der Atmosphäre ausgeliefert, wird von neuartigen, möglicherweise genetisch manipulierten und auf die Menschheit losgelassenen Viren bedroht oder wird von altbekannten Krankheitsverursachern, die sich gegen Antibiotika als resistent erweisen, gefährdet. Der Mensch ist überdies zunehmender sozialer Desintegration und kommunikativer Isolation im Zeitalter der Globalisierung der Weltwirtschaft ausgesetzt. Durch den Zerfall religiöser und gesellschaftlicher Normen kommt es zusätzlich zu Krisen und zur Minderung des energetischen Potenzials des Menschen. All dies spricht eher für eine Zunahme chronischer Erkrankungen trotz allergrößter Bemühungen der medizinischen Ursachenforschung. Nicht nur dass die physischen Krankheitsursachen immer mehr zur Entfaltung kommen, sie wirken zudem synergistisch mit psychischem Stress, z. B. der Angst vor der Erkrankung. So konnten wir in empirischen Studien zeigen, dass ein extremes Überspielen und die Nichtakzeptanz von intensiver und generalisierter Angst in Wechselwirkung mit physischen Risikofaktoren (z. B. elektromagnetischer Strahlung) mit dem Ausbruch von Leukämie zusammenhängt.

In einer solchen Risikolandschaft ist die invasive Medizin ohne eine entwickelte Gesundheitsmedizin überfordert und der Bedarf nach einer Integration beider Disziplinen extrem hoch.

Die Entwicklung einer Gesundheitsmedizin, die sich die Aufgabe stellt, das eigenaktive Verhalten kompetent, problemlösend und präventive Gesundheitseffekte erzielend anzuregen, ist ohne eine hoch entwickelte Verhaltensanalyse (z. B. über die Steuerungsmechanismen und zentralen Motive), ohne eine erprobte Verhaltensdiagnostik und ohne eine effektive Verhaltensintervention, die dem Menschen zur Entfaltung seiner Selbstregulation hilft, nicht denkbar. Ebenso ist eine Gesundheitsmedizin ohne eine plausible und ausgearbeitete Methode der wissenschaftlichen Beweisführung von mitursächlichen Zusammenhängen und therapeutischen Effekten wissenschaftlich nicht haltbar. Um das Fach Gesundheitsmedizin zu etablieren, mussten wir nicht nur die oben genannten Ziele verwirklichen, wir mussten auch aus der Wechselwirkung der entwickelten Einzelbereiche ein funktionierendes Gesamtsystem erstellen, in dem sich aus der Verhaltenstheorie, der Methode der Beweisführung und Intervention sowohl für die Forschung als auch für die medizinische Praxis eine hohe Anwendbarkeit ergab. In diesem Buch sollen die Einzelbereiche so dargestellt werden, dass auch die praxisbezogene Wechselwirkung ersichtlich wird.

Die Forschungsergebnisse der systemischen Gesundheitsmedizin stellen den Anspruch, auch in der naturwissenschaftlichen, invasiven Medizin einen Paradigmenwechsel hervorzurufen. Die systemische Gesundheitsmedizin erforscht vor allem seelisch-körperliche Wechselwirkungen bei der Entstehung chronischer Krankheiten und der Aufrechterhaltung von Gesundheit. Dabei zeigt sich, dass fast alle in der Medizin bekannten Risikofaktoren von emotional-kognitiven Steuerungs- und Bewertungsmechanismen des Verhaltens in ihrer Wirksamkeit derart modifiziert werden, dass die naturwissenschaftliche These über die konstante Placebo-unabhängige Wirkung nicht mehr aufrecht zu erhalten ist. Wenn z. B. Krebspatienten ihre chemotherapeutische Behandlung mit selbstregulativen Mechanismen integrieren, leben sie erheblich länger, als wenn die Behandlung mit deregulativen Verhaltensweisen und Steuerungsmechanismen einhergeht. Wenn eine Person mit sehr geringem

Körpergewicht geboren wird und dieses in Interaktion tritt mit einer lebenslang schlechten Selbstregulation, dann erkranken solche Personen überdurchschnittlich häufiger an chronischen Erkrankungen und sterben früher als Personen, die sich schlecht regulieren und mit einem Normalgewicht geboren wurden. In diesem Kontext erscheint also ein Untergewicht als erhebliches Krankheitsrisiko. Wenn sich aber ein geringes Körpergewicht bei Geburt mit einer guten Selbstregulation kombiniert, leben solche Personen signifikant länger und erkranken seltener als Personen mit einer guten Selbstregulation und Normalgewicht. Das bedeutet, dass der Risikofaktor Untergewicht bei einer schlechten Selbstregulation das System an frühe biologische Insuffizienz, während es bei einer guten Selbstregulation lustbetont an die erfolgreiche Kompensation erinnert. Wenn daraus zu schließen ist, dass so gut wie jede medizinische Behandlung abhängig vom Kontext ist, besonders vom Kontext einer guten Selbstregulation, dann ist ein Paradigmenwechsel vollzogen: weg von monokausalen Determinanten hin zu einer interaktiv-systemisch-synergistischen Medizin.

Im Rahmen der systemischen Gesundheitsmedizin erscheint der Mensch als ein hoch komplexes, interaktives, sozio-psycho-biologisches System, das nach kompetenter Lust, Wohlbefinden, innerer und äußerer Sicherheit und Sinnerfüllung strebt. Er ist ein emotional-kognitives, aktiv gesteuertes, im eigenen Körper und der Umwelt permanent Bedingungen herstellendes, Bedürfnisse äußerndes und befriedigendes, sich selbst regulierendes und doch interaktiv abhängiges System. Trotz vielfältiger Abhängigkeit von organischen Prozessen, von sozialen und Umwelteinflüssen, scheint der Mensch auch ein hierarchisch gesteuertes System zu sein, in dem geistig-emotionale Bedürfnisse, z. B. nach liebevoller Zuwendung und Anerkennung, eine zentrale Rolle spielen, die Wechselwirkungen in unterschiedlichen Subsystemen beeinflussen. Die frei zirkulierende Liebesenergie zwischen Eigenliebe, Liebe zum Mitmenschen und zu Gott, das Bedürfnis nach Befriedigung durch liebevolle Anerkennung, scheint von derart großer Bedeutung, dass deren Frustration ein ganzes Netzwerk krankheitserzeugender Faktoren mit sich ziehen kann.

In diesem Zusammenhang erscheint Gesundheit als ein funktionaler Zustand im sozio-psycho-biologischen System Mensch, der sich durch folgende, in Wechselwirkung stehende Faktoren ausdrückt:

- seelisch-körperliches Wohlbefinden
- seelisch-körperliche Aktivitäten, die auf eine Zielverwirklichung ausgerichtet sind
- bedürfnisbefriedigende Kommunikation mit der physischen und sozialen Umwelt ohne organstrukturelle Schäden und funktionelle Störungen im Organismus (die subjektiv als Symptome erlebt oder objektiv diagnostiziert werden würden).

Wir definieren Gesundheitsmedizin als eine systemische, bedürfnisorientierte Informationsmedizin. Was ist eine Informationsmedizin? Im menschlichen Organismus vollziehen sich komplexe Interaktionen durch die permanente Übersetzung von Impulsen von dem einen Informationssystem in ein anderes. Ein Informationsaustausch findet statt. So sind beispielsweise kognitiv-emotional vermittelte Informationen (z. B.: ein Person liebt mich nicht, ich bin verraten worden, man ist mit meiner Arbeit sehr zufrieden) in zentralnervöse Impulse übersetzbar, diese wiederum in neurohormonelle und neuroimmunologische Signale. Die Informationsmedizin analysiert auf der Verhaltensebene die Auswirkung von kognitiv-emotionalen Informationen im Rahmen von interaktiven sozio-psycho-biologischen Prozessen. Und sie beeinflusst die kognitiv-emotionale Information.

Der Mensch ist ein äußerst komplexes sozio-psycho-biologisches Interaktionssystem, in dem Steuerungsmechanismen durch Informationsaustausch wirken. Im Unterschied zu einem Computer, der komplexe Steuerungsprozesse durch Informationsverarbeitung bestimmt, entstehen die Steuerungsmechanismen im Menschen als das flexible Produkt von komplexen bedürfnisorientierten Wechselwirkungen. So können Bedürfnisse und ihre Befriedigung oder Nichtbefriedigung bestimmte Gefühle hervorrufen, die in Wechselwirkung mit bestimmten wahrgenommenen Zusammenhängen bestimmte wirksame kognitiv-emotionale Informationen erzeugen. Da der Mensch kein emotionsloser Computer ist, sind die Informationen, die ihn steuern, immer das Produkt der Wechselwirkung zwischen Emotionen und Kognitionen. Solch eine verhaltenswirksame Information kann beispielsweise lauten: „Ich fühle mich so unwohl und überfordert, dass das Leben für mich eine Qual ist" oder „Ich empfinde Freude und Lust bei der Bewältigung meiner Arbeit und blicke optimistisch in die Zukunft". In unserer Arbeit behandeln wir vorrangig die Informationsmedizin, die auf der Verhaltensebene ansetzt, und zwar in der Überzeugung, dass es sich hierbei um eine zentrale Steuerung handelt, die auch die biologischen Ebene betrifft.

Selbstverständlich gibt es auch auf der biologischen Ebene eine äußerst große Anzahl von Bedürfnissen in sich selbst regulierenden und doch abhängigen Subsystemen, die beispielsweise durch biologische Interventionen befriedigt werden können, etwa durch bestimmte Medikamente, Ernährungszusätze oder sportliche Betätigung.

Eine die Gesundheit aufrechterhaltende oder Krankheit erzeugende emotional-kognitive Information kann in der Regel im sogenannten dynamischen Erlebnisbild (im Erleben der eigenen Person und der Umwelteinwirkung) diagnostiziert werden. Dabei handelt es sich meist um aus komplexen Interaktionen resultierende finale und verhaltenswirksame Information. Eine solche Information kann z. B. die konfliktresultierende Todestendez als Antwort auf immer unerträglicher werdende Erlebnisbilder sein, entsprechend auch eine prozessbedingte Lebenstendenz, die aus einem sich verstärkenden Gefühl von Wohlbefinden, Hoffnung und Lust herrührt. Die emotional-kognitive Information ist also einerseits das Produkt von komplexen sozio-psycho-biologischen Vorgängen, übt aber andererseits auch eine erhebliche Wirkung auf die Verhaltenssteuerung in Richtung Gesundheit oder Krankheit aus. Solche Steuerungsmechanismen in ihrer Genese und Wirkung zu erkennen und therapeutisch beeinflussen zu können, ist ein wesentlicher Teil der bedürfnisorientierten systemischen Gesundheits- und Informationsmedizin. Ein weiterer, ebenfalls wichtiger Teil der Informationsmedizin ist die Beeinflussung biologischer Prozesse, die im Organismus durch Befriedigung seiner Bedürfnisse gesundheitsrelevante Informationen auslösen, die bis hinein ins Bewusstsein und Wohlbefinden reichen. Auch diesem Bereich widmet sich unsere Forschung. Beide Bereiche gehören zur nicht-invasiven Medizin.

Im Bereich der invasiven Medizin (z. B. chirurgischer Eingriff, Bestrahlung, chemotherapeutische Behandlung) zeigt sich, dass im Hinblick auf deren Wirksamkeit die bedürfnisorientierte Informationsmedizin bzw. Gesundheitsmedizin von größter Bedeutung ist. Wenn eine Person beispielsweise die Behandlung in das autoregulative Verhaltens- und Bedürfnissystem positiv, also bedürfnisbefriedigend integriert, sind die Langzeiteffekte der Behandlung wesentlich besser, als wenn diese deregulative und bedürfnishemmende Informationen auslöst.

Auch in der medizinischen Ursachenforschung und Prävention spielt die gesundheitsorientierte Informationsmedizin eine wichtige Rolle und gilt auch hier als Ergänzung der objektivistischen, sogenannten Risikofaktorenmedizin. Die Risikofaktorenmedizin ist bemüht, unterschiedliche physische und biologische Risikofaktoren durch Messung zu erfassen (z. B. Bluthochdruck, Gewicht des Kindes bei Geburt, Anzahl der täglich gerauchten Zigaretten oder Zusammensetzung der Ernährung) und daraus eine Prognose und Prävention von chronischen Erkrankungen abzuleiten. Die systemische Gesundheits- und Informationsmedizin zeigt hingegen, dass die krankheitserzeugende Wirksamkeit von Risikofaktoren entscheidend abhängig ist von der Wirkung bedürfnisorientierter emotional-kognitiver Informationen, in die sowohl das Erleben als auch die Bewertung eingeht. Wenn beispielsweise ein Lusttrinker, der sich durch eine gewisse Menge Alkohol anregt, dieselbe Menge Alkohol trinkt wie ein Kummertrinker, der sich durch Alkohol in der Eigenaktivierung und Selbstorganisation hemmt, wird der Kummertrinker eher chronisch erkranken, z. B. an einer Lebererkrankung. Wenn ein negatives Lebensereignis oder sonstige Traumata (z. B. Frühgeburt mit geringem Körpergewicht) mit späterer Bedürfnisbefriedigung und angenehm erlebter Entwicklung durch Informationsverarbeitung in Beziehung gebracht werden, leben solche Personen sogar länger, als beispielsweise Personen mit normalem Körpergewicht und normaler Geburt. Wenn die Person aber die Frühgeburt mit geringem Gewicht mit einer Informationsverarbeitung verbindet, die zu Misserfolg und negativ erlebten Emotionen führt, zeigt sich, dass solche Personen kürzer leben als solche mit schlechter Selbstregulation und normaler Geburt.

Die medizinische Wissenschaft hat bis heute eher ernüchternde Ergebnisse bei ihrem Versuch vorzuweisen, auf rein naturwissenschaftlicher Basis Krankheitsursachen durch physisch objektivierbare Risikofaktoren und biologische Prozesse zu erforschen – trotz allergrößter finanzieller und personeller Anstrengungen. Das hat auch eine Auswirkung auf die erstrebte Prävention, die ebenfalls zu wünschen übrig lässt. Gäbe es die Warnung vor dem Zigarettenrauchen nicht und keine Empfehlung, sich zu bewegen und gut zu ernähren, die beide in der Bevölkerung wegen Informationshemmungen meist nicht ankommen, wären die präventiven Empfehlungen noch magerer. Die Entwicklungen in der invasiven Medizin sind in der Regel neuen Behandlungstechniken (z. B. in der Chirurgie) zu verdanken.

Erst wenn sich die objektivierbare medizinische Forschung und Behandlung mit der gesundheitsorientierten Informationsmedizin verbindet, ist sowohl in der Ursachenforschung als auch in der primären und sekundären Prävention ein spürbarer Fortschritt zu erwarten.

Eine therapeutisch wirksame und wissenschaftlich begründete Gesundheits- und Informationsmedizin beruht keineswegs auf oberflächlicher Placebo- oder Suggestionsforschung und schon gar nicht auf der naiven Anregung zum sogenannten „positiven Denken", das in der Regel höchst naiv und geradezu kontraindiziert ist. Der Informationsmedizin geht es grundsätzlich um die Langzeiterforschung von bestimmten emotional-kognitiven Steuerungsmechanismen, die sowohl in ihrem komplexen systemischen Entstehen, als auch in ihrer Auswirkung erforscht werden. Auch die therapeutischen Auswirkungen werden mit wissenschaftlichen Methoden in ihrer Langzeitauswirkung beobachtet.

Wenn Informationsprobleme entstehen, und wir davon ausgehen könnten, dass sich das selbstregulierende sozio-psycho-biologische System Mensch automatisch wieder ins Gleichgewicht und in die optimale Informationsverarbeitung bringen könnte, wäre eine Intervention überflüssig. Wenn eine Person eine nötige bedürfnisorientierte Neuorganisation nicht erreichen könnte, wäre eine Intervention unsinnig. Hochwirksam ist sie dagegen dann, und dafür spricht unsere gesamte Erfahrung, wenn das Individuum in sich die Potenziale für eine Neuorganisation des Informationssystems besitzt und Techniken entwickelt werden können, die diese anregen. Eine solche Technik ist das von uns entwickelte Autonomietraining, das in diesem Buch auch vorgestellt wird.

In der Erforschung der Entstehung und Wirksamkeit von systemsteuernden emotional-kognitiven Informationen fällt auf, dass diese einerseits subjektiv erlernt und angeregt werden und dass sie andererseits auch als eine Antwort auf objektive und überindividuelle Strukturen aufzufassen sind. Um diesem Sachverhalt gerecht zu werden, ist das Autonomietraining sowohl stark an der individuellen Lerngeschichte als auch an den Ergebnissen der systemischen, interaktiven und synergistischen Epidemiologie ausgerichtet. Ebenso werden nicht nur emotional-kognitive Steuerungsmechanismen und Informationswirkungen beachtet, sondern auch biologische Bedürfnisse erforscht und deren Befriedigung durch Vorgänge, die die biologische Informationsverarbeitung erstrebt (z. B. Vitaminzufuhr).

Die letzte Wirksamkeit von emotional-kognitiven Systemen manifestiert sich im widerspruchsfreien Glauben an einen Wirkungszusammenhang, z.B.: Mein Beruf erfüllt mich und wird meistens Erfolg bringen, Gott schützt und liebt mich, mein Partner behindert und stört mich. Dieser widerspruchsfreie Glaube ist im normalen Leben nicht auf bloße suggestive Wirkung, auf Einbildung zurückzuführen, sondern auf sehr komplexe frühere Erfahrungen und Erlebnisse, die sich in finalen und wirksamen Überzeugungen verdichten. Es kann auch zur Entwicklung von wirksamen, aber fehlgeleiteten Informationen kommen, die aber in der Regel durch die Konfrontation mit der biologischen, sozialen, geistigen und kosmischen Realität entweder zur Korrektur durch erlebte negative Folgen gezwungen werden, oder, falls nicht, eine Systemzerstörung zur Konsequenz haben. Der Mensch ist also einerseits frei in seiner emotional-kognitiv gesteuerten Selbstregulation, er wird aber andererseits in seinem Verhaltens permanent mit objektiv bestehenden Grenzen durch erlebte Konsequenzen konfrontiert. In der Analyse der Verhaltenskonsequenzen von individuellen und sozialen Systemen können Aussagen getroffen werden über die Auswirkung subjektiv gesteuerter Informationssysteme. So kann zum Beispiel beobachtet werden, dass Personen, die sich in ihrem Informationssystem an die Äußerung und Befriedigung der Liebe zu sich selbst und anderen Personen halten, für die sie eine positive Empathie entwickeln, wesentlich länger und gesünder leben, als Personen, die durch Selbst- und Fremdhass gesteuert sind. Solche Personen wären gut beraten, wenn sie in ihrem komplexen Verhaltenssystem Bedingungen und Zustände erstrebten, die durch Bedürfnisbefriedigung eine hassgesteuerte Information als unnötig erleben lassen.

Das Autonomietraining studiert die spezifischen Steuerungsmechanismen des Verhaltens und Hemmungen in der Bedürfnisäußerung und -befriedigung und erstrebt eine Neuorganisation des bedürfnisäußernden und -befriedigenden Verhaltens durch kreative Anregung der im System vorhandenen Tendenzen und Fähigkeiten.

2.2 Die interaktiv-systemische, synergistische Wissenschaft und Medizin – Einführung in die synergistische Verhaltensmedizin

Die systemische Wissenschaft versucht, die monokausale, eingeengte, aus dem Kontext herausgerissene, auf einen Faktor oder Prozess begrenzte Betrachtungsweise dadurch zu ergänzen, dass das ganzes System, in dem ein Vorgang eingegliedert ist, betrachtet wird und sowohl die Auswirkungen eines Faktors auf das System, als auch die Auswirkungen des Systems auf den Faktor in die Analyse einbezogen werden. Für ein solches Denken im Bereich der Ökologie, besonders in Bezug auf Biologie und Umwelt, engagiert sich seit Jahren z. B. Frederic Vester [70].

Die Synergetik, also die Lehre vom Zusammenwirken unterschiedlicher physikalischer Faktoren, besonders wenn sich die Außenbedingungen ändern, hat in die Physik besonders Eingang gefunden durch die Arbeiten von Hermann Haken [30].

Auch die moderne Unternehmensführung bemüht sich, wenn auch noch zögernd, in einzelnen Bereichen synergistische Modelle zumindest vorzuschlagen, obwohl in diesem Bereich empirische Daten noch fehlen [17].

Die Erforschung von Synergieeffekten und Gesetzmäßigkeiten der Wechselwirkungen von sozio-psycho-biologischen Faktoren in lebenden Systemen bedarf einer intensiven wissenschaftlichen und experimentell-therapeutischen Arbeit, um das Fach *Synergetik lebender Systeme*, z. B. die synergistische Medizin, voll zu etablieren und den wissenschaftlichen Nutzen für die Ursachenforschung und die primäre und sekundäre Prävention aufzuzeigen.

Ich vertrete die Konzeption einer synergistischen Wissenschaft und begründete mit meinen Mitstreitern die Notwendigkeit einer synergistischen, interaktiven Medizin im Bereich der systemischen Epidemiologie [25]. Die synergistisch-systemische Medizin erforscht nicht nur die Auswirkung einzelner Risiko- oder Positivfaktoren auf die Entstehung von Krankheiten und hinsichtlich der Aufrechterhaltung von Gesundheit. Sie widmet sich vielmehr der Erforschung von Wechselwirkungen unterschiedlicher Faktoren und studiert dabei die Steuerungsmechanismen, die bei unterschiedlichen Prozessen Synergieeffekte hervorrufen. Während Synergieeffekte in der physikalischen Welt, die dem Naturwissenschaftler zugängig ist, Strukturveränderungen als Reaktionen auf neue Bedingungen darstellen, werden Synergieeffekte in lebenden Systemen (z. B. Mensch, soziale Gemeinschaften) in besonderen Maße durch die Qualität der Eigenaktivität und ihrer Einwirkung auf die Umwelt und die dadurch hervorgerufenen Veränderungen ausgelöst. Hier spielt die emotional-kognitive Verhaltenssteuerung eine große Rolle, weil sie Prozesse, die positive oder negative Synergieeffekte hervorrufen, integrieren oder desintegrieren kann. So wirkt ein Bündel von Risikofaktoren weniger krankheitserzeugend, wenn es Verhaltensweisen auslöst, die zur Problemüberwindung motivieren. Umgekehrt kann ein Bündel von Positivfaktoren (z. B. gesunde Ernährung oder regelmäßige Bewegung) zu Krankheit führen, wenn es emotional-kognitiv und auf der Verhaltensebene in Richtung Desintegration gesteuert wird. Hierbei handelt es sich dann um negative Synergieeffekte. Das von uns entwickelte Autonomietraining ist eng mit der wissenschaftlichen Erforschung von Synergieeffekten verknüpft. Es ist darauf spezialisiert, besonders ausgeprägte Risikokonstellationen und problematische soziale Beziehungen aufzudecken und durch Neugestaltung der emotional-kognitiven Steuerung Zustände zu erreichen, die positive Synergieeffekte auslösen.

Der Mensch orientiert sich an den Konsequenzen seines Verhaltens im Hinblick auf Lust oder Unwohlsein. Er ist aber keineswegs ein einfach mechanistisch gesteuertes und selbstreguliertes System, das sich automatisch an Lust oder Unlust ausrichtet und steuern lässt. Viele Menschen wiederholen ein Leben lang Verhaltensweisen, die zu Unlust führen, und zwar weil sie irrtümlicherweise von bestimmten Unwohlsein hervorrufenden Verhaltensweisen Wohlbefinden erwarten. Möglicherweise tritt auch Wohlbefinden in begrenztem Maße auf, wird aber dann mit Unwohlsein kombiniert. Der Mensch ist auch ein dynamisches System, so dass die Frage wichtig wird, wie er nun auf selbsterzeugte Quellen von Unwohlsein reagiert und erneut agiert. Er kann resignieren und das Unwohlsein mit einer akzeptierten Todestendenz verbinden. Dieses Verhalten kann Bedingungen auslösen, die in ihrer fortschreitenden Dynamik Synergieeffekte wie weitere Erkrankungen oder den Tod hervorrufen, indem sich z. B. vorhandene oder neu entstandene physische Risikofaktoren in ihrer pathogenetischen Potenz gegenseitig verstärken. Aufgrund von Unwohlsein und massivster Unlust können aber auch kognitiv-emotionale Steuerungsmechanismen entstehen, die ein gegenteiliges Verhalten auslösen, das wiederum zur Bildung von positiven, Wohlbefinden und Lust erzeugenden Synergien führt. So kann beispielsweise ein Mensch, der über viele Jahre derart viel und ungesund isst, dass er immer wieder seelisch-körperlich erschöpft

wird, schlagartig sein Essverhalten umstellen, was zu anhaltendem Wohlbefinden führt. Diese kann andere gesundheitsrelevante Verhaltensweisen auslösen, die sich gegenseitig hinsichtlich der Aufrechterhaltung von Gesundheit synergistisch potenzieren. In der synergistischen Wissenschaft wird also die Qualität der Wechselwirkungen in Bezug auf Synergieeffekte erforscht, als auch die Intervention hinsichtlich eines Faktors, der ein gesamtes System in seiner Wechselwirkung verändert. Wenn in der Medizin beispielsweise viele bekannte Risikofaktoren in Wechselwirkung treten und wenn dazu noch eine resignierte, die Todestendenz akzeptierende emotional-kognitive Verhaltenssteuerung hinzukommt, dann wird am ehesten Krankheit und Tod resultieren. Umgekehrt erhält eine große Anzahl von gesundheitserhaltenden Positivfaktoren in Kombination mit einer bedürfnisbefriedigenden emotional-kognitiven Verhaltenssteuerung die Gesundheit am häufigsten bis ins hohe Alter. Wenn dementgegen ein gesundes Leben mit vielen Positivfaktoren (z.B: gesunde Ernährung und regelmäßige Bewegung) mit einer emotional-kognitiven Fehlsteuerung, die die wichtigsten Bedürfnisse nicht mehr äußert und befriedigt, verbunden ist, dann ergibt sich ein erhebliche Gesundheitsgefährdung. Genauso wie in einer Situation, in der eine sehr große Anzahl physischer Risikofaktoren besteht, die durch die kognitiv-emotionale Steuerung nicht verringert werden kann, obwohl durch sie einige partielle Bedürfnisse lusterzeugend befriedigt werden.

Zur Verdeutlichung hier ein Beispiel aus der Forschung: Zwei Personengruppen haben vergleichbar ausgeprägte Risikofaktoren:

1. Organ- bzw. Organismusüberforderung, z. B. durch permanente Fehlernährung oder übermäßige physische Erschöpfung.

2. Schlechte erbliche Voraussetzungen (z. B. alle sechs Familienmitglieder in gerader Linie vor dem 55. Lebensjahr an einer chronischen Erkrankung verstorben).
3. Soziale Desintegration, z. B. kein Zugehörigkeitsgefühl zu emotional wichtigen Mitmenschen, verbunden mit dem Gefühl, von diesen ausgestoßen und entwertet zu werden.
4. Fehlernährung, Zigaretten- und übermäßiger Alkoholkonsum, Medikamentenabhängigkeit, Bewegungsmangel, Übergewicht, physische Belastung, Lärm, schlechte Wohnlage, schlechte Luft durch Autoabgase.

Der Unterschied zwischen den beiden Gruppen besteht darin, dass sich die Personen der einen Gruppe trotz erheblicher Risikofaktoren kognitiv-emotional und auf der Verhaltensebene in Richtung Wohlbefinden, Lust, Sicherheit und Sinnerfüllung ausrichten, während sich die andere Gruppe resigniert hin zur Akzeptanz von Quellen des Unwohlseins ausrichtet und diese durch das Eigenverhalten aufrechterhält und noch mehr stabilisiert. Die erste Gruppe lebt hoch signifikant länger und in mehrjähriger Nachuntersuchung zeigt sich, dass sich in dieser Gruppe die Risikofaktoren im Vergleich zur zweiten Gruppe wesentlich verringert haben. Die kognitiv-emotionale Verhaltenssteuerung in Richtung Wohlbefinden hat also im System gesundheitsfördernde Synergieeffekte ausgelöst und ein ganzes System von Negativfaktoren zu Positivfaktoren hin verändert.

Die resignative Steuerung hat dementgegen die physischen Risikofaktoren noch verstärkt und zwischen diesen systemzerstörende Synergien entfaltet. In einer Nachuntersuchung von zehn Jahren Dauer lebten in der ersten Gruppe 83 % der Befragten, während in der zweiten Gruppe nur noch 22 % lebten, obwohl beide Gruppen nach Alter, Geschlecht und Intensität der oben erwähnten Risikofaktoren in der Erstuntersuchung vergleichbar waren. Und hier kommen wir zur Methode der prospektiven Interventionsstudie, denn der Einwand könnte lauten: Vielleicht wäre die Vergleichbarkeit doch nicht gegeben, würden in die Anamnese noch andere relevante Faktoren einbezogen. Um hierauf eine Antwort zu geben, wurde die systemische Epidemiologie verbunden mit der experimentellen Intervention. Es wurden zwei Gruppen von jeweils 97 Personen gebildet, die sowohl alle oben erwähnten physischen Risikofaktoren aufwiesen, als auch eine schlechte emotional-kognitive Verhaltenssteuerung in Richtung Resignation und Hoffnungslosigkeit. Eine per Zufall ausgewählte Gruppe bekam im Anschluss ein Autonomietraining mit dem Ziel, die Verhaltenssteuerung so zu verändern, dass ein Motiv für Lust und Wohlbefinden aktiviert wird. Bei ca. der Hälfte aller trainierter Personen ist das gelungen. Eine Nachuntersuchung von drei Jahren Dauer zeigte, dass sich in der erfolgreich trainierten Gruppe die physischen Risikofaktoren Fehlernährung, Bewegungsmangel, Rauchen, Alkohol, Medikamentenabhängigkeit und soziale Desintegration bedeutend verringert haben und dass diese Gruppe nach zehn Jahren auch bedeutend länger gelebt hat. Hier wurden durch die Intervention problemlösende und die Gesundheit aufrechterhaltende Synergieeffekte erzeugt, und zwar nicht im statischen, sondern im dynamischen Sinne, da sich die physischen Risikofaktoren verbessern und interaktiv beeinflussen.

Synergieeffekte können auch zwischen der individuellen Selbstregulationsfähigkeit einer Person und ihrer Integration in selbstregulationsfähige Gruppen eintreten. So bleiben Personen, die eine gute individuelle Selbstregulation aufweisen und in einer sozialen Organisation leben, die sich gut reguliert, wesentlich länger gesund, als wenn nur ein oder kein Faktor zutrifft. Personen, die sich sowohl schlecht selbst regulieren als auch in einer regulationsgehemmten Gruppe leben, erkranken am ehesten und leben am kürzesten.

Häufig wird in der modernen Psychologie, besonders in der Psychoonkologie, die sogenannte Lebensqualität als Gegenpol zur Überlebenszeit etwa von Krebspatienten dargestellt. Eigentlich gibt es aber eine extrem hohe Korrelation zwischen Lebensqualität und Überlebenszeit. Personen, die sich wohlfühlen, Lust, Sicherheit und Sinnerfüllung erreichen (Faktoren einer hohen Lebensqualität) leben auch bedeutend länger. Auch in der Leistung von Fußballmannschaften sind Wechselwirkungen und Synergieeffekte in verschiedenen Bereichen von entscheidender Bedeutung. Zentral für die Synergieerzeugung ist die Frage, wie flexibel die einzelnen Faktoren emotional-kognitiv integriert werden. Solche Faktoren sind z. B.:

1. Gute physische Kondition
2. Technisches Können
3. Spielerische Taktik (in der Regel vom Trainer vorgegeben)
4. Gesunde Ernährung
5. Gute Erholungsfähigkeit bei Erschöpfung, Überforderung, Verletzung
6. Soziale und finanzielle Unterstützung
7. Hohe individuelle und soziale Motivation, spielerisch Erfolg zu erzielen
8. Ausgeprägte spielerische Vision von der optimalen Eigenleistung
9. Hohe Kooperationsbereitschaft (etwa die gegenseitigen Fehler auszugleichen und die Stärken zu fördern)
10. Ausgeprägter Siegeswille der Mannschaft
11. Ausgeprägte Spiellust und Euphorisierung im Spiel
12. Gute spielerische Übersicht der Spieler
13. Verständnisvolle Kommunikation zwischen Spieler und Trainer und Präsidium
14. Ausgeprägtes Selbstvertrauen der Spieler und der Mannschaft
15. Geringe Angst vor dem Gegner

Was aber geschieht bei einer Mannschaft, in der alle Faktoren gut ausgeprägt sind und sie verliert trotzdem? Oder wenn alle Faktoren nur relativ gut ausgeprägt sind und sie gewinnt trotzdem? Hier kommt es besonders auf die Frage an, in welcher interaktiven Dynamik die Faktoren wirksam werden und wie diese emotional-kognitiv gesteuert werden. Häufig kann ein Störfaktor im Feld viele gute Eigenschaften in eine spielerische Panik verwandeln, während ein integrativer Faktor viele negative Faktoren ins Positive wenden kann. Dies gilt nicht nur für die kollektive Leistung der Mannschaft, sondern auch für die individuelle Leistung nicht nur des Fußballspielers, sondern jedes Sportlers. Das Ziel des Autonomietrainings in der Sportwissenschaft ist die Mehrung von leistungssteigernden Faktoren, vor allem aber die Beeinflussung von integrativen, leistungsfördernden Synergieeffekten, z. B. durch Anregung bestimmter leistungsfördernder Steuerungsmechanismen. So können hemmende Faktoren bei einem Fußballspieler ins Gegenteil umgewandelt werden und mit positiven, aber nicht angeregten Fähigkeiten verbunden werden.

Die oben angeführte Definition des Menschen als Wohlbefinden, Lust, Sicherheit und Sinnerfüllung suchendes System ist aus der Sicht des Individuums abgeleitet. Der

Mensch ist aber auch mehr als ein Individuum; er ist auch ein sozial kooperatives Wesen und muss von daher auch in seiner sozialen Komponente erfasst werden. Er ist genetisch motiviert, der sozialen Gemeinschaft dienlich zu sein, besonders, weil er seine erlernten und genetisch bedingten Fähigkeiten mit den gesellschaftlichen Bedürfnissen und Anforderungen in Einklang bringen will. Er erwartet auch von der Gesellschaft und von ihren Repräsentanten, in dieser Integrationstendenz unterstützt zu werden.

Da der Mensch ein äußerst komplexes System ist, spielt die eigenaktive Strukturierung von Bedingungen für die Herausbildung einer integrierten Selbstorganisation und die Koordination von einzelnen Prozessen und Bereichen in ein funktionierendes Ganzes eine große Rolle. Dabei bekommt der Begriff der *Selbstregulation* eine zentrale Bedeutung. Unter Selbstregulation verstehen wir eine permanente, flexible, bedürfnisorientierte Eigenaktivierung in Bezug auf den Körper, die physische und soziale Umwelt mit dem Ziel, dort Bedingungen und Zustände zu erreichen, die sowohl eine kurzfristige Bedürfnisbefriedigung erreichen, als auch eine Selbstorganisation derart stabilisieren, dass eine Entwicklung und Integration unterschiedlicher Bereiche für eine effektive Problemlösung gewährleistet wird. Für eine erfolgreiche Selbstregulation ist die menschliche Autonomie von großer Bedeutung, wobei wir unter Autonomie nicht die völlige Ablösung und Verselbständigung von allen Objekten verstehen (was ein großer Unsinn wäre), sondern die Unabhängigkeit von störenden und die Selbstregulation verhindernden Gedanken und Zuständen. Da dieses Ziel nie komplett erreicht sondern nur im kleineren oder größeren Maße verwirklicht wird, sprechen wir im Autonomietraining vom Prozess der Autonomisierung, also der teilweisen Befreiung von Faktoren, die die Selbstregulation behindern.

Wir sprechen nicht nur von einer individuellen, sondern auch von einer sozialen Selbstregulation. Unter sozialer Selbstregulation verstehen wir eine koordinierte, interaktive Eigenaktivität von Gruppen und Organisationen z. B. durch ihre Repräsentanten, die letztlich das Ziel verfolgen, soziale Probleme zu lösen und eine bestmögliche Kooperation zwischen individueller und sozialer Selbstregulation zu erzielen. Gesellschaftsformen, die eine gute soziale Selbstregulation auf Kosten einer miserablen individuellen Selbstregulation erstreben, scheitern in der Geschichte noch mehr, als Gesellschaften, die zwar angeben, eine gute soziale Selbstregulation zu ermöglichen, in Wirklichkeit aber in unterschiedlichen Bereichen ernsthafte Blockaden aufweisen (z. B. bei Gruppeninteressen, die mit gesamtgesellschaftlichen Interessen immer mehr kollidieren), obwohl sie in vielen Bereichen einer guten individuellen Selbstregulation noch nicht im Wege stehen. Der ideale Zustand wäre eine gute Integration zwischen einer individuell geförderten und sozial stattfindenden flexiblen Selbstregulation.

In der menschlichen Problemanalyse und der Eigenaktivierung individueller und sozialer Selbstregulationsprozesse spielen nicht nur bewusste, rationale Erkenntnisse und Analysen eine Rolle, sondern auch sowohl emotional-intuitive, interessengeleitete als auch unbewusste Informationsverarbeitungen eine Rolle. Besonders in unserer Gesellschaft wird jedem Verhalten ein rationales Etikett verliehen, obwohl es meist emotional und interessengeleitet ist. Viele zwischenmenschliche Konflikte entstehen dort, wo mehr Vernunft erwartet wird und Aufregung entsteht, weil Emotionen und Interessen mit pseudo-rationalem Gehabe verpackt werden. Dies geschieht nicht nur im Alltagskonflikt, sondern durchaus auch in Politik, Wissenschaft und Journalismus. Die Integration der evolutionsgeschichtlich viel älteren Hirnregionen, die für Emotionen zuständig sind, mit den jüngeren, kortikal gesteuerten rationalen Prozessen ist für die Selbstregulationsförderung ebenso notwendig wie auch die Integration von bewussten und unbewussten Prozessen. Im menschlichen Unbewussten sitzt eine Zentrale mit enormen Informationen über Verhaltensstrategien und problemlösende Aktivierungen – aber auch über Strategien der Verhinderung, Denunziation und Vernichtung. Je nach dem, welche Aufgabe das Bewusstsein dem Unbewussten stellt, setzt das Unbewusste problemlösende Aktivitäten in Gange. Da das menschliche Verhalten nicht nur individuell und selbstreproduktiv verläuft, sondern in physische, soziale und kosmische Netzwerke integriert ist, treten ständig subjektiv erlebte und objektiv wirkende Konsequenzen auf. Wenn sich der Mensch, aber auch die soziale Gemeinschaft, in kreativer Weise bemühen, die negativen Folgen zu überwinden und positive Folgen zu bewirken, dann sind Bedingungen für individuelle und soziale Entwicklung gegeben. Die komplexen individuellen und sozialen Systeme haben in sich eine integrative, die Problemlösungsfähigkeit entwickelnde Funktion, bergen in sich aber auch eine systemzerstörende Tendenz. Sowohl die eine als auch die andere Komponente kann Synergieeffekte auslösen, die in Richtung Systemerhaltung oder Systemzerstörung abzielen. Diese zu erforschen – und zwar in ihrer permanenten Dynamik – ist die Aufgabe der synergistischen Wissenschaft.

Wenn neu hergestellte Bedingungen für die Auslösung von Reaktionen und Organisationen in der physikalischen Welt bedeutend sind und wenn die eigenaktive Strukturierung von Bedingungen bei lebenden Systemen eine zentrale Rolle innehat, dann ist es selbstverständlich, dass auch die Forschungsmethode eine Bedingung darstellt, von der die Ergebnisse abhängen. Somit ist die empirische Epidemiologie oder Psychologie gut damit beraten, wenn sie ihre Ergebnisse nicht generalisiert, sondern ihre Ergebnisse als abhängig von der Methode der Datenerfassung betrachtet.

Ebenso ist die Wissenschaft gut beraten, wenn sie die permanente Interaktion von Systemen in Betracht zieht und von der extremen Naivität monokausaler Betrachtungsweisen selbstkritisch abrückt. Denken wir dabei an die Diskussion, die zum Thema hat, ob es eine krebsauslösende Persönlichkeit gibt, oder ob die sportliche Betätigung Krebs verhindert. Akademische Psychologen würden in der Regel die erste Frage verneinen, die zweite bejahen und zwar aus dem Unwissen heraus, wie beide Faktoren interaktiv zusammenhängen. Eine Person, die z. B. depressiv ist, keine Hoffnungen mehr hat, Lust und Wohlbefinden zu erreichen, trinkt und raucht mehr, sitzt mehr passiv vor dem Fernseher, nimmt mehr Medikamente ein, ist in einer Sozialstruktur eher unerwünscht und bewegt sich somit weniger und treibt weniger Sport. Umgekehrt sucht eine Person, die Sport treibt, in unterschiedlichen Bereichen auch mehr Wohlbefinden und ist in der Lage, sich durch sportliche Aktivität selbst zu regulieren und anzuregen. Wenn aber eine Person, die innerlich hoffnungslos ist, Sport als eine Art Gewalt gegen sich selbst treibt, dann bekommt sie eher Krebs, als wenn sie sich physisch wenig bewegt, aber innerlich zufrieden ist. Wenn sie zufrieden ist und Sport treibt, entwickeln sich positive Synergieeffekte für die Gesundheit. Allein das hier angeführte kleine Beispiel zeigt die interaktive Vernetzung der Bereiche von Sport und Psyche und die Absurdität der monokausalen Betrachtungsweise.

Der Mensch als komplexes sozio-psycho-biologisches System lebt auch in einer erlebten Mensch-Gott-Beziehung. Der Wissenschaftler, der Synergieeffekte untersucht, wäre schlecht beraten, würde er die religiösen Elemente nicht in seine Forschung einbeziehen, denn auch hier gibt es Synergieeffekte, wie wir später zeigen werden und in anderen Werken auch schon demonstriert haben [27]. Es gibt Beispiele von Personen mit extrem schlechter Selbstregulation und ausgeprägten physischen und sozialen Risikofaktoren, die durch spontane Religiosität Synergieeffekte in Richtung Gesundheit erreichen. Außerdem gibt es Beispiele dafür, dass die menschliche Autonomie und Selbstregulationsfähigkeit positiv mit spontaner Religiosität in Zusammenhang steht.

Um die Methode der prospektiven Interventionsstudie im Zusammenhang mit der Erfassung von Synergieeffekten zu erläutern, stellen wir hier Ergebnisse aus der Lungenkrebsforschung dar.

In einer prospektiven Interventionsstudie von 1973/78 bis 1998 (Erfassung der Inzidenz und Mortalität) erforschten wir die Synergieeffekte zwischen familiärer Belastung, chronischer Entzündung, intensivem Zigarettenrauchen und ausgeprägtem Stress aufgrund blockierter Selbstregulation hinsichtlich der Entstehung und Prävention von Bronchialkarzinom:

Die Ergebnisse zeigen deutlich, dass jeder der oben angeführten Risikofaktoren für sich ca. zwei- bis dreifach die Sterblichkeit und Inzidenz an Lungenkrebs vergrößert. Wenn die physischen Faktoren zusammenkommen (familiäre Belastung, entzündliche Prozesse der Bronchien und intensives Zigarettenrauchen), dann wird nicht einmal die Summe der Einzeleffekte erreicht (18,3 % wären die Summe). Wenn Stress in Form von gehemmter Selbstregulation hinzukommt, dann zeigt sich ein hochsignifikanter Synergieeffekt (85 % statt 22,9 %). Auch das Zigarettenrauchen in Kombination mit blockierter Selbstregulation zeigt einen hochsignifikanten Synergieeffekt (22,9 % statt 12,4 %, was der additiven Wirkung entsprechen würde). Obwohl Stress für sich alleine ein geringerer Risikofaktor ist als das Zigarettenrauchen oder die familiäre Belastung, zeigt er offensichtlich stark ausgeprägte Synergieeffekte mit den physischen Risikofaktoren. Nun könnte der Einwand vorgebracht werden, dass die blockierte Selbstregulation schon die Wirkung einer latent oder noch nicht erkannten Erkrankung (z. B. von Bronchialkarzinom) sein könnte. Eine solche Frage kann nicht in der prospektiven epidemiologischen Studie beantwortet werden, auch nicht dann, wenn exakte medizinische Untersuchungen eine Erkrankung ausschließen würden, weil die Methoden nie so exakt sind, wie es für den Ausschluss aller krankheitserzeugender Faktoren nötig wäre. Um die Frage zu beantworten, muss eine zweite Methode angewandt werden, nämlich die randomisierte Intervention mit Kontrolle der Rauchgewohnheit vor und nach dem Eingriff. Die Ergebnisse befinden sich in der folgenden Tabelle.

In einer weiteren prospektiven Studie von 1978/79 bis 1998 unternahmen wir eine Intervention mit Autonomietraining im randomisierten Experiment bei Personen mit ausgeprägtem Risiko für Bronchialkarzinom (chronische Bronchitis, Zigarettenrauchen, familiäre Belastung, blockierte Selbstregulation):

Die Ergebnisse zeigen, dass die Risikogruppe mit Autonomietraining in einem Beobachtungszeitraum von ca. 20 Jahren beinahe um das Vierfache weniger Bronchialkarzinom bekam. Die Gruppe, die durch

2.2 Die interaktiv-systemische, synergistische Wissenschaft und Medizin

		N	Lungenkrebs-Mortalität	Lungenkrebs-Inzidenz	Insgesamt Lungenkrebs-Mortalität + Inzidenz
1.	ausgeprägte familiäre Belastung (vier Mitglieder in gerader Linie an Bronchialkarzinom erkrankt)	99	4 %	3 %	7,1 %
2.	chronische Entzündung (ausgeprägte, chronische, obstruktive Bronchitis)	798	3 %	0,5 %	3,5 %
3.	intensives und konstantes Zigarettenrauchen (Beginn zwischen dem 13. und 16. Lebensjahr; 20 bis 60 Zigaretten pro Tag)	864	4,5 %	3,3 %	7,9 %
4.	schlechte Selbstregulation (Hemmung in der ich-bezogenen Bedürfnisäußerung, extremer Altruismus usw.)	653	3,98 %	0,6 %	4,6 %
5.	alle vier Faktoren zusammen	83	71,1 %	14,5 %	85,5 %
6.	kein Faktor	2362	2 %	0,4 %	2,4 %
7.	Zigarettenrauchen und Stress (3+4)	964	22 %	7,2 %	29,3 %
8.	alle physischen Faktoren ohne Stress (1+2+3)	181	12,7 %	1,7 %	14,4 %

Alle acht Vergleichsgruppen sind nach Alter und Geschlecht vergleichbar.

	N	Lungenkrebs-Mortalität	Lungenkrebs-Inzidenz	Lungenkrebs-Mortalität + Inzidenz
Kontrollgruppe	83	71,1 %	14,5 %	85,5 %
Autonomietraining	83	18,1 %	4,8 %	22,9 %
aus der Gruppe Autonomietraining: Aufgabe des Zigarettenrauchens	40	15 %	2,5 %	17,5 %
aus der Gruppe Autonomietraining: Beibehalten des Rauchens	43	20,9 %	7 %	27,9 %

Beide Gruppen sind nach Alter und Geschlecht miteinander vergleichbar. Auch die beiden Gruppen in der Intervention, die entweder weitergeraucht oder das Rauchen aufgegeben haben, weichen nach Alter und Geschlecht nicht signifikant voneinander ab.

das Autonomietraining auch das Rauchen dauerhaft aufgab, erzielte ein noch besseres Ergebnis, obwohl die Gruppe, die gelernt hatte, sich zum Wohlbefinden hin selbst zu regulieren und weiterrauchte, ebenfalls beachtliche präventive Effekte aufwies. Die Personen, die trotz Intervention Bronchialkarzinom bekamen, zeigten im Vergleich zu Personen ohne Bronchialkarzinom eine Verschlechterung der Selbstregulationsfähigkeit trotz der Intervention.

Die Ergebnisse demonstrieren eindeutig, dass die durch die Intervention veränderten Risikofaktoren (Selbstregulation und Zigarettenrauchen) mitursächliche Faktoren im interaktiven System sind und nicht Folgen einer systemischen Veränderung ohne jegliche mitursächliche Funktion.

An diesem Beispiel wird nicht nur der Vorteil des Denkens in synergistischen Kategorien, sondern auch der Vorteil der Kombination von prospektiven Studien mit experimentellen Studien demonstriert. Mit der prospektiven Studie kann Ursache und Wirkung nicht auseinandergehalten werden, ebenso die Wirkung von anderen, noch nicht erfassten Faktoren. Im randomisierten Experiment, bei dem sich per Zufall alle erfassten und nicht erfassten Faktoren gleich verteilen, können die Fragen beantwortet werden.

Selbstverständlich kann die Methode der prospektiven Interventionsstudie auch im Rahmen der monokausalen Epidemiologie eingesetzt werden. Hier zwei Beispiele: Wir haben bei Personen, die Allergien mit Hautausschlägen und Juckreiz an der ganzen Haut haben, auf die Frage hin untersucht, ob sie Bettwäsche benutzen, die mit parfümiertem Weichspüler gewaschen wurde. Es konnte festgestellt werden, dass die Personen mit den oben genannten Symptomen zu 83 % parfümierte Weichspüler benutzen, während eine symptomfreie Gruppe dies nur zu 28 % tut. Danach wurde einer per Zufall ausgewählte Gruppe mit Symptomen und dauerhafter Benutzung von parfümiertem Weichspüler geraten, auf diesen radikal zu verzichten und biologische Waschmittel zu benutzen. In 61 % der Fälle verschwanden die allergischen Symptome langfristig und meist schon innerhalb einiger Tage. Das Beispiel zeigt, dass der Wissenschaftler im Rahmen der synergistischen Medizin nicht krampfhaft nach Wechselwirkungen sucht, wenn sich eine einfache monokausale Lösung anbietet. Wären aber die meisten Gesundheitsprobleme monokausal verursacht, dann wären die meisten Krankheitsursachen schon entdeckt, besonders wenn die enorme intellektuelle und finanzielle Anstrengung berücksichtigt wird.

Die Wechselwirkungssysteme sind in der Regel derart komplex, dass wir feststellen müssen, dass Faktoren aus den unterschiedlichsten Bereichen in unzählige Wechselwirkungen treten und dass wir nur die Folgen der resultierenden Wechselwirkungen aus komplexen Systemen beobachten können. Diese können aber wiederum als Mitursache auftreten. Häufig müssen unzählige in Wechselwirkung stehende Faktoren harmonisch funktionieren und ein einziger Faktor kann in die Lage geraten, die Funktionen des ganzen Systems zu behindern, wobei dieser Faktor in der Regel wieder das Produkt der Wechselwirkungen unterschiedlicher Faktoren im System ist (denken wir an einen Nierenstein oder Herzinfarkt). Im Rahmen der Verhaltensanalyse und Psychologie sprechen wir aus diesem Grund von einer interaktiv resultierenden, bedürfnisorientierten emotional-kognitiven Verhaltenssteuerung, die im komplexen System entsteht und in der Lage ist, in dieses einzugreifen und zwar nicht nur auf psychologische Ebene, sondern bis hin in die organisch-funktionelle Ebene. Wenn wir verhaltensrelevante Faktoren erfassen, sprechen wir von interaktiven Systemindikatoren, die bestimmte Funktionen ausüben, z. B. Krank-

2.2 Die interaktiv-systemische, synergistische Wissenschaft und Medizin

	N	lebt krank über das 80. Lebensjahr	lebt gesund über das 80. Lebensjahr
gute Selbstregulation und ungesunder Lebensstil (Zigarettenrauchen, Alkoholkonsum, Tablettenabhängigkeit und Bewegungsmangel)	695	4,2 %	1,6 %
schlechte Selbstregulation und gesunder Lebensstil (Zigaretten-, Alkohol- und Tablettenabstinenz, gesunde Ernährung, regelmäßige Bewegung)	859	4,1 %	2,2 %
schlechte Selbstregulation und ungesunder Lebensstil	913	1,4 %	1,1 %
gute Selbstregulation und gesunder Lebensstil	590	22,7 %	21,2 %

Alle Gruppen sind nach Alter und Geschlecht vergleichbar.

heit oder Gesundheit mitbestimmen. Hier soll ein Beispiel von interagierenden Systemindikatoren auf der Verhaltensebene, die Gesundheit oder Krankheit mitbestimmen, angeführt werden.

In einer prospektiven Interventionsstudie (Datenerfassung 1973/78, Endauswertung 1998) untersuchten wir die Synergieeffekte zwischen Selbstregulation und Lebensstil für die Erreichung eines gesunden Alters (über das 80. Lebensjahr hinaus):

Es zeigt sich eine bedeutender Synergieeffekt zwischen gesundem Lebensstil und guter Selbstregulation, d. h. eine Wirkung, die weit über die Summe der Einzelwirkungen der beiden Faktoren hinausgeht.

In einer weiteren prospektiven Interventionsstudie (Datenerfassung 1973/78, Endauswertung 1998) untersuchten wir die Synergieeffekte zwischen Selbstregulation und physischen Risikofaktoren bei der Entstehung von Herzinfarkt:

Die Ergebnisse zeigen, dass physische Risikofaktoren mit schlechter Selbstregulation im Hinblick auf die Entstehung von Herzinfarkt Synergieeffekte aufweisen, die weit größer sind als lineare Effekte.

Was beinhaltet die systemisch-interaktive, synergistische Medizin? Das Hauptcharakteristikum der interaktiven Medizin, so wie wir sie verstehen, ist ihre Konzentration auf die in der sozio-psycho-biologischen Wechselwirkung entstandenen Organisation von unterschiedlichen Systemfaktoren in resultierenden Funktionen, die beispielsweise in Richtung Aufrechterhaltung der Gesundheit oder Entstehung einer akuten oder chronischen Erkrankung verlaufen. Die systemisch-interaktive Medizin hat erkannt, dass weder Risikofaktoren (z. B. Zigarettenrauchen, Alkoholkonsum, Übergewicht, Bewegungsmangel oder familiäre Belastung) noch Positivfaktoren (z. B. gesunde Ernährung, oder regelmäßige körperliche Bewegung) in unterschiedlichen Systemen, also bei unterschiedlichen Personen, dieselbe Auswirkung haben. Die monokausale Medizin kann sehr gut bis befriedigend erklären, wie und warum ein bestimmter Risikofaktor krank macht (z. B. warum fett- und cholesterinreiche Ernährung mit der Arteriosklerose zusammenhängt), sie steht aber ratlos vor der Frage, warum häufig ausgeprägte Risikofaktoren nicht zu einer schweren chronischen Erkrankung führen und warum Personen erkranken, die fast nur Positivfaktoren auf-

	N	Herzinfarkt Mortalität	Herzinfarkt Inzidenz
gute Selbstregulation und ausgeprägte physische Risikofaktoren (Übergewicht, Zigarettenrauchen, Bewegungsmangel, Fehlernährung, familiäre Belastung (sechs Familienmitglieder an Herzinfarkt erkrankt oder verstorben)	354	4,2 %	5 %
schlechte Selbstregulation und keine physischen Risikofaktoren	411	2,4 %	3,2 %
schlechte Selbstregulation und physische Risikofaktoren	896	28,2 %	30,4 %
gute Selbstregulation und keine physische Risikofaktoren	962	1,8 %	2,6 %

Die Gruppen sind nach Alter und Geschlecht vergleichbar.

weisen. Die monokausale Medizin betrachtet den Menschen als ein passives System, auf das der einzelne physische Risiko- oder Positivfaktor einwirkt. Die interaktiv-systemische Medizin hat hingegen begriffen, dass der Mensch eine auf seine Umwelt aktiv wirkende, sich selbst organisierende funktionale Einheit und diese in der Lage ist, selektiv physische Risiko- und Positivfaktoren zu verarbeiten und in unterschiedliche funktionale Systeme einzubauen. In der systemischen Selbstorganiation mit resultierenden funktionalen Konsequenzen scheint es eine interaktive Hierarchie zu geben, die folgendes besagt: Wenn der Mensch von seiner psychischen Bedürfnisstruktur, Verhaltens- und Organfunktion bis in die Funktion der Zellen hinein relativ gesund und interaktiv funktionsfähig ist, dann bestimmt die Bedürfnisstruktur (ihre Befriedigung oder Blockade, Hoffnung oder Hoffnungslosigkeit auf zukünftige Befriedigung usw.) hierarchisch die Funktion des gesamten Organismus. Wenn aber im Organismus ein organischer Defekt vorliegt, dann kann dieser natürlich die gesamte Verhaltens- und emotional-kognitive Steuerungsstruktur beeinflussen.

Unsere gesamten Forschungsergebnisse belegen diese theoretischen Annahmen eindrucksvoll. Es konnte immer wieder gezeigt werden, dass Personen mit extremer Ausprägung von physischen Risikofaktoren und schlechter Selbstregulation (z. B. Hoffnungslosigkeit, in der Zukunft Bedürfnisse von höchster emotionaler Bedeutung noch befriedigen zu können) eher organisch erkranken, als Personen mit gleicher Ausprägung physischer Risikofaktoren aber guter Selbstregulation. Wenn im Autonomietraining die Selbstregulation verbessert wird, wirken die physischen Risikofaktoren ebenfalls weniger krankheitserzeugend. Physische Risikofaktoren wirken nicht mechanisch, sondern ihre Wirksamkeit wird organisiert. Das Ziel der interaktiven Medizin ist es, die Steuerungsmechanismen in der Organisation pathologischer Prozesse zu erkennen und therapeutisch zu beeinflussen. Ebenso werden die die Gesundheit aufrechterhaltenden Organisations- und Steuerungsprozesse ermittelt und empirisch bewiesen und analysiert. Wenn Arzt und Psychotherapeut wissen, welche Steuerungs- und Organisationsprozesse die Gesundheit aufrechterhalten und welche krank machen, dann können sie ihre Interventionsmaßnahmen gezielter einsetzen.

Auch soziale Gruppen und ganze Gesellschaftssysteme organisieren interaktiv ihre Funktionen in Richtung Problemlösung oder Selbstdestruktion. Auch hier können soziale Steuerungsmechanismen analysiert und beeinflusst werden, so dass neue problemlösende soziale Funktionen entstehen.

Die interaktive systemische Medizin ist also ein Analyse- und Interventionsinstrumentarium, dass sich eher auf die dynamischen Prozesse und Prozessentwicklungen konzentriert. Die epidemiologischen Daten dienen eher zur Illustration von dynamischen Entwicklungsprozessen als zur monokausalen, statisch-mechanistischen Dokumentation der Wirkung einzelner Risikofaktoren.

2.3 Seelisch-körperliche Wechselwirkungen

2.3.1 Analysen und Interventionen in komplexen sozio-psychobiologischen Systemen

Die moderne medizinische Ursachenforschung ist ausschließlich naturwissenschaftlich und monodisziplinär ausgerichtet. So werden in der Krebsforschung immer neue Prozesse und Mechanismen entdeckt, die zunächst den Eindruck vermitteln, ganz nah an der Beantwortung der Frage nach der Krebsursache zu sein, worauf regelmäßig eine ernüchternde Feststellung folgt, die meistens so lautet: Wir wissen, wie es funktioniert, aber noch nicht, warum es so funktioniert und durch was die Funktion beeinflusst und gesteuert wird. So finden beispielsweise Wissenschaftler heraus, dass die Kommunikation zwischen gesunden Zellen durch Sensoren reguliert wird, die beispielsweise die Zellteilungsrate dann verlangsamen, wenn der Abstand zwischen Zellen zu gering ist. Die Krebszellen wachsen auch dann ungehemmt weiter, wenn der Abstand zu gering ist. Die Wissenschaftler wissen noch nicht, warum das so ist und glauben, wenn sie die lokalen Steuerungsmechanismen kennen, diese auch beeinflussen zu können. In der Regel konzentrieren sie sich also auf das lokale Krebsgeschehen und auf lokale Steuerungsmechanismen, die mit den Methoden der eigenen monokausalen Disziplin erfasst werden können. So versucht eine Forschungsgruppe, die Krebszellen genetisch zu verändern, um das Wachstum zu stoppen, die andere will die Krebszelle mit einem Virus infizieren, um das Immunsystem anzuregen usw. Dabei kann die Frage nicht beantwortet werden, warum das Immunsystem in einigen Fällen vollkommen lahmgelegt ist und das Krebswachstum ungehindert erlaubt und in anderen Fällen eine äußerste krebszerstörende Aktivität zutage legt. In Anbetracht der internationalen Konzentration in der monokausalen Krebsforschung kann die Vermutung geäußert werden, dass das Krebsproblem längst gelöst wäre, wenn es ein lokales Geschehen wäre, dessen Mechanismus nur noch aufzuklären ist, um dann die adäquate Therapie zu entwickeln. Trotz einzelner Erfolge in der Chemotherapie und Bestrahlung ist der allgemeine therapeutische Durchbruch keineswegs gelungen. Zusätzlich sind die Nebenwirkungen der Behandlung häufig beträchtlich und können in einigen Fällen schwerer wiegen als der positive Effekt. Die monokausale und monodisziplinäre Betrachtung der Krebsentstehung und -therapie ergibt häufig das Bild einer Fata Morgana: Gerade wenn die wissenschaftliche Erkenntnis „zum Greifen" nah rückt, verschwindet sie in einem Kontext anderer, noch nicht aufgeklärter Wirkfaktoren.

Die systemisch-interdisziplinäre Forschungskonzeption geht von der Annahme aus, dass unterschiedliche Wirkfaktoren a) abhängig sind vom interaktiven Kontext, in dem sie auftreten und b) in Wechselwirkungen treten, wobei erst die Qualität der Wechselwirkungen Krankheit oder Gesundheit bestimmt. Dabei sind die Phänomene eher interdisziplinär und in ihrer multidimensionalen Interaktion vorhersagbar und therapierbar, als durch monokausal bestimmte Interventionen. Dabei erscheint Krankheit oder Gesundheit als ein multidimensional, interaktiv resultierender sozio-psycho-biologischer Organisationsprozess, der entweder in Richtung funktionale Desintegration (Krankheitsentstehung) oder funktionale Integration (Gesundheit) verläuft. Dabei interagieren unterschiedliche Faktoren aus unterschiedlichen Bereichen zu unterschiedlichen Zeitpunkten, es handelt sich um dynamische mehrdimensionale Wechselwirkungsprozesse, die sich der monokausalen und monodisziplinären Betrachtungsweise meist entziehen.

Selbstverständlich kann auch eine interdisziplinär interaktive systemische Forschung nicht alle denkbaren Wirkungen in einem komplexen System erfassen. Deswegen werden sogenannte Systemindikatoren erfasst unter der Annahme, dass sie untereinander in Wechselwirkung treten und dabei einen Prozess in Richtung Krankheit oder Gesundheit entfalten, wobei synergistische Wechselwirkungen zutage treten.

Da der Mensch und soziale Gruppen aktive Bedingungen und Zustände gestaltende, Wohlbefinden, Zielerreichung, Problemlösung und Sinnerfüllung suchende Systeme sind, kann ihre Entwicklung bei Kenntnis ihrer Zielsetzung, Bedürfnislage und Hemmung in einem bestimmten Umfang vorhergesagt werden. Wenn Verhaltensmodelle gefunden werden, die zu mehr positiven Folgen als das bestehende Verhalten führen, können Systeme durch Interventionen auch wunschgemäß verändert werden.

Die dynamische, interaktive sozio-psychosomatische Konzeption zeigt, dass sich physische und organische Faktoren unter bestimmten Vorzeichen in Richtung Krankheit oder Gesundheit selbst organisieren. So können sich physische Risikofaktoren für Herz-Kreislauf- oder Krebserkrankungen anders organisieren, wenn eine Person in ihrer wichtigsten Bedürfnisbefriedigung blockiert ist, verbunden mit seelisch-körperlicher Erschöpfung und Hoffnungslosigkeit und wiederum anders, wenn sie trotz physischer Risikofaktoren Wohlbefinden, Lust und Bedürfnisbefriedigung erfährt. Im Rahmen unserer Forschung konnten wir auf epidemiologischer Ebene interaktive Systemindikatoren finden und definieren, die mit der Aufrechterhaltung der Gesundheit bis ins hohe Alter oder der Entwicklung chronischer Erkrankungen im mittleren Lebensalter zusammenhängen. Im individuellen Fall kann die spezifische und resultierende sozio-psycho-biologische Entwicklungsdynamik bestimmt und verstanden werden, die entweder in Richtung Krankheit oder Gesundheit tendiert.

Bei der Krebsentstehung kommt es zu einer Interaktion zwischen kommunikativen, emotional-kognitiv gesteuerten Prozessen mit physischen Risikofaktoren und biologischen Vorgängen. Wenn eine Person beispielsweise nicht in der Lage ist, eine bedürfnisadäquate Anregung zu erreichen, ihre wichtigsten Bedürfnisse zu befriedigen und sich dabei ein massives Unwohlsein ergibt, das nach außen mit Harmonisierung und Altruismus überspielt wird, nach innen aber mit seelisch-körperlicher Erschöpfung und Hoffnungslosigkeit beantwortet wird, dann kann ein solcher kommunikativer Prozess neurobiologische Auswirkungen haben und mit kanzerogenen Substanzen, Entzündungsprozessen und genetischen Dispositionen in komplexe interaktive Entwicklungen treten, z. B. in Richtung Krebserkrankung.

Zur Entfaltung einer interaktiven und systemischen Wissenschaft, die der Analyse komplexer System gerecht werden soll, muss eine adäquate Methode der Beweisführung von mitursächlichen Zusammenhängen entwickelt werden. Auf der Ebene der systemischen Epidemiologie wurde von uns die prospektive Interventionsstudie mit interner und externer Replikation und kontrollierter Datenerfassung entwickelt. Ebenfalls wurde eine effektive Interventionsmaßnahme zur Anregung der kommunikativen Selbstregulation im sozio-psycho-biologischen System entwickelt, das wir Autonomietraining nennen. Unterschiedliche Forschungsergebnisse zeigen eindruckvoll, dass einzelne Risikofaktoren aus unterschiedlichen Bereichen synergistische Effekte eingehen und dass komplexe systemische Interaktionen und Organisationen hin zur funktionalen Desintegration und Krankheitsentwicklung durch Veränderung der Steuerungsmechanismen des Verhaltens in Richtung Gesundheit umkehrbar sind. Zentrale Begriffe aus unserer systemischen Forschung sind:

Autonomie: Die funktionale Unabhängigkeit von Gedanken und Objekten, die zu negativen und dysfunktionalen Konsequenzen führen.

Kommunikative Selbstregulation: Individuelle Eigenaktivität in der Kommunikation mit der sozialen und physischen Umwelt sowie dem eigenen Körper, der eigenen Person und in der erlebten Mensch-Gott Beziehung, die zu Wohlbefinden, Lust, Sicherheit; Problemlösung und Sinnerfüllung führt.

Die Ergebnisse der systemischen Forschung zeigen nicht nur, dass psycho-physische Synergieeffekte bei der Entstehung chronischer Erkrankung und der Aufrechterhaltung von Gesundheit auftreten, sondern auch, dass medizinische Behandlungsmaßnahmen entscheidend vom psychosozialen Hintergrund abhängen. So haben beispielsweise Personen, die fühlen, dass eine therapeutische Maßnahme hilft, die eine gute Selbstregulation aufweisen und mit dem Arzt in einer positiven, vertrauensvollen und Hoffnungen weckenden Kommunikation stehen, einen besseren Krankheitsverlauf mit derselben Behandlung als Personen mit schlechter Selbstregulation, depressionserzeugender Kommunikation mit dem Arzt und dem Gefühl, dass die Behandlung nicht wirkt. Dabei kommt es zu einer Interaktion der Wirksamkeit der Substanz und dem Grad der Selbstregulationsfähigkeit.

2.3.2 Wechselwirkungen im Körper: Erkenntnisse der Psychoneuroimmunlogie und der Hirnforschung

In diesem Abschnitt soll ein Teil der Literatur besprochen werden, der sich mit dem Einfluss der Psyche auf körperliche Funktionen beschäftigt. In den verschiedensten medizinischen Bereichen wurde untersucht, wie sich psychische Prozesse wie z. B. Schmerz oder Stimmungen auf das Hormonsystem auswirken, wie Stress in Interaktion mit personenbezogenen Faktoren (z. B. der Empfindung von Angst bzw. einer großen Belastung) steht und wie das Gehirn mit dem Immunsystem interagiert. Anhand dieser ausgewählten Beispiele soll gezeigt werden, wie wichtig es ist, nicht nur monokausale Wirkweisen bestimmter Einflussfaktoren zu berücksichtigen, sondern die Wirkweise von Stoffen, Prozessen usw. immer im Zusammenhang mit den sie umfassenden komplexen Systemen zu sehen.

Psyche und Endokrines System

Durch das endokrine System werden die Stoffwechselprozesse der Zellen reguliert. So sind z. B. der Basalstoffwechsel der meisten Körperzellen, das Aktivitätsniveau, die sexuelle Aktivität und Stressreaktionen durch das endokrine System gesteuert. Wichtige Funktionen dieses Systems können durch psychische Prozesse beeinflusst werden, z. B. durch Stress, Schmerz oder Stimmungen, durch die bestimmte Hormone freigesetzt werden, die zwar auch autonom funktionieren, aber eben auch durch äußeren Einfluss in ihrer Aktivität beeinflusst werden können. Störungen dieses Systems bzw. an der Funktion beteiligter Organe können an der Entstehung psychosomatischer Erkrankungen beteiligt sein.

Rossi [49] befasst sich beispielsweise mit der psychischen Modulation des endokrinen Systems und dem damit verbundenen Einfluss auf die Gene. D. h., sein Fokus liegt auf dem Einfluss der Psyche (engl. *mind*) auf die Gene über das Vehikel des endokrinen Systems. Er verfolgt das Ziel, hypnotherapeutische Methoden zu entwickeln, mit denen die Genaktivität modifiziert und somit Gesundheit erreicht werden soll. Basis seiner Annahmen ist der Zellstoffwechsel, an dem das im Zellkern fixierte Genmaterial insofern beteiligt ist, als dass die Neurotransmitter und Hormone im Austausch mit der DNS (z. B. über die Bildung von Messenger-RNA) den genetisch-zellulären Austausch modellieren. Rossi postuliert ein Drei-Phasen-Modell, das beschreibt, wie der Umsetzungsprozess stattfindet. Zentral ist die dritte Phase, in der die Hormone zum Zellkern vordringen, um dort die Genprozesse auszulösen: „Die Gene liefern die Informationen, die zum Aufbau neuer Proteine benötigt werden, die ihrerseits die Bausteine der Zellen oder Enzyme sind, die die biochemischen Prozesse der einzelnen Zellen fördern" [49]. Die in den Zellkernen gebildete Messenger-RNA gibt im Zytoplasma Informationen an die Ribosomen weiter, welche Art von Peptiden, Proteinen o. ä. synthetisiert werden soll. Ausgelöst ist dieser Prozess von Hormonen, deren Produktion von psychischen Prozesse in Gang gesetzt werden kann; so löst Stress beispielsweise die Produktion von Aldosteron in der Nebenniere aus. Rossi schließt daher, dass die Psyche die Genaktivität über die „kortikal-limbisch-hypothalamisch-hypophysäre Achse" (S.175) steuert. Dass und in welcher Art Stress krank machen kann, beschreibt Selye [59] durch eine Reihe von Adaptationskrankheiten, die auf erhöhten Stress zurückzuführen sind (wie z. B. hoher Blutdruck, Herz- und Gefäßkrankheiten, Nierenerkrankungen, sexuelle Störungen, Verdauungs- und Stoffwechselkrankheiten oder Krebs). Hinsichtlich dieser Krankheiten liefert Rossi jedoch keine Erklärung der Verbindung zwischen der Psyche und den Genen, sondern er fordert Spezialisten aus Medizin und Psychologie dazu auf, die Zusammenhänge zu erforschen, so dass dann hypnotherapeutische Methoden abgeleitet werden können.

Hirnforschung: Chancen und Gefahren von Stress

Mit den Chancen und Gefahren von Stress befasst sich unter anderem der Biologe Gerald Hüther, der auf einer neurobiologischen Ebene beschreibt, unter welchen Umständen Stress sogar ein förderlicher Faktor sein kann und unter welchen Stress eher schadet. Generell gesagt postuliert Hüther [34], dass Stress die neuronale Verschaltung im Sinne einer Neubildung von Verbindungen oder von einer Neuorganisation der bestehenden Verbindungen zur Anpassung an die neuen Bedingungen verändert. Die neuronalen Verschaltungen steuern das Denken, Fühlen und Handeln; die Veränderungen der neuronalen Verbindungen bewirken unter Umständen auch den Verlust von bisherigen Strukturen des Denken, Fühlen und Handelns.

Eine Stressreaktion ist eine komplexe Reaktion des zentralen und peripher noradrenergenen Systems [37], des limbischen Systems, des präfrontalen Cortex und des neuroendokrinen Systems, die in der vermehrten Ausschüttung von Cortisol, dem „Stresshormon", gipfelt [41]. Zur Bewältigung der Reaktion werden passende neuronale Verschaltungen aktiviert, die, je häufiger aktiviert, um so mehr ausgebaut werden und bei zukünftigem Bedarf immer leichter zur Verfügung stehen. Gibt es keinerlei Belastungen von außen, werden solche neuronalen Verschaltungen weder aufgebaut noch stabilisiert und eine Anpassung des damit verbundenen Denkens, Fühlens und Handelns ist nicht möglich. Wenn der Cortisolspiegel zu lange erhöht ist (z. B. weil keine adäquaten Methoden der Stressreduktion stattfinden oder, wie Hüther betont, eine unkontrollierbare Reaktion stattfindet), kann es zur Destabilisierung bereits entstandener neuronaler Netzwerke kommen und das Nervenwachstum wird vermindert [68].

Der etablierten Formel „Stress macht krank" stellt Hüther ein Modell entgegen, das erklären soll, warum Stress nicht immer krank macht und wenn er krank macht, warum. Ob Stress zu negativen Konsequenzen führt, hängt nach Hüther davon ab, ob die empfundene physische Belastung zu Angst, also zu einer Stagnation der Problembewältigung mit den bisher erfolgreichen Methoden, führt. Er nennt diese Art von Stressreaktion eine unkontrollierbare seelische Belastung. Hüther unterscheidet also Situationen, in denen die aktuelle Belastung kontrollierbare Herausforderungen darstellen, von unkontrollierbaren Belastungen, welche jeweils unterschiedliche Effekte (Stabilisierung und Weiterentwicklung vs. Stabilisierung und Stagnation) auf das neuronale Netzwerk im Gehirn haben. Ob eine Belastungssituation in der einen oder anderen Weise wirkt, hängt von den Coping-Strategien ab, also von der Selbstregulation der Person, nämlich der Art und Weise, wie sie mit psychosozialen Stresssituationen umgeht, Ziele und Bedürfnisse integriert etc.

Der Dialog zwischen Gehirn und Immunsystem

Mit dem Aufkommen der Psychosomatik, also der offiziellen Anerkennung, dass auch die Psyche im Krankheitsprozess eine Rolle spielt, stellte sich auch die Frage der Regulation des Immunsystems neu. Man ging von der Annahme aus, dass das Immunsystem ein sich selbst regulierendes System sei, das relativ autark reagiert. Die Psychoneuroimmunologie hat jedoch mit molekularbiologischen Methoden immer mehr Klarheit in die Wirkweise des Immunsystems bringen können und gezeigt, dass die kommunikativen Organsysteme, zentrales/peripheres Nervensystem, Endokrinum und das Immunsystem mit einer „gemeinsamen Sprache vernetzt sind, d. h., sich gemeinsamer Signalträger (Mediatoren) und deren Rezeptoren bedienen" [51].

Die Forschung der letzten Dekade hat gezeigt, dass alle höheren Zentren des Gehirns in den Dialog des Gehirns mit dem Immunsystem einbezogen sind. Insbesondere spielt das limbische System eine Rolle in der Immunabwehr, in der auch gleichzeitig Lernen, also die Verarbeitung extero- und interozeptiver Reize stattfindet und die affektiven und emotionalen Prozesse geregelt werden. Durch die Psychosomatik haben auch die Begriffe der Gesundheit und der Salutgenese neue Aufmerksamkeit auf sich gezogen.

Gesundheit ist nach Ivars Udris [48]

"ein transaktional bewirktes dynamisches Gleichgewicht zwischen den physischen und psychischen Schutz- und Abwehrmechanismen des Organismus einerseits und den potentiell krankmachenden Einflüssen der physikalischen, biologischen und sozialen Umwelt andererseits (…). Gesundsein ist ein konstruktiver Prozess der Selbstorganisation und Selbsterneuerung. Gesundheit muss vom Organismus ständig hergestellt werden: als immunologisch verstandene Abwehr sowie Anpassung am oder zielgerichtete Veränderung der Umweltbedingungen durch das Individuum. Dieses dynamische Gleichgewicht ist abhängig von der Verfügbarkeit und der Nutzung von gesundheitsschützenden (protektiven) bzw. – wiederherstellenden (restaurativen) Faktoren in der Person und in der Umwelt, die als innere (personale) und äußere (situative) Ressourcen bezeichnet werden."

Auf dieser prozessorientierten Definition von Gesundheit fußen viele moderne Konzeptionen, die z. B. Aspekte der *Salutogenese* betrachten [1, 14, 54, 73]. Hier wird der Gesundheits- und Krankheitsprozess beschrieben auf einem Kontinuum von „health-ease/dis-ease" (gesund/krank) und Aspekte des Gesundseins und -werdens betrachtet. Belastung und Stress spielt in diesen Modellen eine wesentliche Rolle (z. B. Belastungs-Beanspruchungsmodell, Job-Strain, Person-Environment-Fit). Betont wird vor allem der eigenaktive (proaktive) Anteil der Person bei der Aufrechterhaltung der Gesundheit, wofür es auch empirische Daten gibt [13, 42]. Zu den personalen Ressourcen, die eine Person zur Aufrechterhaltung ihrer Gesundheit aktivieren kann, zählen kognitive Überzeugungssysteme (z. B. Kontrollüberzeugungen, SOC („sense of coherence" nach Antonowsky), allgemeine und gesundheitliche Handlungskompetenzen (Coping-Fähigkeiten) und psycho-physiologische Faktoren (z. B. Kondition und genetische Disposition). In diesem Zusammenhang steht auch die von uns erarbeitete Konzeption der Selbstregulation [25, 27]. In der Eigenaktivität der Person liegt die größte Ressource zur Aufrechterhaltung der Gesundheit, da hier die individuelle Interaktion zwischen der Person, der körperlichen und der sozialökonomischen Umwelt stattfindet. So stellt z. B. die Theorie des Person-Environment-Fit [15] die These auf, dass psychosozialer Stress auf die mangelnde Übereinstimmung zwischen der Person und der sie umgebenden Umwelt zurückzuführen ist, wobei nach objektiven und subjektiven Konzeptionen der Wirklichkeit sowie nach Umwelt- und Personenvariablen unterschieden wird. Durch Anpassung der Umwelt an die Bedürfnisse („environmental mastery") und/oder Adaptation, also Anpassung der Person an die Umstände kann Coping stattfinden.

Bei der Bewältigung von Situationen werden also komplexe Handlungsstrukturen gebildet, die aus emotionalen, kognitiven und praktischen Verhaltensweisen bestehen. Wie und ob eine Situation erfolgreich gemeistert wird, hängt vom Bewältigungsstil ab, der als Persönlichkeitsmuster konzipiert wird, das durch situationale Hinweisreize aktiviert werden kann [47].

Johannes Siegrist und seine Arbeitsgruppe haben in den letzten 15 Jahren das stresstheoretische Modell beruflicher Gratifikationskrisen entwickelt und in umfangreichen epidemiologischen und experimentellen Studien getestet. Wie in seinem Buch „Soziale Krisen und Gesundheit" [61] ausführlich dargestellt, liegt der Schwerpunkt dieser stresstheoretischen Konzeption in der Verbindung grundlegender Funktionen positiver Selbstregulation von Personen mit ihrer sozialen Umwelt im Medium sozialer Rollen. Drei zentrale Funktionen der Selbstregulation betreffen die Erfahrung der Selbstwirksamkeit, die Erfahrung der Selbstbewertung bzw. des Selbstwertgefühls sowie die Erfahrung der Selbsteinbindung in eine Gruppe oder Gemeinschaft. Siegrists Kernthese besagt, dass erfolgreiche Selbstregulation diese drei Funktionen aufgrund der sozialen Natur des Menschen in einem sozial-kommunikativen Feld vermittelt erfahren und somit über das Handeln in sozialen Rollen realisiert wird. Das ungleiche Verfügen über soziale Rollen wird durch die makrosoziale Schichtungs- und Ungleichheitsstruktur einer Gesellschaft vermittelt. Zentrale soziale Rollen im Erwachsenenleben sind die Partner- und Familienrolle, die Erwerbsrolle, Mitgliedschaftsrollen in Organisationen etc. Am Beispiel der Erwerbsrolle wird postuliert, dass mit ihr im günstigen Fall Optionen positiver Erfahrungen von Selbstwirksamkeit, von Selbstwertgefühl und von Selbsteinbindung vermittelt werden. Im ungünstigen Fall werden solche Erfahrungen verhindert oder zerstört. Daraus ergeben sich stressphysiologisch bedeutsame Auswirkungen auf den Organismus, vermittelt über negative Emotionen und neuroendokrine bzw. neuroimmun-vermittelte Prozesse. Das Modell beruflicher Gratifikationskrisen setzt an diesem Punkt an: Die Erwerbsrolle bildet ein Paradebeispiel einer sozialen Austauschbeziehung, die auf dem Prinzip der Reziprozität beruht: Geforderte Leistung wird gegen Belohnung erbracht. Das Modell beruflicher Gratifikationskrisen postuliert, dass im Erwerbsleben bei bestimmten Berufsgruppen bzw. unter bestimmten Bedingungen diese soziale Reziprozität verletzt wird: Es entsteht ein Ungleichgewicht zwischen hoher Verausgabung einerseits und nicht angemessener Belohnung andererseits. Damit werden zumindest die Aspekte positiver Selbstwirksamkeit und positiven Selbstwertgefühls betroffen. Dieses Ungleichgewicht wird unter drei Bedingungen aufrechterhalten: Erstens, wenn der Arbeitende keine Alternative zu dieser ungünstigen beruflichen Situation hat, zweitens, wenn diese ungünstige Situation aus strategischen Gründen für eine bestimmte Zeit aufrechterhalten wird, und drittens, wenn ein bestimmtes psychisches Einstellungsmuster (übersteigerte berufliche Kontrollbestrebungen) aufgrund von Leistungsstreben und Anerkennungsbedürfnis die Wahrnehmung (und damit die realistische Einschätzung von Anforderungen und Belohnungschancen) beeinträchtigt.

In vier prospektiven Untersuchungen und ca. 30 weiteren epidemiologischen und experimentellen Studien (z.T. als Fallkontrollstudien, z.T. als Querschnittserhebungen, z.T. als Interventionsstudien) wurde das Modell der beruflichen Gratifikationskrisen im Hinblick auf verschiedene Erkrankungsrisiken bisher international getestet. Generell lässt sich sagen, dass bei Erwerbstätigen, die unter entsprechenden Stressbelastungen leiden, das Risiko der Herzkreislauferkrankungen, des Auftretens kardiovaskulärer Risikofaktoren, der depressiven Erkrankung, der gastrointestinalen Störungen je nach Population und Krankheitsbild zwischen 50 und 300% erhöht ist. Ebenfalls erhöhte relative Risiken ergeben sich bezüglich selbsteingeschätzter ungünstiger Gesundheit, bezüglich psychosomatischer Beschwerden, muskuloskeletaler Beschwerden, sowie Burn-out-Symptomen. Experimentelle Studien zeigen ferner erhöhte systolische Blutdruck- und Herzfrequenzwerte sowie erniedrigte Herzfrequenzvariabilitätswerte während der Arbeit bei Personen, die unter beruflichen Gratifikationskrisen leiden (ambulantes Monitoring).

Ebenso gibt es erste Hinweise auf erhöhte Ausscheidungen von Stresshormonen im Speichel. Es liegen auch bereits Übersichten über die wichtigsten bisher vorliegenden Forschungsergebnisse zum Modell vor [39, 64, 65].

Neuerdings ist dieses medizinsoziologische Konzept auf außerberufliche soziale Rollen übertragen bzw. erweitert worden, in erster Linie auf die Partner- und Elternrolle sowie andere soziale Rollen im zivilen Leben. Ergebnisse zu möglichen gesundheitlichen Auswirkungen liegen zur Zeit noch nicht vor. Insgesamt stellt die Arbeit einen theoretisch begründeten Beitrag zur sozialepidemiologischen Erforschung gesellschaftlich ungleich verteilter Erkrankungsrisiken in modernen Gesellschaften dar. Mit dem wissenschaftlichen Brückenkonzept sozialer Belohnungskrisen will Siegrists Forschung [63] einen Beitrag zur Verknüpfung der psychobiologischen und der soziologischen Ebene menschlichen Krankheitsgeschehens und Gesundheitsförderung leisten. Aus diesem integrativen, an einem bio-psycho-sozialen Modell von Gesundheit und Krankheit orientierten Forschungsansatz ergeben sich für die Prävention wichtige neue Impulse, in erster Linie im Bereich betrieblicher Gesundheitsförderung, aber auch in dem immer wichtiger werdenden Gebiet der Schaffung von Voraussetzungen für gesundes Älterwerden.

2.4 Interaktive Steuerungsmechanismen

Unser wichtigstes Forschungsziel ist, in unterschiedlichen Bereichen der menschlichen Tätigkeit nachzuweisen, dass monokausale Interpretationsmodelle der systemischen Komplexität nicht entsprechen und vielerorts einer kreativen Problemlösung direkt im Wege stehen. Es konnten unterschiedliche Wechselwirkungen und Synergieeffekte nachgewiesen werden. Es konnte eine komplexe interaktive Theorie der menschlichen Motivation entwickelt werden. Es wurden therapeutische Ansätze entwickelt, die die individuelle und soziale Selbstregulation anregen. Dabei wurde Wissenschaft durch vier unterschiedliche in Wechselwirkungen stehende Ziele definiert:

a) Phänomene sollen in ihrer Entstehungsgeschichte erklärt werden.

b) Die Vorhersagbarkeit von Erscheinungen soll ermöglicht werden.

c) Interventionen sollen Systeme in erwünschter Richtung anregen.

d) Zur Beweisführung sollen präzise definierte Instrumente und Forschungsbedingungen entworfen und beschrieben werden.

Es zeigt sich, dass für diese wissenschaftlichen Ziele die Erforschung von Wechselwirkungen in komplexen Systemen mehr Perspektiven eröffnet, als der monokausal-monodisziplinäre Ansatz. Wäre das letzte Ziel der systemischen Wissenschaft, nur unterschiedliche Wechselwirkungen aufzuzeigen, dann würde das Wissen ins Uferlose ausarten, wobei aber die praktischen Interventionsmöglichkeiten sehr begrenzt wären. Aus diesem Grund stellt sich für die systemische Forschung eine ganz zentrale Frage: nach den Steuerungsmechanismen in komplexen Systemen. Unter Steuerungsmechanismen (oder Steuerungsfaktoren) verstehen wir Wirkungen, die in der Regel aus der Interaktion unterschiedlicher Faktoren hervorgehen und die die Funktion und Struktur eines bestimmten Systems anregen, aufrechterhalten und anderen Faktoren entgegenwirken, indem sie beispielsweise die Funktion unterschiedlicher Faktoren und Strukturen so beeinflussen, dass ein bestimmter Zustand aufrechterhalten, zerstört oder eine bestimmte Entwicklung möglich wird. Interaktive Steuerungsmechanismen beeinflussen sowohl das individuelle sozio-psycho-biologische System, als auch soziale Gruppen und Organisationen (z. B. auch das staatliche Leben).

Das Autonomietraining ist eine interaktive Interventionsmaßnahme mit dem Ziel, die Selbstregulationsfähigkeit zu verbessern und zwar durch Analyse, Beeinflussung und Veränderung von Steuerungsmechanismen, häufig in diametral entgegengesetzter Richtung. Etwa indem eine sozio-psycho-biologische Steuerung in Richtung Krankheitsorganisation in Richtung interaktive Gesundheit umgelenkt wird.

Zum besseren Verständnis, wie interaktive Steuerungsmechanismen ein komplexes System aufrechterhalten, organisieren und entgegengesetzte Wirkungen außer Kraft setzen, führen wir Beispiele aus dem Sport an:

Sowohl bei Fußballmannschaften, als auch bei vielen individuellen Sportarten (Boxen, Tennis) konnten wir immer wieder Steuerungsmechanismen, die Erfolg und Misserfolg determinieren, therapeutisch verändern. Steuerungsmechanismen können nicht nur langfristig wirken, sie können auch durch unterschiedliche Situationen hervorgerufen werden und dann beispielsweise in einer entscheidenden Spielsituation wirksam werden. Die meisten dynamischen Steuerungsmechanismen werden weder vom Trainer, noch von der Mannschaft oder dem einzelnen Sportler inhaltlich erkannt oder gar durch Interventionen gekonnt beeinflusst. Sie verlaufen spontan, zugunsten der Sieger oder zuungunsten der Verlierer. So haben sich beispielsweise bei einer von mir betreuten Fußballbundesligamannschaft schon zu Beginn eines jeden Auswärtsspiels spielhemmende Steuerungsmechanismen eingestellt, indem auf die wahrgenommene Intensität der Heimmannschaft und die Schreie des Publikums eine psychische Desorientierung im individuellen Selbstvertrauen und der spielerischen Kooperation eintrat. Hier setzte sich ein externer Steuerungsmechanismus durch, der Reaktionen der Hilflosigkeit bei der Mannschaft hervorrief. In der Intervention wurde ein interner Steuerungsmechanismus aufgebaut, der die externen Wirkungen außer Kraft setzte. Unter anderem rief sich die Mannschaft vor dem Spiel die Parole zu: „Wenn der Gegner stark wird, werden wir noch stärker, und wenn das Publikum schreit, motiviert uns das, intelligent, entspannt und lustvoll zu spielen und uns gegenseitig zu akzeptieren." Diese Einstellungsänderung wünschten sich die Spieler im Gespräch mit mir und sie wurden im Anschluss emotional-kognitiv und sozialkommunikativ trainiert. Der neue Steuerungsmechanismus führte dazu, dass in den nächsten Spielen auswärts 83 % der Punkte geholt wurden, so dass die Mannschaft vom letzten Platz in der Vorrunde auf den vierten Platz vorrücken konnte. Auch bei Boxern oder Tennisspielern ist es sehr leicht, die spielentscheidenden Steuerungsmechanismen zu analysieren und die Schwächen in Stärken umzuwandeln. So zeigte ein

Schwergewichtsboxer ausgeprägte Minderwertigkeitsgefühle, die in der Regel vor dem Kampf angeregt wurden, es reichte z. B. ein unfreundlicher Blick von einem Sportfunktionär der Journalisten, dass sich der Sportler derart entwertet fühlte, dass seine Koordinationsfähigkeit trotz hervorragender technischer und konditioneller Fähigkeiten in Mitleidenschaft gezogen wurden. Im Autonomietraining wurde ein Steuerungsmechanismus vor dem Auftreten angeregt, der in der Regel dem Sportler die Möglichkeit gab, sich entspannt, konzentriert und motiviert auf den Kampf einzustellen, was regelmäßig mit dem Sieg endete. Der Sportler erlebte sich auch als Literat und schrieb gerne Gedichte. Er bat mich vor jedem Auftritt, ein Gedicht vorzulesen. Danach fühlte er sich akzeptiert, entspannt, von Minderwertigkeitsgefühlen befreit und dem Gegner technisch überlegen. Hier hat also ein externer Steuerungsmechanismus einen internen Mechanismus angeregt, der seinerseits viele andere Faktoren, die für die sportliche Leistung relevant sind, neu organisiert hat.

Im individuellen Bereich scheinen die interaktiven Steuerungsmechanismen hinsichtlich Gesundheit und Krankheit eine enorme Rolle zu spielen. So können beispielsweise bestimmte kognitiv-emotionale Faktoren, die die individuelle Selbstregulationsfähigkeit steigern, nicht nur die soziale Kommunikation verbessern, sondern auch tief in physiologische und organstrukturelle Prozesse eingreifen. Wenn sich Personen beispielsweise hin zu Wohlbefinden, Lust, Sicherheit und Sinnerfüllung steuern, dann wirken Risikofaktoren wie Alkoholkonsum, Fehlernährung, Zigarettenrauchen, Bluthochdruck, hohe Werte des Gesamtcholesterins im Blut, Übergewicht, Bewegungsmangel und eine genetische Belastung für bestimmte Herz-Kreislauferkrankungen weit weniger krankheitserzeugend, als wenn sich die Personen in Richtung Unwohlsein, Unlust, Sinnentleerung und akzeptierte Selbstdestruktion steuern. Eine emotional-kognitive Verhaltenssteuerung kann also komplexe systemische Wirkungen sogar im physiologischen Bereich beeinflussen. Eine gute Verhaltenssteuerung führt aber auch zur Verringerung von Risikofaktoren und eine schlechte zu deren Verschlimmerung [25].

Einige dieser Steuerungsmechanismen beziehen sich auf die von uns erforschte und entwickelte Typologie (siehe Kapitel 4).

Unsere generelle Motivationstheorie lautet, dass sich der Mensch in seinem Verhalten anhand von zwei entgegengesetzten Erlebnisqualitäten steuert:

a) Durch die Quellen des am intensivsten erlebten Wohlbefindens und Lustgefühls, die zur Wiederholung motivieren.

b) An den Quellen der intensivsten Bedrohung, Unlust und Unsicherheit, die zum Ausweichen oder zur Situationsveränderung anregen.

Steuerungsmechanismen in komplexen Systemen sind weitgehend, aber keineswegs ausschließlich kognitiv-emotionaler Natur. Selbstverständlich spielt das zentrale Nervensystem eine große Rolle bei der Entstehung und Wirksamkeit von Steuerungsmechanismen, weil in ihm Impulse aus dem Organismus, der physischen und sozialen Kommunikation aufgenommen und verarbeitet werden und in Verhalten umgesetzt werden. Steuerungsmechanismen können natürlich auf jeder biologischen und physiologischen Ebene existieren, die ihrerseits in die Funktion des gesamten Systems eingreifen. Denken wir beispielsweise an die genetisch bedingte Steuerung, durch die bestimmte Erkrankungen entstehen, die wiederum ein ganzes System und deren Entwicklung beeinflussen. Auch jede chronische Erkrankung, sportliche Betätigung oder Ernährungsweise kann wichtige Steuerungsfunktionen in komplexen Systemen ausüben und krankheitserzeugende oder gesundheitserhaltende Effekte hervorrufen. So kann nicht nur eine gute Selbstregulation physiologische Prozesse und physische Risikofaktoren beeinflussen, sondern auch umgekehrt kann die Veränderung von physischen Faktoren einen Einfluss auf die Selbstregulationsfähigkeit bekommen, in dem beispielsweise vitale Prozesse angeregt werden, die dann eine Motivation zu bestimmten sozialen oder Einstellungsveränderungen hervorruft.

Obwohl wir zeigen konnten, dass bestimmte Positivfaktoren aus unterschiedlichen Bereichen der menschlichen Aktivität (Selbstregulation, gesunde Ernährung, Suchtabstinenz, tägliche Bewegung an der frischen Luft, usw.) allgemein mit Gesundheit bis ins hohe Alter und andere Risikofaktoren mit früher Krankheit korrelieren (z. B. Alkoholkonsum, Zigarettenrauchen, Bluthochdruck und Fehlernährung), konnten wir immer wieder die Beobachtung machen, dass bestimmte Personen früh erkrankten und verstarben, die einen gesunden Lebensstil aufwiesen und dass Personen bis ins hohe Alter gesund blieben, obwohl sie einen ungesunden Lebensstil hatten. Bei näheren Analysen und Auswertungen stellte sich heraus, dass auch bei der Aufrechterhaltung der Gesundheit bis ins hohe Alter die Steuerungsmechanismen besonders im emotional-kognitivem Bereich eine zentrale Rolle spielen. Personen, die früh erkrankten und starben, steuerten ihr Verhalten eher an Objekten und Bedingungen ausgerichtet, die reaktiv Unlust, Unwohlsein und Resignation hervorrufen, so dass keine Hoffnung mehr auf die Realisierung von Wohlbefinden, Lust, Sicherheit und Sinnerfüllung bestand. Andere früh Erkrankte äußerten einen extremen Wunsch nach Lust und Wohlbefinden, z. B. in einer liebevollen Partnerbeziehung, taten das aber mit einer extremen Inkompetenz, so dass sie am Ende von Unlust und Unsicherheit überwältigt wurden, was nicht selten in chronischer Erkrankung oder im Selbstmord endete. Personen, die gesund geblieben sind, z. B. bis zum 85. Lebensjahr, konnten in unterschiedlichen Bereichen durch ihre Eigenaktivität immer wieder Bedingungen und Zustände erreichen, die zur Realisierung von Wohlbefinden und zur Hoffnung auf Verbesserung und Entwicklung in unterschiedlichen Bereichen Anlass gab. Solche Personen lassen sich nicht auf Situationen ein, in denen sie in inkompetenter Weise große, nicht zu befriedigende Erwartungen entwickelt haben. Sie zeigen keinerlei Bindung an Objekte und Zustände, die sie in abhängiger Weise zu emotional negativ erlebten, erschütternden und traumatisierenden Reaktionen veranlasst. Sie behalten ihre Nischen, in denen sie ein tägliches Quantum an Wohlbefinden erreichen (z. B. durch Ernährung, Bewegung, Kommunikation oder Gebet). In der Regel erreichen sie Wohlbefinden, ohne eine hohe Reizintensität zu benötigen, also eher in bescheidenem Maße. D. h., sie werden mit wenig Ernährung, mit etwas Bewegung, in der alltäglichen normalen Kommunikation, im Gebet Zufriedenheit erreichen. Trotzdem erreichen sie eine sogenannte bedürfnisadäquate Anregung, d. h. die Zustände, die sie sich in der sozialen und physischen Kommunikation herstellen, entsprechen den seelischen, sozialen und organischen Bedürfnissen, sie leben also nicht in einer Unterstimulierung und einer täglichen Monotonie. Sie sind eher auf soziale Konstruktion und positive Kooperation als auf Kritik und Destruktion eingestellt. Die soziale Kommunikation ist aber auch ich-bezogen ausgerichtet und zeigt keinen übermäßigen Altruismus mit Selbstverleugnung auf. Solche Personen sind auch auf innere Entwicklung eingestellt, d. h. sie sind nicht mehr an der Vergangenheit als an der Zukunft orientiert. Sie glauben auch nicht, dass die wichtigsten Anregungen in der Vergangenheit liegen, zeigen also ein in die Zukunft ausgerichtetes Lustmotiv. Sie sind signifikant mehr lustbetont und gottbezogen, als Personen, die relativ früh sterben. Die Personen mit hohem Alter teilen sich im Hinblick auf die Selbstbeobachtung in zwei Gruppen auf. Eine Gruppe fühlt sich meistens wohl und ist wenig an den eigenen Problemen ausgerichtet, während sich die andere Gruppe ein Leben lang hypochondrisch selbst beobachtet und bei den kleinsten Krankheitsanzeichen größte Angst um die eigene Person entwickelt. Auch dieses Verhalten kontrastiert mit dem Verhalten der Personen, die früh erkranken und sterben. Diese fühlen sich in der Regel durch negative Objekteinwirkungen (z. B. durch unerträgliche Distanz oder Nähe) derart geschädigt, dass sie meist den Objekten hilflos ausgeliefert sind und nicht in der Lage, in die Autonomie mit Selbstregulation zu kommen. Dabei erlebt eine Gruppe den Stress intensiv, während die andere Gruppe versucht, die Objektabhängigkeit und negative Emotionalität durch extremen Idealismus und Altruismus zu überspielen.

Wir konnten im Autonomietraining die Erfahrung machen, dass es immer wieder gelingt, objektabhängige, zu anhaltend negativen Emotionen führende Steuerungsmechanismen in autonome und kompetent Wohlbefinden erzeugende Steuerungsmechanismen umzupolen. Dabei werden in der Person alternative Verhaltensweisen angeregt, die neue kommunikative Bedingungen erzeugen, auf die eine Autonomisierung von negativer Abhängigkeit und eine Anerkennung der emotional positiven Abhängigkeit folgt.

Wir unterscheiden vier unterschiedliche Steuerungsaktivitäten auf Verhaltensebene:

1. Spontane, an Lust und Unlust ausgerichtete Verhaltenssteuerung im Alltag.
2. Übergeordnete, langfristige Steuerungsmechanismen des Verhaltens (z. B. nach dem langfristigen Bedürfnis, von einem Elternteil Zuwendung zu erlangen).
3. Kompensatorische Verhaltenssteuerung, die das Ziel verfolgt, Mangelzustände durch Aktivitäten oder Substanzen oder Befriedigung in anderen Bereichen zu kompensieren.
4. Existentielle Verhaltenssteuerung, die über die individuelle Existenz entscheidet, z. B. Selbstmord nach tragischer Trennung oder religiöse Zuschreibung.

Die vier Bereiche stehen in Interaktion und beeinflussen sich permanent gegenseitig.

2.5 Kommunikation in komplexen Systemen

In komplexen Systemen (z. B. im Menschen oder in sozialen Gruppen) verläuft dauernd eine interaktive Kommunikation zwischen Elementen aus unterschiedlichen Bereichen, die beim näheren Ansehen wiederum komplexe Systeme sind. Im Menschen interagieren nicht nur Elemente, die ihn als komplexes System ausweisen, sondern sein System steht in Wechselwirkung mit anderen Systemen. Im Rahmen der Kommunikationsforschung hängen alle Phänomene wie etwa Gesundheit, Krankheit, Leistung einer

Sportmannschaft, Entwicklung in einem Staat oder einer Staatengemeinschaft von der Art der interaktiven Kommunikation ab. Auch ein wissenschaftlicher Prozess ist kein kommunikationsfreier Erkenntnisgewinn, er entsteht in einer spezifischen sozialen Kommunikation, in der die Methode definiert wird, von der das Ergebnis abhängt.

Im Bereich der Gesundheitsforschung, besonders in Bezug auf die Entstehung von chronischen Erkrankungen und die Aufrechterhaltung der Gesundheit, aber auch in Bezug auf die Entwicklung präventiver Interventionen, stellen sich folgende Fragen:

1. Welche zentralen Motive leiten die menschliche Kommunikation?
2. Gibt es eine hierarchische Struktur in der Kommunikation?
3. Durch was wird die Kommunikation gesteuert?
4. Wie kann Kommunikation therapeutisch, etwa in Richtung Gesundheit, angeregt werden?
5. Gibt es spezifische Kommunikationsformen und -störungen, die mit bestimmten Erkrankungen zusammenhängen?
6. Gibt es Kommunikationsformen, die mit der Aufrechterhaltung der Gesundheit bis ins hohe Alter zusammenhängen?

Unsere Arbeiten befassen sich zentral mit der Frage der Bedeutung und Beeinflussbarkeit von individuellen und sozialen Kommunikationsformen und -prozessen in Bezug auf die Entstehung und kreative Lösung individueller und sozialer Probleme. Der Mensch ist ein aktives, auf seine Umwelt wirkendes und gestaltendes System. Diese Eigenschaft wird durch das von uns entwickelte Autonomietraining zur Stimulierung der Selbstregulation im Rahmen der Gesundheitsmedizin therapeutisch genutzt.

Der Mensch ist aber kein eindimensional aktives System, das nur auf seine Umwelt wirkt. Die Umwelt wirkt auch permanent auf ihn, so dass sein gesamtes Wesen das Produkt einer ständigen Kommunikation ist. In der spezifischen Art der interaktiven Kommunikation, die zwischen biologischen, sozialen, emotional-kognitiven Prozessen verläuft, entstehen resultierende Verhaltenstendenzen, etwa das Bedürfnis zu leben oder zu sterben.

Hier soll am Beispiel der Krebserkrankung, des Herzinfarkts und des Hirnschlags sowie der Gesundheit bis ins hohe Alter die Relevanz der Kommunikation aufgezeigt werden. Wir haben viele tausend Krebspatienten vor und nach der Erkrankung beobachtet, ebenso eine große Anzahl Herz-Kreislauf-Patienten und Personen, die bis ins hohe Alter gesund geblieben sind. Wir taten das mit dem Ziel, zu erforschen, ob es spezifische Kommunikationsformen gibt, die mit dem einen oder anderen Erwähnten zusammenhängen. Ebenfalls sollte die Frage beantwortet werden, wie emotional-kognitiv und sozial gesteuerte Kommunikationen mit den physiologischen Risikofaktoren in Wechselwirkung treten. Nach jahrelanger Forschung zeigten sich die folgenden Ergebnisse:

Die Krebspatienten und Personen, die später, also nach der ersten Befragung Krebs, bekamen, zeigen eine spezifische interaktive Kommunikation auf, die wie folgt aussieht:

a) Das gewohnte, Wohlbefinden, Lust und Sicherheit erzeugende Anregungsniveau verringert sich akut oder chronisch (z. B. durch monotone Beziehungen, Verlust eines Partners oder Aufgabe einer wichtigen Arbeitsstelle).

b) Eine erstrebte Nähe zu einem wichtigen Kommunikationsobjekt kann auf Dauer nicht erreicht werden.

c) Bedürfnisse und Wünsche von höchster emotionaler Bedeutung bleiben chronisch unbefriedigt.

d) Die Person passt sich chronisch, z. B. durch harmonisierendes und altruistisches Verhalten, an Bedingungen an, die ihr wenig Anregung geben und in der ihre Bedürfnisse von höchster emotionaler Bedeutung nicht befriedigt werden.

e) Die Person erkennt zwar Symptome seelisch-körperlicher Erschöpfung, sie überfordert sich aber weiter, z. B. durch die Nichtbeachtung von Krankheitssymptomen, indem sie sich schädlichen Umwelteinflüssen aussetzt usw. (dieses Verhalten nannten wir in früheren Studien exponierendes Verhalten).

Die naturwissenschaftliche Krebsforschung verfolgt seit Jahren das Ziel, lokale Prozesse um die Krebszelle herum zu erforschen und zu beeinflussen, in der Regel mit zwiespältigem Erfolg. So versucht eine Arbeitsgruppe, die Frage nach der Kommunikation zwischen gesunden und kranken Zellen zu entschlüsseln. Zellen können beispielsweise einen Fühler haben, der den Abstand von Zelle zu Zelle misst; wenn dieser zu klein ist, dann kann eine Signalübertragung die Zellteilungsrate verringern. Solche Gesetze gelten aber nicht für die Krebszelle, die sich weiter ungehemmt teilt. In der Regel gelangt man bei allen lokalen Erkenntnissen letztlich zur allgemeinen Feststellung, die lautet: Wir wissen noch nicht, warum das so funktioniert, obwohl wir sehen, wie es funktioniert.

Aus der Sicht der systemisch-interaktiven und multidimensional-kommunikativen Forschung liegt folgende Hypothese nahe: Die Wachstums- oder Hemmungsimpulse für eine normale oder pathologische Zellteilung werden nicht lokal oder in der unmittelbaren Umgebung der Zelle gesteuert, sondern auf höherer hierarchischer Ebene. Solange diese Mechanismen aus unterschiedlichen Gründen im Forschungsprozess ausgeblendet werden, wird sich die Erkenntnis im Kreise drehen. Hier soll ein möglicher, von uns erforschter und dokumentierter Kommunikationsmechanismus aufgezeigt werden, der mit der Krebserkrankung interaktiv, d. h. im Zusammenwirken mit physischen Risikofaktoren, wirksam ist.

Als Antwort auf die akute oder schleichende Blockade der Bedürfnisbefriedigung von höchster individueller Bedeutung, z. B. aufgrund der Nichterreichbarkeit von Objekten, zu denen intensive Nähe erstrebt wird oder nach dem Verlust einer wichtigen Anregungsquelle, durch den bedürfnisanregende und befriedigende Reaktionen verhindert werden, schwächt sich das Bedürfnis, leben zu wollen. Etwa weil keine Hoffnungen auf Bedürfnisbefriedigungen bestehen und die sich ausbreitenden Gefühle von Unwohlsein, Unlust, seelisch-körperlicher Erschöpfung usw. unerträglich werden. Auf den Zustand folgt keine intensive Verhaltensänderung in Richtung einer alternativen Erreichung von Wohlbefinden, z. B. durch Veränderung der Sichtweise, die zu neuen Verhaltenssteuerungen führt und somit zur Erreichung neuer angenehmer Zustände. Im Gegenteil: Die Person verharrt in dem Zustand, der nach innen Unwohlsein hervorruft und nach außen durch altruistisches, harmonisierendes und überangepasstes Verhalten überspielt wird, obwohl möglicherweise innerlich längst eine Sinnzerstörung eingetreten ist. Ein solcher kommunikativer Mechanismus wirkt als höhere hierarchische Instanz auf die neurobiologische Aktivierung und Sensibilisierung anderer biologischer Regulationsmechanismen, wie z. B. der Verringerung der Reparaturfähigkeit der geschädigten Zellen, Schwächung des Immunsystems, Hemmung in der Auslösung des programmierten Zelltods. Wenn gleichzeitig die zentralen emotional-kognitiven, sozialen Kommunikationsmechanismen eine interaktive Wirkung mit anderen biologischen Regulationsmechanismen in Richtung Krebserkrankung eingehen, dann steigt das Risiko eines klinisch entwickelten Karzinoms. Dieses Phänomen konnten wir durch die Existenz sogenannter synergistischer Effekte auf epidemiologischer Ebene nachweisen. Durch gezielte Interventionen, die den emotional-kognitiven Mechanismus verändern, konnte gezeigt werden, dass auch die Krebsinzidenz verringert wird.

Der oben beschriebene Mechanismus, in dem ein Bedürfnis von höchster emotionaler Bedeutung blockiert wird und so ein Todestrieb ausgelöst werden kann, der aber nach außen durch Überanpassung altruistisch überspielt wird, wobei in der Regel als Motiv ein Leid durch nicht realisierte Nähe zu einem emotional hoch bewerteten Objekt steht, hat nichts zu tun mit der derzeitigen Diskussion, die von einigen Psychoonkologen ausgelöst wurde in Bezug auf die Frage, ob es eine sogenannte „krebserzeugende Persönlichkeit" gibt. Selbstverständlich gibt es keine krebserzeugende Persönlichkeit! Im Rahmen der Kommunikationsforschung, wie wir sie betreiben, wird vielmehr die Frage gestellt, ob es einen kommunikativen Zustand geben kann, z. B. 30, wie er oben beschrieben ist, der aus unterschiedlichen Gründen bei jedem Menschen in für ihn ungünstigen Situationen auftreten kann. So ist es durchaus möglich, dass eine Person, die über Jahre in einem guten sich selbst regulierenden Zustand lebt, plötzlich durch einen unerträglichen Verlust in den oben beschriebenen Prozess gerät. Eine andere Person hat beispielsweise in der frühen Kindheit Abweisungen oder Stresssituationen durch Krankenhausaufenthalte erlebt, die eine flexible Selbstregulation behindern. Dies kann in Kombination mit einer Erziehung zur Anpassung in einer bestimmten Situation den oben beschriebenen Kommunikationsimpuls auslösen, den wir den zentralen krebserzeugenden interaktiven Kommunikationsimpuls nennen können. Interaktiv deswegen, weil er wahrscheinlich krebserzeugende Regulationsmechanismen auf biologischer Ebene unterstützt und krebsverhindernde Mechanismen mitorganisiert, so dass es zu synergistischen Wirkungen kommt.

Der Krebsforschung ist zu wünschen, dass sie durch lokale Beobachtungen und Interventionen zum Erfolg kommt. Wir bringen den kommunikativen und interaktiven Aspekt der Krebserkrankung in die Diskussion. Dieser Aspekt könnte eine enorme Forschungsaktivität auslösen mit dem Ziel, den lokalen Determinismus systemisch zu überwinden.

Wie sieht die Kommunikationsform von Personen aus, die mehr Herzkreislaufprobleme bekommen? Auch hier werden Bedürfnisse von höchster emotionaler Bedeutung in der Kommunikation chronisch verhindert und blockiert. Im Unterschied zu Krebspatienten kommunizieren die Herzkreislaufpatienten eher nicht aus der Distanz mit einem verhinderten Bedürfnis nach Nähe, sondern umgekehrt: Sie begeben sich in eine Nähe zu negativ erlebten, als störend empfundenen Objekten. Dabei sind sie nicht in der Lage, die Distanzierung zu erreichen und fühlen sich in der Regel den störenden Objekten gegenüber hilflos ausgeliefert. Obwohl sie das Objekt innerlich als unerträglich empfinden, bleiben sie aus unterschiedlichen Gründen in seiner Nähe, z. B. weil ein Ehemann annimmt, seine ständig ihn kritisierende und negierende Gattin könnte ohne seine Hilfe letztlich doch nicht so gut durch das Leben kommen.

Auch die zu Herzkreislauferkrankungen disponierende Kommunikationsstruktur (in der z. B. ein emotional schwer erträgliches Objekt chronisch toleriert wird) potenziert die physischen Risikofaktoren. Die sie auch gleichzeitig teilweise hervorruft, hin zur Entwicklung von Herzkreislauferkrankungen, so dass es auch hier zu synergistischen Effekten kommen kann, z. B. zwischen hilfloser Übererregung mit Bluthochdruck, familiärer Belastung, Zigarettenrauchen, Übergewicht, Fehlernährung und Bewegungsmangel. So kann beispielsweise ein einziger physischer Risikofaktor, je nach dem, in welches Kommunikationssystem er eingebettet ist, sehr gefährlich oder sogar harmlos wirken.

Die spezifischen Kommunikationsformen auf sozialer Ebene mit emotional-kognitiven Auswirkungen, die ihrerseits emotional-kognitiv gesteuert und bedürfnisorientiert sind, treten permanent in Interaktion mit physiologischen und organischen Faktoren. So wird eine Person mit einer krebsspezifischen Interaktionsform bei gleicher familiärer Belastung, Zigarettenrauchen und Fehlernährung eher an Krebs erkranken, als eine Person mit denselben physischen Risikofaktoren, aber mit einer gesundheitsfördernden Kommunikation.

Wie sieht die soziale Kommunikation aus bei Menschen, die bis ins hohe Alter gesund bleiben? Sie ist bedürfnisorientiert, mit guter Regulation zwischen Nähe und Distanz. Die Person kann sich beispielsweise von sie störenden Objekten und Zuständen entweder trennen oder durch Eigenaktivität eine angenehmere Beziehung gestalten. Hoch bewertete Objekte, die sie nicht erreichen kann, bekommen keine krankheitserzeugende Wirkung, z. B. indem sie relativiert bzw. aufgegeben oder neue, noch attraktivere Beziehungen erreicht werden. Die Person entwickelt durch ihre Eigenaktivität ein System von Bereichen, in denen immer wiederkehrendes Wohlbefinden entsteht und aufrechterhalten wird. Dabei entsteht keine übertriebene Objektabhängigkeit, die nach immer mehr Substanzen oder Zuwendung strebt. Eine weitere Eigenschaft ist beispielsweise die innere Autonomie von Gedanken und Objekten, die negative Gefühle und Zustände hervorrufen. Diese Autonomie ist ebenfalls in der sozialen Kommunikation erlernt. Auch die erlebte Mensch-Gott-Beziehung spielt bei der Aufrechterhaltung der Gesundheit eine große Rolle. Dabei ist die Wohlbefinden und Faszination erzeugende, emotional aktivierende und Sicherheit spendende Gottesbeziehung von allergrößter Bedeutung. Während eine Schuld und Unlust aufrechterhaltende Religiosität ebenso wie ein neurotischer Atheismus eher gesundheitsschädigend sind.

Es scheint so zu sein, dass sich die soziale Kommunikation, die an Bedürfnissen, die in früheren Kommunikationsformen (z. B. der Kindheit) gebildet wurden, in das dynamische Erlebnisbild umsetzt, während dieses die organischen und physiologischen Prozesse und die Wirkungen von physischen Risikofaktoren in Richtung Krankheit oder Gesundheit mitbestimmt. Wenn das so ist, dann müsste der therapeutischen Veränderung von krankheitserzeugender in Richtung einer gesundheitserhaltenden Kommunikationsform eine allergrößte wissenschaftliche und praktische Bedeutung zukommen. Mit der Zielsetzung der Kommunikationsveränderung wurde das Autonomietraining von uns entwickelt.

Wissenschaft als Kommunikationsprozess

Die wissenschaftliche Erkenntnis, die angewandte Methode und ihre Kritik sind Teile eines permanenten Kommunikationsprozesses, in dem spezifische Methoden angewandt und spezifische Ergebnisse erzielt werden. Gerade in der empirischen Psychologie und Sozialforschung wird häufig der Versuch unternommen, Datenerhebungen abgelöst von den Kommunikationsbedingungen im Experiment durchzuführen und statistisch auszuwerten. Dies geschieht überdies mit dem Anspruch einer überkommunikativen Gültigkeit, nach dem Motto: Unabhängig davon, in welchem Kommunikationsprozess Daten aufgrund eines Fragebogens erfasst werden, sind immer die gleichen Antworten und Ergebnisse zu erwarten. Die Studien von H. J. Eysenck und mir konnten zeigen, dass die Ergebnisse einer standardisierten Befragung in prospektiven Studien maßgeblich vom Kommunikationsstil bei der Datenerfassung abhängen. D. h., wird der Fragebogen ohne Erklärung vorgelegt, wird ein anderes Ergebnis erzielt, als wenn vorher eine Stunde frei über die Lebenserfahrungen und typische Verhaltensweisen der Person gesprochen wurde. Die Ergebnisse müssen also in Korrelation zur Kommunikation bei der Datenerfassung gestellt werden. Dieses Vorgehen entspricht der Methode und Theorie in der modernen theoretischen Physik, in der das beobachtete Objekt je nach Perspektive unterschiedlich erscheint. Auch die wissenschaftliche Auseinandersetzung ist ein permanenter kreativer Prozess. So entwickelte ich beispielsweise ein exaktes Vorgehen und beschrieb die Methode der prospektiven Interventionsstudie so, dass Replikationen durch andere Wissenschaftler möglich geworden sind. Wenn die Kommunikationsbedingungen in der wissenschaftlichen Arbeit und Auseinandersetzung exakt ins Bewusstsein rücken, dann können viele pseudo-wissenschaftliche Diskussionen vermieden und ein größerer methodischer Konsens erreicht werden.

2.6 Systemische Interaktionsforschung oder monokausaler Ansatz?

Die systemische Interaktionsforschung geht davon aus, dass jedes beobachtbare Phänomen das Ergebnis einer interaktiven Wirkungseinheit ist, in der also Faktoren aus unterschiedlichen Bereichen in Wechselwirkung treten und somit eine Erscheinung mitbestimmen. Wenn wir ein Element, das Bestandteil einer Erscheinung ist, isoliert erforschen wollen und glauben, andere wichtige und beobachtbare Interaktionsgrößen vernachlässigen zu können, bekommen wir in der Regel das Phänomen einer Fata morgana. Schlimmer noch, wenn mehrerer Einzelfaktoren eines Phänomens von mehreren Forschern analysiert werden, dann ist es so gut wie unmöglich, ein sinnvolles Gesamtbild von einem funktionierenden System zu bekommen. Komplexe Systeme scheinen in interaktive Wirkungseinheiten gegliedert zu sein, die dann als einzelne Elemente in interaktive Wirkungseinheiten höherer Ordnung eintreten. Je nach Abstraktionsebene können wir interaktive Wirkungseinheiten auf der Ebene der Beobachtung erschließen oder auch auf einer Ebene der höheren Abstraktion, indem beispielsweise Zusammenhänge von Mensch, Gott, Natur und Gesellschaft in die Analyse einbezogen werden. Wenn wir das menschliche Verhalten im Hinblick auf Krankheit und Gesundheit analysieren, können wir dieses beispielsweise als eine interaktive Wirkung von folgenden Faktoren betrachten:

1. Soziales Strukturerlebnis:

Unter Strukturerlebnis verstehen wir die individuelle kognitiv-emotionale Reaktion auf die soziale Kommunikationsstruktur, z. B. ob sich die Person im Familienverband oder im Berufsleben.

a) überflüssig, ausgestoßen und entwertet fühlt,
b) angenommen, positiv bewertet und zugehörig fühlt.

2. Bedürfnisausrichtung:
a) Äußert und befriedigt die Person ihre gefühlsmäßig wichtigsten Bedürfnisse?
b) Sind die wichtigsten Bedürfnisse in ihrer Äußerung und Befriedigung behindert oder blockiert?

3. Sinn- und Zielausrichtung:
a) Ist das Verhalten zielgerichtet und durch einen erkennbaren Sinn gesteuert?
b) Ist im Verhalten keine Zielrichtung erkennbar, z. B. durch sich gegenseitig blockierende Pole der Ambivalenz und ist es sinnentleert?

4. Kompetenz:
a) Zeigt die Person aufgrund ihres Verhaltens eine erworbene oder erlernte Fähigkeit, ihre Probleme zu lösen und Ziele zu erreichen?
b) Ist die Person in ihrer Zielsetzung und ihren Problemlösungsversuchen inkompetent, d. h. ohne Fähigkeiten, ihre Ziele zu erreichen und ihre Bedürfnisse zu befriedigen?

5. Lust, Wohlbefinden, Sicherheit:
a) Erreicht die Person immer wiederkehrendes seelisch-körperliches Wohlbefinden, Lust und innere und soziale Sicherheit?
b) Leidet die Person unter immer wiederkehrendem Unwohlsein, Unlust und Unsicherheit?

6. Erlebnis der eigenen Vitalität:
a) Erreicht die Person immer wiederkehrendes lustvolles Ausruhen und fühlt sie sich energiegeladen und kraftvoll?
b) Lebt die Person im Zustand anhaltender seelisch-körperlicher Erschöpfung mit dem Gefühl eines Energiemangels?

7. Lebenstendenz/Todestendenz:
a) Hat die Person ein ausgeprägtes Gefühl und das Bedürfnis, leben zu wollen?
b) Hat die Person das Gefühl, dass sie lieber sterben als leben würde?

8. Liebesenergie:
a) Erlebt die Person eine immer wiederkehrende, frei zirkulierende Liebesenergie, die sich mal auf die Mitmenschen, mal auf die eigenen Person oder Gott konzentriert?
b) Ist die Person in ihrer Äußerung von Liebe und Zuneigung auf Dauer blockiert, z. B. durch Hassgefühle oder inneres Ungleichgewicht?

9. Inneres Gleichgewicht/Ungleichgewicht:
a) Lebt die Person in immer wiederkehrendem inneren Gleichgewicht, in dem sich

2.6 Systemische Interaktionsforschung oder monokausaler Ansatz?

die Erregung und die innere Hemmung die Waage halten, so dass innere Ausgeglichenheit zum Vorschein kommt?

b) Lebt die Person in immer wiederkehrendem inneren Ungleichgewicht, z. B. in der Dominanz von Hemmung oder Übererregung oder in der Hemmungs-Übererregunsspirale, in der der eine Zustand den anderen noch verstärkt oder hervorruft?

10. Erlebtes Gottesbild:

a) Hat die Person ein angenehmes, liebevolles, bejahendes Gottesbild?

b) Hat die Person ein negatives, Gott verneinendes Erlebnisbild?

11. Konstruktion/Destruktion:

a) Ist die Person eher auf kreative Problemlösung ausgerichtet?

b) Ist die Person eher auf die Destruktion bestehender und erlebter Strukturen ausgerichtet?

12. Zukunftshoffnungen:

a) Äußert die Person Hoffnungen, dass ihre wichtigsten emotionalen Bedürfnisse geäußert und befriedigt werden?

b) Hat die Person keine Hoffnung, in Zukunft ihre Bedürfnisse noch befriedigen zu können?

13. Konfliktfreie Verhaltenssteuerung:

a) Erreicht die Person ein Verhalten, dass eindeutig auf ein Ziel ausgerichtet ist?

b) Ist das Verhalten durch starke Ambivalenz und sich gegenseitig ausschließende Motive in seiner Eindeutigkeit blockiert?

Ein Gesundheitsverhalten ist beispielsweise hier dann gegeben, wenn die unter a) beschriebenen Elemente im Einzelnen ausgeprägt sind und interaktiv wirken, indem sie sich gegenseitig aufrecht erhalten und verstärken. Wenn die unter b) beschriebenen Interaktionselemente vorherrschen, liegt ein krankheitserzeugendes Verhalten vor. Empirische Studien zeigen, dass die Faktoren a) und die Faktoren b) stark miteinander interkorrelieren. Wenn beispielsweise eine der 13 Fragen eindeutig mit a) beantwortet wird, werden im Durchschnitt 9 weitere Fragen mit a) beantwortet. Wenn eine Frage eindeutig mit b) beantwortet wird, werden weitere 7 Fragen eindeutig mit b) beantwortet. Im Sinne der monokausalen Forschung wäre es, nur ein Element systematisch zu erforschen, z. B. die Ausprägung der Kompetenz oder das Gottesbild oder das Strukturerlebnis in Bezug auf eine betsehende Sozialstruktur. Die systemisch-interaktive Forschung geht aber davon aus, dass sich die einzelnen Elemente gegenseitig beeinflussen und nicht einzeln zu betrachten sind und dass der Kontext, in dem ein Phänomen erscheint, erfasst werden muss, da sonst der einzelne Wirkfaktor nicht wissenschaftlich erforscht werden kann.

Diese These kann beispielsweise anhand des Mistelpräparates Isacdor diskutiert werden, dass bei vielen Krebspatienten in Deutschland eingesetzt wird. Wenn man die Wirkung des Einzelfaktors Iscador in Doppelblindstudien über kurze Beobachtungszeiträume analysieren möchte, ist ein negatives Ergebnis vorprogrammiert, das aber keineswegs dem interaktivem System, in dem Iscador in der Praxis wirkt, gerecht werden muss. Zum einen wirkt Iscador nur dann, wenn es über lange Zeiträume eingenommen wird, d. h. mindestens 40 % der Überlebensdauer eines Krebspatienten. Zweitens hängt der Erfolg vom Grad der Selbstregulation ab. Eine dritte Größe ist die Beurteilung des Arztes. Wenn der Arzt, zu dem großes Vertrauen herrscht, Iscador völlig entwertet und eine geringe Selbstregulationsfähigkeit herrscht, entsteht ein neurobiologischer Interaktionskomplex, in dem kein Effekt der Iscador-Therapie bei Tumorpatienten nachweisbar ist. Wenn dementgegen der Arzt des Vertrauens Iscador hoch bewertet, die Person eine gute Selbstregulation erreicht und sie Iscador über lange Zeiträume einnimmt, entsteht ein interaktiver Wirkungszusammenhang, bei dem die Patienten signifikant länger überleben [28].

Dieselben Zusammenhänge gelten für die Chemotherapie und Bestrahlung bei Krebspatienten. Auch hier wirkt eine gute Selbstregulation in Kombination mit dem Glauben an den kompetenten Arzt, der die Therapie durchführt und die Zuversicht, dass Heilung erfolgen wird zusammen mit einem oben beschriebenen Gesundheitsverhalten als eine interaktive Wirkungseinheit in Richtung längere Überlebenszeit. So konnten wir in einer Arbeit zeigen, dass bei unterschiedlichen Arten von Neoplasien des hämatologischen Systems (hochmaligne, Non-Hodgkin-Lymphome, akute, myeloische Leukämie) die Frage nach vollständiger Remission und Heilung und die Rezidivrate entscheidend davon abhängt, ob gesundheits- oder krankheitserzeugendes Verhalten vorliegt.

Jedes Element im oben beschriebenen Gesundheits- oder Krankheitsverhalten hängt interaktiv mit anderen Elementen zusammen. So entsteht z. B. eine ausgeprägte Todestendenz, also das Bedürfnis, nicht mehr leben zu wollen, im interaktiven Kontext eines abfallenden Levels von Lust, Wohlbefinden und Sicherheit, der Hoffnungslosigkeit, Bedürfnisse von höchster emotionaler Wichtigkeit in Zukunft noch befriedigen zu können und einer erlebten sozialen Interaktionsstruktur, in der sich die Person überflüssig, ausgestoßen und entwertet fühlt. Im Rahmen der systemischen Medizin können unterschiedliche Interaktionsfaktoren berücksichtigt werden, die immer dann als wissenschaftlich relevant angesehen werden, wenn sie a) eine Vorhersage und b) eine erfolgreiche therapeutische Veränderung ermöglichen. Wenn eine große Anzahl krankheitserzeugender und die Gesundheit aufrechterhaltender interaktiver Elemente definiert und erfasst wird, erscheint es unsinnig und unmöglich, alle gegenseitige Beeinflussungen der einzelnen Interaktionsfaktoren statistisch oder theoretisch bestimmen zu wollen, etwa im Sinne der monokausalen Konzeption. Die monokausale Psychologie unternimmt den Versuch, mit unexakten Messinstrumenten noch die wichtigsten Wirkfaktoren von den unwichtigen isolieren zu wollen, um letztlich die maßgebliche eine „Ursache" zu finden, ohne zu berücksichtigen, dass die erfassten Faktoren in permanenter und vielseitiger Wechselwirkung stehen. Die systemische Wissenschaft muss von daher eine vereinfachte, aber nicht weniger wirksame statistische Methode entwickeln, die letztlich nur den Nachweis erbringen kann, dass das Vorhandensein eines Bündels von Interaktionsfaktoren die Auftrittswahrscheinlichkeit eines Phänomens verringert oder vergrößert. Dabei ist sie bemüht, durch therapeutische Eingriffe zu zeigen, dass die Veränderung eines Interaktionssystems auch einen Einfluss auf die Auftrittswahrscheinlichkeit eines Phänomens haben kann.

2.7 Ergänzung von monodisziplinären, monokausalen Ansätzen

Es besteht kein Zweifel daran, dass viele Einzeldisziplinen für begrenzte Fragestellungen eine große wissenschaftliche Leistung und einen wesentlichen therapeutischen Beitrag erbracht haben. Trotz dieser Tatsachen fällt jedem Beobachter ins Auge, dass die monokausale und monodisziplinäre menschliche Aktivität in vielen Bereichen an einer erheblichen Einengung leidet.

Die Ursachenforschung in der modernen, naturwissenschaftlich orientierten Medizin konzentriert sich auf die Erforschung von immer kleineren Einheiten, z. B. auf dem Gebiet der molekularen Genetik. Dabei glaubt sie, bestimmte Probleme wie z. B. die Krebsentstehung oder die Entstehung von Arteriosklerose lösen zu können und zwar unter Vernachlässigung einer übergeordneten interaktiven Einheit (z. B. indem soziopsycho-biologische Interaktionen einbezogen werden). Die systemisch-interaktive Medizin geht von einer anderen, der ersten diametral entgegengesetzten Annahme aus. Ein Problem kann nur dann verstanden und gelöst werden, wenn relevante Interaktionsfaktoren im System erfasst und beeinflusst werden. Die beiden Richtungen stehen offensichtlich zunächst in Konkurrenz. Möglicherweise liegt die Problemlösung tatsächlich in der Erfassung von problemerzeugenden Mikroeinheiten, möglicherweise ist dies aber auch ein Irrtum, weil die Probleme in einer übergeordneten systemischen, interaktiven Einheit entstehen. Es ist aber auch möglich, dass die Problemlösung erst dann in Sichtweite treten kann, wenn sowohl die Mikroeinheit geklärt ist, als auch der interaktive Kontext, in dem sie entsteht.

Zu einem näheren Verständnis bedarf es einer kontextabhängigen systemischen Analyse und Intervention. Hier einige Beispiele:

Die moderne Neurobiologie entdeckt neuerdings das Gehirn und zentrale Nervensystem als eine wichtige Schaltzentrale, über das neuroimmunologische und neuroendokrine Prozesse verlaufen. Nun soll das menschliche Gehirn, das sich aus vielen Milliarden Zellen besteht, mit endlos vielen neuronalen Verschaltungen und Funktionen, die in extrem komplexen Wechselwirkungen stehen, monodisziplinär z. B. molekularbiologisch erforscht werden und dies in der Hoffnung, dass das menschliche Bewusstsein, die psychischen Antriebskräfte und Motive, die Besonderheiten der Persönlichkeit usw. dann besser und d. h. naturwissenschaftlich verstanden werden. Dieser edlen Absicht steht schon hemmend die Tatsache im Wege, dass das Gehirn sowohl ein neurobiologisches, als auch ein Sozialorgan ist, dessen Funktion nur dann verstanden werden kann, wenn der Gesamtkontext, in dem sich die Funktion abspielt, erfasst wird, also die Art der sozialen Kommunikation, die Merkmale des sozialen Verhaltens und der Persönlichkeit, bestimmte neurobiologische Funktionen und Verschaltungen usw. Wenn die interaktive Einheit, aus der die Gehirnfunktionen entstehen, also die Wechselwirkungen von erfassbaren Faktoren aus unterschiedlichen Disziplinen, nicht in den Vordergrund rückt, aus deren Betrachtung dann an die Neurobiologie gezielte Fragestellungen formuliert werden können (z. B.: Was geschieht im Gehirn eines Menschen, der nach außen hilflos übererregt wirkt im Gegensatz zu einem Menschen, der überangepasst, gehemmt und leblos wirkt?), besteht die Gefahr einer Überforderung durch unzulässige Einengung des Blickfeldes, das nicht mehr die interaktiven Funktionen erkennen lässt. Wenn sich die monodisziplinär-monokausale Neurobiologie selbst vom interdisziplinär interaktiven Wirkungskontext entfernt, dann kommt sie in Gefahr, trotz neuer Entdeckungen und Erkenntnisse von Elementarfunktionen nicht erfahren zu können, wie diese im interaktiven sozio-psycho-biologischen Kontext angeregt werden und welche Funktion sie unter welchen Bedingungen ausüben. Wenn sich die monodisziplinär-monokausale Forschung nicht interdisziplinär integrieren lässt, besteht die Gefahr, dass sich einzelne Wissensbereiche enorm vermehren, diese aber nur von begrenztem praktischen Nutzen für die Problemlösung bleiben, weil sie ihr eigenes systemisches Wirkungskonzept nicht begreifen können. Dies kann heute schon demonstriert werden, vergleicht man z. B. weit über 100.000 hervorragende wissenschaftliche Fachartikel im Bereich unterschiedlicher Monodisziplinen aus der Krebsforschung mit den mageren therapeutischen Erfolgen und noch geringeren präventiven Effekten. Die einzelnen Wissenschaftler entdecken eine große Anzahl relevanter Wirkfaktoren, obwohl der Gesamtkontext, in dem sich die Wirkung entfaltet oder hemmt, in der Regel im Dunkeln bleibt. So wird z. B. vom Nutzen oder Schaden einer bestimmten Form der Chemotherapie bei Brustkrebs oder über eine komplementäre Therapie, z. B. Iscador, in der Krebsbehandlung diskutiert. Dabei wird so getan, als wäre die Wirkung in jedem systemischen Kontext die gleiche, wobei es das wissenschaftliche Ziel ist, diese so exakt wie möglich zu bestimmen. Zu diesem monokausalen Denkansatz steht die Realität im Widerspruch, nämlich dass die Wirkungen von einzelnen Pharmako-Substanzen extrem abhängig sind von kognitiv-emotionalen und sozial-kommunikativen Bedingungen, z. B. von der individuellen Fähigkeit zur Selbstregulation des Patienten, vom Glauben und Vertrauen in den behandelnden Arzt, von der wahrgenommenen Wirkung des Präparats, vom Glauben an die anderen Behandlungsmethoden, die mit dem Präparat ergänzend in Interaktion treten und von der Einschätzung des Präparats durch den behandelnden Arzt, zu dem Vertrauen besteht.

Unsere Welt wird sicherlich reicher und lebenswerter, wenn sie durch die Vielfalt von möglichen Wechselwirkungen hindurch neu erkannt und durch eine Vielfalt an bedürfnisgerechten Interventionen kreativ bereichert wird. Zu dieser Vielfalt kann jede monodisziplinäre Erkenntnis und Weiterentwicklung einen wichtigen Baustein liefern, sie soll sich aber ihrer Kontextabhängigkeit und begrenzten Bedeutung bewusst bleiben, so dass nicht der Eindruck universeller Machbarkeit im Rahmen einer begrenzten Disziplin, z. B. der modernen Genforschung, aufkommen kann.

Dieses Buch soll mit vielen Beispielen von Analysen, Ergebnissen, Methoden, theoretischen Konstruktionen und Interventionseffekten die grundlegende Bedeutung von systemisch-interaktiven Ansätzen unterstreichen. Und zwar immer in dem Wunsch nach besserer Integration der einzelnen Disziplinen in ein interaktives Gesamtkonzept.

2.8 Methodologie der Beweisführung mitursächlicher Zusammenhänge in der systemischen Medizin

Die systemische Interaktionsforschung bedarf auch einer eigenständiger Methode zur Beweisführung mitursächlicher Zusammenhänge. Die systemische Methode beinhaltet mehrere Schritte von unterschiedlichen Vorgehensweisen, die erst in ihrer Wechselwirkung eindrucksvolle Ergebnisse ermöglichen. Hier sollen die einzelnen Schritte im Überblick angeführt, beschrieben und im Weiteren näher ausgeführt werden:

1. Durchführung von prospektiven Interventionsstudien, d. h. gleichzeitige prospektive Datenerfassung und experimentelle Intervention in Subgruppen:

2.8 Methodologie der Beweisführung mitursächlicher Zusammenhänge

In prospektiven Interventionsstudien werden sowohl epidemiologische Längsschnittstudien durchgeführt, z. B. indem matching pairs gebildet werden und deren Schicksal über viele Jahre verfolgt wird, als auch randomisierte Therapieexperimente. Hierbei handelt es sich um eine besonders beweiskräftige Methode, weil es zu einer interaktiven Validierung beider Methoden kommt. Wenn nur prospektive Studien durchgeführt werden, herrscht nie endgültige Sicherheit darüber, ob ein Faktor oder eine Wechselwirkung von mehreren Faktoren trotz erfolgreicher Vorhersage (z. B. einer Krebserkrankung) eine mitursächliche Funktion ausüben. Denn es könnte ja eine zufällige Korrelation mit einem dritten, in der Studie nicht erfassten Faktor sein, der wiederum in Interaktion mit anderen nicht erfassten Faktoren die eigentliche Ursache darstellt. Wenn aber in randomisierten Interventionsexperimenten die Verringerung des gleichen Faktorenkomplexes, der in der epidemiologischen prospektiven Studie ein Risiko- bzw. Vorhersagefaktor war, zur Verringerung der abhängigen Variable (des Kriteriums) führt, dann wurde das epidemiologische Ergebnis durch das Therapieexperiment validiert. Umgekehrt, wenn im Therapieexperiment ein positives Ergebnis erzielt wird, z. B. die Verringerung der Mortalität durch Krebs bei Personen, die gelernt haben, sich besser selbst zu regulieren, dann kann der Einwand erhoben werden, dass es sich beispielsweise um eine motivierte und zur Therapie bereiten Gruppe handelt oder dass andere selektive Methoden der Auswahl das positive Ergebnis mitbestimmen. Wenn dann nachgewiesen werden kann, dass auch die Ergebnisse der epidemiologischen Studie in dieselbe Richtung deuten, werden die Therapieexperimente durch die epidemiologische Studie validiert. Aus diesem Grund sprechen wir auch von der interaktiven, also sich gegenseitig validierenden Methode. So gut wie alle internationalen Studien wenden entweder nur epidemiologische Designs an oder sie konzentrieren sich nur auf randomisierte Studien [50, 53].

2. Multiple Datenerfassung mit unterschiedlichen Messinstrumenten (z. B. durch standardisierte Interviews, Beobachtungskataloge) und aus unterschiedlichen Datenquellen (z. B. Interviewer-Beurteilung der Probanden, Angehörigenbeurteilung der Probanden oder Interviews mit den Probanden selbst). All dies erfolgt mit dem Ziel der Hypothesenüberprüfung durch unterschiedliche Personen und Instrumente.

3. Das Dreistufenprogramm in der Entwicklung von Messinstrumenten und der Überprüfung von Hypothesen. Auf der ersten Stufe werden freie Interviews in retrospektiven Studien durchgeführt. Auf der zweiten Stufe werden standardisierte und halbstandardisierte Messinstrumente entwickelt, die erneut auf ihre Verständlichkeit in retrospektiven Studien überprüft werden. Erst auf der dritten Stufe werden die Messinstrumente prospektiv eingesetzt.

4. Interne und externe Replikation der Ergebnisse. In der internen Replikation werden die Daten aus prospektiven Interventionsstudien über lange Zeiträume kontrollierenden Instituten abgegeben, um zu erforschen, ob sich die Ergebnisse am gleichen Datenmaterial replizieren lassen. In der externen Replikation versuchen neue wissenschaftliche Gruppen mit der exakten Anwendung der Messin-

strumente und der Methode dieselben Ergebnisse zu erzielen.

5. Entwicklung einer der systemischen Medizin entsprechenden Statistik. Während die monokausale Statistik den Versuch unternimmt, die Wirksamkeit eines Faktors dadurch nachzuweisen, dass sie die anderen Faktoren statistisch berücksichtigt, d. h. konstant hält, versucht die systemische Statistik die extreme Anzahl von möglichen Wechselwirkungen und kontextabhängigen Bedingungen zu berücksichtigen. Somit versucht sie nur, eine Antwort auf die Frage zu geben, ob ein interaktives Indikatorensystem von erfassten Daten (z. B. sechs Risikofaktoren für Lungenkrebs bei Konstanthalten von Alter und Geschlecht) eine präzisere Vorhersage ermöglicht, als die Erfassung eines Faktors, dem irrtümlicherweise eine monokausale Wirkung unterstellt wird. Zu diesem Zweck hat sich die einfache deskriptive Gruppenvergleichsstatistik, in der die Daten und Hypothesen prospektiv vorliegen, als erfolgreicher erwiesen (bedenkt man, dass Interaktionsanalysen bei drei bis vier Faktoren schon äußerst schwierig sind). Die Kombination der deskriptiven Statistik mit prospektiven Daten und Daten aus der Intervention ist methodisch ein unangreifbares System.

6. Systemische Antwort auf monokausale Kritik. Obwohl die systemische Medizin jeden einzelnen Kritikpunkt an ihrem wissenschaftlichen Vorgehen beantwortet, gibt sie auch eine systemische Antwort, indem sie mit der Interaktion der systemischen Vorgehensweise ein zusätzliches Verteidigungsargument aufbietet.

7. Die theoretische und methodische Konzeption in der systemischen Gesundheitsmedizin zielt ab auf eine Integration der ideographischen und nomothetischen Methode, ein Ziel, dass in den letzten 100 Jahren in der empirischen Psychologie als nicht erreichbar galt, z. B. weil statistische Auswertungen über spezifische Persönlichkeitsmerkmale die einzelne Person außer Acht lassen und die extrem Individuums-bezogenen Ansätze nicht mehr in der Lage sind, statistische Generalisierungen vorzunehmen. In der systemischen Medizin wird permanent der Versuch unternommen, die statistisch erfassbaren Variablen so darzustellen, dass sie bis ins individuelle Erscheinungsbild erkennbar bleiben und umgekehrt eine große Anzahl individueller Merkmale statistisch so zu beweisen, dass immer noch die Individualität in einer großen Fallzahl erkennbar bleibt.

8. Interaktive Einheiten werden methodisch erfasst. Es geht also um die Erfassung von bestimmten Elementen und Faktoren, die in bestimmte funktionale Wechselwirkungen treten, und nicht um die Konzentration auf einzelne, aus dem interaktiven Kontext herausgerissene Elemente und Faktoren. Damit kann das Verstehen von bestimmten Phänomenen sowie die Vorhersage und therapeutische Beeinflussung enorm vergrößert werden.

9. Ständige Einbeziehung und Neuentwicklung von Messinstrumenten und Hypothesen, die entweder neue Zusammenhänge überprüfen sollen, oder bereits erfasste Zusammenhänge mit neuen Methoden der Datenerfassung konfrontieren: Wir berücksichtigen, dass auch der wissenschaftliche Prozess ein permanenter Lern- und Veränderungsprozess ist, und dies im Wunsch, sich der real bestehenden systemischen Komplexität mindestens etwas annähern zu können. So wurden beispielsweise von Jahr zu Jahr neue Hypothesen und Instrumente ent-

2.8 Methodologie der Beweisführung mitursächlicher Zusammenhänge

wickelt, die immer wieder in prospektive Interventionsstudien einbezogen wurden und die sich auf die Erforschung unterschiedlicher Phänomene beziehen.

Hier wurden neun methodische Aspekte angeführt, die in der Interaktion den Kern der systemischen Methodologie darstellen. Einzelne Beschreibungen der hier angedeuteten Schritte zusammen mit Ergebnissen befinden sich an unterschiedlichen Stelle dieses Buchs.

2.8.1 Vom Allgemeinen zum Spezifischen

Wenn ein Wissenschaftler in der Lage ist, eine generelle Theorie über einen bestimmten Sachverhalt aufzustellen und diese dann auf einzelne Aspekte zu reduzieren, so dass der gesamte Zusammenhang aufrecht erhalten bleibt, ist die Chance, ein brauchbares wissenschaftliches Ergebnis zu bekommen, weitaus größer, als wenn er einzelne Faktoren erfasst, ohne den Zusammenhang zu berücksichtigen. Am Beispiel der Erfassung der Grossarthschen Typologie (siehe Kapitel 4) soll diese Auffassung dokumentiert werden. Wenn einzelne Fragen zur Einordnung in die Grossarthschen Typologie von der Person beantwortet werden, ohne dass diese die Gesamtbeschreibung der einzelnen Typen kennt, ist ein weitegehend schlechteres Vorhersageergebnis (z. B. von Gesundheit oder Erkrankung) möglich. Bei der Erfassung der Daten zur Grossathschen Typologie wurde deswegen der Weg vom Allgemeinen zum Spezifischen gewählt, während zum Beweis der Überlegenheit dieser Methode eine andere Gruppe nur die spezifischen Fragen beantwortet hat, ohne die theoretische Begründung der einzelnen Typen zu kennen.

Im ersten Teil wurden der Person die sechs Verhaltenstypen wie folgt erklärt: „Wir beschrieben sechs Verhaltensmuster und werden Sie bitten, sich in jedes Verhaltensmuster je nach Ausprägung einzuordnen. Eine Person, die dem Typ-I-Verhalten zuzuordnen ist, erstrebt eine enge Beziehung zu einer Person und leidet aus der Distanz unter der Unfähigkeit, die andere Person zu erreichen (z. B. weil sie durch innere oder äußere Umstände in ihrer Zielverwirklichung gehemmt ist). Die Person ist an hoch bewerteten Personen und Zuständen mit Selbstzurückstellung der eigenen Bedürfnisse ausgerichtet. Die Person mit Typ-II-Verhalten leidet eher an einer erdrückenden Nähe und schafft über viele Jahre nicht die erstrebte Distanzierung von negativ bewerteten Mitmenschen. Die Person ist an negativ erlebten Personen und Zuständen ausgerichtet und zum größten Teil mit diesen Objekten beschäftigt. Die Person mit Typ-III-Verhalten leidet kurzfristig unter erdrückender Nähe, dann erreicht sie übergroße Distanz, dann leidet sie unter der übergroßen Distanz und schafft wieder Nähe zu wichtigen Mitmenschen. So kommt sie ins Gleichgewicht, indem sie kurzfristig die optimale Nähe und Distanz herstellt. Sie ist überempfindlich an der eigenen Person ausgerichtet. Eine Person mit Typ-IV-Verhalten erreicht die erstrebte Nähe und Distanz zu gefühlsmäßig wichtigen Personen und erreicht dadurch anhaltendes Wohlbefinden und innere Zufriedenheit. Eine Person mit Typ-V-Verhalten verzichtet weitgehend auf gefühlsmäßige Äußerungen und versucht sich ausschließlich an rational begründeten Grundsätzen auszurichten. Die Person ist zur Verwirklichung ihrer Grundsätze häufig bis zur seelisch-körperlichen Erschöpfung aktiviert. Eine Person mit Typ-VI-Verhalten ist das Gegenteil von Typ V: Sie richtet sich ausdrücklich an emotionalen, meistens der Vernunft und gesellschaftlichen

Eindeutige und dreifache Typzuordnung durch Selbsteinschätzung, Angehörigenbewertung und Einordnung durch geschulte Interviewer

Einordnung in die Grossarthsche Typologie	N	Krebs	Herzinfarkt	andere Todesursachen	chronisch krank	gesund
I	612	31,2 %	8 %	29,6 %	15,8 %	15,4 %
II	659	13,7 %	28,1 %	30,8 %	15,8 %	11,7 %
III	630	4,8 %	9,7 %	22,5 %	28,6 %	34,4 %
IV	882	7,6 %	4,6 %	14,1 %	21,6 %	52 %
V	781	15,4 %	9,2 %	23,8 %	25,5 %	26,1 %
VI	256	5,5 %	10,9 %	33,2 %	44,1 %	6,3 %

Einordnung von Grossarth-Maticek

Einordnung in die Grossarthsche Typologie	N	Krebs	Herzinfarkt	andere Todesursachen	chronisch krank	gesund
I	294	27,6 %	7,8 %	28,9 %	29,3 %	6,5 %
II	325	8,9 %	26,5 %	28,9 %	27,7 %	8 %
III	350	4,9 %	11,4 %	16,9 %	15,7 %	51,1 %
IV	615	4,6 %	3,3 %	10,7 %	12,2 %	69,3 %
V	474	10,8 %	8,4 %	30,6 %	22,8 %	27,4 %
VI	297	6,4 %	10,1 %	55,6 %	26,9 %	1 %

Einordnung durch ungeschulte Interviewer

Einordnung in die Grossarthsche Typologie	N	Krebs	Herzinfarkt	andere Todesursachen	chronisch krank	gesund
I	607	12,2 %	13 %	23,4 %	24,7 %	26,7 %
II	516	16,1 %	13,6 %	19,8 %	26,4 %	24,2 %
III	372	7,3 %	9,7 %	23,7 %	32,3 %	27,2 %
IV	462	15,4 %	13 %	20,6 %	22,9 %	28,1 %
V	648	14,5 %	15,1 %	26,2 %	20,7 %	23,5 %
VI	97	12,4 %	16,5 %	18,6 %	21,6 %	30,9 %

Regeln widersprechenden Verhaltensweisen aus und ist dabei abwechselnd ausgeprägt selbst- und fremdaggressiv."

Nach dieser generellen Erklärung wird die Person gebeten, ihre positiven und negativen Erlebnisse und typische Verhaltensweisen zu

Einordnung durch Vorlage des Fragebogens ohne Erklärung

Einordnung in die Grossarthsche Typologie	N	Krebs	Herzinfarkt	andere Todesursachen	chronisch krank	gesund
I	667	13,8 %	15,6 %	20,5 %	21,7 %	28,3 %
II	679	13,8 %	13,4 %	20,6 %	22,5 %	29,6 %
III	542	11,1 %	13,7 %	24,2 %	25,8 %	25,3 %
IV	556	13,5 %	11,5 %	22,3 %	24,8 %	27,9 %
V	654	12,8 %	14,1 %	24,6 %	23,7 %	24,8 %
VI	124	8,1 %	12,9 %	20,2 %	26,6 %	32,3 %

berichten. Nachdem sie zwischen einer halben und einer ganzen Stunde engagiert gesprochen hat, wird sie gebeten, sich in die Grossarthsche Typologie einzuordnen, und diese Entscheidung unter Bezug auf das eigene Verhalten und Erleben zu begründen.

Die empirischen Ergebnisse zeigen eindrucksvoll, dass mit der Vorgehensweise vom Allgemeinen zum Spezifischen eine weitaus bessere Vorhersage von bestimmten Erkrankungen auf lange Zeiträume möglich ist, als wenn der umgekehrte Weg vom Spezifischen zum Allgemeinen gewählt wird, indem beispielsweise ohne Vorinformation einfach Elemente der Grossarthschen Typologie erfasst werden, etwa weil jeder einzelne Aspekt, der durch eine Frage erfasst wird, in einem bestimmten allgemeinen Kontext steht, der der befragten Person bewusst sein muss.

2.8.2 Anwendung unterschiedlicher Methoden der Datenerfassung und Ergebnisse aus prospektiven Studien

Die empirische Psychologie geht davon aus, dass ein Messinstrument, z. B. ein Fragebogen unabhängig vom Kommunikationsstil des Interviewers und des Befragten immer zu demselben „objektiven" Ergebnis führt. Diese Position wurde wissenschaftlich selten in Frage gestellt, obwohl sie beispielsweise im Widerspruch zu Ergebnissen der theoretischen Physik steht. Der Irrtum der empirischen Psychologie ist also, dass angenommen wird, einen objektiv bestehenden Zusammenhang naturwissenschaftlich exakt mit subjektiven Qualitäten unter nicht exakt definierten Bedingungen erfassen zu können. Unserer Auffassung nach kann nur mit einem Instrument, das unter exakt beschriebenen Bedingungen angewandt wird, ein relativer Zusammenhang erfasst werden, der dann von wissenschaftlicher Bedeutung ist, wenn er eine praxisrelevante Vorhersage leistet. Die nachfolgenden Ergebnisse zeigen, dass die Anwendung des Recherchenkatalogs zur Erfassung der Grossarthschen Typologie je nach Anwendungsbedingung zu grundverschiedenen Ergebnissen führt. Geschulte Interviewer können eine differenzierte Prädiktion zwischen Krebs, Herzinfarkt und Gesundheit vorhersagen. Diese ist nicht möglich, wenn der Fragebogen von ungeschulten Interviewern den Personen vorgelesen wird oder wenn die Personen den Fragebogen selbst ausfüllen. Dabei scheint es zur Anhäufung von systematischen Fehlantworten zu kommen, z. B. durch eine Motivation, das Positive und Wünschenswerte anzukreuzen.

Die hier vorliegenden Ergebnisse im Hinblick auf die Anwendung des Beobachtungskataloges wurden auch in ähnlicher Weise publiziert in Bezug auf die Anwendung von Fragebögen [21, 23, 25].

2.9 Methode der wissenschaftlichen Beweisführung von interaktiven Zusammenhängen als permanenter Kommunikations- und Entwicklungsprozess

Die Methode der wissenschaftlichen Beweisführung im Rahmen der menschbezogenen Wissenschaften unterscheidet sich grundlegend vom naturwissenschaftlichen Experiment. Da der Mensch ein hoch komplexes interaktives System ist, können die systemischen Eigenschaften nicht so konstant gehalten werden wie im naturwissenschaftlichen Experiment. Das schließt aber eine wissenschaftliche Beweisführung nicht aus, es macht sie nur komplizierter.

Einerlei, ob die Effektivität von medizinischen Behandlungen, die Krankheitsentstehung oder die Aufrechterhaltung der Gesundheit, die Leistung von Fußballmannschaften oder das Phänomen der Arbeitslosigkeit erforscht wird, es setzt sich im Rahmen der interaktiven Wissenschaft die Erkenntnis durch, dass eine standardisiert angewandte Methode keineswegs in der Lage ist, Klarheit in der Erforschung von Zusammenhängen herzustellen. Aus diesem Grund werden mehrer methodische Vorgehenswesen gewählt, bei der jede wichtige Teilerkenntnisse hervorbringt, aber die endgültige Erkenntnis erst aus der Interaktion der angewandten Methoden resultiert. Der Grundsatz der interaktiven Methode ist die sogenannte prospektive Interventionsstudie. Dabei werden Längsschnittdaten erfasst und experimentelle Interventionen durchgeführt. Solche Maßnahmen müssen aber mit einer Fülle von unterschiedlichen Forschungsschritten ausgefüllt werden, um dann jeder logischen Kritik an den Ergebnissen Stand halten zu können. Ein solches Vorgehen soll hier demonstriert werden am Beispiel der Forschung zu Iscador, einem Mistelpräparat im Rahmen der komplementären Krebstherapie.

Wir haben die Wirkung von Iscador nicht aufgrund eines übermäßigen Interesses an diesem Präparat erforscht, sondern deswegen, weil sich anhand der Iscadorforschung ideal die interaktive Methodologie veranschaulichen lässt. Hier sollen methodische Überlegungen, Forschungsschritte, Ergebnisse und Kritiken an den einzelnen Methoden dargestellt werden. Zunächst ist zu betonen, dass wir an der Erforschung von Langzeiteffekten, also in der Regel an der gesamten Überlebenszeit von Krebspatienten interessiert sind und nicht Methoden zur klinischen Überprüfung eines neuen Medikaments durchführen. Deswegen wurden in Bezug auf Iscador folgende Forschungsschritte unternommen:

1. Die Bildung von matching pairs, also nach Alter, Geschlecht, Tumorart, Tumorausbreitung und Behandlung vergleichbare Gruppen: Eine Gruppe unterscheidet sich von der anderen darin, dass

in der einen Gruppe über lange Zeiträume Iscador gegeben wird. Wenn sich dabei ein positives Ergebnis erweist, z. B. dass Iscadorpatienten länger leben und dass Synergieeffekte mit der Selbstregulation entstehen, dann ergibt sich automatisch ein wesentlicher Kritikpunkt: Vielleicht bindet sich Iscador und die lange Einnahme von Iscador an Personen, die sich gut regulieren und mit der Bestrahlung, Operation, Chemotherapie oder Hormonbehandlung Synegieeffekte aufweisen. Das heißt, medizinisch gut behandelte und sich gut regulierende Personen nehmen mehr Iscador, wobei das längere Leben aber auf die Synergieeffekte zwischen Selbstregulation und anderen medizinischen Behandlungsweisen zurückzuführen ist.

2. Durchführung von randomisierten Experimenten mit voller Aufklärung: Wenn im randomisierten Experiment erneut Überlebensvorteile für Iscador auftreten, dann stellt sich wieder die Frage, ob nicht ein Placeboeffekt, z. B. durch besondere Zuwendung und indirekte Stärkung der Selbstregulation ausschlaggebend war. Würde jemand auf die Idee kommen, die Doppelblind-randomisierte-Studie vorzuschlagen, dann ist folgendes zu antworten:

a) Die Doppelblindstudie ist nicht geeignet, Überlebenseffekte über viele Jahre zu verfolgen.

b) In die randomisierte Studie willigen nur Personen mit äußerst schlechter Selbstregulation ein, die keine Hoffnung mehr haben.

c) Die subjektive Reaktion der Patienten auf die Blindstudie ist ein wichtiger Korrekturfaktor für das Ergebnis.

(Die Punkte b) und c) konnten experimentell nachgewiesen werden.)

3. Wenn die Ergebnisse der Matching-pairs-Studie und des randomisierten Experiments wiederholt zu einem ähnlichen Ergebnis führen, erhärtet sich zwar der Zusammenhang, sie räumen aber die oben angeführten Kritikpunkte nicht aus.

4. Matching-pairs-Studien bei Krebspatienten, die alle medizinischen Behandlungsformen verweigern im Vergleich zu einer Gruppe, die nur Iscador nimmt: Sollten die Ergebnisse auch in dieser Studie in die gleiche Richtung zeigen, dann können Synergieeffekte mit anderen medizinischen Benhandlungsweisen ausgeschlossen werden. Sollten die Ergebnisse wesentlich schwächer sein, dann kann die Differenz zwischen der medizinischen Behandlung und der Iscadorbehandlung errechnet werden, und zwar im Vergleich der Ergebnisse der Matching-pairs-Studie, in der auch andere medizinische Behandlungsweisen erfasst sind.

5. Randomisiertes Experiment bei Therapieverweigerern: Wenn eine randomisierte Zufallsgruppe von Therapieverweigerern Iscador bekommt und eine andere nicht, dann kann die Wirkung von Iscador errechnet werden, allerdings wiederum in Kenntnis eines möglichen Placeboeffekts.

6. Um die interaktive Wirkung von Iscador und Selbstregulation zu erforschen, wird ein nächstes randomisiertes Experiment durchgeführt, in dem eine Gruppe von Therapieverweigerern ein Autonomietraining bekommt, eine Gruppe nur Iscador und eine Gruppe Iscador und Autonomietraining im Vergleich zu einer nicht behandelten Kontrollgruppe: In diesem Experiment kann exakt die Wirkung der

verbesserten Selbstregulation, die Wirkung des Iscadors und der Effekt des Zusammenwirkens berechnet werden.

7. Prospektive Matching-pairs- und randomisierte Studien bei Personen mit unterschiedlicher medizinischen Behandlungsweisen (z. B. Chemotherapie, Bestrahlung, Hormontherapie, bei denen nur ein kleiner Prozentsatz spontan Iscador nimmt): Durch multivariate statistische Methoden kann berechnet werden, ob auf Iscador dann noch eine selbständige Wirkung entfällt.

Eine zusammenfassende Bewertung der Wirksamkeit von Iscador kann nur dann erbracht werden, wenn alle Forschungsmethoden in dieselbe Richtung zeigen. Wenn es signifikante Differenzen gibt, werden sie jeweils spezifisch interpretiert.

Ähnliche Methoden wie in Bezug auf Iscador wurden bei der Erforschung der Wirkung der Hormonbehandlung im Klimakterium und im Bereich der Vitamin- oder Nahrungsergänzungsforschung durchgeführt. Ebenso in der Erforschung der interaktiven Entstehung von Krankheit oder des Krankheitsverlaufes wie auch in anderen Gebieten (Leistung von Fußballmannschaften, Radikalismus usw.).

Das Ziel unserer Methodenforschung ist es, zunächst adäquate und beweisfähige wissenschaftliche Methoden zu entwickeln, zusammen mit Anleitungen für Replikationsstudien, so dass andere Forschungsgruppen mit allen Anforderungen an klinische Studien wissenschaftlich sinnvolle Methoden erst anwenden lernen.

3. Das Autonomietraining

3.1 Gesundheit und Problemlösung durch Anregung der Selbstregulation

Der systemischen Medizin und dem Autonomietraining als Interventionsmethode liegen folgende Annahmen und Zielsetzungen zugrunde:

1. Erscheinungen, z. B. eine bestimmte Erkrankung, die aufrechterhaltene Gesundheit oder auch die spielerische Leistung einer Fußballmannschaft werden in sogenannten interaktiven Einheiten verursacht, also entstehen sie in einem Feld, in dem Wechselwirkungen aus unterschiedlichen Bereichen eintreten, die mit unterschiedlichen Disziplinen erfasst und erforscht werden können. Da das gesamte Wirkungsfeld mit allen Wirkungsfaktoren nicht erfassbar erscheint, konzentriert sich die systemische Medizin auf die Wechselwirkung einiger relevanter Faktoren. Sie betrachtet diese als Systemindikatoren in der Überzeugung, dass mit mit der Erfassung ihrer Wechselwirkungen eine erfolgreichere Vorhersage möglich wird, als wenn nur einzelne Faktoren aus einzelnen Disziplinen berücksichtigt werden. Der Versuch, Phänomene monokausal zu erklären, also nur durch eine oder wenige Faktoren verursacht zu betrachten, ist häufig eine Illusion. Wenn die monodisziplinäre Epidemiologie oder Psychologie den Versuch unternimmt, durch statistische Berücksichtigung einzelner Faktoren die Bedeutung des erforschten Faktors zu unterstreichen, wird in der Regel übersehen, dass sowohl der erforschte Faktor als auch die anderen Faktoren in derart zahllose Wechselwirkungen treten, dass die Wirkung des erforschten Faktors nur kontextabhängig von anderen Faktoren gedeutet werden kann. Im Bereich der sozio-psycho-biologischen Wechselwirkungen entstehen häufig synergistische Effekte, d. h. zwei oder mehrere Faktoren potenzieren ihre Wirkung weit über den additiven Effekt hinaus.

2. Für jedes problemerzeugende Verhalten eines Systems, z. B. auf der Ebene des individuellen oder sozialen Verhaltens, gibt es eine problemlösende Alternative. Diese Alternative ist aber nicht schon derart ausgebildet, dass es nur noch eines unspezifischen Anstoßes von außen, z. B. durch einen Motivationstrainer, bedarf. In der Regel ist es nötig, die Struktur des Systems zu kennen, um dann auf der Kompetenzebene des Systems durch dessen Eigenaktivierung erst eine den Bedürfnissen entsprechende Anregung herzustellen. Erst danach werden problemlösende und bedürfnisbefriedigende Aktionen und Reaktionen auslösbar.

3. Der Mensch ist seinem biologischen und sozialen Schicksal nicht ausgeliefert. Im Gegenteil, er produziert und strukturiert

Bedingungen im Körper und seiner physischen und sozialen Umwelt, auf die er dann bedürfnisbefriedigend oder mit Hemmung reagiert.

4. Das individuelle und soziale Verhalten ist emotional-kognitiv gesteuert, d. h. auf bestimmte Ereignisse und wahrgenommene Zustände folgen Reaktionen, es werden bestimmte Motivationen ausgelöst, eine bestimmte Bewertung findet statt im Kontext spezifischer Emotionen, es werden Handlungen hinsichtlich der Umwelt unternommen. Die emotional-kognitive Steuerung des Verhaltens ist also ebenfalls das Produkt einer interaktiven Einheit, also eines Feldes, in dem Faktoren aus unterschiedlichen Bereichen in Interaktion treten. Als Ergebnis kann beispielsweise beobachtet werden, dass die Verhaltenssteuerung widersprüchlich ist, weil die Emotionen und Kognitionen nicht zusammenpassen. Da das emotional-kognitive Verhalten interaktiv und nicht monokausal gesteuert ist, ist es ebenfalls ein Phänomen, das aus einer bestimmten Wechselwirkung entsteht. Es kann nur dann therapeutisch verändert werden, wenn bestimmte Bedingungen im System verändert werden, die die kognitiv-emotionale Steuerung in einer Richtung beeinflussen. Dieser Sachverhalt wird deswegen besonders betont, weil daraus eine Kritik an der sogenannten Kognitiven Verhaltenstherapie erfolgt, die davon ausgeht, dass eine direkte Veränderung der Kognitionen erreichbar ist und somit eine Verhaltensänderung. Das Autonomietraining und die systemische Medizin gehen nicht von einem derart direkten Zusammenhang zwischen Kognitionen und Verhalten aus. Um die kognitiv-emotionalen Faktoren zu ändern, die dann ein anderes Verhalten steuern, muss zuvor ein Bedingungsgefüge verändert werden, das durch Auslösung neuer Reaktionen erst eine Veränderung der Kognitionen ermöglicht. Ein kognitiver Verhaltenstherapeut würde beispielsweise folgende Annahmen und Kognitionen analysieren und daraus eine Intervention ableiten mit dem Ziel, die steuernden Kognitionen zu verändern: Nehme ich an, dass die Situation veränderbar ist? Kann ich etwas tun, um sie zu verändern? Interessiert mich das Ergebnis? Sind die Folgen für mich attraktiv? Steuere ich mein Verhalten tatsächlich in einer bestimmte Richtung? [7] Der Autonomietrainer hingegen weiß, dass solche Fragen unterschiedlich beantwortet werden, je nach dem, in welchem systemischen und interaktiven Kontext sich die Person befindet. Deswegen wird er zunächst den Versuch unternehmen, eine Verhaltensänderung zu bewirken, die die Situation neu gestaltet, was der Person auch erlauben wird, ihre Kognitionen zu verändern.

Auch ein wissenschaftlicher oder therapeutischen Prozess ist das Ergebnis einer interaktiven Einheit zwischen unterschiedlichen Faktoren aus unterschiedlichen Bereichen. Aus diesem Grund ist die systemische Medizin und das Autonomietraining ein permanentes, sich in der Entwicklung befindliches Forschungsprogramm, in dem Erkenntnisse durch Querverbindungen von Ergebnissen, Theorien und Methoden möglich werden. Auch die Methode der systemischen Medizin (z. B. die prospektive Studie mit experimenteller Intervention) ist ein interaktiver Prozess im Rahmen eines systematischen Forschungsprogramms. Einzelne Forschungsprojekte mit oder ohne praktischen Zielsetzung werfen häufig mehr Fragen auf, als sie beantworten können.

Das Autonomietraining ist sowohl eine fokussierte Form der Psychotherapie, als auch ein effektives Gesundheitstraining. Es werden sowohl die emotional-kognitiven Steuerungsmechanismen des problem- und symptomerzeugenden Verhaltens analysiert, als auch eine Neuorganisation der individuellen Aktivität in Richtung Wohlbefinden, Sicherheit und Sinnerfüllung angeregt. All dies geschieht auf der Kompetenzebene des Individuums, d. h., das alternative und problemlösende Verhalten wird so formuliert, dass sich das Individuum mit seinen Ressourcen befähigt und motiviert fühlt, es zu verwirklichen. Das alternative, ressourcen-orientierte Verhalten hat dann eine Chance, sich gegenüber einem problematischen und symptomerzeugenden Verhalten durchzusetzen, wenn es dem Menschen mehr Wohlbefinden und Sicherheit gibt.

Das Autonomietraining geht davon aus, dass der Mensch ein Lust, Wohlbefinden, Sicherheit und Sinnerfüllung suchendes System ist. In seinem Verhalten orientiert er sich an der erfahrenen Lustquelle mit höchster emotionaler Intensität. Diese Lustquelle versucht er direkt und indirekt, real und symbolisch solange immer wieder aufzusuchen und neu zu gestalten, bis er schließlich noch intensivere Lustquellen findet. Ebenfalls versucht er, Unlustquellen auszuweichen. Die spezifische, individuelle Kombination von lustsuchendem und der Unlust ausweichendem Verhalten bezeichnen wir als Lust-Unlust-Management.

Unterschiedliche Lebensereignisse, z. B. schockierende, die Selbstregulation blockierende Erlebnisse, können das Lust und Wohlbefinden suchende Verhalten über lange Zeiträume blockieren. Wenn sich das Unwohlsein dominant durchsetzt, kann sich die Lebenstendenz, also das Bedürfnis, leben zu wollen, verringern. Solche emotional-kognitiven Prozesse können die psycho-biologischen Regulationsprozesse empfindlich und nachhaltig stören. Wenn die Selbstregulation wieder in Gang gesetzt wird und die Person wieder lernt, kompetent nach Wohlbefinden, Lust und Sicherheit zu streben, können Prozesse, die die Gesundheit aufrecht erhalten, intensiv angeregt werden.

Im Autonomietraining wird eine kreative Neuorganisation von Verhaltensweisen in unterschiedlichen Bereichen angestrebt, die im Organismus und der sozialen Umwelt neue Bedingungen herstellen, auf die das Individuum mit mehr Wohlbefinden, Lust und Bedürfnisbefriedigung reagiert. Dabei werden brach liegende, latent vorhandene Verhaltensweisen und Fähigkeiten aktiviert und neuorganisiert. Die Verbindung zwischen theoriegeleiteter Diagnostik und sofortiger Anregung gesundheitsrelevanter Verhaltensalternativen schützt das Individuum vor zu langem und häufig problemerzeugendem Suchen und Analysieren von vermeintlichen Ursachen des Fehlverhaltens.

Die Neuorganisation alternativer Verhaltensweisen berücksichtigt einerseits die einmalige Individualität jedes Menschen (seine einmaligen Bedürfnisse, Erwartungen und Verhaltensweisen, durch die er Problemlösungen anstrebt) und andererseits orientiert sich das Autonomietraining an überindividuellen Zusammenhängen, die in der systemischen Epidemiologie erforscht werden.

Die Kunst im Autonomietraining ist es, die Psychodynamik der sich selbst organisierenden und regulierenden Systeme zu erkennen, sowohl in ihrer gelungenen Selbstregulation, als auch in unterschiedlichen Formen der Störungen und Blockaden. Ohne Fremdsuggestion soll dem System einer Person durch den Trainer geholfen werden, die eigenen Verhaltensbereiche so neu zu organisieren, dass problemerzeugende Abhängigkeiten verringert werden. Dabei kann eine Neuorganisation von unterschiedlichen Bereichen und Ressourcen stattfinden. Die Neuorganisation kann nur dann gelingen, wenn durch sie die latent bestehenden Bedürfnisse, Sehnsüchte und Wünsche besser realisiert werden als durch das problematische Verhalten.

Zur Illustration ein Beispiel: Frau M., 48 Jahre alt, leidet an unterschiedlichen autoimmunen chronischen Erkrankungen. Sie hat Bechterew und leidet an einer chronischen Nierenerkrankung; sie steht kurz vor der Dialyse. Durch das Autonomietraining erhofft sie sich etwas mehr Entspannung und Wohlbefinden.

In der ersten Sitzung berichtet sie: „Ich bin innerlich vollkommen verzweifelt und am Ende. Der Arzt meint, in einigen Wochen oder Monaten müsste ich mit großer Wahrscheinlichkeit in die Nierendialyse. Um dies zu vermeiden, müsste ich Medikamente einnehmen, die wiederum für eine andere Erkrankung, an der ich leide, sehr gefährlich sind. Obwohl ich in meinem Leben nie so richtig glücklich war, möchte ich doch nicht jetzt schon sterben und vor allem nicht so fürchterlich leiden."

Trainer: „Leiden sie erst in den letzten Jahren daran? Wie war es in der Kindheit?"

Frau M.: „Mein Leid begann schon in der frühen Kindheit und ich führe es zurück auf meine sehr unglückliche Mutterbeziehung. Mit meinem Vater habe ich mich gut verstanden. Meine Mutter war möglicherweise auf das gute Einvernehmen mit dem Vater etwas eifersüchtig. Mit ca. sechs Jahren lag ich in einer Wiese vor dem Garten und hielt meine Hand an mein Geschlechtsorgan. Wahrscheinlich habe ich onaniert. Das entdeckte meine Mutter. Sie schlug heftig auf mich ein. Prügelnd trieb sie mich bis ins Haus und schimpfte derart auf mich, dass ich mich vollkommen entwertet fühlen musste. Dabei hatte ich das Gefühl, jetzt wird es mit der Mutter nie mehr gut. Andererseits wollte ich doch immer wieder in die Nähe meiner Mutter. Ich glaube, sie war für mich doch sehr wichtig und ich vermisste sie häufig. Wenn ich heute noch die Nähe der Mutter suche, dann gibt sie mir Signale, dass ich anders bin als die anderen Kinder und es überhaupt nicht verdient habe, ihre Zuneigung und Aufmerksamkeit zu erlangen. Wenn ich mich dann wieder von ihr zurückziehe, leide ich und dann kommt sie mit Aussagen wie ‚Ich weiß gar nicht, was du hast, du tust immer so, als würde ich dich nicht lieben, was gar nicht stimmt. Ich wollte immer nur das beste für dich.' Dann erinnere ich mich wieder an einzelne Erlebnisse, die beweisen, das mich die Mutter tatsächlich in einigen Situationen lieb hatte. Ich weiß aber sehr sicher, dass wenn ich auf die Mutter zugehe, ich wieder als Sonderling eiskalt abgewiesen werden würde. Aus diesem Grund habe ich manchmal in der Phantasie solche Hassgefühle auf meine Mutter, dass ich sie buchstäblich umbringen könnte. Wegen meiner problematischen Mutterbeziehung war ich mein ganzes Leben lang gelähmt, mich in eine Richtung zu verhalten, weil ich immer wusste, die Gegenrichtung wird mich einholen. Dabei war ich innerlich steif, genauso steif, wie heute mein Rücken steif ist. Außerdem sitzt in mir ein tiefer Selbsthass. Ich wollte schon als Mädchen von sieben, acht, zehn Jahren sterben und überlegte, wie ich mich umbringen könnte. Ich fühlte mich einfach schlecht und verdorben und des Lebens nicht würdig. Obwohl ich einen wunderbaren Ehemann habe, der sich um mich und meine Krankheit derart kümmert, dass er seinen Beruf als Arzt aufgegeben hat, nur um mir Tag und Nacht beizustehen, übertrage ich auf ihn derart meine Mutterproblematik, dass er halb ernst, halb im Spaß sagt, er würde sich schon so fühlen, als wäre er meine Mutter. So sehe ich in jedem Verhalten von ihm eine Abweisung oder einen moralischen Vorwurf und unterstelle ihm falsche Gefühle. Mal möchte ich mich von im trennen, mal möchte ich ganz nah bei ihm bleiben, dann mache ich mir wieder größte Selbstvorwürfe, weil ich ihn unfair behandle." Der Ehemann bestätigt diese Schilderung.

Trainer: „Sie haben wunderbar und sehr einleuchtend Teile Ihrer Biographie und daraus entstandene Konflikte geschildert. Was können Sie nun in der Zukunft tun, um Ihre Probleme in Richtung mehr Wohlbefinden, innere Sicherheit und Sinnerfüllung zu verringern oder aufzulösen?"

Frau M.: „Wüsste ich eine Lösung, hätte ich sie schon längst ausprobiert und wäre jetzt nicht hier."

Trainer: „Gut. Das Autonomietraining unternimmt den Versuch, in Ihrem System neue Verhaltensweisen die in Ihnen latent vorhanden sind, so zu organisieren, dass mehr Wohlbefinden und Sicherheit entsteht als mit dem alten, von Ihnen geschilderten Verhalten. Da ich aber nicht weiß, was für Sie gut ist, sehe ich mich außer Stande, Ihnen Ratschläge zu geben – im Gegenteil: ich werden Ihnen Fragen stellen, wie bestimmte Verhaltensweisen, die Sie ausüben könnten, bei Ihnen ankommen. Bitte überprüfen Sie jede Frage sehr kritisch und fragen Sie sich, ob Sie sich mit den alternativen Verhaltensweisen tief innerlich identifizieren können. Wenn Sie den geringsten gefühlsmäßigen oder vernunftgeleiteten Widerstand verspüren, dann äußern Sie sich bitte. Hinter meinen Fragen stehen selbstverständlich Annahmen über die Ursachen Ihrer Probleme. Diese Annahmen sind aber nicht festgefügt und sie können so lange flexibel verändert werden, bis das Problem aus Ihrer Sicht gelöst ist."

Frau M.: „Dann fragen Sie bitte, ich bin schon ganz gespannt!"

Trainer: „Könnte es sein, dass Sie aufgrund der Erfahrungen mit Ihrer Mutter sowohl Liebe als auch Hass, Zuneigung als auch Abneigung, den Wunsch nach Nähe aber auch nach Distanz empfinden? Sobald Sie die eine Seite, den Wunsch nach Liebe und Nähe leben wollen, werden Sie durch die andere Seite, den Wunsch nach Distanz, blockiert. In einer solchen Blockade leben Sie schon ziemlich lange."

Frau M.: „Auf einen Nenner gebracht stimmt diese Diagnose absolut. Aus diesem Grund erlebe ich vielmehr Unlust als Wohlbefinden. Aber was kann ich nun tun?"

Trainer: „Könnten Sie möglicherweise das Entweder-oder-Denken und -Fühlen (meine Mutter ist entweder gut oder böse) in ein Sowohl-als-auch-Denken und -Verhalten umwandeln?"

Frau M.: „Gut gesagt, aber was heißt das konkret?"

Trainer: „Können Sie sich vorstellen, dass das konkrete, alternative Verhalten wie folgt aussehen könnte: ‚Wenn ich meiner Mutter gegenüber positive Gefühle empfinde, genieße ich meine Gefühle und erinnere mich an Situationen, in denen sie gut zu mir war. Dabei kann ich auch zu ihr Kontakt aufnehmen, sie loben und ihr gegenüber Sympathie zeigen. Sobald negative Gefühle, Erinnerungen oder Erfahrungen aufkommen, kann ich diese wiederum eindeutig äußern und erleben.'"

Frau M.: „Dabei kann ich sie in der Phantasie ja ruhig schlagen und beleidigen, ohne mich sofort von ihr verlassen zu fühlen. Dann kann ich die positiven Gefühle wieder abwarten. Sie wollen also sagen, dass ich die einzelnen Gefühle ausleben kann wie sie kommen, ohne wie früher sofort ein Konglomerat zwischen den sich gegenseitig ausschließenden Gefühlen hochkommen lassen zu müssen. Dieses Verhalten kann ich mir durchaus vorstellen und fühle schon jetzt, dass es mir gut tut. Vor allem auch deswegen, weil die massiven Selbstvorwürfe automatisch wegfallen würden. Die Selbstvorwürfe kamen immer dann, wenn ich die Mutter negativ bewertet habe und das Gefühl hatte, sie jetzt für immer verloren zu haben. Wenn ich weiß, dass nach dem Regen die Sonne kommt, warum soll ich dann derartige Vorwürfe noch nötig haben? Ich glaube, ich kann das Verhalten, dass Sie beschreiben, annehmen. Ich melde mich bei Ihnen in einigen Wochen, um mehr zu berichten."

Aufgrund der Theorie und Empirie des Autonomietrainings kann folgende These formuliert werden: Der Mensch ist ein komplexes und effizientes Regulationssystem, das sich aus einer großen Zahl interagierender, sich selbst regulierender, also autonomer Regulations-Subsysteme zusammensetzt. Die Subsysteme sind trotz Selbstregulation voneinander abhängig. Die kognitiv-emotionalen Steuerungsmechanismen auf der Verhaltensebene üben eine zentrale Rolle bei der individuellen Selbstregulation aus. Auf dieser Ebene werden nicht nur negative Konsequenzen von Regulationsstörungen wahrgenommen, es werden auch Bedingungen durch die individuelle Eigenaktivität im Organismus und der sozialen Kommunikation hergestellt. Das aktive menschliche Verhalten geht in alle Bereiche der menschlichen Tätigkeit ein, z. B. beeinflusst es die Ernährung, Bewegung, Erholungsfähigkeit, berufliche Aktivität und meditative Einstellung. Aus diesem Grund muss eine Forschung, die die Regulationsmechanismen auf der Verhaltensebene berücksichtigt, eine systemische und interdisziplinäre sein. Der Mensch ist durch sein aktives, gestaltendes und Bedingungen herstellendes Verhalten seinem biologischen Schicksal keineswegs passiv ausgeliefert, im Gegenteil, er übt Funktionen aus, die die biologischen Prozesse maßgeblich beeinflussen.

Wenn Gesundheitsprobleme (z. B. psychopathologische Symptome, oder chronische Erkrankungen auf organischer Basis) entstehen, ist das noch lange kein Zeichen, dass die Regulationsmechanismen auf biologischer Ebene versagen, sondern vielmehr ein Signal, dass die hergestellten Bedingungen den Bedürfnissen nicht entsprechen. Wenn die Bedingungen durch eigenen Aktivität so verändert werden, dass sie den Erfordernissen der Regulationsmechanismen entsprechen, dann ist mehr Gesundheit und Wohlbefinden zu erwarten.

Der Mensch wird im Autonomietraining also nicht als ein passives Individuum angesehen, das beispielsweise dem Erziehungsstil seiner Eltern oder bestimmten kulturellen oder ökonomischen Bedingungen hilflos ausgeliefert ist, sondern als ein aktives System, das in der Interaktion mit der Umwelt Probleme erzeugt und Problemlösungen findet. Als ein aktives, Lust, Wohlbefinden, Sicherheit und Sinn suchendes System bindet sich der Mensch in seinem Verhalten an solche Interaktionen mit seiner Umwelt, in denen er die höchsten Erlebnisse von Lust oder Unlust hatte. Mit dieser Theorie können alle Aspekte des menschlichen Verhaltens analysiert und verstanden werden.

Hierfür einige Beispiele:

Eine heroinsüchtig gewordene Person hatte einstmals die höchste Erwartung nach Sicherheit und Wohlbefinden gegenüber den Eltern in dem Augenblick geäußert, als sie verlassen in einer Kinderklinik zur Operation geführt wurde. Der Trennungsschock saß danach so tief, dass die Person im Erwachsenenalter keinen Versuch mehr unternehmen konnte, Lust, Wohlbefinden und Sicherheit im sozialen Kontakt zu suchen. Sie suchte ihre Anregung ausschließlich in der Betäubung durch Drogen, in der Hoffnung, dabei Sicherheit und Lust zu finden. Da sich im Drogenkonsum teilweise Wohlbefinden einstellt, bindet sich die Person an den Drogenkonsum in der unbewussten Hoffnung, dabei die Trennungsängste aus dem Schockerlebnis unter Kontrolle zu bekommen.

Eine Person, die später Alzheimer bekam, suchte ihr Wohlbefinden in der Regression. Sie strebte nach Nähe zu einer sie abweisenden Person, die für sie von größter emotionaler Bedeutung war. Denkprozesse und Übungen hätten der Person nur die Abweisungserlebnisse verschlimmert und dem Bedürfnis nach Regression, von dem Lust und Wohlbefinden erwartet wurde, im Wege gestanden. Ein vermindertes Denktraining kann die Funktionen im zentralen Nervensystem verringern und somit die Entwicklung der Demenz vom Alzheimertyp fördern – natürlich in Interaktion mit natürlichen Risikofaktoren, z. B. Bluthochdruck.

In Hinblick auf die Entstehung chronischer Erkrankungen bestehen in der modernen Medizin zwei gegensätzliche Auffassungen. Im strukturellen Ansatz wird angenommen, dass die Krankheit durch die Veränderung der organischen Struktur und daraus folgend der physiologischen Funktion entsteht: Das Krebsgewebe mit seinen Auswirkungen auf den Gesamtorganismus ist die Krebserkrankung. In diesem Ansatz wird also die veränderte pathologische Struktur als Krankheitsursache höher bewertet als die verhinderte Funktion. Im funktionalem Ansatz wird die inadäquate Funktion, z. B. eine chronische Störung der Selbstregulation, eher als die Ursache statt als die Folge der pathologisch veränderten Struktur angesehen. Unser Ansatz [25] geht von der Interaktion beider Konzepte aus, betont aber die enorme und weitgehend noch verkannte Wirkung des funktionalen Ansatzes, besonders in Bezug auf die Störung der Selbstregulationsmechanismen auf der Verhaltensebene im sozio-psycho-biologischen System.

3.2 Die Grundannahmen des Autonomietrainings

Der Mensch und soziale Organisationen können in der Regel alternative Verhaltensweisen entwickeln, die eine bessere Problemlösung, mehr Wohlbefinden, Sicherheit und Sinnerfüllung erreichen als das bestehende, Probleme herstellende und aufrechterhaltende Verhalten. Eine solche Aussage bedeutet nicht, dass die Personen und Gruppen schon ausgebildete Alternativen zum unerwünschten und problemerzeugenden Verhalten in sich tragen, die dann nur noch angestoßen werden müssten (z. B. durch irgendwelche Motivationsträger), eine solche Annahme wäre gleichermaßen naiv und unwissenschaftlich. Das Autonomietraining geht von der Annahme aus, dass der Mensch auf bestehende und weitgehend von ihm selbst herbeigeführte Situationen und Beziehungsmuster häufig oder sogar in der Regel automatisch reagiert und dabei seine Bedürfnisse befriedigt oder hemmt. Wenn das Ziel verfolgt wird, mehr Problemlösung, Wohlbefinden, Lust und Sicherheit zu erreichen, müssen zunächst die für die individuelle Bedürfnisausprägung wichtigen Bedingungen und Zustände verändert werden, auf die dann automatisch andere, z. B. mehr die Bedürfnisse befriedigende Reaktionen folgen.

Aus diesem Grund ist im Autonomietraining die Aktivierung des alternativen Verhaltens zunächst auf die Veränderung eines Zustandes im Körper, der sozialen Kommunikation, in der physischen Umwelt oder in der Mensch-Gott-Beziehung ausgerichtet. Etwa auf die Veränderung der Ernährungsgewohnheiten, die Verbesserung der Beziehung zu einem Elternteil, eine andere meditative Einstellung, oder auf die Aktivierung durch Bewegung an der frischen Luft. Hier sprechen wir von einer bedürfnisadäquaten Veränderung der Anregung, d. h. die Neuherstellung von solchen Bedingungen, die der individuellen Bedürfnisausprägung besser entsprechen als ein problematisches Verhalten, das Bedingungen herstellt, die den Bedürfnissen nicht entsprechen und dabei negativ erlebte Reaktionen auslösen, z. B. hilflose Übererregung.

Eine wichtige Annahme im Autonomietraining besteht also darin, dass in vielen Lebenssituationen das Verhalten automatisch und nicht mehr steuerbar erfolgt, so dass also eher die Bedingungen präventiv durch aktives Verhalten zu verändern sind, damit die positiven Folgen, z. B. mehr Wohlbefinden und Bedürfnisbefriedigung, automatisch zu resultieren vermögen.

Im individuellen und sozialen Autonomietraining werden in der Regel Denkanstöße zur Aktivierung von neuen Kommunikationsformen kreativ angeregt, die, wenn sie gelingen, Reaktionen auslösen, die zu Wohlbefinden und Problemlösung führen.

Im Autonomietraining werden sowohl individuell einmalig ausgeprägte Bedürfnisse berücksichtigt, als auch objektive Konsequenzen unterschiedlicher Verhaltensweisen nicht vernachlässigt. Wie kann der Autonomietrainer in unterschiedlichen Situationen wissen, welche individuellen und sozialen Umstände zu Gesundheit, welche zu Krankheit führen und wie kann er wissen, welche therapeutischen Ziele er im Autonomietraining verfolgen kann? Hier verbindet sich das Autonomietraining eng mit der epidemiologischen Forschung der Psychosomatik und baut auf die empirische Überprüfung der Langzeiteffekte sowohl im Autonomietraining, als auch bei anderen interventionalen Ansätzen. Um dieser Aufgabe gerecht zu werden, haben wir umfangreiche prospektive Interventionsstudien durchgeführt. Dabei konnten Faktoren identifiziert werden, die für interaktives Gesundheitsverhalten stehen (z. B. Selbstregulation, Autonomie von Objekten und Gedanken, die zu erlebten negativen Folgen führen, Befriedigung von Bedürfnissen, die eine hohe emotionale Bedeutung haben) oder für Krankheit (z. B. Hemmungen in der ich-bezogenen Bedürfnisäußerung, hilflose Übererregung, Unfähigkeit, in der Gegenwart Wohlbefinden, Lust, Sicherheit und Sinnerfüllung zu erreichen, ausgeprägte Tendenz, lieber sterben als leben zu wollen). In randomisierten Interventionsexperimenten konnte gezeigt werden, dass die therapeutische Verbesserung der Selbstregulation und die individuelle Stimulierung des Gesundheitsverhaltens sowohl einen primären Präventionseffekt (der Ausbruch chronischer Krankheiten wird verhütet), als auch einen sekundären Präventionseffekt (z. B. durch Verlängerung der Überlebenszeit und Verbesserung der Lebensqualität von Krebspatienten) erzielen kann.

Das Autonomietraining ist ein fester Bestandteil der präventiven und kurativen systemischen Gesundheitsmedizin. In der systemischen Gesundheitsmedizin wird angenommen, dass sozio-psycho-biologische Wechselwirkungen im komplexen menschlichen System die Entstehung von Krankheit oder die Aufrechterhaltung von Gesundheit wesentlich mehr bestimmen, als einzelne Risiko- oder Positivfaktoren (z. B. Zigarettenrauchen oder gesunde Ernährung). Da es nie möglich sein wird, empirisch alle relevanten Gesundheits- oder Krankheitsfaktoren im System zu bestimmen, geschweige denn deren vielfältige Wechselwirkungen, erfasst die systemische Medizin nur mehrere Faktoren, mit der theoretischen Annahme, dass sie in der selben Richtung interagieren (z. B. krankheitserzeugend oder gesundheitsaufrechterhaltend) und zwar im Rahmen einer übergeordneten interaktiven Einheit (damit ist das Feld gemeint, in dem die Wechselwirkungen zum Tragen kommen). Solche erfassten interaktiven Faktoren nennen wir Systemindikatoren. Wir konnten in ausgedehnten prospektiven Interventionsstudien zeigen, dass die Systemindikatoren häufig synergistische Effekte aufweisen, d. h. dass sie sich gegenseitig potenzieren. Mit diesen kann die Vorhersagbarkeit von bestimmten Phänomenen im Vergleich zur monokausalen Betrachtung einzelner Faktoren erheblich verbessert werden. Im Rahmen der systemischen Wechselwirkungen spielt die Eigenaktivität von Systemen eine sehr große Rolle. Eine solche Eigenaktivität ist beim Menschen die Selbstregulationsfähigkeit. Durch die Selbstregulation stellt das komplexe System Mensch eigenaktiv permanent im Organismus, der physischen Umwelt und in seiner sozialen Kommunikation Bedingungen und Zustände her, die es für seine Bedürfnisbefriedigung benötigt. Ob die Selbstregulation gelingt oder chronisch misslingt, wird zum wichtigen Vorhersagefaktor für Gesundheit, Krankheit und Problemlösung deswegen, weil der Mensch durch seine Selbstregulation und aktive Selbstorganisation nicht mehr dem biologischen Zufall derart ausgeliefert ist, dass jede Vorhersage über die Entwicklung seines Gesundheitszustandes unmöglich wird. Auch soziale Systeme sind in ihrem Erfolg oder Misserfolg erfolgreicher analysierbar, wenn Eigenschaften ihrer aktiven Selbstregulation in Betracht gezogen werden. Die Selbstregulationsfähigkeit wird häufig dort verhindert, wo mehr Fremdbestimmung und bedürfnisfremde Außenorientierung (z. B. in Erwartung von positiven Folgen, die nie eintreten) vorherrscht. Dort, wo sich das System sensibel und kreativ an den eigenen lebensgeschichtlich gewachsenen Bedürfnissen ausrichtet und gleichzeitig die Bedürfnisse seiner Umwelt berücksichtigt und eine kreative Integration von sozialen und individuellen Bedürfnissen erreicht, herrscht auch mehr Autonomie, innere Kreativität und Flexibilität.

Das Autonomietraining ist eine adäquate Methode zur Analyse und Anregung der bedürfnisgerechten individuellen und sozialen Selbstregulation und somit der permanenten Integration von individuellen und sozialen Bedürfnissen. Und zwar deswegen, weil es sich einerseits auf Forschungsergebnisse stützen kann (indem beispielsweise gezeigt wurde, dass die im Autonomietraining verbesserte Selbstregulation zu messbaren Gesundheitseffekten führt) und andererseits ein diagnostisches und therapeutisches Verfahren entwickelt hat, das sich an den individuellen Bedürfnissen und emotional-kognitiven Verhaltenssteuerungen ausrichtet, durch das sowohl das problematische Verhalten erklärbar wird, als auch das problemlösende salutogenetische Verhalten aktiviert wird.

Die Anwendungsgebiete für das Autonomietraining sind sehr groß und vielfältig. Sie reichen von der individuellen Therapie unerwünschter und störender Zustände (z. B. negative Gefühle wie Angst oder hilflose Übererregung), Suchtverhalten, sozial kommunikativen Problemen (z. B. der Unfähigkeit, erwünschte Nähe zu bestimmten Menschen zu erreichen oder sich von störenden und behindernden Objekten zu distanzieren) bis hin zur Beeinflussung von Gruppen, die sich schlecht selbst regulieren oder die das Ziel haben, sich kommunikativ in der Selbstregulation noch zu verbessern (z. B. Fußballmannschaften, Unternehmen, oder politische Organisationen). So kann beispielsweise ein Unternehmen lernen, die individuellen Fähigkeiten seiner Mitarbeiter besser mit den beruflichen Anforderungen zu verknüpfen. Dabei können neue Motivationen und Bedürfnisbefriedigungen entstehen, die sowohl den Angestellten als auch dem Unternehmen zugute kommen. Eine Fußballmannschaft kann z. B. lernen, ihre Kommunikation im Spiel so neu zu gestalten, dass bisher verborgene technische Fähigkeiten der Spieler besser als bisher zum Ausdruck kommen. Die Verbesserung der individuellen und sozialen Selbstregulation und ihre Integration, die gleichzusetzen ist mit problemlösender sozialer Kommunikation, ist nicht nur ein Beitrag zur Verbesserung des individuellen Wohlbefindens. So konnte der amerikanische Soziologe Robert D. Putnam [44, 45] in ausgedehnten empirischen Studien eindrucksvoll nachweisen, dass der wirtschaftliche Wohlstand von Regionen von der problemlösenden Kommunikation seiner Bürger abhängt, was er *Sozialkapital* nennt. Trotz eindrucksvollen empirischen Analysen des Zusammenhangs zwischen Kommunikation und regionalem Wohlstand hat Putnam keine Lösungsvorschläge. Auch hier gewinnt das Autonomietraining für die Bewältigung der Zukunftsfragen enorme Bedeutung. Die Eigenaktivierung der Bürger im Sinne der selbstregulativen Problemlösung kann in der Zukunft eine äußerst wichtige Hilfe für politische und gesellschaftliche Problemlösungen werden, z. B. bei der Aufrechterhaltung der Gesundheit bis ins hohe Alter, der Senkung der Kosten im Gesundheitswesen, der Prävention des politischen Radikalismus oder der Humanisierung des Globalkapitalismus. Eine solche selbstregulative Eigenaktivierung der Bürger unternimmt beispielsweise mit großem Langzeiterfolg das Büro für Zukunftsfragen der Oberösterreichischen Landesregierung. Es erzielt regelmäßig viele problemlösende Eigenaktivierungen der Bürger durch Verbesserung der sozialen Kommunikation, die sowohl die individuelle Zufriedenheit, als auch die wirtschaftliche Kooperation in der Region vergrößert [32].

Dem Autonomietraining liegt noch eine weitere Annahme zugrunde, die von großer wissenschaftlicher, aber auch von politischer und gesellschaftlicher Bedeutung ist: Der Mensch kann weitaus problemlösungs- und funktionsfähiger, aber auch glücklicher und zufriedener sein, wenn die sozial-kommunikativen Bedingungen in seinem Interaktionssystem menschen- und bedürfnisgerechter gestaltet werden, und zwar derart, dass diese die individuellen als auch die universellen Bedürfnisse befriedigen. Wenn also Menschen fehlreagieren, Unlust, Unzufriedenheit und Krankheiten produzieren und nicht in der Lage sind, gesellschaftliche Probleme zu lösen, so dass es beispielsweise zur kriegerischen Destruktion oder Wirtschaftskrisen kommt, dann liegt es in der Regel nicht an der Insuffizienz des menschlichen Potenzials, sondern eher daran, dass durch die menschliche Aktivität Bedingungen hergestellt werden, die der individuellen und sozialen Regulationsfähigkeit im Wege stehen. Wenn die Bedingungen bedürfnisgerecht gestaltet werden, dann kann die Selbstregulationsfähigkeit problemlösend aktiviert und eine evolutionäre Entwicklung in Gang gesetzt werden. Um dieses Ziel zu erreichen, reicht es natürlich nicht aus, an sozialen oder ökonomischen Bedingungen „herumzubasteln", in der Hoffnung auf erlösende Reaktionen, sondern es ist viel wichtiger, die individuellen und sozialen Bedürfnisse zu erkennen und auf der Kompetenzebene der Menschen Aktivitäten anzuregen, die bedürfnisbefriedigende Bedingungen erst herstellen. Dabei ist zunächst das Ziel die Verbesserung der individuellen Selbstregulation, um danach die bedürfnisgerechte soziale Kommunikation und Selbstregulation zu stimulieren, etwa damit Personen ihre individuellen Bedürfnisse mit den sozialen in Einklang bringen.

Einerseits steht die theoretische Position, auf der das Autonomietraining fußt, im krassen Widerspruch zu schon jetzt erkennbaren Ideologie der Genforschung. In dieser setzt sich immer häufiger die Annahme durch, dass der Mensch ein insuffizientes System ist, das an die rauen und kaum veränderbaren äußeren Bedingungen anzupassen ist, möglicherweise bis hin zum geklonten Roboter. Andererseits kann es zu einer sehr humanen wissenschaftlichen Kooperation zwischen beiden Richtungen kommen. Die Genforschung kann vielleicht, vorausgesetzt, sie erreicht ein wesentlich höheres Entwicklungsniveau als heute, die Grenzen der autonomen Selbstregulation und Selbstorganisation aufzeigen, indem sie aufzeigt, dass es nicht überwindbare Defizite gibt und diese korrigiert, während die Konzeption der autonomen Selbstregulation die Genetik vor der Ideologie bewahren kann, indem sie vorzeitig davor warnt, das selbstregulative Potenzial der Menschen illusionären Erwartungen zu opfern. Es wäre fatal, wenn der moderne Mensch eines Tages auf genetische Reparatur hoffen würde, anstatt auf die eigengestalterische Selbstorganisation zu setzen, weil er die Fähigkeit dazu durch ebendiese Hoffnung auf genetische Reparatur verloren hat.

Die beiden Hauptbegriffe im Autonomietraining sind *Autonomie* und *Selbstregulation*:

Unter *Autonomie* verstehen wir zweierlei: 1. Die innere Unabhängigkeit von Gedanken, Personen, Erlebnissen und Zuständen, die zu anhaltend negativen Folgen führen, sowie die innere Freiheit von Hemmungen und Verhaltensbarrieren, die einer guten Selbstregulation im Wege stehen. 2. Die Fähigkeit des Individuums, Objektbeziehungen aufzubauen, die zu Wohlbefinden und Problemlösung führen, also zur Anregung der Selbstregulation.

Unter *Selbstregulation* verstehen wir jede individuelle Aktivität, die Bedingungen und Zustände im Körper und in der sozialen Kommunikation eigenaktiv herstellt, die bedürfnisbefriedigende Reaktionen auslösen, also zu Wohlbefinden, Lust, Problemlösung, innerer und sozialer Sicherheit führen, Entwicklung ermöglichen und sich dabei im Einklang mit der Natur, der Gesellschaft und der eigenen Person befinden.

Krankheit wird von uns als ein systemisch interaktiver Prozess definiert, in dem mehrere Faktoren aus unterschiedlichen Bereichen zusammenwirken und in dem funktional-strukturelle Störungen und Schädigungen im Organismus hervorgerufen werden. Dabei gehen emotional-kognitive Einflüsse mit physischen, biologischen und sozialen Faktoren enge Wechselbeziehungen ein. Zum einen kommt es zu einer dysfunktionalen, die organische Struktur modifizierenden, insuffizienten *biologischen Kompensation* von chronisch erlebten und durch das Verhaltenssystem nicht reduzierbare Mangelzuständen. Zum anderen kann es zur menschlichen Entfremdung von der Äußerung und Befriedigung der wichtigsten emotional-kognitiven und physischen Bedürfnisse im Zustand einer objektabhängigen Fremdregulation und gehemmten autonomen Selbstregulation kommen. In diesem Zustand vermehren sich physische Risikofaktoren und wirken mit der gehemmten Selbstregulation in Richtung Krankheitsentstehung. Psychosoziale und physische Risikofaktoren organisieren sich in einem systemisch-interaktiven Prozess, in dem offensichtlich auch die bedürfnisgesteuerten Verhaltensweisen einen großen Organisationseffekt ausüben. Dabei spielen organische Schwächen, Organüberforderungen, genetische Dispositionen und Schäden in der Auswahl des betroffenen Organs eine interaktive Rolle im System. Nur aufgrund der adäquaten Einschätzung der sinnhaft gesteuerten emotional-kognitiven Komponente kann die Frage beantwortet werden, warum die Variabilität in biologischen Prozessen so groß ist, z. B. der Tatsache, dass das Immunsystem bei Krebspatienten mal inaktiv und mal sehr aktiv und effizient ist.

Gesundheit verstehen wir als die wohltuende, funktionale und strukturelle Selbstorganisation und Integration aufgrund einer aus autonomer Selbstregulation resultierenden Bedürfnisbefriedigung. In der gesunden Selbstregulation schützt der Organismus seine Schwachstellen vor der Erkrankung, reorganisiert krankheitserzeugende Prozesse in funktionsfähige und erhält die Funktionsfähigkeit des sozio-psycho-biologischen Systems.

Auch der *Heilungsprozess* ist ein zutiefst kommunikatives Geschehen, in dem die individuelle Selbstregulation eine Rolle spielt, ebenso eine gute interaktive Selbstregulation mit dem Arzt und der Behandlung. So konnten wir beispielsweise zeigen, dass Krebspatienten mit besonders gutem Krankheitsverlauf folgende kommunikative Merkmale aufweisen:

a) Sie verbessern permanent ihre autonome Selbstregulation und verringern die objektabhängige Fremdregulation.

b) Der Arzt vermittelt dem Patienten Optimismus und vertraut seinen Selbstheilungskräften.

c) Der Arzt schlägt dem Patienten einen Behandlungsplan vor, der dem Patienten vernunftmäßig einleuchtet und der von ihm emotional, positiv und hochmotiviert angenommen wird.

d) Der Arzt geht permanent sensibel auf Rückmeldungen und neu entstandene Probleme des Patienten ein und modifiziert flexibel sein Verhalten und wenn nötig die Behandlung.

e) Aufgrund der Behandlung und der Kommunikation mit dem Arzt verstärkt der Patient im Laufe der Zeit sein Vertrauen in den Arzt.

f) Der Arzt unterstützt jeden Selbstregulationsversuch des Patienten und gibt in Zuständen extremer Angst Zuversicht und vermittelt dem Patienten Kompetenz („Droge Arzt").

Ein extrem schlechter Krankheitsverlauf weist in der Regel folgende Kommunikationsmuster auf:

a) Der Patient verschlechtert in der Zeit nach der Diagnose seine Selbstregulation und verstärkt eine objektabhängige Fremdregulation (z. B. altruistische Abhängigkeit von bestimmten Personen bei Aufgabe der individuellen Bedürfnisansprüche).

b) Der Arzt vermittelt pessimistische Prognosen (z. B. „Sie haben höchstens noch drei Monate zu leben.").

c) Der Arzt entwickelt autoritär einen Behandlungsplan und nimmt wenig Rücksicht auf die Rückmeldung des Patienten.

d) Der Patient wir vom Arzt weder in seiner Selbstregulation unterstützt, noch in seinen Ängsten ernst genommen.

e) Der Patient fühlt sich vom Arzt alleine gelassen, häufig trotz medizinischer Behandlung, die auf dem höchsten technischen Niveau durchgeführt wird.

Das Autonomietraining wirkt auf verschiedenen Bahnen, es ist eine Methode zur Anregung der Selbstregulationsfähigkeit und erzeugt einen interaktiven Effekt durch die Wechselwirkung der folgenden Faktoren:

1. Modelllernen hin zu Wohlbefinden, Lust, Sicherheit und Sinnerfüllung:

Vor jeder Einzel- oder Gruppensitzung wird der Person erklärt, dass der Mensch ein Wohlbefinden suchendes System ist, dass er sich aber auch in Unwohlsein erzeugende Verhaltensaktivitäten verstricken kann, von denen er sich zwar positive Folgen verspricht (z. B. Zuwendung), die aber in der Regel zu negativen Folgen führen. Die Person lernt, das eigene Verhalten auf eingetretene Folgen hin zu überprüfen und beginnt systematisch, Zustände, die zu Wohlbefinden führen, anzustreben.

2. Problemlösung in zentralen Bereichen, etwa in solchen, in denen die Person chronische Inkompetenz aufweist:

Viele Menschen leiden an einem dauerhaft ungelösten und für sie unlösbar erscheinendem Problem. Häufig sind solche Probleme schon in der Kindheit angelegt, z. B. wenn ein Kind elterliche Abweisung nicht verkraftet oder die Angst der Eltern in sich trägt, so dass Selbstregulationsprozesse erschwert sind. Das Autonomietraining zielt darauf ab, alternative, problemlösende und zu Lust, Wohlbefinden, Sicherheit und Sinnerfüllung führende Aktivitäten anzuregen. Wenn solche Wohlbefinden erzeugenden Erlebnisse aufgrund der Problemlösung in zentralen Bereichen auftreten, dann wird das Selbstvertrauen gestärkt, auch in anderen problematischen Bereichen flexibel und eigenaktiv Lösungen zu finden.

3. Erfahrene existentielle Anerkennung durch den Trainer in Situationen, in denen die Person über ihre höchste Herausforderung berichtet:

Im Autonomietraining erfährt die Person in der Regel in dem Augenblick eine existentielle Anerkennung, wenn sie über ihre Probleme, Schwächen, Ängste, Inkompetenzen berichtet und gleichzeitig erfährt, dass sie durch ihr eigenes kompetentes Verhalten ihre Probleme in Richtung Wohlbefinden, Sicherheit und Sinnerfüllung lösen kann. Diese Erlebnisse stärken und bauen die positiv erfahrene Eigenidentität derart auf, dass es zu einer Inaktivierung der Wirksamkeit von stresserzeugenden Bedingungen (z. B. Erinnerungen an negative Ereignisse) kommen kann.

4. Erfahrene Eigenkompetenz in der individuellen Problemlösung:

Im Autonomietraining wird der Person eine mögliche Problemlösung vermittelt, die einerseits den eigenen Bedürfnissen und Bestrebungen entspricht und andererseits durch den Einsatz der individuellen Fähigkeiten und Einsichten vollziehbar ist. Eigenkompetente Lösungen sind therapeutisch immer viel stabiler als vermittelte Analysen und Anregungen, die möglicherweise vernünftig erscheinen, aber der einmaligen Nuancierung der individuellen Bedürfnisse, Fähigkeiten und Interessen nicht entsprechen.

5. Das Gefühl, durch die Neuorganisation von Eigenkompetenz, erlebtem und erhofftem Wohlbefinden, erkannter Problemlösungsfähigkeit und erfahrener Anerkennung, die früheren Verletzungen und leidvollen Erfahrungen kreativ überwinden zu können:

Im Autonomietraining wird das Ziel verfolgt, ein Wohlbefinden in der Gegenwart zu erreichen, das auch leidvolle Erfahrungen und Hemmungen aus der Vergangenheit aufhebt. Ein solcher Prozess ist nur dann in Gang zu setzen, wenn das alternative Verhalten die Bedürfnisse, Verhaltensmöglichkeiten und Zielsetzungen erfolgreicher integriert als das problematische Verhalten.

Das Autonomietraining ist darauf angelegt, durch relativ geringe Anregungen relativ große und nachhaltige Entwicklungen und Neuorganisationen einzuleiten, indem synergistische Prozesse aktiviert werden. Dabei werden latent vorhandene Verhaltenstendenzen durch Neugestaltung der Kommunikation mit sich und der Umwelt aktiviert und Hemmungen und Blockaden abgebaut.

Ein Beispiel aus der Praxis des Autonomietrainings beschreibt den Umgang mit chronischer und intensiver Angst. Auch hierbei wird klar, dass das Autonomietraining keine Methode ist, die primär die Beseitigung oder Heilung eines Leidens erstrebt, sondern die Gesundheitsressourcen im Verhalten aktiviert mit dem Ziel, eine neue Organisation kognitiv-emotionaler Steuerung, aktiven Verhaltens und der Reaktionen auf neu geschaffene Bedingungen erstrebt in der Hoffnung, dass es dann zu einer Symptomlinderung und der Erfahrung neuer angenehmer Erlebnisse kommen kann.

Herr P., 31 Jahre alt, berichtet: „Ich leide unter permanenter, nie aufhörender, sich von Tag zu Tag verstärkender Angst. Meine Angst ist darauf konzentriert, dass meine Mutter sterben könnte, wobei ich der absoluten Überzeugung bin, dass ich ohne meine Mutter nicht leben kann. Ich war über viele Jahre in der Psychotherapie. Ich glaube, ich hatte die Diagnose Borderline. Mein Vater hatte schon in meiner frühen Kindheit Epilepsie. Wenn er Anfälle hatte, war das für meine Mutter und für mich fürchterlich. Wir beide waren völlig überfordert. Dabei erfuhr ich immer wieder, dass mein einziger Halt meine Mutter ist. Durch die Epilepsie und das häufig aggressive Verhalten meines Vaters lebten wir ziemlich isoliert. Ich habe alles versucht, die Angst loszuwerden, z. B. mit Leistungssport, indem ich etwa bis zur Erschöpfung durch den Wald gelaufen bin. Trotzdem steigt die Angst immer mehr, so dass ich in der letzten Zeit auch keinen Sport mehr machen kann. Ich bin auch religiös, aber im entscheidenden Moment fehlt mir der Glaube, dass mir Gott helfen könnte, diese fürchterlichen Angstzustände zu überwinden. Ich bin immer mehr der Überzeugung, dass ich mich nur noch durch Selbstmord vor der Angst retten kann. Im Traum erwarte ich manchmal ein Zeichen von meinem verstorbenen Vater oder von meiner verstorbenen Psychotherapeutin. Durch die Abhängigkeit von meiner Mutter werde ich manchmal aggressiv. Dann schlage ich beispielsweise mit den Fäusten mit aller Kraft gegen die Wand. Meine Mutter habe ich aber noch nie physisch angegriffen."

Trainer: „Wie verhält sich die Mutter Ihnen gegenüber?"

Herr P.: „Meine Mutter ist sehr daran interessiert, dass ich selbständig werde. Sie leidet auch sehr unter meinen Ängsten, was verständlich ist, angesichts des Leides, das sie schon mit meinem Vater ertragen musste."

(Die Mutter ist ebenfalls anwesend, so dass sie die später entwickelten Übungen mitbekommt.)

Trainer: „Was ist Ihr Ziel?"

Herr P.: „Ich möchte ein Verhalten finden, das mich von meiner unerträglichen Angst befreit oder diese wenigstens verringert. Ich musste mein Studium aufgeben. Einerlei, wo ich mich befinde, die Angst ist anwesend. Es gibt für mich keine sicheren Nischen. Die Angst kreist immer um dasselbe Thema: Wenn die Mutter sterben würde, wäre ich unfähig zu überleben. In diese Vorstellung steigere ich mich so hinein, dass ich aus ihr nicht mehr heraus komme. Dabei konnte mir meine Psychotherapeutin auch nicht helfen. Als sie starb, setzte jedoch ein unheimliches Leid ein."

Trainer: „Ich möchte Ihnen zunächst mehrere grundsätzliche Erklärungen geben. 1. Das Autonomietraining ist ein Gesundheitstraining und versucht, das Gesunde im Menschen anzuregen, auch in der Hoffnung, ihm damit zu helfen, seine Probleme besser in den Griff zu bekommen. 2. So wie Sie mir Ihren Lebenslauf schildern, muss ich annehmen, dass sich jeder Mensch in Ihrer Lage ähnlich wie Sie entwickelt hätte, z. B. durch die Überforderung als Kind, in der sich eine enge und vertraute Beziehung zur Mutter automatisch ergeben musste. Nun würde ich gerne an Sie einige Fragen richten mit der Bitte, mir genau zu antworten, ob meine Annahmen für Sie stimmig sind und ob Sie glauben, dass Ihnen meine Fragen helfen könnten, Ihre Ängste und Ihr Leben besser in den Griff zu bekommen. Denken Sie bitte ganz kritisch nach und bejahen Sie nur das, was Sie wirklich innerlich überzeugt. Könnten Sie sich vorstellen, dass Sie *gleichzeitig* Ihre Mutter außerordentlich stark lieben und auch das Bedürfnis haben, ihr Ihre Liebe und erlebte Abhängigkeit und die damit verbundenen Ängste immer wieder mitteilen? Z. B.: ‚Mutter, ich habe Dich sehr lieb, und zwar so sehr, dass ich Angst habe, ohne Dich nicht leben zu können. Meine Angst, dass Du sterben könntest und ich allein bleiben müsste, ist so groß, dass ich sie täglich als bedrückend und beklemmend erlebe.' Andererseits erstreben Sie von Tag zu Tag mehr Selbständigkeit, Unabhängigkeit und Selbstbestimmung. Dabei schließt sich Ihre Liebe zur Mutter und das Streben nach Selbständigkeit nicht aus. Beides kann Wohlbefinden erzeugen. Wenn Sie beispielsweise nach Selbständigkeit streben und Angst haben, die Mutter zu verlieren, dann können Sie ja mit der Mutter sprechen und sagen: ‚Mutter, ich habe solche Angst, Dich zu verlieren, weil ich Dich liebe.' Wenn Sie sich in bestimmten Situationen mit der Mutter überfordert fühlen, dann können Sie sich ja bewusst machen, dass Sie jetzt etwas Selbständigkeit benötigen."

Herr P.: „Das kommt bei mir rein intellektuell gut an. Ich kann also pendeln zwischen zwei Extremen. Früher dachte ich immer, wenn ich in die Selbständigkeit gehe, muss ich die Mutter verlieren und kann dabei nicht überleben. Oder wenn ich in der Nähe der Mutter bin, gibt es keine Selbständigkeit. Trotzdem weiß ich noch nicht, wie ich meine fürchterliche Angst loswerden kann."

Trainer: „Ihre Angst ist möglicherweise generalisiert. Das heißt, sie breitet sich auf unterschiedliche Bereiche aus. Ich kann sehr gut nachvollziehen, wie fürchterlich Sie leiden. Ich möchte Ihnen die Frage stellen, ob Sie trotz der fürchterlichen Angst gegen diese ankämpfen wollen und ob Sie glauben, dass die Trainingsmethode, die wir gerade diskutiert haben, also gleichzeitig der Mutter die Liebe zeigen und immer wieder Abstand in die Selbständigkeit erstreben, geeignet ist, Ihre langfristigen Ziele zu erreichen?"

Herr P.: „Ich möchte gegen die Angst ankämpfen und ich glaube durchaus, dass die Übungstechnik, wenn überhaupt eine Hilfe möglich ist, einen akzeptablen Weg darstellt."

Herr P. verabschiedet den Trainer mit Händedruck.

Unsere therapeutischen Maßnahmen orientieren sich einerseits an wissenschaftlichen Forschungsergebnissen, während andererseits das einmalige Individuum mit seiner einmaligen Bedürfnis- und Verhaltensstruktur berücksichtigt wird.

Während rein naturwissenschaftliche Theorien der Krankheitsentstehung nur die physischen und organischen Faktoren in Betracht ziehen, neigen rein psychologische Theorien zur Überbetonung der psychischen Prozesse. Die systemische Wechselwirkungsforschung bezieht sowohl organische Faktoren und Prozesse als auch emotional-kognitive Vorgänge in die Analyse mit ein und entwickelt somit komplexe dynamische Vorstellungen über Krankheitsentstehung und Aufrechterhaltung der Gesundheit bis ins hohe Alter. Die Forschungsergebnisse zeigen eindeutig, dass subjektive, seelische Faktoren mit den objektiven Faktoren ein dynamisches Wechselwirkungssystem bilden. Seelischer Stress wirkt auf den Ausprägungsgrad von physischen Risikofaktoren (z. B. Alkoholkonsum, Zigarettenrauchen, Fehlernährung) und organisiert in der Wechselwirkung mit den physischen Risikofaktoren komplexe Prozesse, die in Richtung Krankheit oder Aufrechterhaltung der Gesundheit führen. Häufig kann der Mensch erlebte und wahrgenommene Probleme beschreiben, die sich tatsächlich als Kristallisationspunkte für Krankheitsprozesse wissenschaftlich nachweisen lassen. Zum Beispiel, wenn eine Person das Verhältnis zu Familienmitgliedern als problematisch empfindet, indem sie sich nicht anerkannt, abgewiesen und negiert fühlt, dann kann tatsächlich ein lebenslang anhaltender Konflikt nicht nur physische Risikofaktoren und deren Wirksamkeit in Richtung Krankheitsgenese verstärken. Ein Zigarettenraucher mit Fehlernährung und Alkoholkonsum etwa wird eher bei anhaltendem Stress erkranken.

Wir konnten in umfangreichen Studien (siehe Literaturverzeichnis) zeigen, dass beispielsweise bei Krebs sowohl bei der Entstehung als auch hinsichtlich des Verlaufs der Krankheit seelische-körperliche Wechselwirkungen eine entscheidende Rolle spielen. So ist beispielsweise die Wirksamkeit von Chemotherapie, Bestrahlung, Operation, aber auch von biologischen Krebsmitteln, wie z. B. Iscador, entscheidend von einer guten Selbstregulationsfähigkeit abhängig. Hier können sogenannte synergistische Effekte aufgezeigt werden, d. h. wirksame medizinische Behandlungsformen benötigen eine gute Selbstregulation, um zur Entfaltung zu kommen.

3.3 Wo setzt das Autonomietraining an? Zur Komplexität sozio-psycho-biologischer Wechselwirkungen

Die meisten monokausalen Erklärungsansätze von Phänomenen scheitern an der Komplexität lebender Systeme. Sie entsprechen dem Wunsch, mit der Erkenntnis nur eines Wirkfaktors die Welt zu begreifen und zu beherrschen, und wirken nur dann glaubhaft, wenn das Bewusstsein des Betrachters in naivster Weise eingeengt wird. In diesem Abschnitt sollen einige Faktoren und ihre Interaktionen aufgezeigt werden mit dem Ziel, die Komplexität sozio-psycho-biologischer Wechselwirkungen zu demonstrieren. Daraufhin wird sich folgende Frage stellen: Wie kann das Autonomietraining trotz eines

Eingriffs in äußerst komplexe Systeme wirksam werden und wie kann seine Wirksamkeit kontrolliert werden?

Der Mensch ist einerseits ein biologisches System, in dem eine große Anzahl biochemischer Prozesse nicht einfach nur ablaufen, sondern sich auch wechselseitig koordinieren. Andererseits ist der Mensch ein soziales Wesen, das ohne soziale Integration und Kooperation nicht überlebensfähig ist. Die soziale Kommunikation und die biologische Koordination von Prozessen und Funktionen verläuft ebenfalls in einer komplexen Interaktion. So ist beispielsweise das menschliche Gehirn sowohl ein neurobiologisches Organ, das die physiologischen Prozesse im Körper maßgeblich beeinflusst, als auch ein Sozialorgan, das Informationen aus der sozialen Umwelt spezifisch wahrnimmt, verarbeitet und mit physiologischen Prozesse koordiniert. Ebenso werden Informationen aus der physischen Umwelt und kommunikative Prozesse in der Gottesbeziehung wahrgenommen und verarbeitet. Auch Rückmeldungen aus dem menschlichen Organismus gelangen ins Gehirn.

Modelle, die etwa besagen, dass die Struktur die Funktion bestimmt, entsprechen einem wissenschaftlich nicht mehr haltbaren monokausalen Denken. Darum sollen hier in Hinblick auf die Determinanten menschlicher Verhaltensweisen einige relevante Wirkfaktoren aufgezeigt werden, verbunden mit dem Hinweis, dass alle Faktoren miteinander in enger Wechselwirkung stehen:

1. Kognitiv-emotionale Steuerungsmechanismen des Verhaltens:

Unser Verhalten wird durch Annahmen, Bewertungen und bestimmte emotionale Erfahrungen gesteuert. Das aktive Verhalten hat die Aufgabe, in der jeweiligen Situation optimale Bedingungen (Anregungen, Reizkonstellationen) herzustellen, die zur Bedürfnisbefriedigung führen. Dabei orientiert sich der Mensch an früheren Erfahrungen und steuert somit sein Verhalten durch erlernte Annahmen.

2. Automatisch erfolgende Aktionen und Reaktionen auf aktiv hergestellte oder vorgefundene Anregungen:

Wenn durch aktives Verhalten bestimmte Anregungen hergestellt wurden, dann verlaufen die Reaktionen und Aktionen hin zur erstrebten Bedürfnisbefriedigung häufig automatisch ab, d. h. sie sind nicht mehr vollständig vom Individuum kontrollierbar. Aus diesem Grund ist das Autonomietraining überwiegend darauf konzentriert, bedürfnisbefriedigende Anregungen und Bedingungen herzustellen, auf die dann automatisch Wohlbefinden folgt.

3. Permanente Bedürfnisäußerung und -befriedigung:

In lebenden Systemen, und zwar sowohl in biologischen als auch im sozial-kommunikativen, entwickeln sich permanent Spannungen zwischen erstrebten Soll- und bestehenden Ist-Zuständen. Das aktive Verhalten hat vornehmlich die Aufgabe, durch Einwirkung auf das biologische und soziale System Bedingungen herzustellen, die Bedürfnisse befriedigen. Dabei verläuft das Verhalten nicht eindimensional als direkte Antwort auf ein aktuell entstandenes Bedürfnis. Im emotional-kognitiven Steuerungsprozess werden zentralnervöse Erinnerungen abgerufen, die nicht befriedigte Bedürfnisse aus der Vergangenheit mit Informationen aus der Gegenwart verbinden. Somit werden Verhaltensweisen aktiviert, die für ein erlerntes biographisches Bedürfnissystem relevant sind. Wenn sich beispielsweise eine Person von einem Elternteil schmerzlich abgewiesen fühlte und das Bedürfnis nach Befriedigung noch im kognitiv-emotionalen System gespeichert ist, dann kann die Person im aktuellen Verhalten die Abweisung durch den Partner manipulieren, um Zuneigung zu erreichen mit dem Ziel, das als nicht befriedigt gespeicherte Bedürfnis aus der Kindheit doch noch zu befriedigen. Sebstverständlich besteht eine Hierarchie der Dringlichkeit hinsichtlich der Befriedigung von Bedürfnissen aus unterschiedlichen Bereichen. Eine unmittelbare Lebensbedrohung, z. B. Ertrinkungsgefahr beim Schwimmen oder die Gefahr, zu verhungern, geht vor, denn selbstverständlich hat die Befriedigung von existenziellen Bedürfnissen Vorrang gegenüber Bedürfnissen, die nach Lust und Wohlbefinden streben. Aber auch enttäuschte Bedürfnisse nach Wohlbefinden und Lust können in spezifischen Situationen einen Vorrang vor der Befriedigung existentieller Bedürfnisse haben: denken wir an Selbstmord aufgrund von Liebeskummer.

4. Interaktion von Funktion und Struktur:

Der Mensch schafft durch sein Verhalten unterschiedliche Anregungen in unterschiedlichen Bereichen (z. B. durch Ernährung, Bewegung oder Religiosität), die unterschiedliche Funktionen hervorrufen. Bestimmte Funktionen können entweder Symptome wie Angst, Depression und Übererregung auslösen oder auch Symptome wie Wohlbefinden, Zufriedenheit und Entspannung. Die stattfindenden Funktionen verlaufen nicht im Leeren, im Gegenteil, sie bilden Strukturen aus, die erneut Funktionen aufgrund von Anregungen hervorrufen. Solche Strukturen können z. B. Veränderungen im dopaminergen System sein oder sich in arterisklerotischen Veränderungen im Gefäßsystem oder in malignen Neubildungen äußern. Bösartige Neubildungen können ihrerseits wieder auf die Funktionen des zentralen Nervensystems wirken und dort Hemmungsprozesse anregen (paraneoplastisches Syndrom). Solche funktionalen Einwirkungen können das Wachstum von Tumorzellen beeinflussen. Nicht nur biologische, sondern auch soziale Strukturen werden durch Funktionen gebildet.

Funktionen und Strukturen stehen in permanenter Wechselwirkung, so dass in der medizinischen Forschung sowohl der strukturelle Ansatz (die veränderte Struktur, z. B. das Krebsgewebe, ist die Ursache der Erkrankung), als auch der funktionale Ansatz (z. B., dass bestimmte kognitiv-emotionale Funktionen die Krebserkrankung auslösen) allein ungenügend erscheinen muss. In der Realität können Funktionen Strukturen bilden, während Strukturen permanent auf die funktionale Fähigkeit einwirken.

5. Das Unbewusste als vom bewussten Erleben abgespaltene kognitiv-emotionale Steuerung:

Nicht nur bewusst erlebte emotional-kognitive Faktoren steuern das menschliche Verhalten. Es wird ebenso von unbewussten Annahmen und Bewertungen gesteuert, die sich dem bewussten Erkennen entziehen.

Zur Illustration ein Beispiel: Eine Frau stand schon in der Kindheit zu ihrer jüngeren Schwester in Konkurrenz. Sie hatte Angst, die Mutter könnte sich dieser mehr als ihr zuwenden. Das Verhalten gegenüber ihrer jüngeren Schwester wurde entweder durch „fürsorgliche Belagerung" gekennzeichnet, indem sie die jüngere Schwester bemutterte, sie aber von der Mutter fernzuhalten trachtete, oder, wenn es nicht anders ging, durch den Versuch, die Schwester irgendwo einzusperren oder wegzuschicken. Inzwischen waren beide Schwestern erwachsen geworden und schon über 40 Jahre alt. Die Frau sollte nun ihre jüngere Schwester aus dem Krankenhaus abholen, wenn möglich innerhalb einer Stunde. Zunächst bekam sie größte Probleme mit der Zeitaufteilung. So erinnerte sie sich, dass sie noch zwei dringende Telefonate zu erledigen habe. Jedes dauerte schließlich länger als eine Stunde. Mit dreistündiger Verspätung setzte sie sich ins Auto, um ihre Schwester abzuholen. Sie war seit vielen Jahren eine gute Autofahrerin. Doch zu ihrer größten Verwunderung war der Mercedes nicht mehr zu bedienen, angeblich, weil die Kupplung nicht funktionierte. Sie behandelte die Kupplung mit roher physischer Gewalt, ohne zu bemerken, dass sie Koordinationsprobleme bei der Bedienung von Kupplung und Bremse hatte. Nach ca. 20 Minuten gelang es der Schwester plötzlich, loszufahren und zwar ca. 10 Meter weit. Danach stieg sie aus, um den draußen wartenden Beifahrer zu informieren, dass sie jetzt die Lage beherrsche. Nachdem der Beifahrer eingestiegen war, konnte sie erneut nicht losfahren. Sie war aber überzeugt, dass sie das Problem lösen würde und quälte sich ca. 10 Minuten lang. Gegen ihren Willen stieg der Beifahrer aus und bat einen jungen Mann, der gerade am Auto vorbeikam, beim Anlassen des Wagens behilflich zu sein. Dieser sagte, er hätte zwar noch nie Mercedes gefahren, aber er würde es versuchen. Für ihn gab es kein Problem, sofort das Auto zu starten. Nachdem sich dann die ältere Schwester ins Auto gesetzt hatte und erneut Probleme bekam, wurde sie von dem jungen Mann auf ihr technisches Fehlverhalten hingewiesen. Sie nahm es halb dankbar, halb aggressiv an und fuhr ohne Dankeschön los. Unterwegs baute sie beinahe zwei Unfälle, um schließlich am Krankenhaus (ca. 3 km entfernt) anzukommen. Auf die Frage des Beifahrers, ob ihr Verhalten unbewusst gesteuert gewesen sei oder ein rein technisches Problem vorlag, wurde sie wütend, brach in Tränen aus und sagte, dass sie nichts mehr hasse, als psychologische Spekulationen.

Trotzdem ist das Verhalten der sonst sehr guten Autofahrerin mit größter Wahrscheinlichkeit unbewusst gesteuert gewesen.

6. Neurobiologische Informationsverarbeitung:

Im menschlichen Gehirn werden Informationen aus dem Organismus und der sozialen wie physischen Umwelt permanent verarbeitet mit dem Ziel, Aktionen und Funktionen koordiniert und bedürfnisgerecht zu aktivieren. Nervliche Impulse übersetzen sich mit chemischen Reaktionen in Impulse, die Drüsen und Hormone anregen. Die neuroendokrinen Impulse werden von Organen bis hin in die Zellfunktionen aufgenommen. Somit integriert das zentrale und vegetative Nervensystem Informationen und Impulse aus der Umwelt und dem Organismus.

7. Das dynamische Erlebnisbild:

Der Mensch erlebt bestimmte Ereignisse und Zustände in einem dynamischen Bild, z. B. als äußerst bedrohlich, angenehm, hilflos, zuversichtlich usw. Das dynamische Erlebnisbild ist nicht nur eine Erlebnisqualität, die durch einen bestimmten Zustand hervorgerufen wird, es ist auch seinerseits eine wirksame Anregung, auf die bestimmte Reaktionen und Strukturen gebildet werden. Wenn sich eine Person im dynamischen Erlebnisbild permanent als kompetent, geliebt und angenommen fühlt, wird sie andere Reaktionen hervorrufen, als wenn sie sich ungeliebt, überfordert und inkompetent fühlt.

8. Soziale Integration, Zugehörigkeit, Anerkennung:

Auch die Wahrnehmung sozialer Integration oder Desintegration spielt im interaktiven Motivationsprozess eine große Rolle. Auch diese Faktoren stehen in enger Wechselwirkung mit den anderen hier beschriebenen Wirkfaktoren. So fühlen sich Personen eher sozial integriert, die in der Lage sind, durch ihre eigene Aktivität bedürfnisgerechte Bedingungen herzustellen. Wir konnten beispielsweise in Experimenten zeigen [27], dass eine Verbesserung der Selbstregulation zur Verringerung sozialer Desintegration beiträgt.

9. Individuelle Verhaltensmuster als spezifische Verhaltensmotive:

Unterschiedliche Verhaltens- und Persönlichkeitsstrukturen, also individuell unterschiedliche Dispositionen, rufen unterschiedliche Strategien zur Zielerreichung und Bedürfnisbefriedigung auf den Plan. Solche unterschiedlichen Verhaltensmuster sind in diesem Buch im Kapitel 4 („Grossarthsche Verhaltenstypologie") beschrieben.

10. Physische Wirkfaktoren wie z. B. Lärmbelästigung oder eine als unangenehm erlebte Wohnlage:

Diese Faktoren wirken ebenfalls interaktiv mit anderen Faktoren in der Ausbildung individueller Motivation. So kann sich beispielsweise eine Person mit schlechter Selbstregulation auch weniger gut aktivieren zur Überwindung von ungünstig erlebten Bedingungen.

11. Individuelle Selbstregulation:

Die Selbstregulation hilft dem Menschen, nicht passiv ungünstigen Situationen ausgeliefert zu sein, sondern in die Lage zu kommen, durch Kreativität und Eigenaktivität solche Anregungen herzustellen, die dem individuellen Bedürfnissystem entsprechen. So kann beispielsweise eine Person mit guter Selbstregulation am Arbeitsplatz Bedingungen schaffen, die eine Integration von Fähigkeiten und beruflichen Anforderungen ermöglichen. Während eine Person mit schlechter Selbstregulation ein Auseinanderklaffen von Fähigkeiten und Anforderungen eher hilflos hinnimmt.

12. Gottesbeziehung als Verhaltensmotivation:

Einerlei ob eine Person materialistisch, atheistisch oder emotional religiös eingestellt ist, die Gottesbeziehung hat immer eine Relevanz zu menschlicher Motivation und Handeln.

13. Physische Faktoren wie etwa Ernährung, Bewegung oder Abusus:

Diese Faktoren haben in ihrer physiologischen Auswirkung ebenfalls eine wichtige interaktive Funktion im Verhaltenssystem. So wird beispielsweise eine Person, die einen hohen Alkohol- oder Drogenkonsum hat, ein verändertes individuelles Verhalten aufweisen, das aber auch durch bestimmte Persönlichkeitszüge geprägt ist.

14. Strukturell-biologische Merkmale wie z. B. genetische Disposition:

Diese Faktoren haben nicht nur eine wichtige krankheitserzeugende oder die Gesundheit aufrechterhaltende Funktion, sondern sie stehen auch in enger Wechselwirkung mit anderen Wirkfaktoren wie z. B. den Funktionen des zentralen Nervensystems.

Ziel der systemischen Epidemiologie ist es, die Wechselwirkung der hier angeführten Faktoren zu erforschen und daraus präventive Verhaltensstrategien abzuleiten. Im Autonomietraining wird der Versuch unternommen, aufgrund subjektiver Beschreibungen von Symptomen, Problemen und Zielsetzungen, aber auch aufgrund objektiver Befunde (z. B. Drogenabhängigkeit, diagnostizierte Krebserkrankung, ausgeprägte Sklerose im Augenhintergrund) Hypothesen über systemimmanente Störungen und mögliche alternative Neuanregungen des Verhaltens in Richtung Problemlösung und Zielerreichung aufzustellen. Erfolgskriterien sind sowohl die subjektive Zufriedenheit als auch objektive Faktoren, wie z. B. die Verlängerung der Überlebenszeit.

3.4 Diagnostik der Desintegration von bewussten und unbewussten Prozessen und therapeutische Integration beider Instanzen

Es gibt Beweggründe und Emotionen, die manifest oder latent wirksam sind und sich der bewussten Einsicht entziehen. Darum sprechen wir vom Unbewussten. Wenn nur bewusste Vorgänge berücksichtigt werden, dann wird für eine große Anzahl menschlicher Verhaltensweisen keine Erklärung gefunden. Häufig ist eine Desintegration zwischen unbewussten und bewussten Vorgängen sowohl auf individueller als auch sozialer Ebene zu beobachten. Dabei lassen sich Personen, Gruppen und gesellschaftliche Organisationen von Interessen, Bedürfnissen, Ängsten und anderen Emotionen leiten, die sie vom Bewusstsein abspalten, häufig auch von den Folgen, deren Eintreffen das Bewusstsein registriert. In der Regel geschieht eine derartige Desintegration zwischen Bewusstem und Unbewusstem dann, wenn im Bewusstsein befürchtet wird, dass die unbewussten Regungen mit der eigenen Moral, den internalisierten Normen oder mit den zu erwartenden negativen Folgen der unbewussten Regungen nicht zu vereinbaren sind.

Daher ist es notwendig, zweierlei zu entwickeln: Einerseits eine Methode zur Diagnostik von desintegrativen Prozessen zwischen Bewusstsein und Unbewusstem, andererseits ein effektives therapeutisches Vorgehen, das die Bedürfnisse beider Instanzen sozialgerecht integriert.

Immer, wenn es einen Widerspruch zwischen einem Verhalten und seiner Begründung gibt, also eine Rechtfertigung angeführt wird, die, logisch betrachtet, mit dem Verhalten motivational nicht korrespondiert, entsteht der Verdacht, dass die Person oder die Gruppe von unbewussten Prozessen geleitet ist. In einer solchen Situation leidet in der Regel die desintegrierte Person oder Gruppe ebenso wie ihre Interaktionspartner, die meist entweder Unehrlichkeit und Schädigung oder Mitleid empfinden. Im Sinne des Autonomietrainings werden alternative Verhaltensweisen angeregt, und zwar durch Schaffung alternativer Bedingungen, die eine Integration zwischen bewussten und unbewussten Prozessen erlauben. Ein Beispiel aus der diagnostischen und therapeutischen Praxis:

Die Schülerin C. ist neun Jahre alt. Sie lebt bei ihrer Mutter und besucht ihren Vater einmal die Woche. Der Vater hat zwei Söhne, zu denen die C. eine positive Beziehung hat. Dass sie auch ein Halbschwesterchen bekommt, erfuhr sie erst, als die Ehefrau ihres Vaters im siebten Monat schwanger war. Inzwischen ist das Halbschwesterchen drei Monate alt.

Gleich nach Erhalt der Information, dass das neue Baby unterwegs ist, entwickelt C. eine permanent sich steigernde Angst vor allerlei Insekten, Schlangen, Schmutz und Fett. Sie reibt konstant die Hände, und zwar so stark, dass es bereits zu Hautschädigungen kommt. Vor allem fällt sie in der Schule auf, so dass die Lehrer und Schüler fragen, warum sie permanent die Hände reibt. Sie nutzt jede Gelegenheit, auf die Toilette zu gehen, z. B. beim Stadtspaziergang, und hält sich dort 20 Minuten auf, wobei sie immer wieder vom Waschbecken zur Toilette und zurück geht. Es ist ihr bewusst, dass sie einen sehr unangenehmen „Tick" entwickelt hat, sie verspürt aber keinerlei Kraft, sich dagegen zu wehren. Dies führt bei ihr zur Resignation und zum Abfall der schulischen Leistungsfähigkeit. Verhaltenstherapeutische Diagnostik und Maßnahmen erweisen sich als ineffektiv. Offensichtlich ist die Konzentration auf das Symptom ohne die Kenntnis der psychodynamischen Ursachen nicht ausreichend.

Im Autonomietraining wird zunächst die Hypothese aufgestellt, dass es sich um eine Desintegration zwischen unbewusster Motivation und bewusst wahrgenommenen Verhalten handelt. Es werden Informationen über die Kommunikationsstruktur der kleinen Connie bei der Mutter eingeholt. So auch, dass sie ein Halbschwesterchen bekommen hatte, das sie aber bisher noch nicht gesehen hatte und auch nicht sehen wollte. Die Mutter glaubt nicht, dass in diesem Bereich ein Konflikt vorliegen könnte.

Der Autonomietrainer fragt das Mädchen, ob sie ihren „Tick" loswerden möchte, und ob sie darüber gerne sprechen würde. Sie sagt: „Und wie gerne, da ich mich dadurch sehr gestört fühle." Der Autonomietrainer sagt: „Ich werde Dir ein paar Fragen stellen und Du wirst mir mit ja oder nein antworten – einverstanden?" „Einverstanden", sagt C.

Trainer: „Könnte es sein, dass Dir Deine Mutter, mit der Du auf engem Raum zusammenlebst, immer wieder auf die Nerven geht?"

C.: „Nein, keineswegs, ich habe meine Mutter lieb und wir haben immer Spaß zusammen. Sie geht mir immer wieder mal kurz auf die Nerven, dann gehe ich weg, zu meinen Freunden spielen und wenn ich zurückkomme, dann freue ich mich, sie wieder zu sehen."

Trainer: „Könnte es sein, dass Dir die Schule auf die Nerven geht?"

C.: „Nein, gar nicht, ohne die Schule wäre es langweilig."

Trainer: „Könnte es sein, dass Du ein Problem bekommen hast, als deine Halbschwester auf die Welt gekommen ist?"

C.: „Wenn Du mich so fragst: also das könnte schon sein. Mein Tick hat genau da angefangen, als ich mit der Mama im Urlaub war, ein paar Tage, nachdem ich erfahren habe, dass ich ein Schwesterchen bekomme. Ich hatte auch immer Angst, sie zu sehen. Ich habe befürchtet, nicht mehr die Allerliebste von meinem Papa zu sein."

Trainer: „Gibt es dazu einen Anlass? Das heißt, hast Du einen Grund, so zu denken?"

C.: „Eigentlich nein, mein Papa hat mir immer gesagt, dass ich seine ganz liebe Tochter bin."

Trainer: „Was könntest Du tun, um Dein Problem zu lösen?"

C.: „Ich könnte mit meinem Papa noch einmal sprechen und die kleine Schwester endlich einmal besuchen."

Nun wurde der Vater in die Kommunikation einbezogen. Er ging mit C. aus, versicherte ihr noch einmal, dass sie die ganz geliebte große Tochter sei, und er zeigte ihr eine freundliche schriftliche Einladung von der Mutter, seiner Ehefrau, an C. Der Brief stimmte C. besonders froh, da sich herausstellte, dass sie gemeint hatte, von der Mutter ihrer Halbschwester permanent abgelehnt zu werden. Der Besuch war sehr erfolgreich,

C. fühlte sich von der Mutter anerkannt und fand die kleine Schwester äußerst niedlich. Sie trug sie im Arm und sagte: „Ich wusste gar nicht, dass sie so klein ist!" Auf dem Heimweg sagte sie zum Vater: „Gell, Papa, man kann viele Menschen gern haben. Mich hast Du als Deine große Tochter und mein Schwesterchen als deine kleine Tochter gern, so wie ich Dich und die Mama gerne habe. Oder mein Schwesterchen und meine Brüder." Der Vater sagte: „Genauso ist es", und das Mädchen ging überglücklich nach Hause und erzählte, wie wohl sie sich gefühlt hatte. Sie sagte ihrer Mutter: „Denk mal, ich war auf mein Schwesterchen, das kleine Würmchen, eifersüchtig, obwohl ich doch weiß, dass mein Papa mich doch sehr lieb hat. Mein Papa sagte mir auch, dass Schmutz überall um uns herum ist und dass es ganz lächerlich sei, wenn wir uns deswegen ständig die Hände waschen müssten."

Sieben Tage danach berichtete die Mutter, dass der Tick bei C. immer schwächer wird, nach zehn Tagen verschwand die Symptomatik. Es kam offensichtlich zu einer Integration zwischen unbewussten Motiven (die Angst, nicht mehr die Wichtigste für den Vater zu sein) und bewussten Erkenntnissen (dass sie noch immer sehr wichtig ist, und dass Annahmen über ihre Unwichtigkeit nicht real sind), die also auch nicht verdrängt werden müssen. Zu einer derartigen Integration konnte es erst kommen, nachdem in der Diagnostik durch Befragung der Konfliktherd gefunden worden war und dann neue kommunikative Bedingungen hergestellt wurden, durch die der Konflikt entschärft und als nicht mehr bedrohlich empfunden wurde (indem C. ihrem kleinen Schwesterchen näher gekommen ist und von dessen Mutter und ihrem Vater akzeptiert wurde).

Auch im Verhalten sozialer Gruppen und Organisationen sowie in der Kommunikation zwischen Menschen spielen unbewusste Prozesse und die Desintegration zwischen Bewusstsein und Unbewusstem häufig eine viel größere Rolle, als es denjenigen, die gerne in allem rein rationale Vorgänge sehen, lieb sein mag. So kann der Ausgang eines Fußballspiels von unbewussten Ängsten einer Mannschaft bestimmt werden, die annimmt, dass sie trotz Fähigkeit und Leistung letztlich nicht zum Zuge kommen kann. Auch in politischen und historischen Entwicklungen spielen unbewusste Vorgänge eine große Rolle. Wenn beispielsweise eine soziale Organisation bestimmte Kriegsverbrechen oder Kriegsschäden, die sie selbst hervorgerufen hat, nie bewusst wahrnimmt oder verdrängt (z. B. durch ideologische Rechtfertigung), dann kann dieser Widerspruch von anderen Nationen und Individuen erkannt werden und zur inneren Ablehnung, Schuldvorwürfen und Verachtung führen. Äußerst selten (und möglicherweise nie zuvor) hat sich beispielsweise eine Nation so offen dem früheren Widerspruch zwischen unbewussten Mordmotiven und bewussten ideologischen Rechtfertigungen kritisch gestellt und durch Integration früherer Konflikte verarbeitet, wie das deutsche Volk hinsichtlich seiner Nazivergangenheit. Obwohl es auch hier natürlich Widersprüche und Verweigerungen gab, zeichnete sich vor allem die politische Klasse aller demokratischen Parteien durch die hohe Fähigkeit aus, bewusste und unbewusste Prozesse zu integrieren. Auch die postkommunistischen Verarbeitungen gehen in ähnliche Richtungen, sind aber mit neuen antihumanen Konfliktherden wiederum belastet.

Die Aufspürung der Desintegration von unbewussten Beweggründen und der bewussten, ideologischen Rechtfertigung in Bezug auf die erlebten negativen Folgen für alle Kommunikationsparteien könnte eine grundlegende Aktivität zur Herstellung von mehr Frieden in der Welt sein.

Ein zentrales Ziel im Autonomietraining ist die Aufhebung der Desintegration von emotionalen und rationalen Aktivierungen und die funktionale Integration beider Prozesse. In empirischen Studien konnte immer wieder gezeigt werden, dass harmonische Hirnfunktionen, in denen rationale und emotionale Vorgänge gut integriert sind, einen Gesundheitsfaktor erster Ordnung darstellen. Wenn Gefühl und Vernunft im Widerspruch stehen, ist ein wesentlicher Risikofaktor für die Entstehung akuter und chronischer Erkrankungen gegeben.

3.5 Das Menschenbild des Autonomietrainings

Der Mensch zeigt sich uns als ein multidimensional-interaktives System, in dem unterschiedliche Faktoren aus unterschiedlichen Bereichen in permanente Wechselwirkung treten. Der erste Bereich ist die organische Struktur des menschlichen Körpers. Der zweite sind die physiologischen Funktionen. Organische Struktur und physiologische Funktionen sind in einem engen Interaktionsnetz verbunden. So wirken z. B. die Funktionen des zentralen Nervensystems auf das Immun- und endokrine System, wobei diese Systeme wiederum Einfluss auf die Herausbildung von organischen Strukturen haben. Der dritte Bereich ist die soziale Kommunikation und Kooperation. Der Mensch bildet in seiner sozialen Kooperation Qualitäten, die über die psychische Wahrnehmung z. B. auf die Funktionen des zentralen Nervensystems wirken. Es wird etwa wird eine soziale Ausstoßung aus einer wichtigen Gruppe anders wahrgenommen und körperlich verarbeitet, als die Akzeptanz und Integration in eine wichtige Gruppe.

Der vierte Bereich ist die permanente Wechselwirkung des Menschen mit seiner physischen Umwelt, z. B. wenn eine angenehme Wohnlage, übermäßiger Lärm, Luftverschmutzung oder intakte Natur erlebt wird. Der fünfte Bereich ist die Mensch-Gott-Beziehung, in der bestimmte Qualitäten entstehen, die von einer faszinierenden Liebesbeziehung über Gleichgültigkeit bis hin zu emotionalen Hassgefühlen reichen können.

Obwohl in allen hier erwähnten Bereichen objektiv messbare Faktoren auf das Individuum wirken, erlebt und bewertet der Mensch unterschiedliche Wirkfaktoren subjektiv. Dabei erscheint der Mensch uns nicht so zu sein, als wäre er passiv den Wirkfaktoren ausgeliefert, vielmehr erzeugt er durch seine Aktivität permanent Zustände, auf die er entweder mit Bedürfnisbefriedigung oder mit Hemmung der Bedürfnisbefriedigung reagiert. Der Mensch entwickelt permanent organische, sozial-kommunikative, auf die physische Umwelt und auf Gott bezogene Bedürfnisse, die als Spannungen zwischen einem Ist-Zustand und einem erstrebten Zustand erscheinen. Um unterschiedliche Bedürfnisse in unterschiedlichen Bereichen zu äußern und zu befriedigen und auf unterschiedlichen Kommunikationsebenen hinsichtlich der individuellen Bedürfnisbefriedigung erfolgreich zu sein, weist der Mensch eine sich in der Entwicklung befindliche Ich-Integration auf. In der Ich-Integration (oder Ich-Organisation) werden Bewertungssysteme, Aktivitäten, Reaktionen, Bewusstseinselemente und Erfahrungen integriert und koordiniert, so dass ein Ich-Bewußtsein von der individuellen Identität möglich wird. Die

Ich-Integration kann sich nur aufgrund der menschlichen Eigenaktivität entwickeln und zwar sowohl im sozialen, physischen und gottbezogenen Feld als auch in Bezug auf die eigene Person. Auch die Eigenaktivität anderer Personen kann nur dann verstanden werden, wenn sie mit der eigenen Eigenaktivität verglichen wird. Der Mensch ist also ein multidimensionales, eigenaktives und interaktives System, das ohne die Kommunikation mit der physischen, sozialen und göttlichen Instanz nicht entwicklungsfähig ist. Die Entwicklung geschieht in der Regel durch die Konfrontation mit subjektiv und objektiv erlebten Folgen des eigenen Verhaltens und des wahrgenommenen Verhaltens von Mitmenschen und sozialen Gruppen. Die Verhaltensaktivität des Menschen ist gesteuert durch die Zusammenarbeit zwischen rationalen, emotionalen und intuitiven Funktionen, zwischen bewussten und unbewussten Prozessen. Im menschlichen Unbewussten ist eine enorme Informationsquelle abrufbar, die sowohl aus der individuellen Erinnerung, als auch der kollektiven Erfahrung stammt. Je nach dem, welche bewussten Fragestellungen und welche Erfordernisse für bestimmte Aktivitäten nötig sind, werden vom Unbewussten unterschiedliche Informationen aktiviert. Der Mensch aktiviert also durch seine Eigenaktivität und mittels der durch sie hergestellten Zustände unterschiedliche Informationsquellen des Unbewussten und unterschiedliche physiologische und soziale Reaktionen in seiner Umwelt. Der Mensch ist nicht nur ein rationales System, er ist auch häufig in extremer Weise von seinen emotionalen Erfahrungen geprägt, z. B. aus der frühen Kindheit. Häufig kann beispielsweise ein traumatisierendes Abweisungserlebnis zu einem Motiv werden, welches das Verhalten ein Leben lang mitbestimmt. Die einzelnen Faktoren im multidimensional interagierenden System (z. B. frühkindliche Erlebnisse, Bedürfnisse, soziale Kommunikation, Mensch-Gott Beziehung, Bewertungssysteme) organisieren sich in jedem einmaligen Menschen vollkommen unterschiedlich. Dabei bilden sich verhaltenskonstituierende Motive heraus, die in der Regel an Bedürfnisse von höchster emotionaler Bedeutung gebunden sind. So wird beispielsweise für eine Person der Gelderwerb zum wichtigsten Motiv, während für eine andere die Sexualität in den Vordergrund rückt, während für die dritte Person die Zuneigung einer sie abweisenden Person allergrößte Bedeutung erlangen kann. Solche zentralen Motive können unterschiedliche Faktoren anregen und organisieren, die sich gegenseitig in ihrer Wirkung potenzieren und synergistische Effekte erzeugen. So kann beispielsweise eine erlebte Abweisung Ursache für Fehlernährung, Bewegungsmangel, Alkoholkonsum oder Resignation bis hin zum Todeswunsch sein, und diese wiederum können sich als Faktoren gegenseitig potenzieren. Eine alternative Verhaltensweise, in der ein anderes zentrales Motiv die Ich-Integration bestimmt, kann gesundheitsrelevante Faktoren und ihre Synergieeffekte anregen. Der Mensch agiert nicht nur, er reagiert auch konflikt- und situationsresultierend, indem er unterschiedliche Erlebnisse und Bereiche, die für ihn wichtig sind, zusammenfasst und als Lebensmotiv oder Todestendenz erlebt. Eine Situation kann also den Menschen lustvoll anregen und Wohlbefinden hervorrufen, die aber das Ergebnis einer sehr komplexen Verarbeitung unterschiedlicher Faktoren ist. So kann ein organisch gesunder Mensch aufgrund einer nicht verkrafteten Trennung nicht mehr leben wollen, während ein kranker Mensch in bestimmten Situationen das Leben intensiv genießen kann.

Die wissenschaftliche Forschung kann in unterschiedlichen Bereichen Faktoren identifizieren, die mit Gesundheit oder Krankheit zusammenhängen. Im Einzelfall muss immer die spezifische Wechselwirkung und die resultierende Emotion betrachtet werden. Die Krankheit erscheint im interaktiven multidimensionalen System nicht nur als durch objektiv messbare Faktoren ausgelöst (z. B. durch strukturell-funktionale Störungen im menschlichen Organismus), sondern auch als Folge von emotional-kognitiven Fehlsteuerungen, die aus einer bedürfnisverhindernden Kommunikation des Menschen mit seiner physischen und sozialen Umwelt und aus seiner Gottesbeziehung resultieren. Soziale Kommunikationsstörungen (z. B. aufgrund von Ausstoßung oder der Verhinderung von individuellen Fähigkeiten) können sich in emotional-kognitive Blockaden des bedürfnisäußernden Verhaltens umsetzen. Was eine direkte Relevanz für das organische Geschehen hat, indem nämlich psychoneurobiologische Achsen aktiviert werden. Solche Prozesse unterliegen aber einer permanenten dialektischen Wechselwirkung, weil beispielsweise Symptome wie etwa Angst oder Depression auch gesundheitsfördernde Gegenreaktionen durch Eigenaktivierung auslösen können. Krankheit entsteht erst dann, wenn bestimmte Wechselwirkungen die selbstregulativen Prozesse zur Herstellung benötigter Zustände blockieren, so dass die Gegenreaktionen chancenlos bleiben. Der Mensch ist also auch ein durch die Dialektik von wahrgenommenen und erlebten Gegensätzen geprägtes System, wobei die Entwicklung über These und Antithese zur Synthese geht, entweder zur Integration oder zur Desintegration. Eine individuelle und soziale Integration und dialektische Entwicklung beinhaltet beispielsweise eine immer höhere Integration zwischen den emotionalen Fähigkeiten (zuvörderst die Äußerung von Gefühlen der Liebe) und der menschlichen Intelligenz (indem die Person auch lernt, ihre unbewussten Informationsquellen zu nutzen). Die dialektische Entwicklung der Gesellschaft bedeutet beispielsweise eine verstärkte Integration zwischen den individuellen Fähigkeiten jedes Einzelnen mit den gruppenspezifischen und sozialen Anforderungen. Das Gegenteil wäre dialektische Desintegration und Entfremdung, indem z. B. Werte wie Geldverdienen und Machtausüben auf Kosten menschlicher Emotionen und Intelligenz stattfinden. Je stärker die Integration zwischen Intelligenz und Emotionalität, der bewussten, unbewussten und intuitiven Instanzen, integriert in einem sozial-kooperativen Kontext, desto höher die freigesetzte schöpferische und Lebensenergie der Menschen, die andernfalls untergehen im konfliktbeladenen und entfremdungsreichen Desintegrationsprozess.

Nun bedarf es zur dialektischen Entwicklung und Integration des Menschen und der sozialen Organisationen einer emotional-kognitiven Gott-Bezogenheit. Unsere Beobachtungen legen nahe, dass sozial desintegrative Prozesse, Entfremdungsprozesse und Desintegrationen zwischen dem Bewusstsein und dem Unbewussten, verbunden mit Energieverlust, häufiger bei Menschen und Gruppen entstehen, denen eine spirituelle, göttliche Beziehung fehlt. Wo eine überbetonte spirituelle Beziehung bei Vernachlässigung körperlicher, sozialer und physischer Bedürfnisse besteht, entsteht ebenfalls ein physisch krankmachendes Ungleichgewicht.

Im Autonomietraining werden resultierende Tendenzen aus komplexen Systemen analysiert (z. B. welche zentralen Motive einen Menschen bewegen oder in welchen Bereichen sich krankmachende Synergieeffekte bilden) mit dem Ziel, durch Interventionen andere verhaltenssteuernde Motive anzuregen, die den Lebenswillen, das Wohlbefinden und die Lust an der Entwicklung anregen. Viele Beispiele aus dem Autonomietraining zeigen, dass dies möglich ist. Dabei werden entweder neue Bedingungen durch Eigenaktivität angeregt, oder es findet eine Neuorganisation durch Anregung neuer Motive statt.

Es gibt kein anhaltendes Wohlbefinden in einer antisozialen, die menschliche Physiologie schädigenden, sozial entfremdenden Kommunikation. Ebenso nicht wie in einer positiv angelegten Kommunikation, in der sich das Individuum aber fehlgesteuert (z. B. aufgrund traumatischer Kindheitserlebnisse) verhält. Um anhaltendes Wohlbefinden zu erreichen, das mit der Gesundheit zusammenhängt, ist es wichtig, Störfelder im individuellen Leben, die der bedürfnisadäquaten Aktivität im Wege stehen, zu beseitigen, und immer wieder neue bedürfnisbefriedigende Bedingungen herzustellen. Das Tröstliche dabei scheint zu sein, dass dieser Weg in der dialektischen Integration zwischen Mensch, Natur und Gott möglich ist. Dabei spielt die individuelle, ich-organisierte Eigenaktivität, deren Konsequenzen richtig erkannt sind, eine bedeutende Rolle.

3.6 Methoden des Autonomietrainings

Das Autonomietraining beginnt damit, dass die Person zunächst über ihr zentrales, in der Regel lang anhaltendes, noch aus der Kindheit stammendes Problem berichtet, das sich bis in die Gegenwart hemmend auf ihre Selbstregulation auswirkt. Danach berichtet sie über ihr erwünschtes und erstrebtes Verhalten, das in der Regel mehr Autonomie und bessere Selbstregulation bedeutet.

Im Anschluss wird die Person befragt, was sie tun könnte, um ihre Probleme selbst zu lösen, um zu erforschen, welche eigenaktiven Verhaltenstendenzen bestehen. In der Regel ist die Person aber nicht in der Lage, problemlösende Eigenaktivierungen erfolgreich zu entwickeln.

Aus dem ausführlichen Selbstbericht entwickelt der Trainer seine Fragestellung, die in der Regel aus zwei Teilen besteht. Im ersten Teil beschreibt er das gegenwärtige Problem, während er im zweiten Teil das Verhältnis zu den Eltern thematisiert – wobei sich häufig enge Zusammenhänge zwischen Kindheit und Gegenwart zeigen. Daraus werden Hypothesen entworfen, die als Fragen an die Person zurückgegeben werden. Beispielsweise: „Kann es sein, dass Sie an Ihre Mutter derart gefühlsmäßig gebunden sind, dass Sie Ihre gesamte Lebensfreude einzig und allein von der Frage abhängig machen, ob sich die Mutter Ihnen zuwendet oder von Ihnen abwendet?" Wenn eine ausreichende, das gesamte Verhaltensmuster verstehbar machende und dynamische Erklärung für das problematische Verhalten erreicht worden ist, wird das alternative Verhalten entworfen und der Person wiederum in der Form von Fragen mitgeteilt, zusammen mit der Bitte, die eigenen Bedürfnisse zu überprüfen und nur solche alternative Verhaltensweisen zu akzeptieren, die den Bedürfnissen, Interessen und Fähigkeiten entsprechen. Wenn dieser Zustand in der Kommunikation zwischen dem Trainer und der Person eintritt, dann entsteht in der Regel bei der Person eine innere Erleichterung und ein Freude erzeugender „Aha-Effekt", der beispielsweise mit einem Lachen oder mit einer Äußerung wie „das ist genau das, was ich will" kommentiert wird.

In der Regel dauert das Autonomietraining ein bis drei Sitzungen. Dabei kann es von Sitzung zu Sitzung auch zu weiteren Ergänzungen und Ausdifferenzierungen des alternativen Verhaltens kommen.

Zur Verdeutlichung zwei Beispiele:

1. Herr F. ist 39 Jahre alt und leidet an Hodenkrebs. Er berichtet, dass er in seinem beruflichen Verhalten perfekt sein will, dass er bis zur seelisch-körperlichen Erschöpfung arbeitet und nie in der Lage ist, sich selbst für die vollbrachte Leistung anzuerkennen. Er glaubt immer eine 120prozentige Leistung vollbringen zu müssen, um jeder möglichen Kritik vorzubeugen. Wenn Erlebnisse von Abweisung, Nicht-Anerkennung und Entwertung auftreten, auch im privaten Bereich, dann tritt eine innere Verzweiflung auf, welche die Lebenslust und sogar das Bedürfnis, leben zu wollen, blockieren kann. Auf die Frage, wie es mit seinem Elternhaus aussah, berichtet Herr F.: „Die Mutter hat mich eher verwöhnt. Aus heutiger Sicht denke ich, dass der Vater eifersüchtig auf die enge Mutterbeziehung war. Der Vater hat mich bei jeder Gelegenheit entwertet. Wenn er beispielsweise von mir Dinge gefordert hat, die ich abscheulich fand, z.B. mich bei einem Schlachtfest zu freuen, kam prompt die Entwertung mit der Aussage: *Aus Dir wird nie ein Kerl!* Andererseits hatte mein Vater einen sensiblen Kern und ich habe mich mit ihm spätestens an seinem Grab innerlich versöhnt, als er vor sieben Jahren starb. Trotzdem glaube ich, dass mein schwaches Selbstvertrauen und mein übergroßer Leistungsanspruch eng mit der Beziehung zu meinem Vater zusammenhängen. Einerseits will ich ihm zeigen, dass ich gute Leistungen vollbringen kann, andererseits habe ich offensichtlich Angst, nicht perfekt genug zu sein, weil ich möglicherweise unbewusst an seiner Bewertung meiner Person festhalte. Es ist eine ganz verzwickte Situation."

Trainer: „Ich werde Sie über mögliche alternative Verhaltensweisen befragen, verbunden mit der Bitte, nur solche anzunehmen, die absolut Ihrem inneren Bedürfnis entsprechen, und von denen Sie das Gefühl haben, dass sie Sie in Ihrem Selbstvertrauen und Ihrer Eigenidentität weiterbringen. Könnten Sie sich vorstellen, dass Sie Ihren Vater im Hinblick auf Ihre positiven Gefühle und seine, wenn auch häufig verdeckte, positive Seite, durchweg angenehm und positiv bewerten? Zum Beispiel so: ‚Mein Vater wollte für mich immer das Beste, wenn er sich auch ungeschickt ausdrückte. Auch seine Eifersucht erscheint mir verständlich und ich kann mich innerlich freuen, wenn ich an ihn angenehm denke. Da ich die Stärke aufweise, meinen Vater auch in seinen Schwächen anzuerkennen, habe ich andererseits auch die Stärke, die Schwächen, die mir mein Vater aus der Sicht seiner eigenen Schwächen und Ängste zuwies, innerlich abweisen zu können, so dass diese mit der Zeit immer unwirksamer werden. Da ich meinen lieben, aber manchmal auch schwachen Vater mit viel Verständnis und Liebe akzeptieren kann, werde ich selbst zu meinem eigenen idealen Vater. Dabei akzeptiere ich auch mich selbst in der Position des schwachen Kindes und bin eher bereit, mich für Leistungen zu belohnen und die vollbrachte Leistung anzuerkennen.'"

Herr F. sagte: „Es macht mir wirklich keine Probleme, meinen Vater in Watte zu packen. Ich kann alle Übungsschritte gut verstehen und sie erzeugen bei mir keinen Widerstand. Ganz im Gegenteil."

2. Frau M. ist 42 Jahre alt und leidet an Brustkrebs. Auch sie schildert ein äußerst langfristiges, aufreibendes und bis zur seelisch-körperlichen Erschöpfung führendes Problem, ebenfalls in der Beziehung zu ihrem Vater.

Frau M. berichtet folgendes: „Mein Vater ist derart an meine Mutter gebunden, dass er mir nie Liebe zeigen kann. Darunter leide ich derart, dass ich seit vielen Jahre hoffnungslos und niedergeschlagen bin. Ich zeige dasselbe Verhalten gegenüber meinem Ehepartner. Einerseits weise ich ihn, immer wenn er Zärtlichkeit oder Anerkennung erwartet, ab, andererseits reagiere ich erneut mit innerer Verzweiflung, wenn er mich abweist und Kälte zeigt. Mir wäre schon sehr geholfen, wenn Sie mir helfen könnten, das Verhalten meines Vaters zu verstehen, vor allem, warum er zu mir so lieblos ist."

Trainer: „Sehen Sie einen Zusammenhang zwischen der Beziehung zu Ihrem Vater und der zu Ihrem Ehegatten? Suchen sie möglicherweise einen abweisenden Partner, weil der Sie an den abweisenden Vater erinnert?"

Frau M.: „Bis jetzt dachte ich nicht daran, aber das kann durchaus der Fall sein."

Trainer: „Können Sie sich vorstellen, dass Ihr Vater von seiner Mutter derart abgewiesen wurde, dass er nicht in der Lage ist, seine Gefühle Ihnen gegenüber zu zeigen, so wie Sie vom Vater abgewiesen worden sind und deswegen nicht in der Lage sind, Gefühle gegenüber Ihrem Ehegatten zu zeigen?"

Frau M.: „Das kann durchaus der Fall sein. Deswegen habe ich jetzt ein großes Bedürfnis, morgen mit meinem Vater zu sprechen und ihm folgendes mitzuteilen: ‚Papa, Du und ich, wir sind uns sehr ähnlich. Du bist von Deiner Mutter abgewiesen worden und ich von Dir. Deswegen sind wir nicht in der Lage, Gefühle in Worte zu fassen.'"

Eine Woche später fand die zweite Sitzung des Autonomietrainings statt. Frau M. berichtete enttäuscht, dass der Vater sie nach ihrer Mitteilung anschrie: „Ich vermute, dass du wieder bei so einem verrückten Psychologen warst. Dass ich meine Gefühle nicht äußern kann, ist eine abartige Unterstellung, und sprich nie wieder das Verhältnis zu meiner Mutter an. Liebe kann man nicht durch Worte, sondern nur durch Taten äußern. Schon als deine Mutter Dich geboren hat, habe ich Dir eigenhändig eine Wiege aus Holz geschnitzt. Und wer hat Dich unterstützt, als Du krank warst und ist immer wieder mit dem Auto ins Krankenhaus gefahren, um Dich zu besuchen?"

Frau M.: „Ich bin vollkommen verzweifelt und innerlich erschüttert. Seit Jahren versuche ich meinen Vater zur Erkenntnis zu führen und hoffe, dass er einmal zugibt, dass er mich gerne hat. In der Zwischenzeit habe ich aber den Eindruck, dass er lieber sterben würde, als die Frage zu erörtern, ob seine Mutter ihn überhaupt gewollt hat."

Trainer: „Ist es möglich, dass Sie von Ihrem Vater Dinge fordern, die er nicht leisten kann, z. B. Gefühle in Worte zu fassen, und dass Sie dabei vielleicht seine Fähigkeiten übersehen, z. B. Gefühle durch Taten zu zeigen?"

Frau M.: „Das ist für mich ein völlig neuer Gedanke, der ebenso simpel wie einleuchtend ist. Ich bin überrascht, aber auch beschämt, dass ich eine Leben lang selbst nicht darauf kam."

Trainer: „Können Sie sich vorstellen, dass Sie aufgrund dieser Einsicht gegenüber Ihrem Vater ein völlig neues Verhalten entwickeln, das z. B. so aussehen könnte: ‚Lieber Vater, ich glaube, ich habe Dich häufig völlig verkannt, indem ich von Dir immer erwartet habe, etwas einzusehen oder deine Zuneigung in Worte zu fassen. Dabei bist du ein Mann der Tat, der nicht gerne herumschwätzt und seine Zuverlässigkeit und Liebe durch Taten unterstreicht. Dabei muss ich mich bei Dir entschuldigen. Ich habe Dich leider häufig verkannt.'"

Frau M.: „Ich glaube, das trifft den Nagel auf den Kopf. Dabei werde ich meinem Vater gerecht, und meine Bedürfnisse nach seiner Zuneigung sind ja unabhängig von der Äußerungsform. Möglicherweise habe ich ihn mit meinen Erwartungen zu sehr in die Enge getrieben. Er sagte z. B. meiner Mutter am Vorabend unseres letzten Treffens, dass er angesichts meines Besuchs so richtig Laune bekam, für mein Schlafzimmer einen Schrank zu bauen."

In der dritten und letzten Stunde des Autonomietrainings berichtete Frau M. euphorisch, dass der Vater, nachdem sie ihm mitgeteilt hat, dass er ein Mann der Tat und nicht der Worte sei, das erste Mal in Tränen ausbrach. Er sagte ihr: „So eine Tochter habe ich mir schon immer gewünscht. Und welcher Mensch freut sich nicht, wenn er von seinen Liebsten richtig erkannt wird." Frau M. meint überglücklich, dass sie nun eine dauerhafte Kommunikationsbasis habe: „Früher hätte ich meinen Vater, wenn er mir einen Gegenstand herstellte, vorwurfsvoll abgewiesen, während ich heute begreife, dass er mir damit subtil seine Zuneigung zeigt."

Im Autonomietraining erfolgt zuerst eine präzise durchgeführte psychodynamische und sozial interaktive Analyse, in der Verhaltensweisen, Hemmungen und Konflikte in komplexen Systemen erfasst werden. Danach werden kreative Lösungen und Motivationen aus dem Bereich der Gesundheitsmedizin und der Alltagserfahrung angeregt. Das Autonomietraining orientiert sich nicht am Symptom und dem Heilungsanspruch durch Konzentration auf das Symptom. Sondern es ist ein Gesundheitstraining, das im Anschluss an die Motivations- und Verhaltensanalyse in komplexen Systemen sich sofort auf die Aktivierung gesunder, problemlösender Verhaltensstrategien konzentriert. Dabei werden Alltagserfahrungen wissenschaftlich verarbeitet.

Das Autonomietraining verfügt über eine große Anzahl von Methoden, die sich an einer konsistenten Theorie orientieren. In denjenigen Bereichen, in denen die höchste Erwartung auf Lust, Wohlbefinden und Sicherheit besteht, wird das Verhalten zur Realisierung motiviert. Dort, wo die höchste Abweisungs- und Verletzungsangst besteht, wird der Versuch unternommen, der Situation auszuweichen oder sie durch Eigenaktivität unschädlich zu machen. Wenn bestimmte Personen oder Gruppen mit Objekten assoziiert werden, an die hohe Lusterwartungen geknüpft sind, dann haben sie eine Schlüsselrolle für das Individuum in seinem Erregungs- und Erwartungssystem. Ebenso, wenn diese beim Individuum negative Gefühle wie etwa Abweisungsängste auslösen.

Häufig kommt es zu einer für das Individuum unauflösbaren Konfliktlage, indem mit einem Objekt sowohl Erwartungen nach Wohlbefinden, Lust und Sicherheit verbunden sind, als auch Abweisungs- und Verletzungsängste. Wenn die Person positive Erwartungen hat, aktivieren sich negative Gefühle, und mit negativen Gefühlen entsteht die Angst, den angenehmen und positiven Anteil der Objektkommunikation zu verlieren.

Häufig kommt es zu einer konflikthaften Vernetzung von Kindheitserlebnissen mit beruflichen Anforderungen und von Konflikten am Arbeitsplatz mit der Partnerbeziehung.

Im Autonomietraining werden alternative Verhaltensstrategien entwickelt, die die Gefühle von Wohlbefinden, Sicherheit und Lust vermehren und Abweisungs- und Verletzungsängste reduzieren. Ebenfalls wird eindeutiges, konfliktauflösendes Verhalten angeregt sowie Verhaltensstrategien, die neue, problemlösende Kommunikationsformen ermöglichen.

Unsere wichtigste Erkenntnis ist:

Im Autonomietraining wirken unterschiedliche Interventionsmaßnahmen synergistisch.

Im Autonomietraining ergeben sich Wirkungen, die sich gegenseitig auf unterschiedlichen Ebenen beeinflussen. Zunächst berichtet die Person über das Problem, welches für sie von zentraler Bedeutung ist. Schon dieser Umstand gibt der Person das Gefühl, ernst und wichtig genommen zu werden. Es wird überdies von der Annahme ausgegangen, dass die Person in der Regel Probleme benennt, die in der systemischen Interaktion tatsächlich wichtig sind – ganz unabhängig von der Außenbeurteilung. Danach wird die Person gefragt, was sie tun könnte und was sie schon versucht hat, um ihr Problem zu lösen. Auch hier wird die Eigenkompetenz und Eigenerfahrung ernst genommen. Wenn sie dann sagt, sie hätte viel versucht, aber das Problem konnte nicht gelöst werden, dann lädt sie selbst den Trainer zur kommunikativen Problemlösung ein. Nun steht ein wichtiger Schritt bevor, die interaktive dynamische Diagnostik: über Motive und Beweggründe. Aus denen später das mögliche alternative Verhalten abgeleitet und zur Diskussion gestellt wird.

In dieser kommunikativen Begegnung wird die theoretische Ausrichtung des Trainers mit der Eigenerfahrung der Person in Zusammenhang gebracht, aber wiederum auf der Kompetenzebene der Person. Sie wird nicht mit einer Diagnose oder Annahme mit Anspruch auf Richtigkeit konfrontiert, womit sie automatisch in die passive Rolle gedrängt wäre. Im Gegenteil, sie wird immer wieder gefragt, ob sie die Annahmen und Hypothesen des Trainers für richtig oder falsch hält und wie sie gegebenenfalls verändert werden müssten, um von der Person angenommen zu werden. In dieser Phase wird informiert und interpretiert. Die Person fühlt sich plötzlich auch mit anderen als bisher gewohnten Interpretationen konfrontiert. Einerlei ob sie die Interpretationen als für sie relevant oder irrelevant betrachtet, ihr Denken wird dabei flexibilisiert und es eröffnen sich für sie neue Zusammenhänge. So kann sie beispielsweise ein Verhalten, das sie früher bei sich nicht begreifen konnte, plötzlich in neuem Licht sehen. Etwa, warum sie zu hilfloser Aufregung neigt oder an großer Angst vor Abweisung leidet und welche Beziehung ein solches Verhalten mit Kindheitserlebnissen aufweist. Nun bezieht sich das Autonomietraining auf die Interaktion in komplexen Systemen, in denen immer neue Wirkungen und Wechselwirkungen entstehen. Solche werden im Gespräch aufgespürt. Damit wird automatisch monokausalen Interpretationen aus dem Wege gegangen. Die Interpretation wird aber nie so abstrahiert, dass die Person sie nicht mehr begreift, weil dann ein kontraindiziertes Kompetenzgefälle zwischen dem Trainer und der Person entstehen würde.

Die Diagnostik endet in der Regel bei der Identifikation der sogenannten *interaktiv resultierenden emotional-kognitiven Wirkung im dynamischen Erlebnisbild.*

Dieser komplexe Begriff bedarf einer Erklärung. Im Menschen laufen permanent biochemische Prozesse ab. Er hat eine organische Struktur, auf ihn wirken physische und soziale Einflüsse, er steht in einer erfahrenen Mensch-Gott-Beziehung, er hat eine erlebte Kindheit mit bestimmten Erinnerungen, usw. Solche Faktoren treten in Wechselwirkungen ein, und aus diesen resultieren Prozesse, die emotional-kognitiv erlebt werden und die eine große Wirkung auf das Verhalten und eine Rückwirkung auf die interaktiven Prozesse haben. So kann man beispielsweise einen Konflikt zwischen dem Bedürfnis, von einem Elternteil angenommen zu werden und dem Gefühl, von ihm geschädigt und abgewiesen worden zu sein, in seiner emotional-kognitiven Wirkung erleben. Solche Wirkungen können zu zentralen Steuerungsfaktoren des Verhaltens werden, die bei der Genese von Wohlbefinden, Gesundheit oder Erkrankung eine große Rolle im interaktiven System spielen.

Die Analyse der emotional-kognitiven Wirkungs- und Steuerungsweisen in komplexen Systemen kann nur dann durchgeführt werden, wenn eine zutreffende Theorie entwickelt worden ist, die die Entstehungsgeschichte und die Auswirkung der emotional-kognitiven Wirkung erklärt. Nur dann ist eine exakte Diagnostik möglich, die von den bewussten und unbewussten Strukturen der Person als richtig erkannt wird, und nur dann ist eine kreative und alternative Verhaltensstrategie möglich. Alle symptomatischen, d. h. am Symptom orientierten, formalisierten Vorgehensweisen erkennen nicht die finale, interaktive Dynamik und sind deshalb nicht in der Lage, langfristige Verbesserungen der Lebensqualität zu erreichen, geschweige denn Prozesse einzuleiten, die der Identitätsfindung und der von ihr selbst erstrebten Entwicklung der Person zugute kommen.

Häufig erkennt das Individuum nicht seine latent vorhandenen Steuerungs- und Verhaltenschancen, komplexe Interaktionen so zu beeinflussen, dass aus diesen mehr Wohlbefinden und weniger Unwohlsein resultieren. Genau da setzt das Autonomietraining ein, indem es die latenten Interpretationen und Verhaltensaktivitäten beeinflusst.

Die Person, die eine widerspruchsfreie Theorie auf ihrer Kompetenzebene vermittelt bekommt, kann sich durch unterschiedliche Informationen und Interpretationen innerlich und im Verhaltensbereich neu organisieren und alternativ aktivieren.

Da im Autonomietraining die Eigenaktivierung des Individuums (oder der sozialen Organisation) zur kreativen Herstellung bedürfnisadäquater Bedingungen im Vordergrund steht, werden nicht nur emotional-kognitive Steuerungsmechanismen und Konflikte analysiert. Sondern auch permanent die durch diese motivierten Verhaltensweisen. Das Autonomietraining ist im Grunde eine Intervention zur kreativen Veränderung von Kommunikationssystemen. Wenn die Person (oder Gruppe) lernt, die eigenen emotional-kognitiven Steuerungsmechanismen zu erkennen, gerade im Zusammenhang mit dem praktizierten Verhalten, dann ist der zweite Schritt, alternative Verhaltensstrategien zu entwickeln, die auf alternativen Informationen beruhen in der Hoffnung, dass neue kommunikative Bedingungen kreiert werden, die dann ihrerseits zu neuen interaktiv resultierenden emotional-kognitiven Wirkungen führen, die mit mehr positiven und weniger negativen Erlebnissen verbunden sind.

Wie oben bereits gesagt, diese Prozesse müssen auf der Kompetenz- und Bedürfnisebene des Individuums angeregt werden. Somit werden im Autonomietraining immer neue Verhaltensstrategien entwickelt, in denen z. B. unterschiedliche Verhaltensprogramme (z. B. wenn-dann Regeln) kreativ verändert werden. Dabei kommen unterschiedliche Methoden zur Anwendung, die immer interaktiv wirken. Eine der Wirkungen ist beispielsweise, dass sich die Person im gesamten Gespräch in ihren Ansichten und Konflikten ernst genommen, in ihrer Würde und Einmaligkeit anerkannt fühlt. Es werden im Gespräch häufig Bedürfnisse von höchster emotionaler Bedeutung, die bis dahin unbefriedigt geblieben waren, die die Person früher nicht zu akzeptieren sich getraut hatte, als real existierende anerkannt. Von Fall zu Fall werden diese Bedürfnisse sogar durch diese indirekte Anerkennung und Zuwendung zum Teil befriedigt. Wenn z. B. eine Person, die sich vom Vater oder vom Vorgesetzten abgewiesen fühlt, das Bedürfnis hat, als Mensch anerkannt zu werden, erfährt sie dies im Gespräch wie selbstverständlich.

Im Autonomietraining werden permanent neue, bedürfnisadäquate Interventionsmaßnahmen kreiert. Wenn etwa eine Person nie elterlichen Körperkontakt hatte und dabei Abweisungs- und Entwertungsängste lange mit sich herumträgt, dann kann sie beispielsweise gefragt werden, ob sie sich vorstellen könnte, mit Personen, die sie in ihrem Umkreis gerne hat, körperliche Kontakte dann zu pflegen, wenn sie einen inneren Konflikt verspürt. Diese Erkenntnis gewannen wir durch unsere empirische Forschung, die zeigte, dass Personen, die permanenten körperlichen Kontakt mit ihren Eltern hatten (oder haben) flexibler denken, leichter Konflikte auflösen und weniger mit Abweisungsängsten behaftet sind. Möglicherweise, weil ein anerkennender körperlicher Kontakt die Angst vor Feindschaft und Ablehnung auflöst. Erst wenn viele Interventionen, die zunächst auf ein einmaliges Individuum angewandt wurden, immer wieder – in leicht abgewandelten Formen – Anwendung finden, werden sie in das standardisierte Interventionsinventar des Autonomietrainings aufgenommen. Die generelle Annahme über die Stabilisierung einer Wirkung im Autonomietraining lautet: Die Person wird nur dann ein alternatives Verhalten annehmen und weiterentwickeln, wenn sie damit mehr Lust, Wohlbefinden, Sicherheit und Eigenkompetenz findet als im früheren problematischen Verhalten. Je negativer die Folgen problema-

tischen Verhaltens, desto größer die Chance für die Durchsetzung des kreativen alternativen Verhaltens.

Das Autonomietraining stellt nicht den Anspruch, das im Kurzgespräch angeregte alternative Verhalten dogmatisch durchzusetzen. Im Gegenteil, das Autonomietraining ist eine Anregung zu flexiblem und eigenaktivem Verhalten, das von sich aus immer wieder neue Interpretationen und Verhaltensentwicklungen vornimmt.

Im Folgenden werden einige Methoden beschrieben, die häufig im Autonomietraining angewandt werden.

1. Aufhebung der Ambivalenz durch Stimulierung des eindeutigen Verhaltens im Sowohl-als-auch-Kontext:

Die Menschen denken regelmäßig hinsichtlich emotional wichtiger Objekte (Personen, Gruppen) in einem Entweder-oder-Schema, z. B.: Entweder liebt mich meine Mutter, mein Vater, mein Partner, oder er weist mich ab. Wenn ich Beweise dafür habe, dass mich ein Elternteil abweist, dann muss ich mich von ihm distanzieren. Wenn ich mich von einem Elternteil distanziere, dann leide ich, weil ich keine Zuneigung bekomme. Ambivalenz erzeugende Gedanken und Gefühle führen in der Regel zu einem kaum auflösbaren Konflikt, in dem sich die Person nicht mehr eindeutig verhalten kann. In einem derartigen Zustand kann die Person weder die erstrebte Zuneigung erhalten, noch eine Befreiung von Abweisungs- und Entwertungsängsten erreichen.

Im Autonomietraining wird sehr häufig darüber berichtet, dass die Person große Liebe und Zuneigung zu einem Elternteil oder Mitmenschen empfindet und gleichzeitig unter deren Abweisung, die sie als Entwertung erfährt, leidet. Dabei ist sie nicht mehr in der

Lage, den inneren Konflikt aufzulösen, ihr Bedürfnis nach Nähe zu befriedigen und ihren Schmerz aufgrund befürchteter und erlebter Abweisung zu beherrschen.

Im Autonomietraining lernt die Person einerseits, ihre intensiven positiven Gefühle einem Menschen gegenüber zuzugeben und immer wieder zu erfahren. Andererseits erlebt sie die durch diesen Menschen bewirkten Verletzungen, Ängste und negativen Gefühle. Aber die Person bringt nun die beiden Gefühle nicht wie früher durcheinander, sondern lernt, sie permanent auseinanderzuhalten. Hilfreich ist dabei die Vorstellung, dass die eine Emotion entlang der linken und die andere entlang der rechten Hand verläuft. Oder der Gadanke an zwei parallel verlaufende Eisenbahnschienen, die sich nicht wie früher kreuzen. In einem derartigen Training fühlt sich die Person mit der Zeit emotional gestärkt und befähigt, sich selbst zu entwickeln, so dass sie ihren wichtigen Kommunikationspartner in ihren Stärken und Schwächen erleben kann. Das zuvor dominante Entweder-oder-Verhalten geht in ein Sowohl-als-auch-Verhalten über. Dabei löst sich häufig ein über Jahre bestehender Konflikt auf, der nicht selten zur chronischen körperlichen Erschöpfung und, selbstverständlich im interaktiven Kontext mit physischen Risikofaktoren, zu schweren chronischen Erkrankungen führte. Im Trainingsprozess gelangt die Person dahin, ihre wichtigsten Emotionen zu äußern und auszuleben. Dies ist dann ein entscheidender Unterschied zu früher, als ihrer Gefühlsäußerung oftmals Abweisungs- und Verletzungsängste im Wege standen. Hierfür ein Beispiel, es entstammt der Diskussion nach einem Vortrag, den ich auf einer Tagung gehalten hatte:

Frau M., 60 Jahre alt, Psychoanalytikerin: „Ich habe ein großes Problem, das ich seit über 30 Jahren nicht lösen kann. Dabei habe ich Fachkollegen in ganz Europa konsultiert. Mir haben weder Kurzgespräche noch jahrelange analytische Prozeduren geholfen. Obwohl ich im Grunde ein optimistischer Mensch bin, glaube ich langsam, dass mein Problem nicht lösbar ist, weil es strukturbedingt ist. Es geht um das Verhältnis zu meiner Mutter. Sie ist jetzt 84 Jahre alt und lebt bei bester Gesundheit. Einerseits liebe ich sie sehr und bin von ihrer Zuwendung geradezu abhängig. Ich habe offensichtlich große Angst, von ihr abgewiesen zu werden. Andererseits war ihre Erziehung für mich fürchterlich und unerträglich. Sie hat mir als Kleinkind bis zum 20. Lebensjahr, als ich aus der gemeinsamen Wohnung auszog, permanent vorgeschrieben, was ich zu tun und was ich zu lassen habe, z. B. was ich essen darf und was ich keineswegs essen darf. Und sollte ich es doch essen, drohte sie mir mit dem Tode. Letztlich kam auf jede Nichtbefolgung ihrer Anweisungen eine Drohung mit unerträglichen Sanktionen, während die Erfüllung ihrer Anweisungen mit strahlendem Glück und Gesundheit in Beziehung gebracht wurde. Ich bemerke bis auf den heutigen Tag, dass ich Leuten hörig werde, sobald sie mir Anweisungen geben und mit negativen Konsequenzen drohen. Ich bin also dauernd in der Zwickmühle, nämlich weder in der Lage, von der Mutter Abstand zu nehmen, noch von ihr Liebe und Anerkennung einzufordern. Die Folgen waren mal Magersucht, mal Krebserkrankung, mal Depression, aber so gut wie nie inneres Gleichgewicht, Sicherheit oder gar Lust. Ich bin jetzt sehr gespannt auf die Anregung Ihres sogenannten kreativ-alternativen Verhaltens. Ich möchte Sie aber schon im Vorfeld warnen: Ich bin ein sehr einfühlsamer und intuitiver Mensch und fühle sofort in meiner Mitte, ob Ihre Fragen für mich relevant sind oder völlig aus der Luft gegriffen."

Trainer: „Na gut, dann können wir gleich beginnen. Können Sie sich vorstellen, dass Sie zu Ihrer Mutter ein Leben lang in einem permanenten Ambivalenzkonflikt stehen? Wenn Sie die sehr benötigte Liebe und Zuneigung von Ihrer Mutter erwarten oder Ihre Zuwendung der Mutter geben wollen, dann kommen Sie in Konflikt mit den unerträglichen Erfahrungen, z. B. den permanenten Reglementierung durch ihre Mutter. Wenn Sie sich umgekehrt von Ihrer Mutter distanzieren wollen, bleibt das Liebesbedürfnis auf der Strecke."

Frau M.: „Exakt so ist es. Aber stellen Sie sich vor, das habe ich aufgrund meiner langjährigen Analysen selbst schon herausbekommen. Und wie Sie jetzt sehen, die Spannung wächst nicht nur bei mir, sondern auch im gesamten Publikum und sie konzentriert sich auf die Frage: Was tun?"

Trainer: „Können Sie sich vorstellen, die jahrelang bestehende Ambivalenz aufzulösen und ein zweifach eindeutiges Verhalten wie folgt einzuleiten: Heben Sie Ihre linke und rechte Hand, wie zwei parallel verlaufende Zugschienen. Auf der einen Seite würden Sie die positiven Gefühle zur Mutter, also die erlebte Liebe, die positiven Erinnerungen, in denen sich Ihre Mutter Ihnen zuwendet, immer erleben und zulassen. Auf der anderen Seite erleben Sie immer wieder auch die negativen Erlebnisse, etwa unerträgliche Reglementierung. Somit kommen die beiden Gefühle nicht durcheinander, Ihr eindeutiges Verhalten stabilisiert sich zweifach."

Frau M: „Das kommt in dem Moment, in dem Sie es aussprechen, fantastisch an. Ich spüre nicht nur, dass es mir hilft, sondern auch, dass es zu einer dynamischen Entwicklung kommt. Dabei werde ich erlernen, meine Mutter liebevoll anzunehmen, so wie sie ist, in ihren Schwächen, und mich immer stärker fühlen. Bis jetzt wollte ich meine Mutter immer in die Gottrolle stecken und konnte ihr nichts verzeihen. Wenn ich ihre Schwächen spürte, glaubte ich, sie ist nicht mehr liebenswürdig. Wie gesagt, ich bin ein sensibler Mensch und die neue Verhaltensstrategie kommt bei mir fantastisch an. Und ich bin keineswegs ein Mensch, der zu allem Ja und Amen sagt."

2. Strategische Neuorganisation in der interaktiven Verhaltensstruktur:

Häufig treten Menschen in soziale Kommunikation mit emotional und kognitiv wichtigen Gruppen dergestalt ein, dass sie sich übertrieben an Außenobjekten ausrichten, sich an deren Spielregeln und Verhaltensweisen anpassen und dabei die eigenen Stärken und Fähigkeiten übersehen. Solche Personen können langfristig am Partner und der Situation leiden und immer hilfloser werden. Häufig kommt es zu diesem Zustand durch eine Verknüpfung von erfahrener elterlicher Abweisung mit der erlebten Abweisung in der aktuellen Kommunikation. In diesem Fall sprechen wir von der retrograden Aktivierung: Eine Person aktiviert aufgrund einer Abweisung in der Gegenwart Kindheitsängste. Die Abweisung bekommt eine Schlüsselrolle in der Auslösung emotionaler Reaktionen, weil sie an bestimmte Kindheitserlebnisse erinnert.

Im Autonomietraining lernt eine Person, Wechselwirkungen zu analysieren und neue, problemlösende Kommunikationen zu aktivieren. So kann sie beispielsweise mit mehr Selbstvertrauen bestimmte Konflikte ansprechen und etwa erkennen, dass sie sich ausschließlich an den Spielregeln eines Partners ausrichtet. Danach kann sie neue Verhaltensaktivitäten entwickeln, die für sie wohltuende und verblüffende Problemlösungen hervorrufen.

3. Gestaltung neuer Organisationsformen als Entfaltungsbedingungen für kreative Problemlösungen:

Häufig können kreative menschliche Potenziale nicht entfaltet werden, weil die zur Entfaltung notwendige soziale Organisationsform fehlt, z. B. kann ein großes kreatives Lösungspotenzial zur Überwindung der Arbeitslosigkeit bestehen, das sich aber nicht entfalten kann, weil die zu seiner Realisierung notwendige soziale Organisationsform fehlt.

Im Autonomietraining können neue Organisationen entworfen werden, die zur Entfaltung des kreativen Potenzials notwendig sind. Eine solche Organisationsform wurde von uns z. B. zur Bekämpfung der Arbeitslosigkeit entworfen.

4. Interventionen zur Integration von Emotionalität und Rationalität:

Im Rahmen einer monokausalen Psychologie werden Kognitionen und Emotionen als relativ selbständige Wirkfaktoren analysiert. So wird beispielsweise im Rahmen der sogenannten rationalen Therapie [8] wie auch in anderen kognitiven Therapieformen die Auffassung vertreten, dass eine bloße Veränderung von Kognitionen die Emotionen beeinflusst. Dies trifft nicht zu. Auch Therapien, die reine Emotionsäußerung ohne kognitive Integration anstreben, sind in der Regel unwirksam oder sogar kontraindiziert (z. B. die sogenannte Urschrei-Therapie). In Wirklichkeit entstehen Gefühle und Kognitionen in einem komplexen Interaktionssystem von Lebenserfahrungen, situativen Anforderungen, Interessen, physiologischen Prozessen, sozialen Rollen, individuellen Fähigkeiten und anderem. Dabei kommt es zu einem spezifischen Wechselspiel zwischen Emotionen und Kognitionen. Einmal beeinflussen Kognitionen Emotionen, ein andermal ist es umgekehrt. Wenn sich beispielsweise in einer Situation soziale Kontrollen abschwächen, dann können Emotionen die Oberhand bekommen. Gehirnzentren, in denen Emotionen aktiviert werden (z. B. im limbischen System) sind evolutionsgeschichtlich ältere Zentren als solche, in denen rationale Vorgänge aktiviert werden (z. B. der Neokortex). Es gibt keine rationale Überlegung und Steuerung, die nicht maßgeblich von den emotionalen Aktivierungen beeinflusst ist. Das Individuum und die Gesellschaft sind in weit größerem Maße emotional determiniert als allgemein angenommen wird. Die rationalen Vorgänge haben zwar die Aufgabe, Emotionen zu kontrollieren, sie unterliegen aber in der Regel emotional gesteuerten Prozessen. Der Mensch hat die Wahl, in seiner Rationalität entweder ein Sklave seiner Emotionen oder ein kluger Diplomat zu werden, der den Emotionen zur angenehmen Entfaltung und Befriedigung verhilft. Es gibt Menschen, die völlig emotional gesteuert sind und bei denen sichtlich rationale Strukturen funktionsunfähig sind. Andererseits gibt es Menschen, die größten Wert auf ihre Rationalität und emotionslose Intellektualität Wert legen. Beim näheren Hinschauen stellt sich dann in der Regel heraus, dass solche Menschen ebenfalls Sklaven ihrer nicht erkannten Emotionalität sind und dass sie durch ihre Gefühle in ihrem Verhalten mehr beeinflusst sind, als sie denken. Etwa von dem Gefühl, Gefühlen ausweichen zu müssen.

Personen, die eine gute Integration von Gefühl und Vernunft aufweisen, sind immer darauf ausgerichtet, den Gefühlen die bestmögliche vernunftgesteuerte Entfaltung zu ermöglichen, die Funktionsfähigkeit durch permanente Gefühlsäußerung zu erhalten, und durch guten Zugang zu ihrem Unbewussten emotionale Informationen zu bekommen.

Der Autonomietrainer wäre sehr schlecht beraten, würde er bloß Kognitionen analysieren und sich dabei in dem falschen Glauben wiegen, Emotionen direkt beeinflussen zu können. Auch nur Gefühle zu analysieren und die Relevanz kognitiver Interaktion außer Acht zu lassen, wäre ein Fehler. Es geht um die Anregung der interaktiven Wechselwirkung, in der sowohl eine angenehme Gefühlsäußerung und Befriedigung erstrebt wird, als auch eine Verbesserung der kognitiven Leistung durch deren adäquate Integration mit wichtigen Gefühlen. Aus diesem Grund berichtet die Person im Autonomietraining zunächst über die Quellen von positiven und negativen Erlebnissen, von Hauptproblemen, die im Moment empfunden werden. Es wird dabei angenommen, dass die Person immer über ihre derzeit wichtigsten emotionalen und kognitiven Probleme berichtet. Die Probleme können sich situativ in der Zeit verändern, obwohl es viele Konflikte gibt, die über Jahre in unveränderter Intensität anhalten. Wenn die Person über unangenehme Gefühle berichtet und gleichzeitig über ihre Bewertungen und Verhaltensweisen, mit denen sie nicht in der Lage ist, eine Wohlbefinden erzielende Problemlösung hervorzurufen, dann ist die Basis für die Diagnose der Desintegration von Emotionen und Kognitionen gegeben. Wenn alternative Verhaltensweisen kreativ entworfen werden, dann zielen sie immer auf eine bessere Integration von Emotionen und Kognitionen ab. So lernt die Person nicht nur die Situation und Kommunikation anders zu bewerten, sondern auch die Gefühle adäquater zu äußern. Wenn emotionale Bedürfnisse besser befriedigt werden, dann stabilisiert sich eine alternative Denkweise. Diese kann nur dann aufrecht erhalten werden, wenn sie mit einer angenehmeren Gefühlsäußerung verbunden ist. Ein menschliches Problem größten Ausmaßes ist, dass gefühlsmäßige Erwartungen höchster Befriedigung häufig zu individuellen und sozialen Katastrophen führen, weil negative Folgen auftreten, die von den Kognitionen nicht korrigiert werden können. Wenn destruktiven Gefühlserwartungen einfach die Rationalität entgegengesetzt wird, kann es niemals zur Korrektur des Verhaltens kommen. Dazu kommt es nur dann, wenn sich in veränderten Situationen veränderte Gefühle äußern. Das heißt, die angesprochene Rationalität muss in sich schon ein adäquates Gefühlsangebot oder sogar eine Gefühlsbefriedigung mit sich bringen. Und nicht bloß den ablehnenden Bescheid: „Du denkst falsch und nicht rational".

Der Entwurf eines alternativen Verhaltens im Autonomietraining zeigt zwar zunächst immer eine rational begründete Verhaltensänderung an, beim näheren Hinsehen zeigt sich jedoch, dass er eine große emotionale Relevanz in sich birgt. Deshalb wird der Entwurf von alternativen Verhaltensweisen vom menschlichen Streben nach Lust, Wohlbefinden und Sicherheit immer äußerst positiv aufgenommen. Die Person bekommt immer zu hören, dass eine Veränderung in der Kommunikation Bedingungen herstellen kann, die die Chancen für die Befriedigung emotionaler Bedürfnisse höchster Intensität neu eröffnen oder verbessern. Da die individuellen Bedürfnisse höchster emotionaler Bedeutung von Mensch zu Mensch sehr unterschiedlich in sehr unterschiedlichen Bereichen ausgeprägt sind, konzentriert sich das Autonomietraining auf solche Motive, die für das jeweilige Individuum von größter emotionaler Bedeutung sind und möglicherweise am längsten anhalten.

3.7 Die Quintessenz des Autonomietrainings

Wir konnten in zahlreichen prospektiven Interventionsstudien zeigen, dass die wichtigste psychosomatische Komponente bei der Entstehung chronischer Erkrankungen (z. B. Krebs oder Herzinfarkt) aus der Interaktion von folgenden Faktoren entsteht:

1. Ein langfristiges, immer wiederkehrendes, innerlich erlebtes Leid, das aufgrund eines oder mehrerer ungelöster Probleme in der Kommunikation mit emotional äußerst wichtigen Objekten (Personen, Gruppen, Berufszielen oder gesellschaftlichen Zuständen) entstanden ist.
2. Das oder die ungelösten Probleme binden und beanspruchen die Aktivität bis hin zur seelisch-körperlichen Erschöpfung.
3. Es besteht keine individuell erlebte Aussicht für die Lösung von Problemen, die für das Individuum von größter emotionaler Bedeutung sind.
4. Die ungelösten Probleme und Konflikte haben eine subjektive Relevanz im dynamischen Erlebnisbild. Es wird beispielsweise Hoffnungslosigkeit, hilflose Aufregung, Depressivität oder anderes Leid erlebt.

Dieses Verhaltenssyndrom entsteht aus unterschiedlichen Gründen, z. B. aus der Abweisung durch einen Elternteil, zu dem Nähe erstrebt wird oder aufgrund hilfloser Übererregung und Aufregung durch Zustände und Personen, die als bedrohlich und behindernd erlebt werden oder durch frühkindliche bzw. im späteren Leben entstandene Schock- oder Trennungserlebnisse. Auch Alkoholkonsum oder die nicht erlernte Aktivität zur Herstellung bedürfnisadäquater Bedingungen können mitursächliche Faktoren sein.

Im Autonomietraining werden zunächst Faktoren und Prozesse, die ursächlich sind für das innere Leid, gegen das die Person kein Mittel findet, erfasst. Ebenso erfasst werden Bereiche, in denen sich die Person als kompetent und eigenaktiv erlebt oder Problemlösungen durch Eigenaktivität erstrebt. Das Autonomietraining ist eine äußerst effektive Methode, inneres Leid und ungelöste Probleme in eine Neuorganisation der Eigenaktivität zu verwandeln, so dass eine neue Komponente in der Eigenidentität entsteht, die z. B. durch mehr Selbstvertrauen gekennzeichnet ist. Im Autonomietraining werden Verhaltensfaktoren aktiviert und neuorganisiert, etwa durch Eigenaktivität, Äußerung der Liebe, Integration von rationalen und emotionalen Anteilen oder durch die Verbesserung der Kooperation zwischen bewussten und unbewussten Anteilen. In der Regel wird die Verwandlung von Schwächen in Stärken durch die Kreation einer neuen Kommunikationsform des Individuums mit sich selbst und seiner Umwelt angestrebt, und zwar auf der Kompetenzebene des Individuums.

Das Autonomietraining gelingt dann, wenn das Individuum in sich bereits ein Bedürfnis nach einer alternativen Neuorganisation trägt, aber noch nicht in der Lage ist, das neue und erwünschte Verhalten zu realisieren, weil noch die Kommunikation fehlt, in der neue Sichtweisen erfahren werden oder es noch an einer Anerkennung für die Durchführung des neuen Verhaltensmusters mangelt. Im Autonomietraining kommt es zu einer intensiven Kommunikation zwischen dem Autonomietrainer (der ein Gesundheitstrainer ist) und der eigenaktiven Person. Dabei werden Kommunikationsmuster der Person mit ihrer Umwelt so lange analysiert, bis die fortschreitende Erkenntnis der Psychodynamik Hypothesen erlaubt. Danach wird die Person gefragt, ob sie innerlich bestimmte Verhaltensmuster, die in sich schon die Neuorganisation des Verhaltens beinhalten, als Anregung akzeptieren könnte. An diesem Punkt angelangt, sind die Personen hoch sensibel. Sie akzeptieren nur alternative Verhaltensweisen, die von ihnen innerlich ohne Widerstand angenommen werden. Dabei ist es äußerst wichtig, dass der Autonomietrainer das alternative Verhaltensmuster nicht suggestiv vermittelt, sondern immer auf der Kompetenzebene des Individuums bleibt und die Person spürt, dass ihr eigenes Urteilsvermögen und ihre eigene Aktivität im Vordergrund steht.

Zur Verdeutlichung des Autonomietrainings seien hier zwei Interventionen bei Patienten mit unterschiedlichen Krebsarten dargestellt:

1. Herr F. ist 65 Jahre alt, von Beruf Ingenieur und leidet an einem Prostatakarzinom mit Metastasen. Herr F. berichtet zunächst, dass er große Angst hat vor der Ausbreitung der Erkrankung. Er hat weniger Angst vor dem Tod als davor, nicht mehr berufsfähig sein zu können. Als Gründer einer großen Selbsthilfegruppe für Prostatakrebspatienten, in der mehr als 500 Mitglieder assoziiert sind, ist er mit großer Selbstaufopferung tätig. Zunächst fragt der Trainer, was angenehm und unangenehm in seinem Leben war. Herr F. beginnt, über seinen Vater zu sprechen: „Mein Vater hat mich immer abgewiesen, mich nie anerkannt und mir nie Zuwendung gegeben. Ich kämpfte um seine Anerkennung und wollte diese durch unterschiedliche Leistungen erreichen. Dann gab es ein Ereignis, das ich nie vergessen konnte und für das ich ihn jahrelang gehasst habe. Als ich mein Studiendiplom bekam, suchte ich ihn auf und traf ihn am Schützenstammtisch mit seinen Freunden an. Ich zeigte ihm stolz meine Urkunde. Er reichte sie eiskalt seinen Freunden weiter und gab mir 50 DM, um die nicht vorhandene Anerkennung vor den Schützenfreunden zu demonstrieren. Ich glaube dass ich mir, obwohl ich mich sehr anstrenge, im Leben wenig zutraue, möglicherweise weil mir mein Vater nichts zugetraut hat."

Trainer: „Wie lebte der Vater in seiner Familie?"

Herr F.: „Sehr traurig. Seine Mutter ist früh verstorben, ich glaube, als er sieben Jahre alt war. Sein Vater hat ihn immer abgelehnt und eher als Last empfunden."

Trainer: „Glauben Sie, dass Ihr Vater Sie innerlich wirklich abgelehnt hat, oder dass er nur unfähig war, seine Gefühle Ihnen gegenüber zu äußern?"

Herr F.: „Eindeutig das Letztere. Mein Vater war sicherlich innerlich ein warmherziger Mensch, äußerlich aber stark gehemmt, seine Gefühle zu zeigen. Mein Vater ist auch schon seit acht Jahren verstorben."

Trainer: „Wie stehen Sie heute zu Ihrem Vater?"

Herr F.: „Ich fühle einerseits viel Wut in mir durch die erlebten Demütigungen und Abweisungen, andererseits bin ich aber auch traurig, weil meine positiven Gefühle dem Vater gegenüber nie zum Ausdruck kamen." (…)

Trainer: „Können Sie sich vorstellen, dass Sie Ihr Verhältnis zum Vater neu organisieren? Ich werde Ihnen ein neues Verhaltensmuster, so wie ich es mir vorstelle, beschreiben, verbunden mit der dringenden Bitte, dass Sie äußerst kritisch zuhören und mich überall dort korrigieren, wo für Sie unannehmbare Verhaltensweisen vorkommen."

Herr F.: „Bitte, da können Sie aber sicher sein, ich habe mir nie im Leben etwas vorschreiben lassen und immer das getan, was ich für richtig halte, selbst wenn es mich sehr viel gekostet hätte."

Trainer: „Können Sie sich vorstellen, dass Sie auf folgende Weise Ihre Ambivalenz zu Ihrem Vater aufsprengen: Einerseits, sagen wir, der linken Hand entlang, äußern Sie Ihrem verstorbenen Vater gegenüber Anerkennung, Achtung, Würdigung und Liebe, verbunden mit viel Verständnis. Auf der anderen Seite, der rechten Hand entlang, erinnern Sie sich, wenn nötig, auch immer wieder schmerzhaft an Abweisungserlebnisse, die Sie mit Ihrem Vater hatten. Sie bringen aber beide Gefühle nie durcheinander. Somit können Sie sowohl die nicht geäußerte Liebe leben, als auch sich an Verletzungen erinnern, ohne dass sie die Liebe trüben."

Herr F. (bekommt Tränen in die Augen, obwohl er auf den ersten Blick den harten und immer leistungsfähigen Mann darstellte): „Das kann ich sogar sehr gut annehmen und ich sage Ihnen auch, warum. Wenn ich trotz der Verletzungen gegenüber meinem Vater Liebe äußern kann, und wenn ich meinen Vater in seinen eigenen tragischen Familienverhältnisse begreife, werde ich als Person sehr stark."

Trainer: „Können Sie sich vorstellen, dass Sie sich selbst als Ihren eignen, idealen und gewünschten Vater erleben und auf diese Weise sogar noch väterliche Liebe Ihrem Vater abgeben können, der selbst keine Liebe vom Vater erfahren hat?"

Herr F.: „Ja, durchaus, dabei kann ich sogar noch erleben, wie mein liebesbedürftiger Vater mir Danke sagt, mich umarmt und mich würdigt. Dankeschön, das war's für mich, herzlichen Dank."

Der Dialog fand auf einem Kongress statt. 120 Personen, teils Ärzte, teils Krebspatienten, klatschen spontan, was der Patient als zusätzliche Verstärkung erlebt. Ein Arzt äußert danach gegenüber dem Trainer: „Der Vorgang begeistert mich, aber Sie haben vergessen, auf die Ängste, die der Patient am Anfang geäußert hat, noch einzugehen. In der Pause fragte der Trainer Herrn F. noch einmal: „Ist es schlimm, dass ich gar nicht auf Ihre eingangs geäußerten Ängste eingegangen bin?"

Herr F.: „Nein, das ist sogar gut so, ich glaube, wenn ich das Verhältnis zu meinem Vater so wie besprochen angehe, dann bekomme ich so viel Wohlbefinden und Lebensenergie, dass sich auch meine Ängste verringern werden. Hätten Sie diese noch einmal angesprochen, dann wäre dies für mich eher unangenehm gewesen. Ich habe Sie schon gut verstanden. In Ihrem einführenden Vortrag sagten Sie ja ganz deutlich, die Neuorganisation des Verhaltens kann nur an dem Punkt entstehen, wo die höchsten negativen und positiven Gefühle entstanden sind, anscheinend, weil dort auch das höchste Bedürfnis besteht, Leiden in Freude umzuwandeln. Deutlicher geht es doch nicht mehr, oder?"

2. **Frau M. ist 54 Jahre alt und leidet an einem metastasierenden Mammakarzinom.** Frau M. setzt sich im Seminar hin und fängt sofort an zu reden: „Ich habe große Angst, dass die Erkrankung immer schlimmer wird. Ich leide seit einem Jahr unglaublich, weil mich mein Freund von heute auf morgen sitzen gelassen hat. Noch viel mehr habe ich vor neun Jahren gelitten, als sich mein erster Freund von mir getrennt hat. Er war am Anfang genauso liebe- und verständnisvoll, wie mein Vater noch heute zu mir ist. Als mich mein damaliger Freund verließ, habe ich mindestens drei Jahre sehr gelitten, fühlte mich von mir selbst entfremdet, wie unter

einer Glasglocke. In meiner Fraulichkeit war ich sehr gekränkt und konnte mich selbst nicht mehr annehmen."

Trainer: „Wie war das Verhältnis zu Ihrer Mutter?"

Frau M.: „Ganz nett, sie war meistens ganz lieb zu mir. Möglicherweise hatte ich Angst, von ihr bestraft oder verlassen zu werden, weil ich doch ein Vaterkind war."

Trainer: „Was ist jetzt Ihr größtes Bedürfnis?"

Frau M.: „Zu innerer Ruhe zu finden und den dauernden Stress aufgrund der durch den Freund erlebten Abweisung zu mildern. Ich brauche ja meine Energie im Kampf gegen meine Erkrankung."

Trainer: „Was können Sie tun, um Ihre Probleme selbst zu lösen?"

Frau M.: „Zur Zeit gar nichts, ich bin völlig hilflos und niedergeschlagen."

Trainer: „Sie haben ja im einführenden Vortrag gehört, dass im Autonomietraining eine Neuorganisation erstrebt wird, die durch eine Verhaltensänderung anstrebt, Unlust und Unwohlsein in Quellen von Wohlbefinden zu verwandeln. Ich möchte Ihnen ein solches alternatives Verhaltensmodell skizzieren und Sie bitten, äußerst kritisch zuzuhören. Können Sie sich vorstellen, dass Sie Ihr zukünftiges Verhalten einerseits mehr an Ihrem Vater ausrichten, sich beispielsweise sagen, mein Vater liebt mich uneingeschränkt und ich liebe meinen Vater uneingeschränkt. Aus dieser Liebe erwächst bei mir Selbstvertrauen. Wenn mich Partner abweisen und verletzen, dann fallen sie unter das Niveau meines Liebesbedürfnisses und ich kann sie aus meinem Bewusstsein entfernen. Und zwar nicht mit Leid, sondern mit zunehmenden Wohlbefinden. Ich kann mich auch auf meine Mutter immer wieder liebevoll konzentrieren, ihre Liebe annehmen, aber auch verstehen, dass sie hin und wieder vielleicht eifersüchtig war, weil der Vater sich mir so stark zugewandt hatte."

Frau M.: „Durchaus, ich kann mir das absolut gut vorstellen. All Ihre Vorschläge decken sich zutiefst mit meinen inneren Wünschen. Das Schöne dabei ist, ich weiß sogar, wie ich es verwirklichen kann. Schon bei Ihrem Erzählen fühlte ich eine gewisse Lust, meine abweisenden Freunde innerlich abzuweisen."

Trainer: „Wären Sie mit mir einverstanden, dass es sich hiermit nicht um Vorschläge, sondern um Fragen an Ihr System handelt? Ein Vorschlag erwartet ja Ausführung. Hierbei handelt es sich aber höchstens um eine Anregung, um die Konstruktion eines alternativen Verhaltensmusters in der Erwartung, dass sich Ihr eigenes, kompetentes System damit auseinandersetzt."

Frau M.: „Ja, das ist mir schon klar, obwohl es für mich letztlich wichtig ist, dass für mich alles stimmig und durchführbar erscheint. Und ich erlebe es auch so, herzlichen Dank."

3.7.1 Vorgehensweisen und interaktive Techniken im Autonomietraining

Nachdem die Person das Problem, das für sie zur Zeit von größter gefühlsmäßiger Bedeutung ist, beschrieben und ihr gewünschtes Verhalten definiert hat, wird im Autonomietraining der erste Schritt unternommen, die Analyse:

1. Wir sprechen von einer bedürfnisadäquaten Analyse oder analytischen Neuorientierung auf dem Niveau der Eigenkompetenz. In der Analyse werden einerseits die Schwächen, Ängste, Hemmungen

Konflikte und ihre strukturellen Determinanten erfasst, andererseits wird eine analytische Neuorientierung erstrebt, die eine Neuorganisation von Stärken und Kompetenzen erlaubt. Die Analyse erfasst also einerseits Motive und Wechselwirkungen, andererseits aber ist sie darüberhinaus bestrebt, Wirkfaktoren zu identifizieren, die es erlauben, Schwächen in Stärken umzuwandeln, und zwar in der Regel dort, wo die Gefühle, seien sie positiv oder negativ, am stärksten ausgeprägt sind.

2. Im Autonomietraining wird versucht, Zustände und Kommunikationsbedingungen auf alternative Weise so neu zu gestalten, dass sie bedürfnisbefriedigende Reaktionen auslösen. Denn der Mensch ist häufig von bestimmten Zuständen abhängig, d. h., solange diese unverändert bestehen, reagiert der Mensch in immer gleicher Weise. Wenn Zustände systematisch durch Eigenaktivität verändert werden, dann können unterschiedliche und sehr wohltuende Verhaltensweisen ausgelöst werden. Im Autonomietraining wird das Augenmerk immer wieder auf das Verhältnis von eigenaktiv hergestellten Bedingungen und automatisch ausgelösten Reaktionen gerichtet.

3. Aufhebung der Ambivalenz in eindeutige Komponenten des Verhaltens: Von Ambivalenz sprechen wir immer dann, wenn widersprüchliche Gefühle und Bewertungen, die gleichzeitig ausgelöst werden, sich gegenseitig blockieren, so dass eindeutiges Verhalten unmöglich wird. Häufig entsteht Ambivalenz schon in der Kindheit, z. B. im Umgang mit den Eltern. Sie setzt sich fort in der Partnerbeziehung, in der Arbeit, im politischen Leben usw. Die Aufhebung der Ambivalenz ist im Rahmen der gesundheitsmedizinischen Verhaltensprävention von größter Bedeutung. In der Regel wird folgende Technik angewandt:

a) Einerseits werden die positiven Gefühle, etwa das Bedürfnis nach Nähe, Würdigung, Dankbarkeit und Bewunderung z. B. den Eltern gegenüber, eindeutig und durchgehend geäußert und beispielsweise als Fluss entlang der linken Hand bildlich vorgestellt.

b) Andererseits werden auch die negativen Gefühle, etwa Verletzungen, Enttäuschungen oder Zurückweisungen deutlich wahrgenommen und registriert und beispielsweise als Fluss entlang der rechten Hand bildlich vorgestellt.

c) Wichtig ist nun, dass die beiden sich gegenseitig ausschließenden Gefühle nicht gleichzeitig und ungeschieden, also in einer Weise, die ein eindeutiges Verhalten verunmöglicht, erlebt werden. In der Regel kommen solche Übungen im Training hervorragend an. Einerseits entprechen sie den tiefsten Bedürfnissen, andererseits fühlt die Person, durch die neuen Verhaltensstrategien gestärkt zu werden. Viele Menschen sind im Zustand der Ambivalenz extrem gehemmt, sich selbst anzunehmen, etwa weil sie unbewusst glauben, sich stellvertretend für die Abweisung der Eltern missachten zu müssen. Wenn sie nun in die Lage kommen, die positiven Gefühle trotz ihrer Verletzungen zu äußern und dennoch die erlebten Verletzungen zu registrieren, fühlen sie sich, häufig zum ersten Mal in ihrem Leben, als von ihren wichtigsten Objekten trotz aller Verletzungen oder Abweisungen angenommen und geliebt. In diesem Zustand sind ideale Bedingungen für die dritte interaktive Methode, nämlich für die Neuorganisation der Person am Punkt ihrer stärksten emotionalen Anerkennung, hergestellt.

4. Viele Menschen orientieren ihr Verhalten und ihre gesamte Selbstinterpretation an negativ erlebten Bildern und Bewertungen, die sich z. B. durch Abweisungserlebnisse stabilisiert haben. Im Autonomietraining wird eine Neuorganisation der Selbstinterpretaion und des Selbsterlebens angestrebt, die an Quellen der höchsten Selbstanerkennung ausgerichtet ist. Dies kann beispielsweise ein liebender Elternteil, ein anerkennender Partner oder fördernder Lehrer sein. Solche Neuorientierungen werden zu Altorientierungen an Objekten, die schmerzhafte Verletzungen hervorrufen und früher in Erwartung positiver Folgen fälschlicherweise zu Leitbildern wurden, in Kontrast gestellt. Wenn die Person aufgrund ihrer Sozialisation überhaupt keine positive Orientierung finden kann, vermag sie doch durch Übungen zur Auflösung der Ambivalenz Ansätze zu einer starken Selbstwertschätzung zu entwickeln, so dass die Achtung vor und Sympathie zur eigenen Person eine Vorbildfunktion einnehmen kann. Solche Personen äußern beispielsweise Jahre nach den Übungen: „Jetzt bin ich mein idealer Vater/meine ideale Mutter und ich bin stolz auf mich und meine Leistung."

5. Die fünfte Methode im Autonomietraining, die mit den anderen hier aufgeführten in permanente Wechselwirkung tritt, ist die Analyse und Veränderung der Interpretation. Der Mensch ist ein kommunikatives System, das nicht nur ständig Aktionen und Reaktionen in Bezug auf andere Systeme auslöst, sondern auch andauernd sich und andere interpretiert. Dadurch entstehen Erklärungen für Verhaltensweisen und Probleme, Problemlösungen und Visionen für die Neugestaltung der Zukunft. Durch falsche Interpretationen können nicht nur große Nachteile für Personen, Gruppen und soziale Organisationen entstehen, es können auch neue Problemlösungen verhindert werden. Aber Interpretationen erlauben auch humane und kreative Lösungen und hängen maßgeblich mit individueller und sozialer Gesundheit zusammen. Wichtig sind auch die Interpretationskonflikte. Wenn eine Person oder Organisation die richtige Interpretation findet, dann ist schon ein großer Schritt für die Problemlösung und Zielereichung getan.

6. Im Autonomietraining wird der Person auf ihrer Kompetenzebene permanent das Verhältnis von Verhalten, Interpretation und eingetretenen Verhaltensfolgen zur Diskussion gestellt.

Diese Methoden des Autonomietrainings stehen in ständiger Wechselwirkung. So ist eine Neuinterpretation, in der die Verhaltensfolgen analysiert werden, eine Bedingung für die Auflösung der Ambivalenz mittels Würdigung beider Pole, und für die Neuorganisation, die vom Punkt der höchsten Anerkennung ausgeht. All dies ist wiederum die Bedingung für die systematische Neugestaltung von Bedingungen, die bedürfnisgerechte Reaktionen auslösen. Das Autonomietraining ist totz klar beschreibbarer Methoden nur als Anregung für die permanente Weiterentwicklung und Selbstorganisation der Person und ihres Verhaltens gedacht. Sonst wäre es eine autoritäre, dogmatische und manipulative Methode, die von vornherein weiß, was die Person für ihr Heil benötigt. Da das Autonomietraining die Alltagsressourcen des Individuums anregt, kann hier weniger von einer neuen Form der Psychotherapie, sondern vielmehr von einem interaktiven Gesundheits- und kommunikativen Problemlösungstraining gesprochen werden.

4. Grossarthsche Verhaltenstypologie

4.1 Die Grossarthsche Verhaltenstypologie

Mittels ausführlicher Beobachtungen und Befragungen von Personen, die an unterschiedlichen chronischen Erkrankungen litten oder auch bis ins hohe Alter gesund blieben, bemühten wir uns, typische Verhaltensmuster zu erfassen und zu beschreiben. Welche möglicherweise in Wechselwirkungen mit physischen Risikofaktoren treten und unterschiedlichen Erkrankungen vorausgehen. Schon die ersten Beobachtungen an mehreren hundert Personen in den Jahren 1963-1966 ließen uns verschiedene Verhaltenstypen erkennen und unterscheiden, spätere Untersuchungen bestätigten unsere Annahmen. Die von uns beschriebenen Verhaltenstypen wirken als interaktive Steuerungsmechanismen (siehe Kapitel 2.4).

Es gibt Personen, die chronisch leiden, weil sie durch innere oder äußere Einflüsse gehemmt sind, eine erstrebte Nähe zu bestimmten Mitmenschen zu erreichen, die für sie von größter gefühlsmäßiger Bedeutung sind. Dabei zeigen sie eine Tendenz zur Anpassung, sie tolerieren die Bedingungen und Ursachen für die Hemmung eher, als etwa energisch gegen sie vorzugehen. Solchen Personen ordnen wir das Typ-I-Verhalten zu.

Der **Typ I** ist dadurch gekennzeichnet, dass er einerseits auf ein ersehntes, aber sich entziehendes Objekt zentral und andauernd ausgerichtet ist. Andererseits ist er jedoch gleichzeitig gehemmt, diese Nähe zum inspirierenden Objekt zu verwirklichen und damit sein wichtigstes Bedürfnis zu befriedigen.

Dieser Steuerungsmechanismus wird aufgrund der Interaktion folgender Faktoren aufrecht erhalten:

1. Die Person erstrebt Nähe und Anerkennung aus der Distanz, hat aber gleichzeitig auch Angst vor der Verwirklichung der Nähe.

2. Die Person entwickelt unbewusst Situationen, in denen sie Abweisungen erlebt, die aber das abweisende Objekt für sie attraktiv machen, so dass sie beginnt, eindeutig Nähe zu suchen.

Die Interaktion zwischen dem Bedürfnis nach Nähe, aber auch der Angst vor Nähe und die eigenaktive Manipulation der Abweisung ist ein Steuerungsmechanismus, der die Attraktivität von Kommunikationsobjekten erhöht, aber auch die Basis für enorme Enttäuschungen herstellt und zwar dann, wenn sich das erstrebte Objekt weiter entzieht und die Nähe verweigert. Dann wird die Befriedigung von Bedürfnissen höchster emotionaler Bedeutung blockiert. Aufgrund dieses Erlebnisses kann ein neuer Steuerungsfaktor aktiviert werden. Etwa: Wenn ich abgewiesen werde, versuche ich durch altruistisches Verhalten meine Enttäuschung zu überspielen.

Eine weitere Gruppe von Personen leidet darunter, dass sie eine erstrebte Distanzierung von bestimmen Personen oder Zuständen nicht erreicht, die sie als störend und verhindernd, als negativ erlebt. Trotz einer bei ihnen immer wieder aufkommenden Aufregung und Übererregung bleiben diese Personen in der Nähe störender Objekte, denen sie sich hilflos ausgeliefert fühlen. Solchen Personen ordnen wir das Typ-II-Verhalten zu.

Der Typ II ist dadurch gekennzeichnet, dass er auf ein störendes und ihn hinderndes Objekt zentral und andauernd ausgerichtet, und im Zustand der dadurch bedingten hilflosen Übererregung gleichzeitig gehemmt ist, die Auseinandersetzung mit dem störenden Objekt aufzunehmen. Die angestrebte Distanzierung kann aufgrund des entgegengesetzten Wunschs nach Nähe nicht verwirklicht werden. Darum setzt ein neuer Steuerungsmechanismus ein, der das bereits als störend empfundene Objekt zusätzlich entwertet, um die Distanzierung zu beschleunigen. Wenn diese dann schließlich erreicht wird, kann sich eine Krise entwickeln, weil die erlangte Distanz trotz allem nicht ertragen wird.

Diese Beobachtungen zeigen, dass **Typ I und Typ II** miteinander verwandt sind. Eine hilflos übererregte Person ist auch gehemmt, Verhaltensweisen zu entwickeln, die bedürfnisbefriedigende Zustände erreichen. Innerlich gehemmte Personen, die die erstrebte Nähe (Typ I) oder Distanz (Typ II) nicht erreichen, sind deswegen auch innerlich übererregt, obwohl sie das nach außen möglicherweise nicht zeigen und überspielen. Aus diesem Grund ist die Frage interessant, ob eine Person ausschließlich dem Typ I oder II zuzuordnen ist, oder eher beiden, mit Dominanz von Typ I oder II (siehe nachstehende Tabelle).

Eine weitere Gruppe von Personen ordnen wir dem **Typ III** zu. Er ist durch hohe Ambivalenz und starke Egozentrik charakterisiert. Im Unterschied zu Typ I und II wechseln sich bei ihm beide Verhaltensweisen ab: Einerseits besteht eine gehemmte Sehnsucht nach Nähe zu einem Objekt. Diese wird jedoch kurzfristig abgelöst von einer aufgrund innerlicher Übererregung gehemmten Fähigkeit zur distanzierenden Auseinandersetzung mit einem störenden Objekt. Der Typ III ist auch dadurch gekennzeichnet, dass er hyperaktiv mit einer übermäßigen Distanzierung bei Verletzungen reagiert, und mit einer intensiven Suche nach Nähe, wenn emotionale Bedürfnisse aufkommen. Aber der Typ III erlebt auch zwischenzeitlich Phasen, in denen er zur autonomen Selbstregulation fähig ist und kurzfristig ein inneres Gleichgewicht findet.

Der **Typ IV** empfindet keine Neigung, sich an störenden oder entziehenden, an Unlust erzeugenden Objekten auszurichten. Stattdessen orientiert sich solche Personen an gegenwärtigen Objekten, die bei ihnen Wohlbefinden, Lust oder Sicherheit auslösen oder ihnen Sinnerfüllung gewähren. Sie steuern sich anhand des permanenten Bedürfnisses, solche Zustände zu erreichen. Der Typ IV ist innerlich selbstständig. Er versteht sich auf flexible Selbstregulation und orientiert sich sowohl an der jeweiligen Situation als auch am eigenen Bedürfnis. Solche Personen sind auch meistens in der Lage, Bedingungen im Körper und der Umwelt herzustellen, die zu Wohlbefinden, Lust, Sicherheit und Sinnerfüllung führen.

Der **Typ V** zeichnet sich durch rationales und antiemotionales Verhalten aus. Er steuert sich durch das erlernte Prinzip, alle Vorgänge und Erlebnisse auf ihre rationale und logische Grundlage zu überprüfen und sich emotionaler Äußerungen strikt zu enthalten.

Wenn eine solche Person dann von Emotionen überwältigt wird, entstehen Krisen (z. B. depressive Zustände).

Umgekehrt verhalten sich Personen vom **Typ VI**, nämlich irrational. Sie werden extrem von ihren Gefühlen beherrscht. Der antirational-emotionale Typ VI steuert sich durch spontane Emotionsausbrüche. Dies ist bei solchen Personen mit dem inneren Motiv verbunden, das eigene Verhalten nicht rational zu überprüfen oder durch Selbstbeobachtung zu analysieren.

Natürlich haben wir uns auch nach der Entstehungsgeschichte der unterschiedlichen Verhaltensmuster gefragt. Dabei spielt die Beziehung zu den Eltern und die familiäre Psychodynamik eine große Rolle. Besonders wichtig ist die Frage, ob sich das Kind oder der spätere Erwachsene von seinen Eltern bedingungslos angenommen fühlt. Dies ist eine der Voraussetzungen für die Entwicklung des **Typ-IV-Verhaltens**.

Personen mit **Typ-I-Verhalten** zeigten eine extrem ausgeprägte Sympathie und Liebeserwartung gegenüber ihren Eltern. Von diesen wurden sie systematisch genau in den Bereichen abgewiesen, in denen bei ihnen Bedürfnisse von höchster gefühlsmäßiger Bedeutung angeregt worden waren. Später erhofften sie, Liebe und Zuwendung durch Leistung zu erlangen. Aber gleichzeitig hatten sie das Gefühl: „Ich erreiche sie nie, egal, wie ich mich anstrenge."

Personen mit **Typ-II-Verhalten** wurden von den Eltern stark an sich gebunden und nicht in die Autonomie entlassen. Sie meinen, sich vom bindenden Elternteil nicht lösen zu dürfen. Sie tun es aber trotzdem und bekommen massive Schuldgefühle. Es kommt bei ihnen zu hilfloser Übererregung in Situationen, die ein schuldbetontes Abweichen vom bindenden Elternteil bedeuten.

Personen mit **Typ-III-Verhalten** wurden einerseits im Elternhaus stark anerkannt, andererseits mehrfach schockartig und traumatisch abgewiesen. Deshalb entwickelte sich ein egozentrisch-narzisstisches Erlebnisbild und kein Grundvertrauen, z. B. in Partnerbeziehungen.

Personen mit **Typ-V-Verhalten** wurden meistens in der frühen Kindheit schroff abgewiesen und später durch ihre Erziehung in rationale Leitungsbahnen gedrängt. Deshalb haben sie in ihrem späteren Leben nie gelernt, Gefühle zu äußern und zu erleben.

Personen mit **Typ-VI-Verhalten** wurden in der Kindheit häufig schockartig alleine gelassen (z. B. durch einen Krankenhausaufenthalt). Ihr Schrei nach Hilfe setzte sich derart dominant durch, dass keine Basis für eine rationale Verhaltenssteuerung gelegt werden konnte.

Die hier geschilderten dynamischen Familienfaktoren sind selbstverständlich nicht monokausal aufzufassen, sie entstehen im Interaktionsfeld zusammen mit anderen Faktoren (z. B. familiär-genetischen, siehe nachfolgende Tabelle).

Zusammen mit unterschiedlichen physischen Risikofaktoren disponieren die verschiedenen Verhaltensweisen der von uns entwickelten Typologie zu unterschiedlichen Krankheiten. Und die Wirksamkeit diverser Medikamente wird durch das Typverhalten modifiziert. Entscheidend ist hierbei die Selbstregulationsfähigkeit. Sie ist beim **Typ-IV-Verhalten** am ausgeprägtesten. Außer dem Typ IV stellen alle anderen Verhaltensmuster unterschiedliche Störungsformen der Selbstregulation dar, etwa durch Hemmung, Übererregung, Ambivalenz, rational-antiemotionale oder emotional-antirationale Motivation.

4.2 Recherchenkatalog zur Einordnung in die Grossarthsche Verhaltenstypologie

Dieses Kapitel bietet einen Beobachtungs- und Recherchenkatalog für die von uns entwickelte Verhaltenstypologie.

Typ I: Leid aufgrund der Distanz zu erstrebten Objekten – Hemmung in der ich-bezogenen Expression

Die Person leidet anhaltend unter einer als übergroß empfundenen Distanz zu emotional hoch bewerteten und stark ersehnten Objekten (z. B. Personen, Zuständen, nicht verwirklichten Zielen) und ist nicht in der Lage, die erstrebte Nähe herzustellen. Sie lebt im Zustand der angepassten Hemmung (zeigt z. B. altruistisches Verhalten), in dem die Äußerung ich-bezogener Ansprüche und Erwartungen gehemmt ist. Sie ist innerlich an hoch bewerteten und stark ersehnten Objekten ausgerichtet und ist nicht in der Lage, durch Eigenaktivität die Zuwendung des Objekt zu erreichen und somit Wohlbefinden, Zufriedenheit, Lust, Sicherheit und Sinnerfüllung zu erlangen.

Wie stark ist dieses Verhaltensmuster ausgeprägt?
−4 = gar nicht, −3 = ---, −2 = ---, −1 = ---, 0 = ---, +1 = ---, +2 = ---, +3 = ---, +4 = extrem stark

Typ II: Leid in der Nähe störender Objekte – hilflose Übererregung

Die Person leidet an der Nähe von sie störenden, bedrohenden und von ihr negativ erlebten Objekten (Personen, Zuständen, Verhaltensweisen der eigenen Person usw.) und ist nicht in der Lage, sich von diesen Objekten zu distanzieren. Sie fühlt sich den negativ bewerteten Objekten hilflos ausgeliefert und lebt im Zustand der anhaltenden Übererregung (Aufregung, Überaktivierung). Die Person ist nicht in der Lage, durch ihr aktives Verhalten Lust, Wohlbefinden, Sicherheit und Sinnerfüllung zu erreichen (z. B. indem sie sich von den störenden Objekten innerlich und äußerlich trennt oder in die Lage kommt, diese wunschgemäß zu verändern.)

Wie stark ist dieses Verhaltensmuster ausgeprägt?
−4 = gar nicht, −3 = ---, −2 = ---, −1 = ---, 0 = ---, +1 = ---, +2 = ---, +3 = ---, +4 = extrem stark

Typ III: Der egozentrische, instabile Typ

Die Person lebt in sich kurzfristig abwechselnden Zuständen: Mal in übergroßer Distanz zu ersehnten Objekten, mal in erdrückender Nähe zu störenden Objekten, und mal im als optimal empfundenen Verhältnis zwischen Nähe und Distanz. Sie erreicht durch ihre eigene Aktivität kurzfristig Bedingungen und Zustände, die Lust, Wohlbefinden und Sicherheit herstellen, gelangt aber aus diesem Zustand wieder schnell in Unlust, Unwohlsein, Angst und andere negative Gefühle, die wiederum relativ schnell aufgehoben werden. Die Person ist konstant an sich selbst ausgerichtet, hat zu Objekten eine kurzfristige, emotional labile Beziehung und ist im Erleben und Bewerten dieser Objekte ausschließlich daran interessiert, ob sie ihr kurzfristig Wohlbefinden oder Lust bereiten.

Wie stark ist dieses Verhaltensmuster ausgeprägt?
−4 = gar nicht, −3 = ---, −2 = ---, −1 = ---, 0 = ---, +1 = ---, +2 = ---, +3 = ---, +4 = extrem stark

Typ IV: Der sich flexibel selbst regulierende und sozial orientierte Typ

Die Person ist langfristig an eigenen Verhaltensweisen und Objekten (Personen, Zielen, Zuständen usw.) ausgerichtet, die Lust, Wohlbefinden, Sicherheit, Sinnerfüllung und Weiterentwicklung ermöglichen. Dabei ist die Person sowohl an den eigenen Bedürfnissen ausgerichtet, als auch bemüht, die Bedürfnisse der Mitmenschen so weit wie möglich zu berücksichtigen. Durch ihre Eigenaktivität erreicht die Person Bedingungen und Zustände, die langfristig Wohlbefinden und Zufriedenheit hervorrufen. Die Person ist langfristig in der Lage, die Nähe bzw. Distanz zu emotional wichtigen Menschen bedürfnisgerecht herzustellen (z. B. indem sie sich von hoch bewerteten, aber unerreichbaren Objekten leicht trennt und kein Motiv aufzeigt, in der Nähe störender Objekte zu verharren.) In ihrem Verhalten ist sie eindeutig, so dass sie sich nicht in ambivalente Konflikte verstricken lässt (z. B. indem sie gleichzeitig Nähe und Distanz zu einem Objekt erstrebt). Die Person erzielt eine gute Integration zwischen Gefühl und Verstand (d. h. gefühlsmäßige Erlebnisse motivieren zum Nachdenken und das Denken versteht die Gefühle).

Wie stark ist dieses Verhaltensmuster ausgeprägt?
-4 = gar nicht, -3 = ---, -2 = ---, -1 = ---, 0 = ---, $+1$ = ---, $+2$ = ---, $+3$ = ---, $+4$ = extrem stark

Typ V: Der rational anti-emotionale Typ

Die Person ist ausschließlich an vermeintlich rationalen Grundsätzen ausgerichtet und meidet systematisch die Äußerung von Emotionen, vor allem von negativen. Sie lebt in großer Distanz zu Objekten, von denen eine starke emotional positive oder negative Wirkung ausgeht. Sie sucht die Nähe zu Objekten, durch die sie sich in ihren rationalen Grundsätzen bestätigt fühlt. Lang anhaltendes Leiden stellt sich dann ein, wenn sich negative oder positive Gefühle trotz rationaler Barrieren durchsetzen. Es entsteht der Eindruck, dass die Person Wohlbefinden, Zufriedenheit, Sicherheit und Sinnerfüllung nur dann erreichen kann, wenn sich ihre rational gesteuerten Grundsätze bestätigen.

Wie stark ist dieses Verhaltensmuster ausgeprägt?
-4 = gar nicht, -3 = ---, -2 = ---, -1 = ---, 0 = ---, $+1$ = ---, $+2$ = ---, $+3$ = ---, $+4$ = extrem stark

Typ VI: Der emotional gesteuerte, anti-soziale Typ

Die Person zeigt anhaltend ein anti-soziales (z. B. gegen jegliche zwischenmenschliche Normen gerichtetes) Verhalten, das ausschließlich an kurzfristigen, emotional gesteuerten Bedürfnissen ausgerichtet ist, die jeglicher rationalen Grundlage entbehren. Bei Nichtbefriedigung setzt abwechselnd eine intensive Fremd- und Selbstaggression ein. Es entsteht der Eindruck, dass die Person nur in der Lage ist, teilweise Lust, Wohlbefinden, Zufriedenheit und eine Pseudo-Sicherheit zu erreichen, wenn sie sich anti-normativ und anti-rational verhält. Während sozial angepasstes und rational begründetes Verhalten die Quelle von Unlust und Unsicherheit zu sein scheint.

Wie stark ist dieses Verhaltensmuster ausgeprägt?
-4 = gar nicht, -3 = ---, -2 = ---, -1 = ---, 0 = ---, $+1$ = ---, $+2$ = ---, $+3$ = ---, $+4$ = extrem stark

4.3. Der Zusammenhang zwischen der Grossarthschen Typologie, chronischen Erkrankungen und Gesundheit

Die folgende Statistik präsentiert Ergebnisse unserer prospektiven Studie, die wir von 1973/78 (Datenerfassung) bis 1998 (Endauswertung mit Erfassung von Mortalität und Inzidenz) durchführten. Sie zeigt den Zusammenhang zwischen dem von uns festgestellten Typverhalten und dem Auftreten chronischer Erkrankungen bzw. der Aufrechterhaltung von Gesundheit.

Die Ergebnisse zeigen, dass Krebserkrankungen stärker mit dem Typ I und Herz-Kreislauferkrankungen stärker mit dem Typ II assoziiert sind. Typ-IV-Verhalten weist in einem Beobachtungszeitraum von 20 Jahren die geringste Mortalität und den höchsten Prozentsatz von gesund Gebliebenen auf. Viele Personen stellen keinen eindeutigen Typ dar, so dass von Mischtypen gesprochen

4.3 Zusammenhang zwischen der Grossarthschen Typologie, chronischen Erkrankungen

Typ/ Ausprägung	N	Krebs Mortalität	Herzinfarkt Mortalität	Andere Todesursachen	Lebt chronisch krank	Lebt gesund
Typ I + II gleich ausgeprägt	1060	15,8 %	16,2 %	28,5 %	26,9 %	12,5 %
Typ I + II, Dominanz von Typ I	996	21,8 %	10,2 %	27 %	29,9 %	11,0 %
Typ I + II, Dominanz von Typ II	1236	8,2 %	25,9 %	32,2 %	24,4 %	9,3 %
Typ I	194	41,8 %	8,2 %	28,4 %	15,5 %	6,2 %
Typ II	286	6,9 %	51 %	22 %	14,3 %	5,6 %
Typ III	458	4,6 %	7,4 %	19,2 %	33,6 %	35,2 %
Typ IV	1355	2,9 %	2,9 %	10,8 %	28,8 %	54,5 %
Typ V	1062	10,7 %	8,4 %	26,4 %	34,2 %	20,2 %
Typ VI	314	8,2 %	12,4 %	27,7 %	49 %	2,5 %
Mischtyp ohne Typ IV und III	970	15,6 %	14,3 %	29,6 %	26,1 %	14,3 %
Mischtyp Typ III und IV	862	8,7 %	9,3 %	16,2 %	23,3 %	42,5 %
Mischtyp Typ I, II und V gleich ausgeprägt	416	22,6 %	30,9 %	11 %	33,2 %	2,3 %

werden kann. Wenn sich ein Mischtyp aus III und IV zusammensetzt, dann bleibt er wesentlich länger gesund, als wenn Mischtypen ohne einen der beiden Typen zustande kommen.

Personen, bei denen ein Verhalten vom Typ I, II oder V sehr stark ausgeprägt ist, bekommen häufiger Multiple Sklerose und Hirntumore. Offensichtlich sind hier rationale und emotionale Vorgänge in eine funktionelle Disharmonie geraten, was möglicherweise eine Auswirkung auf Hirnfunktionen und -strukturen hat.

Wir ließen die von uns entwickelte Typologie auch durch studentische Hilfskräfte beurteilen. Durch drei einfache Variablen, die den Kern der Typen I, II und IV beschreiben, haben die Studenten nach ausführlichen Interviews eine Einordnung der Befragten in eines der drei Verhaltensmuster vorgenommen. Jedes Verhaltensmuster wurde auch auf einer Intensitätsskala von 1 bis 7 eingeschätzt: Die Person wurde in dasjenige Verhaltensmuster eingeordnet, das den höchsten Wert auf der Skala erzielt hatte. Die Ergebnisse zeigen, dass bis ins relativ hohe Alter eine ausgezeichnete Unterscheidung zwischen Herzinfarkt, Krebs und Gesundheit möglich war.

Die Ergebnisse zeigen eindrucksvoll, dass die Art der Hemmung in der Selbstregulation (hilflose Übererregung oder angepasste Hemmung) für die differentialdiagnostische Vorhersage von Krebs und Herzinfarkt relevant ist. Es wurden nur solche Gruppen ein-

Fortsetzung Inzidenz

Typ/ Ausprägung	N	Multiple Sklerose Inzidenz oder Mortalität	Hirntumor Inzidenz und Mortalität	Endogene Depression Inzidenz oder Mortalität	Polytoxisches Verhalten Inzidenz oder Mortalität
Typ I + II gleich ausgeprägt	1060	3,6 %	2,9 %	1,4 %	0,8 %
Typ I + II, Dominanz von Typ I	996	0,1 %	0,4 %	6,1 %	0,1 %
Typ I + II, Dominanz von Typ II	1236	0,08 %	0,2 %	4,5 %	0,2 %
Typ I	194	0 %	0 %	3,6 %	0 %
Typ II	286	0 %	0 %	4,5 %	0 %
Typ III	458	0 %	0 %	3,9 %	2,2 %
Typ IV	1355	0 %	0 %	0,07 %	0 %
Typ V	1062	0,3 %	0,4 %	53,7 %	0,09 %
Typ VI	304	0 %	0,3 %	10,9 %	35,9 %
Mischtyp ohne Typ IV und III	970	2 %	0,8 %	3 %	2,2 %
Mischtyp Typ III und IV	862	0 %	0,5 %	0,1 %	1,7 %
Mischtyp Typ I, II und V gleich ausgeprägt	416	12,1 %	7,5 %	3,2 %	3,4 %

Alle Gruppen sind nach Alter und Geschlecht vergleichbar.

bezogen, bei denen die Einordnung durch Interviewer und Angehörige mit der Selbsteinschätzung übereinstimmte. Dabei konnte der Zusammenhang objektiviert werden.

4.4 Die genetischen und erlernten Faktoren in der Grossarthschen Typologie: Zwillingsforschung

Es stellt sich die Frage, welche Verhaltensmuster der von uns entwickelten Typologie erlernt und welche genetisch bestimmt sind. Aufgrund unserer Untersuchung von eineiigen und zweieiigen Zwillingen können wir eine Teilantwort geben. Wir unternahmen einen Vergleich zwischen eineiigen, zweieiigen Zwillingen und normalen Geschwistern hinsichtlich des Verhaltenstyps:

Die Ergebnisse zeigen deutlich, dass unterschiedliche Grundtendenzen der von uns erforschten Typologie ca. zu einer Hälfte genetisch bedingt sind, zur anderen Hälfte als erlernt erscheinen, so z. B. die Neigung zum

4.4 Die genetischen und erlernten Faktoren in der Grossarthschen Typologie

Kriterien für die Einordnung	Krebs Mortalität	Herzinfarkt Mortalität	Andere Todesursachen	Lebt gesund	Lebt chronisch krank	N
Die Person fühlt sich von einem ersehnten Objekt höchster emotionaler Bedeutung (z. B. einer wichtigen Person, Gruppe, der Verwirklichung eines Berufszieles) isoliert und passt sich nach außen mit verständnisvollem, einfühlsamem und harmoniesuchendem, mit altruistischem Verhalten an, so dass von den Mitmenschen häufig ein ausgeglichener und belastbarer Mensch wahrgenommen wird.	41,8 %	13,5 %	26,9 %	4,3 %	13,5 %	2352
Die Person fühlt sich bedrohlichen, widrigen, sie störenden Personen oder Zuständen hilflos ausgeliefert und überspielt diese ihre Reaktionen mit einer ausgeprägten Neigung zur sozialen Anpassung und Angstverdrängung. Die Neigung zu hilfloser Übererregung tritt beim kleinsten Anlass zum Vorschein.	13,0 %	32,7 %	32,8 %	7,5 %	14 %	3096
Die Person erlebt unterschiedliche Phasen, die sich kurzfristig abwechseln. Einmal herrscht das Leiden durch die Isolation von idealisierten Objekten vor, dann wieder starke Aufregung über als störend oder bedrohlich empfundene Objekte, aber auch immer wieder werden Zustände von Wohlbefinden und Lust erlebt.	10,9 %	16,3 %	25,8 %	19,4 %	27,6 %	1947
Die Person hat in unterschiedlichen Lebensbereichen, besonders in Krisensituationen, immer wieder die Fähigkeit, Wohlbefinden und Sicherheit erzeugende selbstregulatorische Aktivitäten einzusetzen und kreativ zu entwickeln. Sie zeigt einen ausgeprägten Selbstschutz vor selbst- und fremddestruktiven Tendenzen. Sie schützt sich beispielsweise vor Übererregung oder Isolation, indem sie durch Eigenaktivität und Kreativität günstige Zustände herstellt.	6,0 %	6,9 %	17,9 %	51,1 %	18,0 %	1687
Insgesamt	18,7 %	19,4 %	27,0 %	17,3 %	15,2 %	9082

Die Gruppen sind nach Alter und Geschlecht vergleichbar. Die Gruppen 1 und 2 zeigen mehr physische Risikofaktoren als die Gruppe 3, unterscheiden sich aber voneinander nicht signifikant. So sind sie beispielsweise hinsichtlich des Zigarettenrauchens, der Fehlernährung und des Alkoholkonsums vergleichbar.

engen Verhältnis und symbiotischen Verhalten (Typ I), die Tendenz zu aversiver Distanzierung mit Schwierigkeiten, Nähe zu ertragen (Typ II), die Neigung zu extremen Am-

	Eineiige Zwillinge			Zweieiige Zwillinge			normale Geschwister		
	erster Zwilling	zweiter Zwilling	deckungs-gleich in %	erster Zwilling	zweiter Zwilling	deckungs-gleich in %	erster Zwilling	zweiter Zwilling	deckungs-gleich in %
Typ I	61	29	47,5	61	11	18	61	9	14,8
Typ II	79	41	51,9	79	18	22,8	79	14	17,7
Typ III	35	17	48,6	35	9	25,7	35	6	17,1
Typ IV	22	12	54,5	22	8	36,4	22	4	18,2
Typ V	18	9	50	18	5	27,8	18	3	16,7
Typ VI	17	14	82,4	17	6	35,3	17	5	29,4

	N	Krebs	andere Todes-ursachen	lebt chronisch schwer krank	lebt gesund bis 1992
Zwilling mit schlechter Selbstregulation	246	15,8 %	35,8 %	34,5 %	13,8 %
Zwilling mit guter Selbstregulation	246	7,3 %	16,7 %	25,2 %	50,8 %

bivalenzen mit geringer Integrationsfähigkeit der Pole der Ambivalenz (Typ III), die Neigung zur autonomen Selbstregulation (Typ IV), die Neigung zur Dominanz der kortikal gesteuerten rationalen Aktivierung (Typ V) oder der subkortikal-lymbisch gesteuerten Dominanz der Emotionalität ohne rationale Kontrollfähigkeit (Typ VI). Am stärksten genetisch bedingt erscheint der Typ VI, der allergrößte Schwierigkeiten hat, seine emotionalen Erregungen einigermaßen unter rationale Kontrolle zu bekommen.

In unserer prospektiven Studie (1973/78 bis 1992) wurden eineiige Zwillingspaare mit guter und schlechter Selbstregulation hinsichtlich Mortalität und Gesundheit verglichen:

Diese Ergebnisse zeigen, dass die Krebsmortalität, andere Todesursachen und der Prozentsatz von Gesundgebliebenen bei eineiigen Zwillingen, die dieselbe genetische Struktur aufweisen, maßgeblich von der Selbstregulationsfähigkeit abhängt. Von 641 untersuchten eineiigen Zwillingspaaren konnten 246 Paare in einen Zwilling mit guter und einen Zwilling mit schlechter Selbstregulation eingeteilt werden (beim Rest, 395 Paare, war die Selbstregulation entweder gemeinsam gut oder gemeinsam schlecht.)

In einer weiteren prospektiven Interventionsstudie (1975/78 bis 1992) wurde ein Therapieexperiment an eineiigen Zwillingen mit schlechter Selbstregulation durchgeführt:

4.4 Die genetischen und erlernten Faktoren in der Grossarthschen Typologie

	N	Krebs	andere Todes-ursachen	lebt chronisch schwer krank	lebt gesund bis 1992
Zwilling mit schlechter Selbstregulation und Autonomietraining	18	5,6 %	16,7 %	38,9 %	38,9 %
Kontrollgruppe: Zwilling mit schlechter Selbstregulation	18	22,2 %	33,3 %	38,9 %	5,6 %

Die Ergebnisse des Experimentes an Zwillingen mit schlechter Selbstregulation zeigen ebenfalls, dass die erlernte Verbesserung der Selbstregulation noch im Erwachsenalter einen Einfluss auf die Gesundheit ausübt. Das bedeutet, dass durch den Einfluss von Verhaltensfaktoren unterschiedliche genetische Dispositionen in ihrer krankheitserzeugenden Funktion modifiziert werden können.

In unserer prospektiven Studie (Datenerfassung 1973-78, Mortalitätserfassung bis 1995) konnte ein Zusammenhang zwischen dem genetisch fixierten und fehlerlernten Verhaltensmuster einerseits und dem Auftreten bestimmter chronischer Erkrankungen und Symptome (wie Depression) andererseits festgestellt werden:

Bei eineiigen Zwilligen, bei denen beide Typ I sind, nahmen wir ein Therapieexperiment vor und verglichen das Ergebnis mit den Daten von Paaren, bei denen nur ein Zwilling Typ I ist:

Die Ergebnisse zeigen, dass die Mortalität an Krebs beim Typ I, die Mortalität an Herzinfarkt von Typ II, die endogene Depression beim Typ V, das polytoxische Verhalten beim Typ VI und der Prozentsatz der bis zum 70. Lebensjahr gesund Gebliebnen beim Typ IV dann erhöht ist, wenn beide eineiige Zwillinge zum selben Typ gehören. Obwohl die Anzahl der Probanden sehr gering ist, lässt sich hier eine gewisse Tendenz zur Wirksamkeit genetischer Faktoren ablesen. Das Therapieexperiment zeigt allerdings, dass das Autonomietraining zur Anregung der Selbstregulation sowohl bei eineiigen Zwillingen, bei denen nur eine Person dem Typ I angehört, als auch bei zweieiigen Zwillingen, von denen beide Typ I sind, gleichstark präventiv wirksam ist. Das stützt die Annahme, dass eine Stimulierung des zentralen Nervensystems auch die genetische Expression bei Dispositionen verhindern kann. Dieses Ergebnis stützt die systemisch-interaktive Hypothese und nicht die monokausale, etwa dass Gene unser Schicksal ausschließlich bestimmen.

Weitere Therapieexperimente mit Zwillingen zeigen folgendes: Auch die therapeutische Veränderung des Typ-II-Verhaltens und die damit verbundene Prävention von Herzinfarkt ist gleich gut bei eineiigen Zwillingen, bei denen nur einer oder beide Partner Typ II sind. Ein ganz entgegengesetztes Ergebnis zeigt sich hinsichtlich des Autonomietrainings beim Typ V und VI. Weder die endogene Depression noch das polytoxische Verhalten konnten bei eineiigen Zwillingen, die beide Typ V bzw. Typ VI sind, durch Autonomietraining verringert werden. Dementgegen zeigte sich ein hoher therapeutische Erfolg, wenn nur ein Zwilling Typ V oder VI war.

4. Grossarthsche Verhaltenstypologie

	N	Krebs-mortalität	Herzinfarkt und Hirnschlag (Mortalität)	Diagnose: endogene Depression	polytoxisches Verhalten	gesund bis zum 70. Lebensjahr	andere Todesursachen
Beide Zwillinge Typ I	14	35,7 %	14,3 %	7,1 %	0 %	7,1 %	35,7 %
	14	35,7 %	14,3 %	7,1 %	0 %	0 %	21,4 %
nur ein Zwilling Typ I	16	18,7 %	18,7 %	0 %	0 %	12,5 %	25 %
anderer Zwilling nicht Typ I	16	18,7 %	18,7 %	0 %	0 %	18,7 %	12,5 %
Beide Zwillinge Typ II	12	8,3 %	50 %	0 %	0 %	8,3 %	25 %
	12	16,7 %	41,7 %	0 %	0 %	8,3 %	25 %
nur ein Zwilling Typ II	15	13,3 %	26,7 %	0 %	6,7 %	13,3 %	26,6 %
anderer Zwilling nicht Typ II	15	6,7 %	6,7 %	0 %	6,7 %	26,7 %	20 %
Beide Zwillinge Typ IV	10	10 %	10 %	0 %	0 %	70 %	10 %
	10	10 %	10 %	0 %	0 %	80 %	20 %
nur ein Zwilling Typ IV	13	7,7 %	15,4 %	0 %	0 %	46,1 %	30,8 %
anderer Zwilling nicht Typ IV	13	7,7 %	23,1 %	0 %	0 %	15,4 %	30,8 %
Beide Zwillinge Typ V	15	20 %	13,3 %	86,7 %	0 %	13,3 %	26,7 %
	15	26,7 %	6,7 %	93,3 %	0 %	20 %	33,3 %
nur ein Zwilling Typ V	19	15,8 %	10,5 %	10,5 %	0 %	21 %	36,8 %
anderer Zwilling nicht Typ V	19	21 %	10,5 %	15,8 %	0 %	21 %	31,6 %
Beide Zwillinge Typ VI	9	0 %	11,1 %	0 %	88,9 %	0 %	77,8 %
	9	0 %	22,2 %	0 %	77,8 %	0 %	77,8 %
nur ein Zwilling Typ VI	6	0 %	16,7 %	0 %	16,7 %	0 %	16,7 %
anderer Zwilling nicht Typ VI	6	33,3 %	33,3 %	0 %	33,3 %	0 %	16,7 %

4.4 Die genetischen und erlernten Faktoren in der Grossarthschen Typologie

		N	Krebs-mortalität	Herzinfarkt und Hirnschlag (Mortalität)	Diagnose: endogene Depression	Polytoxisches Verhalten	gesund bis zum 70. Lebensjahr	andere Todesursachen
Beide Zwillinge Typ I	AT	15	6,7 %	13,3 %	0 %	0 %	13,3 %	13,3 %
	KG	15	40 %	20 %	0 %	0 %	6,7 %	26,7 %
Nur ein Zwilling Typ I	AT	12	8,3 %	8,3 %	0 %	0 %	50 %	16,7 %
	KG	12	41,7 %	16,7 %	0 %	0 %	8,3 %	41,7 %
Insgesamt	AT	27	7,4 %	11,1 %	0 %	0 %	29,6 %	14,8 %
	KG	27	37 %	18,5 %	0 %	0 %	7,4 %	33,3 %

AT: Autonomietraining; KG: Kontrollgruppe
Die jeweiligen Zwillingspaare in den Vergleichstabellen sind nach Alter, Geschlecht, Zigaretten- und Alkoholkonsum, Ernährungsgewohnheiten und dem Grad der Selbstregulation vergleichbar.

5. Individuelle und soziale Selbstregulation

5.1 Selbstregulation

Wir definieren *Selbstregulation* als jede individuelle Fähigkeit des Menschen, durch seine Eigenaktivität im Körper, in der sozialen Kommunikation, in der Kommunikation mit der physischen Umwelt und Natur sowie mit dem erlebten Gottesbild Bedingungen und Zustände zu erreichen, die zu Bedürfnisbefriedigung, Wohlbefinden, Lust, Sicherheit, Hoffnungen und Sinnerfüllung führen, und zwar derart, dass sie in Einklang mit der eigenen Person, der Natur und humanen sozialen Zielen stehen.

Selbstregulation bzw. Selbstregulationsfähigkeit ist ein dynamischer Organisationsfaktor, der unterschiedliche Positivfaktoren zur Aufrechterhaltung der Gesundheit interaktiv bündelt und die Wirkung von Risikofaktoren neutralisiert. Dabei kommt es zur Mehrung von Positiv- und zur Minderung von Risikofaktoren. Eine schlechte Selbstregulation verstärkt physische Risikofaktoren und organisiert ihre Wechselwirkungen hin zur Entstehung chronischer Erkrankungen.

Eine schlechte Selbstregulation steht auch mit einem ungesunden Lebensstil in Verbindung. Auch eine gute Selbstregulation, also das aktive und positive Einwirken des Menschen auf seine Lebensbedingungen, wird durch den Lebensstil determiniert. Es handelt sich hierbei jedoch um eine Wechselwirkung. Umgekehrt ist nämlich auch die Selbstregulationsfähigkeit für den Lebensstil mitbestimmend und organisiert seine Wirkungen interaktiv. Wenn beispielsweise eine Person nicht mehr in der Lage ist, durch Eigenaktivität Bedingungen herzustellen, die zu Wohlbefinden führen, dann werden sich nicht nur physische Risikofaktoren vermehren, sie werden auch eher in krankheitserzeugende Interaktionen treten. Da sich die Selbstregulationsfähigkeit auf so viele gesundheitsrelevante Bereiche bezieht (z. B. Ernährung, Bewegung, Zigarettenrauchen, Alkoholkonsum, zwischenmenschlichen Stress, Selbstablehnung), mit denen sie in Interaktion tritt, dürfte es nicht verwundern, dass sie eine sehr hohe interaktive Funktion ausübt, mal in Richtung Krankheit, mal in Richtung Aufrechterhaltung der Gesundheit. Da die Selbstregulation psychotherapeutisch und gesundheitsmedizinisch, z. B. durch das Autonomietraining, beeinflussbar ist, bekommt diese Funktion auch eine sehr große präventiv-medizinische Bedeutung.

In einer Studie vermochten wir einen Zusammhang nachzuweisen zwischen der Selbstregulation und familiären Prädisposition mit dem erreichten Lebensalter der Probanden:

Die Ergebnisse zeigen, dass das durchschnittlich erreichte Lebensalter bei Familienmitgliedern in gerader Linie einen Einfluss auf die Überlebenszeit der Kinder hat, und zwar in einer Spannweite von etwa zehn Jahren. Allerdings spielt die Selbstregulation als modifizierender Faktor eine sehr große

Durchschnittlich erreichtes Lebensalter bei Familienmitgliedern in gerader Linie	N (schlechte Selbstregulation)	Durchschnittlich erreichtes Lebensalter bei Personen mit schlechter Selbstregulation	N (gute Sellbstregulation)	Durchschnittlich erreichtes Lebensalter bei Personen mit guter Selbstregulation	Differenz der Lebensjahre durch Selbstregulation	Einschätzung der Selbstregulation der Eltern
51–55	392	56	154	78	22	3,2
56–60	416	57	204	79	22	3,3
61–70	798	60	713	80	20	3,6
71–75	830	61	913	81	20	3,7
76–80	502	64	682	85	21	4,1
81–85	308	65	412	84	19	4,6
86–90	201	66	307	86	20	5,0

Schlechte Selbstregulation = 1–3,5 Punkte; Durchschnitt: 2,9 Punkte
Gute Selbstregulation = 3,5–7 Punkte; Durchschnitt: 4,1 Punkte

Rolle. Personen mit guter Selbstregulation und gleicher familiärer Disposition leben im Schnitt 20 Jahre länger. Dabei gibt es offensichtlich einen Synergieeffekt von familiärer Disposition und guter Selbstregulation, wobei die Selbstregulation aber der stärkere Faktor ist für die Aufrechterhaltung der Gesundheit. Allerdings zeigt die Einschätzung der Selbstregulation der Eltern, dass auch die Familienmitglieder im hohen Alter eine bessere Selbstregulation hatten. Auch diese Tatsache unterstreicht die Bedeutung der selbstregulatorischen Mechanismen auf der Verhaltensebene für Langlebigkeit.

5.2 Motive, die unser Verhalten bewegen: Die interaktive Zeitbombe tickt

Beobachtet man die menschliche Motivation, sich auf eine bestimmte Art zu verhalten und studiert man deren Auswirkung auf Gesundheit oder Erkrankung, fällt auf, dass sie häufig einerseits beinahe Eindimensionalität aufweist, andererseits, bei näherer Betrachtung, doch in hoch komplexe Interaktionsstrukturen integriert ist. Die Eindimensionalität fällt dem Beobachter auf, wenn festzustellen oder von der Person zu hören ist, dass sie in ihrem gesamten Verhalten über lange Zeiträume hinweg von einem bestimmten Motiv quasi determiniert ist. Ein solches Motiv kann beispielsweise sein: der frühe und nie verarbeitete Tod der Mutter, das Gefühl, nie geliebt zu werden, einerlei ob man sich anstrengt oder nicht, oder die Überzeugung, dass nach dem Tod oder der Trennung von einer Person nie mehr eine Intensität der Anregung erlebt werden kann, die vergleichbar mit der Anregung durch die verlorene Person wäre. Solche zentralen, das Verhalten steuernde und organisierende Motive, die häufig aus verhinderten Bedürfnissen resultieren, haben eine vielfache systemische Auswirkung auf unterschiedliche Bereiche des individuellen Verhaltens, z. B. können sie die Ernährung und Bewegung, den Zigaretten- und Alkoholkonsum maßgeblich beeinflussen. Die zentralen Motive decken sich sowohl in angenehmer als auch in unangenehmer Hinsicht mit den sogenannten Bedürfnissen von höchster gefühlsmäßiger Intensität. Da der Mensch ein Lust, Wohlbefinden, Sicherheit und Sinnerfüllung suchendes System ist, erstrebt er, die stärkste Lusterfahrung zu wiederholen, zu bewahren und auszubauen und Quellen von Unlust auszuweichen bzw. sie zu inaktivieren. Häufig haben Personen schon in der Kindheit, z. B. durch schockartige Abweisungserlebnisse, eine derartige Schädigung ihrer Funktion selbstregulativer Herstellung von Wohlbefinden und Sicherheit erlebt, dass sie nur noch bemüht sind, Quellen von Unwohlsein und Bedrohung auszuweichen. Andere Personen haben eine derart intensive Anregung erlebt, z. B. durch einen Elternteil, dass sie ein Leben lang leiden, weil sie in dem Gefühl leben, eine derartige Anregung nie mehr bekommen zu können. Dabei ergibt sich eine sogenannte negative Lustdifferenz, nämlich das Gefühl, dass die Anregung aus der Vergangenheit positiver und intensiver war als die der Gegenwart. Wenn Bedrohungserlebnisse aus der Vergangenheit in die Gegenwart traumatisierend einwirken und/oder wenn die Anregung aus der Vergangenheit äußerst intensiv war und keine Chance besteht, sie in der Gegenwart wieder zu erfahren, und die Anregung aus der Gegenwart emotional als nicht hoch eingeschätzt wird, dann tickt im Menschen eine Zeitbombe, die irgendwann hochgeht: es werden Krankheiten erzeugt. Zunächst wird dieser Zustand durch sogenannte Kompensation in Schach gehalten. Eine solche Kompensation kann beispielsweise ein großes Engagement im Rahmen der Arbeit sein oder Lustgewinn durch Alkoholkonsum oder Reisen in fremde Länder. Wenn die Kompensation aus irgendeinem Grund wegfällt und in der Gegenwart Ereignisse stattfinden, die die kindliche Traumatisierung oder Überanregung noch unterstreichen und aktivieren, kann es zur Dekompensation kommen. In diesem Zustand können Unlust, Unwohlsein, Unsicherheit und Sinnentleerung derart zunehmen, dass sich eine Todestendenz entwickelt, d. h. das Gefühl, nicht mehr leben zu wollen oder zu können.

Unterschiedliche Menschen verfügen über unterschiedliche Weisen der Selbstregulation, also unterschiedliche Eigenaktivitäten, durch die sie versuchen, in der Gegenwart Wohlbefinden, Lust und Sicherheit zu erreichen. In einigen Fällen gelingt es, durch Eigenaktivität in der Gegenwart Bedingungen herzustellen, die zur Bedürfnisbefriedigung führen, in anderen Fällen entstehen systematisch negative Bedingungen, obwohl das Verhalten problemlösende und lusterzeugende Bedingungen erstrebt. Die Konsequenzen, die das individuelle, zur Selbstregulation neigende Verhalten erzeugt, sind sowohl subjektiver als auch objektiver Natur. Die subjektiven Konsequenzen hängen von der individuellen Sensibilisierung und Bedürfnisstruktur ab. So kann für einen Menschen das Gefühl, von anderen verfolgt oder entwertet zu werden, eine Anregung zur lustbetonten Eigenaktivität sein, während dasselbe Empfinden eine andere Person lähmt und hemmt. Die objektiven Konsequenzen liegen darin, dass ein bestimmtes Verhalten früher oder später ähnliche Folgen bei unterschiedlichen Menschen hervorruft. So lebt etwa eine Person, die lustbetont Alkohol trinkt, länger als eine Person, die sich durch den Alkoholkonsum noch mehr gehemmt fühlt. Übermäßiger Alkoholkonsum aber ist in dem einen wie dem anderen Fall gesundheitsschädlich: das ist die objektive Konsequenz. Dasselbe gilt für das Zigarettenrauchen.

Der Mensch agiert also im Rahmen seiner Selbstregulation sowohl in einem System, in dem er subjektiv seine Bedürfnisse befriedigt oder hemmt, als auch in einem übergeordnetem System, in dem sein Verhalten vorherbestimmte Konsequenzen hat. Diese zu kennen ist ebenfalls eine wichtige Erkenntnis im Rahmen der Gesundheitsmedizin.

Der Mensch ist auch ein soziales Wesen und steht nicht nur in permanenter sozialer Kooperation, in der die individuellen Bedürfnisse geäußert, befriedigt oder gehemmt werden, er ist auch ein Gestalter und erlebt die Auswirkungen von unterschiedlichen Formen der sozialen Selbstregulation. In der sozialen Selbstregulation unternehmen unterschiedliche Gruppen und gesamte Gesellschaftsformationen den Versuch, durch unterschiedliche Bewertungssysteme und Aktivitäten individuelle und gesellschaftliche Probleme zu lösen. Im Rahmen einer Gesundheitsmedizin sind auch spezifische Prozesse der gesellschaftlichen Selbstregulation in ihrer Auswirkung auf das Individuum von Bedeutung. Wenn die Folge von misslungener sozialer Selbstregulation ein erhöhter Arbeitsdruck, das Gefühl sozialer Isolation, der Verlust der Eigenkompetenz und die Erfahrung individueller Wertlosigkeit sind, dann handelt es sich hier ebenfalls um bedeutende Risikofaktoren für die Entstehung von Krankheit. Wenn jedoch das Individuum in Prozesse der sozialen Selbstregulation aktiv integriert wird und in die Lage kommt, seine individuellen Fähigkeiten und Interessen mit gesamtgesellschaftlichen oder bestimmten Gruppeninteressen zu vereinen und sich dabei Wohlbefinden und Sicherheit einstellen, dann entsteht ein wichtiger Gesundheitsfaktor. Natürlich sind die Auswirkungen der sozialen Selbstregulation auf das Individuum nicht eindimensional und monokausal. Auch hier entsteht eine systemische Interaktion zwischen dem in früher Kindheit erlerntem Selbstwertgefühl, der späteren Fähigkeit, Enttäuschungen zu ertragen und einer Motivation, soziale Widrigkeiten verändern zu wollen und zu können. Individuen mit guter Selbstregulation sind auch hochmotiviert, eine Gesellschaft zu konstituieren, in der Gesundheit, Problemlösung und Selbstregulation dominiert, während Menschen mit schlechter Selbstregulation in der Regel derart okkupiert sind, dass sie keine Sensibilität und Aufmerksamkeit für die gestörte soziale Selbstregulation aufbringen. Dieser Zustand wird von bestimmten Interessensgruppen gepflegt, die weder an einem sich selbst regulierendem Individuum, noch an einer problemlösungsfähigen, sich selbst regulierenden Gesellschaft interessiert sind.

Das Autonomietraining ist sowohl eine Methode, die die individuelle Selbstregulation anregt, als auch eine Methode, welche die Verbesserung der gesellschaftlichen Selbstregulation anstrebt. Im individuellen Bereich wird zunächst so exakt wie möglich eine Verhaltensanalyse durchgeführt, in der sowohl die Bedürfnisse von höchster emotionaler Bedeutung identifiziert werden (z. B. traumatisch nachwirkende Ängste, emotionale Fixierungen auf bestimmte Personen, Wahrnehmungen von Anregungsquellen in der Gegenwart, die spezifische Eigenart der erlernten Selbstregulation). Nach der Identifizierung von Quellen der Insuffizienz in der individuellen Selbstregulation werden alternative Verhaltensweisen gesucht, die in kreativer Weise, etwa durch Veränderung von Sichtweisen und Verhaltensstrategien völlig neue und bedürfnisbefriedigende Bedingungen in der Gegenwart herstellen, die in der

Regel beim Individuum die negative Lustdifferenz aufheben und die Gegenwart attraktiver machen. Nur wenn dies geschieht, besteht eine Hoffnung, dass sich das alternative Verhalten stabilisiert. Je kompetenter dabei das Individuum in die Analyse und Problemlösung einbezogen wird, und je mehr die vorhandenen individuellen Fähigkeiten dabei eingesetzt werden, desto wahrscheinlicher ist der Erfolg. Ebenfalls steigt die Wahrscheinlichkeit des Erfolgs im Autonomietraining mit dem subjektiven Grad der Bedeutung des Bedürfnisses, das im Autonomietraining aktiviert wird. Wenn etwa eine Person, die sich ein Leben lang abhängig von anderen Objekten fühlte, plötzlich entdeckt, dass sie ein großes und noch unentdecktes Bedürfnis nach Autonomie besitzt oder wenn eine Person, die sich ein Leben lang von einem Elternteil abgewiesen fühlte, neue Wege der Kommunikation findet, in der eine emotionale Anerkennung durch den früher abweisenden Elternteil erfolgt.

Wir leben in einer Gesellschaft, die national und international auf verschiedenen Ebenen gravierende Störungen in der sozialen Selbstregulation aufweist, die dringend durch therapeutische Interventionen aufgehoben werden müssen, bevor soziale (oder auch ökologische) Katastrophen eintreten. Bei einer guten sozialen Selbstregulation werden die Potenzen und Fähigkeiten der Gesellschaft koordiniert und kreativ zur Lösung gesellschaftlicher Probleme eingesetzt. Dabei muss koordiniert nicht gleichbedeutend sein mit staatlicher Intervention. Es kann sich hierbei auch um eine bewusste Wechselwirkung zwischen Institutionen und Personen handeln, die unterschiedliche Interessen vertreten, aber sich im Motiv des Erhalts der sozialen und individuellen Potenzen einig sind.

5.3 Individuelle und soziale Selbstregulation

5.3.1 Individuelle und soziale Problemlösungen durch integrierende Kommunikation

Die Länder der westlichen Zivilisation weisen einen hohen Bildungs- und technischen Entwicklungsstand auf. Trotzdem tauchen ständig und in immer mehr Lebensbereichen äußerst schwer lösbare Probleme auf, die keineswegs nur auf strukturelle Ursachen zurückzuführen sind. So vergrößert sich beispielsweise in Deutschland von Jahr zu Jahr die Arbeitslosigkeit. Die Probleme im Gesundheitswesen sind nicht geringer, der Sozialstaat kann seine Leistungen in absehbarer Zeit nicht mehr erbringen, die Ausbildung an den Universitäten ist in vielen Bereichen verbesserungswürdig. Es stellt sich die Frage, ob die hoch spezialisierte berufliche Qualifikation nicht durch andere – problemlösungsfähige – Faktoren ergänzt werden muss und ob sich diese in einem problemorientierten Denk-, Bewertungs- und Handlungssystem befinden. Hier soll der Versuch unternommen werden, interaktive Faktoren zu identifizieren, die der individuellen und sozialen Problemlösung diametral entgegen wirken, z. B. indem Kommunikationssysteme entstehen, die die berufliche Leistungsfähigkeit inaktivieren.

1. Systematische Erhaltung und Förderung der Passivität in unterschiedlichen Lebensbereichen, Hemmung der menschlichen Eigenaktivität im Prozess der Problemlösung: Unterschiedliche berufliche Kommunikationsformen sind bei der

Lösung von individuellen und sozialen Problemen darauf ausgerichtet, die Akteure, also Personen und Gruppen, die sich im Interaktionsprozess befinden, in der problemlösungsfähigen Potenz ihrer Eigenaktivität eher zu hemmen und ihnen stattdessen Lösungen anzubieten. Die Passivität wird durch Massenmedien (z. B. Fernsehprogramme) ebenso gefördert wie in der ärztlichen Sprechstunde (der Doktor wird's schon richten), in Rehabilitationseinrichtungen (in denen der Patient eher lernt, wie er einen Antrag auf Berufsunfähigkeit stellt, als seine Probleme aktiv zu lösen), in Sportvereinen (autoritäre Trainerkonzepte ohne Einbeziehung individueller Motivationen usw.) oder an den Hochschulen (in denen den Studenten Lernprogramme vorgelegt werden, anstatt individuelle Fähigkeiten und Interessen zu fördern). Passivität wird auch durch wirtschaftliche und politische Tätigkeit aufrechterhalten, etwa indem Politiker Problemlösungen anstreben, die sie völlig überfordern und die den Empfänger von politischen Interventionen in hoffnungslose Passivität drängen. Durch individuelle und soziale Förderung der Passivität entstehen erhebliche Blockaden in der erstrebten Problemlösung, so dass sich die Probleme noch verschärfen (z. B. mit der Bekämpfung von Arbeitslosigkeit, Probleme im Gesundheitswesen usw.). Ein großer Teil problemlösender Potenzen kann nur in der Erforschung systemimmanenter Bedürfnisse und der Koordination und Integration von vorhandenen eigenaktiven Potenzen gelöst werden.

2. Zunehmende Desintegration zwischen individuellen Fähigkeiten und beruflichen Anforderungen: Häufig werden Stellen formal besetzt, ohne die Frage zu beantworten, ob sich die individuellen Fähigkeiten und Dispositionen mit den beruflichen Anforderungen in optimaler Weise decken; es werden häufig geradezu systematisch Fehlbesetzungen vorgenommen und kreativen, problemlösenden Kompetenzen der Weg schwer gemacht, an die Stelle zu gelangen, wo sie für eine adäquate Problemlösung bitter nötig wären.

3. Die Aufrechterhaltung eines monokausalen, monodisziplinären, materialistischen Denk- Bewertungs- und Handlungssystems, das einer adäquaten bedürfnis- und sachorientierten Problemlösung im Wege steht: Unterschiedliche Faktoren stehen in enger Wechselwirkung und zur adäquaten Problemlösung ist sowohl eine Berücksichtigung der objektiven als auch der subjektiven Seite notwendig und vor allem die Berücksichtigung ihrer Wechselwirkungen. Wenn nur objektive Faktoren berücksichtigt und ökonomische und politische Interventionen durchgeführt werden, dann ist das entschieden zu wenig. Auch die subjektiven Bedürfnisse und Motive müssen analysiert und angeregt werden. Danach müssen optimale interaktive Systeme kreiert werden, in denen sich die objektiven und subjektiven Faktoren problemlösend anregen.

4. Stoppreflex mit dem Ziel, komplexe interaktive Analysen und Interventionen, die über das fachspezifische monokausale Denksystem hinausgehen, zu verhindern: Für adäquate berufliche Problemlösungen ist neben der fachlichen Kompetenz (z. B. ein guter Elektroingenieur, Computerspezialist, internistischer Onkologe usw.) auch die Fähigkeit notwendig, komplexe interaktive System zu analysieren, in denen systemimmanente Bedürfnisse und Aktivitäten auftreten; vor allem aber bedarf es der Analyse von

Steuerungsmechanismen in komplexen Systemen. Dies ist häufig, ja in der Regel in der Praxis nicht der Fall. Hier sprechen wir von einem Stoppreflex auf alle individuelle und soziale Aktivitäten, die über das enge fachliche, monokausal-naturwissenschaftliche geprägte Weltbild hinausgehen und komplexere Analysen und Interventionen – auch unter Einbeziehung subjektiver Faktoren – anstreben.

5. Macht- und Gewinnstreben durch systematische Behinderung von alternativen Aktivitäten mit hoher Problemlösefähigkeit: Häufig werden problemlösungsfähige Potenzen systematisch behindert, wenn sie mit bestimmten organisierten Interessensgruppen zu kollidieren scheinen. Die Behinderung von alternativen Problemlösungen kann der Gesellschaft allergrößte soziale, kulturelle, politische, ökonomische und gesundheitlich Probleme einbringen. Häufig werden problemlösefähige Alternativen durch Mobbing, Denunziation, und sogar Gewaltbereitschaft behindert. Hier sprechen wir vom antisozialen Macht- und Gewinnstreben aufgrund der Behinderung problemlösefähiger Alternativen.

Wenn die fünf oben genannten Faktoren – 1. Hemmung menschlicher Eigenaktivität und Förderung von Passivität, 2. Desintegration zwischen individuellen Fähigkeiten und beruflichen Anforderungen, 3. einseitiges monokausales Denken, in dem Zahlen und Fakten ernster genommen werden als menschliche Regungen und Erkenntnisse in simplen Zusammenhängen gesucht werden, 4. systematische Behinderung von komplexen interaktiven Analysen (die unter anderem zur fachidiotischen Verdummung führt) und 5. antisoziales Macht- und Gewinnstreben auf Kosten alternativer Aktivierungspotenzen – in Interaktion treten und sich so-

mit gegenseitig bedingen und verstärken, dann ist ein zunehmender Verlust von individueller Entfaltung, Identität und Gesundheit ebenso zu erwarten wie eine zunehmende Verringerung der institutionellen Problemlösefähigkeit.

Dies eröffnet den Weg und vergrößert die Chance für politischen Radikalismus, Nationalismus und Identifikation mit terroristischen Ansätzen. Es verringert im Höchstmaße die Identifikation der Bürger mit seinen Institutionen und schafft die Basis für chaotische, unberechenbare und irrationale Entwicklungen, sowohl seitens der passiv gehaltenen Bevölkerung, als auch auf der Seite der zunehmend verunsicherten staatlichen Institutionen.

Zu den oben beschriebenen kommunikativen Problemen können problemlösende Kommunikationsformen beschrieben werden. Diese könnten aus der Interaktion folgender Faktoren bestehen:

1. Erweiterung des monokausalen, monodisziplinären und materialistisch geprägten Denkansatzes durch interaktive, interdisziplinäre Analysen, in die auch Wechselwirkungen von subjektiven und objektiven Faktoren systematisch einbezogen werden. Wenn einerseits Emotionen, Erlebnisse, Ängste, Befürchtungen, Ziele und Bedürfnisse von größter gefühlsmäßiger Bedeutung in die Systemanalyse mit einbezogen werden und andererseits so viel wie möglich andere objektive Informationen (z. B. medizinische, ökonomische Daten) und wenn dabei Steuerungsmechanismen in komplexen Systemen erfasst werden, dann können zielgerichtete soziale Problemlösungen weitgehend effektiver durchgeführt werden.

2. Eine systematische Aktivierung der vorhandenen individuellen und sozialen Po-

tenzen und ihre interaktive Organisation verspricht viel mehr Erfolg, als wenn autoritäre Führungsansprüche ohne die Kenntnis der individuellen und sozialen Bedürfnislage und der systemischen Steuerungsmechanismen stattfinden. Ein Fußballtrainer, der also seine Ziele und Konzepte immer wieder in Einklang mit subjektiven Motivationen und individuellen Fähigkeiten bringt, wird mehr Erfolg haben, als wenn er in rigider Weise seine Konzepte autoritär durchsetzt. Wenn Motivationen und Aktivierungspotenziale bei Arbeitslosen erforscht werden, dann ergeben sich bessere Chancen der individuellen Anregung für das Berufsleben, als wenn die Arbeitslosen nur mit beruflichen Anforderungen konfrontiert sind, denen sie sich nicht gewachsen fühlen. Dabei werden häufig äußerst kreative individuelle Potenzen übersehen oder nicht angeregt.

3. Zielgerichtete Integration zwischen individueller Fähigkeit und beruflicher Anforderung, z. B. aufgrund von Vorgesprächen bei der Einstellung oder schon in der systematischen Ausbildung. Wir konnten in empirischen Studien zeigen, dass bei einer Integration von Fähigkeit und Anforderung nicht nur effizienter Arbeitsleitungen stattfinden, sondern auch die Arbeitsausfälle bei Arbeitern und Angestellten bedeutend geringer sind.

4. Systematische Unterstützung aller interaktiven Analysen, die es dem Fachspezialisten ermöglichen, z. B. seine berufliche, politische, kulturelle oder wissenschaftliche Aktivität im erweiterten systemischen Zusammenhang zu reflektieren. Dies ist nicht nur eine kulturelle Notwendigkeit, sondern auch eine Möglichkeit der Weiterentwicklung von kreativen Fragestellungen und Problemlösungen seitens der Fachspezialisten sowie der systemischen Wissenschaften. Wenn z. B. ein monokausal ausgerichteter medizinischer Forscher glaubt, zu wissen, dass Hormonbehandlungen der Frauen im Klimakterium mehr gynäkologische Karzinome hervorrufen, dann kann die ergänzende Fragestellung seitens der systemischen Wissenschaften interessant sein, die sich auf die Verhaltens-, Gesundheits- und Stressstruktur der Frau vor der Menopause konzentriert (z. B. ob diese höhere Risiken für Brustkrebs aufweisen). Wenn ein monokausal denkender Politiker glaubt, durch bestimmte politische Maßnahmen die Arbeitslosigkeit zu senken, dann kann es nicht schaden, wenn er daran erinnert wird, dass er möglicherweise die subjektiven Motive und nicht aktivierte Fähigkeiten der Arbeitslosen nicht berücksichtigt und sich somit von möglicherweise höchst effektiven Interventionen selbst distanziert. Ähnliche Fragen können den Sporttrainern, den Radikalismusbekämpfern, den medizinischen Therapeuten, die mit höchst modernen Geräten und Medikamenten arbeiten, gestellt werden und zwar nicht in der Absicht, ihre Leistung zu schmälern, sondern um neue problemlösende Aktivitäten anzuregen.

5. Wenn Macht und Gewinnstreben durch permanente Einbeziehung von alternativen und eigenaktiven Impulsen geschieht, dann steigt nicht nur die Problemlösefähigkeit, sondern auch die Lust am Arbeitsprozess, die automatisch zur Verringerung der Tendenz zur Denunziation, Mobbing und unreflektierten Gewalt führt. Ein solcher Prozess sorgt permanent dafür, dass ineffiziente Methoden und wenig nützliche, ja sogar antisoziale Produkte vom Markt verschwinden

und dass sich effiziente Produkte und Vorgehensweisen immer häufiger durchsetzen können. Ein solcher Schritt, der durchaus im Sinne einer nationalen und internationalen Marktwirtschaft ist, wird in der Praxis häufig zu wenig gefördert oder beachtet.

Wenn sich die fünf beschriebenen Faktoren gegenseitig befruchten und anregen, dann können bedürfnisadäquate, interaktive Aktivitäten zustande kommen, die nicht nur einen Beitrag zur sozialen Problemlösung leisten (wie z. B. Senkung der Kosten im Gesundheitswesen oder Senkung der Arbeitslosenzahlen), sondern auch eine höhere Bedürfnisbefriedigung und Sinnerfüllung für die sozialen Mitmenschen bedeuten. Hier bekommen Begriffe wie eigenaktive Problemlösung, Autonomie, individuelle und soziale Selbstregulation, individuelle und soziale bedürfniszentrierte Steuerungsmechanismen eine zentrale Bedeutung.

Das wichtigste Ziel der Grossarthschen wissenschaftlichen und praktischen Arbeit ist es nachzuweisen, dass die Gesellschaft und jeder einzelne Mensch enorm zugewinnen könnte, wenn sie in ihrem alltäglichen Versuch, in unterschiedlichen Lebensbereichen Probleme zu lösen, noch eine erweiterte, systemisch orientierte Sichtweise übernehmen würde, die die individuellen und sozialen, bedürfnisorientierten Faktoren mit einbezieht (und dies nicht in einer monokausalen, einseitigen Weise, sondern in engster Wechselwirkung mit objektiven Informationen und Fakten).

Wenn dies geschieht, ist ein großer Beitrag zur präventiven sozialen Sicherheit, präventiven Gesundheit und für die Prävention antidemokratischer Prozesse geleistet. Vor allem aber würden die Rahmenbedingungen für individuelles Wohlbefinden, Entwicklung und Sinnerfüllung verbessert. Konkret könnte von einer interaktiven systemischen Analyse und Intervention im Zusammenhang mit adäquater Ausbildung von Repräsentanten unterschiedlicher sozialer gesellschaftlicher Institutionen folgendes erwartet werden:

1. Höherer Gesundheitsstand der Bevölkerung, und auch beispielsweise mehr Wohlbefinden und Sinnerfüllung.

2. Verringerung der Kosten im Gesundheitswesen mit der Möglichkeit der Intensivierung von Forschung und Spezialisierung.

3. Bedeutende Verringerung der Arbeitslosigkeit, verbunden mit einer erhöhten eigenaktiven Kreation beruflicher Möglichkeiten und Aktivitäten

4. Erhöhte Effizenz von Sportmannschaften, aber auch eine Zunahme des Breitensports aufgrund erhöhter Selbstregulation und angeregter individueller Motivation.

5. Prävention von Nationalismus und Rechtsradikalismus durch das Erkennen und Verändern von psychosozialen, ökonomischen und politischen Interaktionen, die Nationalismus hervorrufen.

Ein zweites Beispiel für die Effektivität im Rahmen der Prävention von Brustkrebs soll hier angedeutet werden: Es wurden Frauen analysiert, die vor der Krebserkrankung insofern physisch extrem belastet waren, als dass schon ihre Mütter sowohl Brust- als auch Eierstockkrebs hatten. Außerdem litten die Frauen an gutartigen Knoten in der Brust und zeigten eine anhaltende Fehlernährung auf. Unter den 417 Frauen erkrankten nach 20 Beobachtungsjahren 103 Personen an Brustkrebs. Mit zusätzlichen psychologischen Analysen konnte die Gruppe der Frauen, die tatsächlich Krebs entwickeln, signifikant vorher erkannt werden. Eine Gruppe von 62 Frauen bekam ein Verhaltenstraining und diese entwickelte im Vergleich mit der nicht behandelten Gruppe bedeutend weniger Brustkrebs. Dabei wurden zwei Verhaltenmuster beschrieben und erfasst, die der Hypothese nach für die Tumorausbreitung relevant sind und auch in der Studie wissenschaftlich bestätigt wurden.

Das erste Verhaltensmuster ist durch ein chronisches Leid an Objekten, die sich entziehen, charakterisiert. Die erstrebte Nähe zu gefühlsmäßig äußerst wichtigen Mitmenschen (z. B. zur eigenen Mutter) konnte nicht erreicht werden. Die Person fühlt sich abgewiesen, entwertet und nicht angenommen.

Das zweite Verhaltensmuster ist charakterisiert durch rationales Verhalten, das mit hohem beruflichen Engagement, häufig bis zur seelisch-körperlichen Erschöpfung verbunden ist, und mehr durch Altruismus als durch extreme Selbstzuwendung verbunden ist.

Das Autonomietraining war in der Lage, präventiv alternative Verhaltensweisen zu finden, die der Person mehr Lust, Wohlbefinden, Sicherheit und Sinnerfüllung ermöglicht haben, so dass sich innere Verzweiflung oder Hyperaktivität bis zur Erschöpfung verringert haben.

Hier wird nicht von einer Psychogenese der Brustkrebserkrankung ausgegangen, aber es wird bewiesen, dass physische Risikofaktoren durch psychosozialen Stress in ihrer krankheitserzeugenden Wirkung verstärkt werden.

5.3.2 Wirkmechanismen in Unternehmen: Sozialer Druck oder kreative Kommunikation

Die Konkurrenzfähigkeit ist ein wichtiges Kriterium für den Erfolg eines Unternehmens. Mit der zunehmenden Globalisierung der Wirtschaft verschärft sich die Konkurrenz, so dass viele Unternehmen nach Fusionen streben, meistens mit dem Argument, in der Weltwirtschaft konkurrenzfähiger zu bleiben. Dabei kommt es häufig zu Entlassungen von Mitarbeitern, was mit dem Zwang, rationalisieren zu müssen, begründet wird. Da der Konkurrenzdruck immer stärker wird, bildet sich ein neuer Typ von Spitzenmanagern in Großunternehmen aus, dessen Vorgehensweise weniger durch kreative Kommunikation und langfristige Planung charakterisiert ist, sondern durch das Versprechen, dem Unternehmen mit allen Mitteln einen kurzfristigen Erfolg zu verschaffen. In der Regel soll der kurzfristige Erfolg dadurch erreicht werden, dass der Druck auf die Mitarbeiter bis an die Grenze der Erträglichkeit steigt, bei gleichzeitiger Entlassung von Personal. Die noch verbleibenden Mitarbeiter, besonders das mittlere und untere Management, antworten auf den häufig brutal gestiegenen Erwartungsdruck entweder mit Krankheit, Rückzug, seelisch-körperlicher Erschöpfung und innerer Verzweiflung, oder sie spielen das Erwartungsspiel raffiniert mit, häufig in dem Wissen, dass die vom Management vorgegebenen Ziele nicht zu erreichen sind. Die Kommunikation zwischen oberen und mittleren Management und den Mitarbeitern ist in der Regel dürftig, d. h. es besteht keine ausreichende Informationsverarbeitung aufgrund eines Erfahrungsaustausches und schon gar kein emotionales Vertrauensverhältnis, was die Basis für eine gute Selbstregulation in Unternehmen wäre. Der soziale Druck auf die Mitarbeiter ist nicht nur durch die internationale Konkurrenzlage charakterisiert, sondern auch häufig durch Fehlplanung im Spitzenmanagement. So kann beispielsweise eine Firma, die hoch entwickelte Handys herstellt, einer Vertreibergesellschaft das Produkt derart schmackhaft machen, dass für die Erwerbung der Rechte überaus hohe

Summen bezahlt werden. Am Ende stellt sich heraus, dass sowohl die Hersteller als auch die Vertreiber am Verbraucher vorbei geplant haben. Das Defizit muss dann durch Druck auf die Mitarbeiter wieder reduziert werden. Hier zeichnet sich eine äußerst schlechte Selbstregulation in Großunternehmen aus, weil die Kommunikation zwischen dem Teilnehmern und dem Verbraucher zu wünschen übrig lässt. Selbstregulation in Gruppen hingegen ist dadurch gekennzeichnet, dass es zu einer koordinierten Aktivität kommt, die sowohl auf der Ebene von Informationen, als auch auf der Ebene von emotionaler Anerkennung geschieht und die eine kurzfristige und langfristige kreative und effektive Problemlösung erlaubt. Die unter dem sozialen Druck krank gewordenen Menschen, die aus dem Produktionsprozess herausfallen, fallen in der Regel der Gesellschaft zur Last, so dass die Erzeugung von unerträglichem Leistungsdruck in Unternehmen eine erhebliche Kluft zwischen gesellschaftlichen und unternehmerischen Interessen herstellt. Dabei sind es nicht die arbeitsunwilligen oder faulen Mitarbeiter, sondern häufig Personen, die, gerade weil sie kreativ und langfristig denken und gegen den kurzfristigen Leistungsdruck des neuen deregulativen Managements innerlich protestieren, auf der Strecke bleiben. Würde man einen deregulativen, leistungsdruckerzeugenden Manager fragen, ob eine Selbstregulationsanalyse und ein Selbstregulationstraining in großen Unternehmen nötig sind, würde er antworten: „Im allgemeinen: ja. In der heutigen Konkurrenz- und Drucksituation: nein." In Wirklichkeit ist eine Regulationsanalyse und Intervention in fast allen Unternehmen notwendig, weil sie in der Lage ist, die individuellen und unternehmerischen Kompetenzen optimal und kreativ zu vereinen und durch Anregung des Informationsaustausches an entscheidenden Stellen sowie durch eine Verbesserung des emotionalen Vertrauensverhältnisses kurz- und langfristig den unternehmerischen Erfolg zu potenzieren.

Wie sieht die Methode der Anregung der Selbstregulation in Unternehmen aus?

1. Durch Befragungen werden die Probleme in der Produktion und sozialen Kommunikation registriert.
2. Es wird eine Theorie über die Probleme und Mitursachen für Misserfolg erstellt.
3. An den wichtigen Schaltstellen werden neue Formen des Informationsaustausches und der Kommunikation durch die Theorie der Selbstregulation und der Integration von individueller und sozialen Selbstregulation angeregt.

Empirische Ergebnisse zu diesem Thema habe ich schon in einem früheren Buch dargestellt [27].

Hier soll jedoch ein Studienergebnis angeführt werden, welches verdeutlicht, dass jahrelanger Erwartungsdruck auf die Mitarbeiter, verbunden mit permanenter Angst um die Arbeitsstellung und fachlicher und emotionaler Entwertung ein erheblicher Risikofaktor für die Gesundheit der Mitarbeiter ist und dass schon aus diesem Grund neue Formen der Unternehmenskultur gefunden werden müssen, in denen die deregulativen Führungsprinzipien durch solche der Selbstregulation ersetzt oder zu solchen fortgebildet werden müssen.

Unsere prospektive Studie (Datenerfassung 1978, Mortalitätserfassung 1998) demonstriert den Zusammenhang zwischen anhaltendem Druck am Arbeitsplatz, Mortalität und Gesundheit:

Bei näherer Analyse der Daten zeigte sich, dass die Personen, die unter Arbeitsdruck stehen, auch andere Risikofaktoren gehäuft aufweisen, z. B. Neigung zu Hemmung, Übererregung, seelisch-körperlicher Er-

	N	Krebs	Herzinfarkt	andere Todesursachen	lebt krank	lebt gesund	durchschnittlicher Dauer von Krankenhausaufenthalten in den letzten 5 Jahren (in Tagen)
Gruppe 1: 10 Jahre unter Druck und Angst, den Arbeitsplatz zu verlieren	1247	11,6 %	22,3 %	25,3 %	33,4 %	7,3 %	31,6
Gruppe 2: lebt in kreativer Kommunikation und hat guten Informationsaustausch	1540	4,7 %	6,7 %	12,5 %	18,3 %	57,8 %	2,3
Gruppe 3: gleiche Risikofaktoren wie Gruppe 1, lebt in kreativer Kommunikation und hat guten Informationsaustausch	985	7,3 %	10,5 %	21,3 %	30,2 %	30,6 %	18,9

Alle Gruppen sind nach Alter und Geschlecht vergleichbar.

schöpfung, Zigaretten- und Alkoholkonsum, Fehlernährung, Einnahme von dämpfenden oder beruhigenden Psychopharmaka und Bluthochdruck. Aus diesem Grund wurde noch eine zweite Vergleichsgruppe gebildet aus Personen, die nach Alter, Geschlecht und den oben erwähnten Risikofaktoren mit der ersten Gruppe vergleichbar ist, aber in einem Unternehmensklima arbeitet, in dem eine kreative Kommunikation und guter Informationsaustausch vorherrscht. Diese Gruppe mit Risikofaktoren, aber gutem Unternehmensklima zeigt noch immer eine wesentlich geringere Mortalität auf als die Gruppe, die noch zusätzlich unter Arbeitsdruck steht.

5.3.3 Wirkmechanismen in Fußballmannschaften

Unsere Kultur zeigt einerseits eine hohe wissenschaftliche, technologische und sportliche Leistung und ist andererseits bei der Bewältigung von systemisch entstandenen Probleme überall dort völlig überfordert, wo auch subjektive, also psychische Faktoren zu Problemlösung miteinbezogen werden müssten. Dieses generelle Problem zeigt sich auch in Fußballmannschaften. Auch hier zählt nur der Erfolg. Hat eine Mannschaft Erfolg, wird der Trainer hoch gelobt, wenn die Mannschaft versagt, wird der Trainer als unfähig entlassen (vergleichbar mit dem Manager im Unternehmen). Häufig versucht auch der „erfolglose" Trainer durch Verstärkung des sozialen Drucks sein Ziel zu erreichen, was dann meistens die Leistung der Mannschaft noch mehr herabsetzt. Verzichtet wird immer auf eine Analyse der individuellen und sozialen Selbstregulation, in der die Quellen von Hemmungen identifiziert werden und die Quellen von Anregungen z. B. durch das Autonomietraining verstärkt werden. Obwohl Methoden der Analyse, ein Wissen über erfolgreiche und erfolglose

Mannschaften besteht sowie ein wissenschaftlich abgesichertes Interventionstraining, fürchten sich die Trainer und Sportfunktionäre vor der systemischen Analyse und Intervention, weil sie sich in diesem Bereich zu Recht noch als inkompetent begreifen. Empirische Ergebnisse zum Thema der psychischen Beeinflussung der Leistung von Fußballmannschaften habe ich schon früher vorgelegt [18, 27]. Hier sollen nur einige durch unserer Forschungen herausgearbeitete Charakteristika angeführt werden, die eine siegreiche Mannschaft von einer verlierenden unterscheiden. Aus diesen kann direkt das Interventionsziel eines Autonomietrainings abgeleitet werden. Da alle professionellen Fußballmannschaften technisch versierte und konditionsstarke Spieler haben, stellt die systemische Interaktion von physischen Faktoren mit kognitiv-emotionalen und sozialen Faktoren die entscheidende Determinante dar.

Wir konnten zeigen, dass das Autonomietraining helfen kann, die Eigenschaften von Siegermannschaften zu stimulieren. Dabei werden zunächst Gespräche mit dem Trainer und den Spielern geführt. Danach wird eine Diagnose über das Fehlverhalten gestellt und ebenso werden Bedingungen identifiziert, unter denen die Mannschaft regelmäßig siegt. Danach werden Reize und Situationen hergestellt, von denen anzunehmen ist, dass sie bei der Mannschaft das Siegermodell aktivieren. In der Praxis konnte die Effektivität des Autonomietrainings bei der Betreuung mehrerer Fußballmannschaften gezeigt werden. So stand beispielsweise die Bundesligamannschaft des Vereins Waldhof Mannheim zum Ende der Hinspielserie abgeschlagen auf dem letzten Tabellenplatz, als wir die Betreuung übernahmen. Nach 15 Spielen, am Ende der Interventionszeit, stand sie in der Bundesligatabelle auf Platz 4.

Eine weitere von uns beratene ausländische Mannschaft wurde Europameister der Landesmeister und Weltcupsieger. Solche Ergebnisse sind aber nicht unbedingt aussagekräftig, denn sicherlich kann man argumentieren, dass der Spielerfolg viel mehr von anderen Faktoren abhängig ist.

Viel überzeugender hinsichtlich der Notwendigkeit der Einführung einer systemisch orientierten Analyse und Intervention bei Fußballmannschaften ist unser erstes Interventionsengagement von 1963 bis 1966 in einem kleinen Dorf an der Nähe der ungarischen Grenze im ehemaligen Jugoslawien. Das Dorf hatte ca. 14.000 Einwohner und eine Fußballmannschaft, die eine Kategorie höher als die unterste Bezirksklasse spielte. Die Trainer, die Sportärzte und v. a. die ansässigen Sportfunktionäre bekamen in einer dreijährigen Ausbildung die Grundlagen des Autonomietrainings im Fußball vermittelt. Die insgesamt sechs Personen für Fußball und drei Personen für Handball lernten, wie man individuelle Fertigkeiten potenziert und herausfindet, wie man diese emotional-kognitiv in ihrer Entfaltung unterstützt, wie man die individuelle Fähigkeit in ein Gruppengefühl übersetzt und wie bei der Mannschaft individuelles und kollektives Selbstvertrauen, Flexibilität und spielerische Kreativität angeregt werden und wie Programme analysiert und aktiviert werden, die Siegesgewissheit und Euphorisierung ermöglichen. Die Trainer, Ärzte und Fußballfunktionäre wurden dann individuell überprüft, um zu sichern, dass sie in der Lage waren, ihre individuellen Fähigkeiten kreativ zur Anregung der Selbstregulation in der Mannschaft zu nutzen. Es entstand eine sich gegenseitig kreativ unterstützende Gruppe, in der sich eine spontane Hierarchie ausbildete. Die Sportfunktionäre, z. B. der damalige Direktor einer im Ort ansässigen Zuckerfabrik und von Beruf Ingenieur mit enormem Gefühl für soziale

Siegreiche Mannschaft	Verlierermannschaft
Die Spieler haben zu ihren individuellen technischen Fähigkeiten und zum mannschaftlichen Leistungspotenzial einen engen kognitiv-emotionalen Bezug.	Die Spieler sind in der Wahrnehmung ihrer individuellen und der mannschaftlichen Leistungsfähigkeit blockiert, z. B. durch Angst, falsche Bewertung des eigenen Könnens und mangelhafte Kommunikation.
Die Spieler haben ein hohes Selbstvertrauen, das ihre spielerischen Potenzen kreativ aktiviert.	Die Spieler haben ein geringes Selbstvertrauen, das der Aktivierung ihrer spielerischen Potenzen im Wege steht.
Die Spieler versetzen sich in eine konzentrierte Euphorie, z. B. in einer lustbetonten Steigerung der Aktivität, in der aber Kreativität und Konzentration angeregt werden.	Die Spieler verfallen zunehmend in Hemmung und Depression mit Konzentrations- und Kommunikationsproblemen, z. B. indem sie mehr von der Angst vor dem Gegner als von der lustbetonten Eigenanregung bestimmt werden.
Die Spieler entwickeln eine kompetente, spielerische Eigenaktivität, die den Gegner in eine passive Reaktion zwingt.	Die Spieler entwickeln eine spielerische Passivität, die auf die Eigenaktivität des Gegners unkonzentriert und überfordert reagiert.
Die Spieler aktivieren in flexibler Weise ein effektives dynamisches Selbstbild und integrieren es mit der Vorstellung einer erfolgreichen Mannschaftsleistung: aktivierte Vision von der individuellen und Gruppenleistung.	Im Bewusstsein der Spieler setzt sich weder ein Bild von hoher Eigenleistungspotenz, noch das Bild von hoher Mannschaftsleistung durch: gehemmte Vision von der individuellen und Gruppenleistung.
Existenz von auslösenden Reizen (Bedingungen) zur Steigerung der euphorischen Leistung, etwa durch gegenseitige Euphorisierung und das Vorhandensein eines positiven Erlebnisbildes von der Mannschaft.	Existenz von hemmenden Reizen zur Auslösung von depressiven Reaktionen, etwa durch das Trainerverhalten.
Existenz von eingebauten Programmen, die im Laufe des Spiels die Spiellust, Spielkonzentration und Euphorisierung (Spielrausch) verstärken, etwa durch emotionale Annahmen: „wir gewinnen immer, weil wir flexibler und gelassener reagieren".	Eingebaute Programme, die im Laufe eines Spiels die Hemmung und Angst vergrößern, die Konzentration abschwächen und den Spielrausch verhindern.
Gute emotional-kognitive und soziale Integration zwischen den individuellen Fähigkeiten und der Fähigkeit der Gesamtmannschaft: Der einzelne fühlt, dass er mit seinen Fähigkeiten in die Gesamtleistung der Mannschaft sinnvoll integriert ist und vom Team unterstützt wird.	Eine kognitiv-emotionale Desintegration zwischen den individuellen Fähigkeiten und der Fähigkeit der Gesamtmannschaft: Der Spieler fühlt sich mit seinen individuellen Fähigkeiten nicht in die spielerische Potenz der Gesamtmannschaft integriert.
Positiv erfahrene Unterstützung und Anregung der individuellen Fähigkeiten durch die Mitspieler und den Trainer	Erlebte Hemmung durch Mitspieler und Trainer beim Versuch, die individuellen Fähigkeiten zu aktivieren.
Positive Unterstützung und Anregung der mannschaftlichen Fähigkeiten durch den Trainer	Erlebte Hemmung durch den Trainer beim Versuch, die mannschaftlichen Fähigkeiten zu aktivieren.
Individuelle und mannschaftliche Autonomie, die Anregung durch Fans in kontrollierte Euphorie umzusetzen und auf die Provokationen der gegnerischen Fans ebenfalls mit Leitungssteigerung zu antworten.	Individuelle und mannschaftliche Fehlreaktion auf das Publikum, indem die Erwartungen der Fans als Überforderung erlebt werden und die gegnerischen Fans Hemmungen erzeugen.

Siegreiche Mannschaft	Verlierermannschaft
Ein Trainer, der die individuelle und mannschaftliche Leistung belohnt und flexibel kreative Lösungen anstrebt. Z. B. indem die Mannschaft die Vision des Trainers von der effektiven individuellen und mannschaftlichen Leistung wahrnimmt und diese phantasievoll auf dem Spielfeld umsetzt.	Der Trainer zeigt ein rigides Verhalten, indem er individuelle und mannschaftliche Leistungen ungewollt hemmt und nicht in der Lage ist, die Mannschaft zu motivieren und euphorisieren. Z. B. indem die Mannschaft die Überforderung und Angst des Trainers vor Misserfolg wahrnimmt und sich mit dieser identifiziert.

und emotional-kognitive Vorgänge, übernahmen Führungsrollen, gefolgt von den Ärzten der lokalen Ambulanz, die gleichzeitig auch Ärzte im Verein waren. Nachdem wir den Ort im Jahre 1966 verlassen hatten, unterhielten wir in den nächsten fünf Jahren einen permanenten Beratungskontakt, v. a. zu den maßgeblichen Sportfunktionären, die einen großen Einfluss auf die Trainer ausübten und zwar im Sinne der Wahrung der Prinzipien der individuellen und sozialen Selbstregulation. So wurden die Spieler immer wieder z. B. gefragt:

„Was stört Dich?"

„In welchem Bereich, den die anderen noch nicht sehen, bist Du gut?"

„Welche Umstellung in der Mannschaft kann die Leistung optimieren?" – „Welcher Typ von Spieler könnte in unsere Mannschaft gut passen?"

„Mit welchen Trainingsmethoden können bestimmte Eigenschaften der Mannschaft verbessert werden?"

„Welche Ernährungsbedingungen hindern die Mannschaft an guter Leistung?"

Auch hierbei kann ein direkter Bezug zwischen der Ausbildung zum Autonomietraining und dem spielerischen Erfolg nicht eindimensional hergestellt werden. Interessant ist allerdings, dass die Mannschaft in den nächsten fünf Jahren kontinuierlich aufgestiegen ist und sich mehrere Jahre erfolgreich in der ersten Liga des damaligen Jugoslawiens behaupten konnte. Auch die Handballmannschaft spielte über viele Jahre in der ersten Liga. Dies stellt in der gesamten Geschichte des jugoslawischen Sports eine absolute Rarität dar: Nie war ein Ort mit 14.000 Einwohnern und bäuerlichen Strukturen je in der ersten Liga gewesen.

5.3.4 Sozioökonomischer Status und Selbstregulation

Eine immer wiederkehrende Frage in wissenschaftlichen Diskussionen ist, ob die Selbstregulation von der Schichtzugehörigkeit abhängig ist. Wir haben die Schichtzugehörigkeit definiert als die Interaktion von Bildung und materieller Sicherheit (Einkommen, Vermögen). Die untersuchte Bevölkerung wurde in drei Gruppen eingeteilt:

a) *Oberschicht*: hoher Bildungsgrad und absolut gesicherte soziale und finanzielle Existenz

b) *Mittelschicht*: entweder mittlere Bildung mit relativ gut gesicherter sozialer und finanzieller Existenz oder hohe Bildung mit sozialökonomischen Problemen oder gesicherte soziale und finanzielle Existenz mit niedrigem Bildungsstand

c) *Unterschicht*: sowohl niedriger Bildungsstand als auch stark bedrohte soziale und finanzielle Existenz.

Die drei Gruppen wurden noch einmal im Hinblick auf den Grad der Selbstregulation in drei Gruppen aufgeteilt: sehr gute oder mittelmäßige oder schlechte Selbstregulation.

Die Ergebnisse, die in der folgenden Tabelle zusammengefasst sind, zeigen deutlich folgendes:

1. Je höher die soziale Schicht, desto besser ist die Selbstregulation.
2. Die Interaktion zwischen Selbstregulation und hoher sozialer Schicht ist ein Prädiktor für ein langes Leben und Gesundheit bis ins hohe Alter.
3. Wenn Personen aus der sozialen Unterschicht eine sehr gute Selbstregulation aufweisen, leben diese sogar länger und gesünder als Personen der Oberschicht mit guter Selbstregulation.
4. Wenn Personen aus niedriger Schicht mit schlechter Selbstregulation in das Autonomietraining aufgenommen werden, dann zeigt die trainierte Gruppe im Vergleich zu der per Zufall ausgewählten Kontrollgruppe eine signifikante Lebensverlängerung auf.

Die Ergebnisse betonen nicht nur die Bedeutung der Selbstregulation im medizinischen Sinne, sie sind auch politisch, hinsichtlich der Erreichung einer Chancengleichheit von unterschiedlichen sozialen Schichten von sehr großer Bedeutung.

Nun könnte ein monokausaler Trugschluss gezogen werden, nämlich dass die Zugehörigkeit zur Oberschicht ein Gesundheitsfaktor erster Ordnung ist. Im systemischen Sinne zeigt sich, dass die Personen der Oberschicht auch viele andere Positivfaktoren aufweisen (signifikant weniger Zigaretten- und Alkoholkonsum, Fehlernährung, mehr ausgleichende physische Bewegung, d. h. weniger einseitige Körperbelastung usw.). Es macht wenig Sinn, solche Faktoren rechnerisch zu berücksichtigen, um dann die eindeutige Wirkung der Schichtzugehörigkeit herauszuschälen, da diese ja gerade durch die Interaktion von unzähligen Eigenschaften zustande kommt (z. B. haben Angehörige der höheren Schicht bessere Schlafmatratzen oder auch ein höheres Informationspotenzial). Die Konsequenz, die aus diesen Einsichten von der systemisch-interaktiven Medizin gezogen wird, ist die folgende: Wenn schon nicht der einzelne Faktor in seiner Wirkung berechnet werden kann (weil er mit unzähligen anderen Faktoren kontextabhängig und interaktiv wirkt), dann stellt sich die Frage, ob nicht funktionale interaktive Einheiten von mehreren relevanten Systemindikatoren Phänomene besser vorhersagen und beeinflussen können. Wenn beispielsweise die Selbstregulationsfähigkeit verbessert wird, dann wurde nicht ein Faktor gezielt verändert mit dem Ziel, dadurch Gesundheitseffekte zu erreichen, sondern eine ganze systemisch-interaktive Einheit, die letztlich das Ziel verfolgt, die Gesundheitsorganisation interaktiv abzuregen.

In einer prospektiven Interventionsstudie (Datenerfassung 1978, Endauswertung 1998) untersuchten wir den Zusammenhang von Schichtzugehörigkeit und Selbstregulation:

Die Ergebnisse zeigen, dass die Selbstregulation in der Oberschicht ausgeprägter ist als in der Unterschicht. Es gibt offensichtlich einen Zusammenhang zwischen dem sozioökonomischen Status (Einkommen, Bildung, materielle Absicherung) und dem Ausprägungsgrad der Selbstregulation. Je höher die Selbstregulation, desto höher der Prozentsatz der Personen, die bis ins hohe Alter gesund bleiben. Dabei zeigt sich noch ein zweites, sehr interessantes Ergebnis. Wenn

Schichtzugehörigkeit	Selbstregulation	N %	Davon lebten bis zum 75.–85. Lebensjahr	Davon waren gesund (ohne diagnostizierte chronische Erkrankung)
Oberschicht N = 706	Gut (5–7) ø 6,0	396 56%	246 62,1%	182 46%
	Mittel (3,5–5) ø 4,1	207 29,3%	89 43%	40 19,3%
	Schlecht (1–3,5) ø 3,0	103 14,6%	30 29,1%	7 6,8%
Mittelschicht N = 1087	Gut (5–7) ø 5,9	386 35,5%	206 53,4%	138 35,7%
	Mitte (3,5–5) ø 4,2	339 31,2%	96 28,3%	42 12,4%
	Schlecht (1–3,5) ø 3,2	362 33,3%	74 20,4%	18 5%
Unterschicht N = 869	Gut (5–7) ø 5,8	140 16,1%	116 82,8%	82 58,6%
	Mittel (3,5–5) ø 4,0	317 34,5%	67 21,1%	17 5,4%
	Schlecht (1–3,5) ø 2,9	412 47,4%	51 12,4%	8 1,9%

Alle Schichtgruppen sind nach Alter und Geschlecht vergleichbar. Im Jahre 1998 erreichten alle Gruppen ein Alter von 75 bis 85 Jahren.

die Personen, die zur Unterschicht gehören (niedriger Bildungsgrad, sehr niedriges Einkommen und äußerst geringe ökonomische Absicherung) trotzdem eine sehr gute Selbstregulation aufweisen, dann bleiben sie bis ins hohe Alter gesünder als Personen der Oberschicht mit guter Selbstregulation. Hier zeigt sich also kein Synergieeffekt zwischen Schichtzugehörigkeit und Selbstregulation. Im Gegenteil, für Personen mit einer sehr guten Selbstregulation ist es hinsichtlich Gesundheit und Lebenslänge besser, der Unterschicht als der Oberschicht anzugehören.

In einer prospektiven Interventionsstudie (Datenerfassung 1978, Endauswertung 1998) unternahmen wir ein randomisiertes Interventionsexperiment bei Personen mit niedrigem Bildungsstand, erheblicher sozialer und finanzieller Unsicherheit und schlechter Selbstregulation:

Die Ergebnisse des randomisierten Interventionsexperimentes zeigen, dass Personen mit äußerst schlechter Selbstregulation aus der Unterschicht im Autonomietraining problemlösende Eigenaktivitäten erlernen, die offensichtlich eine erhebliche Auswirkung auf den Gesundheitszustand bis ins hohe Alter haben. Das Ergebnis beweist, dass der Mensch nicht widrigen sozioökonomischen Bedingungen ausgeliefert ist, sondern durch kreative Neugestaltung seiner kommunizierenden Eignaktivität Bedingungen herstellen kann, die seinen Bedürfnissen gerecht werden. Weitere Auswirkung zeigen sich daran, dass Personen mit Autonomietraining in ca. 50% der Fälle auch ihren sozi-

	N	Lebt bis zum 75. bis 85. Lebensjahr	Davon gesund (ohne diagnostizierte chronische Erkrankung)
Autonomietraining	49	32,6 %	18,3 %
Kontrollgruppe	49	10,2 %	2 %

Beide Gruppen sind nach Alter und Geschlecht vergleichbar. Im Jahre 1998 erreichten beide Gruppen ein Alter von 75 bis 85 Jahren.

oökonomischen Status durch Eigenaktivierung bedeutend verbessern konnten.

5.3.5 Individuelle und berufliche Selbstregulation – Potenziale für Stressprävention und Aufrechterhaltung der Gesundheit

Zum Stand der Forschung

Die medizinsoziologische Forschung behandelt in unterschiedlicher Weise immer wieder das Verhältnis von Belastung und Ressourcen. Unter Belastung sind beispielsweise Leistungsanforderungen und Hindernisse im Arbeitsleben zu verstehen. Unter Ressourcen werden Schutzfaktoren wie etwa die Erholungsfähigkeit [10] verstanden. Andere Studien sprechen von Stress im Arbeitsleben, wenn es keine Übereinstimmung mehr zwischen Person und Arbeitsumgebung gibt [15], etwa zwischen Qualifikationen und Arbeitserfordernissen. Siegrist [61] beispielsweise spricht davon, dass sich Leistungsorientierung und Verausgabungsbereitschaft von subjektiven Empfindungen wie etwa Schmerz und Erschöpfung entkoppeln. Allgemein wird Stress in den medizinsoziologischen und arbeitspsychologischen Studien als Resultat des Zusammenwirkens von hoher Belastung und geringen Ressourcen erklärt. So stellen Karasek und Theorell [35] ein Modell der Interaktion von zwei Variablen auf, nämlich den Kontrollmöglichkeiten und den Anforderungen am Arbeitsplatz. So wird etwa die Kombination von hohen Anforderungen mit großer Kontrolle als aktiv und den Disstress reduzierend definiert. Stress bedeutet hingegen die Kombination von hohen Arbeitsanforderungen mit geringen Kontrollmöglichkeiten [67].

Allerdings sind Studien, die nur die Belastungen mit den Ressourcen in Beziehung bringen, zwar interessant und relevant, aber sie differenzieren nicht genug, weil sie andere Aspekte, die wesentlich sind, nicht einbeziehen.

Ulrich Pröll, Dietmar Gude und Michael Ertel [43] fassen das Thema der gesundheitlichen Auswirkungen von flexiblen Arbeitsformen und des Zusammenhangs von Stress und Arbeitsbedingungen hervorragend zusammen. Vor allem aber differenzieren sie das Modell „Stress am Arbeitsplatz" weiter aus, indem sie das (weitgehend von uns entwickelte) Modell der Selbstregulation einbeziehen. Hier wird Selbstregulation als anforderungsbezogene, kognitiv-emotional gesteuerte Eigenaktivität begriffen, die sowohl die Belastungen als auch die Ressourcen interaktiv beeinflusst.

Andere Studien behandeln die Auswirkungen des beruflichen Stress. Einige psychologische Studien beziehen sich auf die Langzeitwirkungen von „privatem" Stress, der aus der Kindheit oder aus Familien- und Partnerbeziehungen hervorgegangen ist. Es gibt aber so gut wie keine Studien, die den Zusammenhang zwischen individuellem und beruflichem Stress untersuchen. Da der Mensch ein komplexes und sich interaktiv regulierendes System ist, treten beide Faktoren selbstverständlich in Wechselwirkungen, so dass eine Trennung beider Aspekte nicht zu rechtfertigen wäre.

Die von Pröll, Gude und Ertel [43] besorgte, fast komplette Übersicht der modernen berufssoziologischen Forschung zeigt den diesbezüglichen Mangel auf. Es besteht die Notwendigkeit einer weiteren Aufklärung des Zusammenhangs von privatem (also z. B. in der Familiendynamik entstandenem) und beruflichem (also in der Arbeitskommunikation entstandenem) Stress.

In meinen Untersuchungen [27] kam ich zu dem Ergebnis, dass in der familiären Interaktion Verhaltensdispositionen und Bedürfnisse ausgebildet werden, die mit der beruflichen Kommunikation in direkter Korrespondenz stehen. Wenn sich beispielsweise ein junger Architekt von seinem Vater nie angenommen fühlt und dabei dauerhaft leidet, dann kann er etwa im Berufsleben die Abweisung seiner Projekte manipulieren, um sich dadurch als Berufsversager zu erleben und erneut zu leiden. Wenn im Autonomietraining eine Neuorganisation der Kommunikation mit dem Vater erlernt wird, in der es dann zur Befriedigung der wichtigsten emotionalen Bedürfniss kommt, kann auch im Berufsleben eine Neuorganisation eintreten, die mehr Erfolg ermöglicht. Wenn ein ungelöstes familiäres Leid aber trotz bester beruflicher Kommunikation Stress und gehäuftes Auftreten von Erkrankungen bedingt, dann zeigt sich, wie wichtig der Zusammenhang von privatem und beruflichem Verhalten ist. Etwa weil privater Stress trotz guter Arbeitsbedingungen zu vermehrter Arbeitslosigkeit oder gehäuften Erkrankungen und Unfällen am Arbeitsplatz führen kann.

Unsere Studie

In der von uns in Angriff genommenen Studie soll die Wechselwirkung zwischen individuellem („privatem") und beruflichem Stress erfasst und deren Auswirkungen auf Gesundheit, Fehlzeiten und individuelles Wohlbefinden untersucht werden. Ebenfalls soll die Langzeitwirkung und Effektivität von drei Interventionsformen des Autonomietrainings zur Anregung der Selbstregulation und Stressreduktion bei stressbelasteten Berufstätigen ermittelt werden. Die angewandten Messinstrumente und besonders die eingesetzte Interventionstechnik können als Anregung für neue wissenschaftliche Studien und v. a. für praktische Interventionen in Arbeitsorganisationen dienen.

Zum Einsatz des Autonomietrainings in einem Berufskonflikt ein Beispiel:

Herr B., Wissenschaftler, 45 Jahre alt, arbeitet in einem medizinischen Forschungsinstitut. Er berichtet: „Mein Vorgesetzter ist ein äußerst sympathischer und charismatischer Wissenschaftler, und ich würde ihn sehr mögen, wenn er mich nicht seit Jahren immer auf eine bestimmte Art und Weise quälen würde – man kann es wirklich nicht anders ausdrücken. Obwohl ich den Wahnsinn unserer Kommunikation schon seit geraumer Zeit durchschaue, schlägt er mir buchstäblich auf den Magen, so dass immer wieder der Verdacht aufkommt, dass ich an Krebs erkrankt sein könnte."

Trainer: „Beschreiben Sie bitte den Konflikt mit Ihrem Vorgesetzten."

Herr B.: „Nach mehreren Jahren habe ich das Muster völlig durchschaut. Es gibt Bereiche, in denen mir mein Professor fachlich vollkommen überlegen ist. Diese Bereiche kennen er und ich sehr gut. Wenn ich darin einen Fehler mache, dann schützt er mich liebevoll, klärt mich auf und ist väterlich bemüht, mein Wissen zu verbessern, obwohl wir beide spüren, dass meine Begabung auf diesem Feld nie ausreichen wird, ihm das Wasser zu reichen. Im Gegensatz dazu gibt es einige wenige Bereiche, z. B. einige Untersuchungstechniken, in denen ich einfach spitze bin, und die für meine Persönlichkeit und mein Selbstvertrauen extrem wichtig sind. In diesem Bereich bekomme ich auch Anerkennung von Fachkollegen. Sobald jedoch mein Professor mit diesen Fähigkeiten in Berührung kommt, entwickelt er eine geradezu panische Aggression, negiert mich wegen jeder Kleinigkeit und stellt mich vor anderen am liebsten als Volltrottel dar. Seine Vorwürfe sind dann so diffus, dass sie keiner begreift, aber alle gegenüber dem Professor klein beigeben. Danach bin ich tagelang niedergeschlagen, erledigt und innerlich hoffnungslos. Ich habe erfahren, dass der Vater meines Chefs seinem Sohn gegenüber äußerst abweisend war, und dass mein Chef eine enge Beziehung zu seiner Mutter unterhält, gegenüber der er ein großes Geltungsbedürfnis hat. Überdies habe ich erfahren, dass mein Professor immer große Angst vor Konkurrenz jeglicher Art hatte. Auch mein Vater war abweisend zu mir, so dass ich den Chef gut verstehen kann. Aber es schmerzt mich, wenn alles auf meinem Rücken ausgetragen wird. Ich glaube, ich kann das Problem nicht lösen, möchte aber auch nicht kündigen, weil mir der Arbeitsplatz zu wichtig ist. Ich habe aber auch Angst davor, krank zu werden. Ich bin mit dem Stress, den ich mit meinem Vorgesetzten habe, mindestens die Hälfte meiner Arbeitszeit beschäftigt, wobei sich der Stress in einen schlechten Schlaf und in mein Familienleben überträgt."

Trainer: „Könnten Sie sich vorstellen, folgende Übungen auszuprobieren? Wenn Sie einen Widerstand verspüren, äußern Sie ihn bitte.

Übung I: 1. Sie stellen sich die positiven Seiten ihres Chefs vor, z. B. wie er Sie rührend bei ihren Schwächen unterstützt, und erleben sie dabei auch positive, angenehme Gefühle. 2. Stellen Sie sich die negativen, stresserzeugenden Seiten ihres Chefs vor und lassen Sie sie auf sich wirken, durchaus auch die daraus entstehenden Reaktionen (z. B.: „Was denkt sich dieses blöde Arschloch?!"). 3. Sie stellen fest, dass Sie dabei jedoch die positiven und negativen Gefühle mischen, so dass daraus unauflösliche Konflikte und Hemmungen im Verhalten entstehen. Es ist jedoch entscheidend, dass Sie lernen, die positiven und negativen Gefühle auseinanderzuhalten.

Übung II: Sie versuchen, die Interpretation Ihrer Person an den höchsten persönlichen Anerkennungen neu zu organisieren und erleben dabei Wohlbefinden, Lust und Sicherheit. Dabei wird jede Sie negierende und als Unrecht erlebte Entwertung automatisch abgewiesen.

Übung III: Sie schaffen neue Kommunikationsbedingungen mit Ihrem Professor, indem Sie mit ihm ein Gespräch suchen oder einen Brief schreiben, ungefähr mit folgendem Inhalt: ‚Lieber Herr Professor, ich bin Ihnen sehr dankbar, dass Sie mich immer wieder bei meinen Schwächen unterstützen, und wir beide wissen, dass es im Vergleich zu Ihrer hervorragenden Leistung bei mir mehr Schwächen als Stärken gibt. Mir fällt aber auf, dass Sie die wenigen Stärken, die ich habe, und die für mein Selbstwertgefühl wichtig sind, nicht anerkennen und mich diesbezüglich bei den Kollegen entwerten, was für mich sehr schmerzlich ist. Ich will mich in die Motive Ihres Verhaltens nicht einmischen, aber ich würde mich sehr freuen, wenn Sie darüber nachdenken würden und meine wenigen ausgeprägten Fähigkeiten genauso unterstützen könnten. So wie ich viele Fähigkeiten, die Sie haben, bewundere, die mich zur Dankbarkeit gegenüber Ihnen verpflichten und bei mir Sympathie Ihnen gegenüber hervorrufen.'"

Herr B.: „Die ersten zwei Übungen sind hervorragend, die dritte, die sie mir vorschlagen, habe ich gerade aufgeschrieben und werde sie ihm als Brief in sein Fach legen. Ich fühle mich schon durch die zwei ersten Übungen, die Sie hier erwähnt haben, innerlich anerkannt und gestärkt, so dass ich es als richtig empfinde, ihm den Brief zu schreiben, der ja auch nur die Wahrheit darstellt. Wenn er den Brief versteht, dann freut es mich, wenn nicht, dann bin ich jetzt das erste Mal fähig, meinen Arbeitsplatz zu wechseln. Was noch immer besser ist, als Krebs zu bekommen."

Nach einem Monat berichtet Herr B., dass sein Chef auf den Brief äußerst freundlich reagiert, sich bei Herrn B. bedankt und zugegeben hat, dass wir alle kleine Schwächen besitzen und dass er Ehrlichkeit im Leben schon immer zu schätzen wusste. Das Verhältnis hat sich dahingehend verbessert, dass der Professor die Fähigkeiten von Herrn B. systematisch anerkannte. Aber nach ca. drei Monaten begann er, die Schwächen von Herrn B. ab und an zu bestrafen und bloßzustellen. Danach suchte Herr B. wieder ein Gespräch und teilte dem Professor mit, dass es ihm sehr viel besser tut, wenn er von ihm bei Schwächen belehrt, als wenn er negiert wird, weil er dadurch viel besser lernen kann. Der Professor lächelte wohlwollend und sagte: „Wir wünschen uns alle viel bessere Väter, als wir sie selbst hatten." Danach stabilisierte sich das Verhältnis positiv.

Für unsere Studie wurden insgesamt 1.258 im Zeitraum von 1973 bis 1978 erfasste Personen befragt, je zur Hälfte Frauen und Männer. Die Personen waren zwischen 50 und 60 Jahre alt und verfügten seit der Zeit zwischen dem 20. und dem 30. Lebensjahr über andauernde Berufserfahrung. Die diesbezüglichen Rechercheinstrumente (Fragebögen zur Ermittlung von privatem und beruflichem Stress) finden sich im Anhang.

Die erste Auswertung zeigte, dass es eine äußerst enge Verbindung zwischen privatem und beruflichem Stress gibt und dass diese geschlechts-, berufs- und schichtunabhängig ist. So ist beispielsweise eine Person, die im privaten Leben dominante Eigenschaften des Typs II (zur Grossarthschen Typologie siehe Kapitel 4) aufweist, auch im Berufsleben durch hilflose Aufregung charakterisiert. Es gibt aber auch Fälle, in denen sich das Verhalten im Berufsleben von dem im privaten Bereich unterscheidet. So kann beispielsweise eine Person im Privatleben ein Verhaltensmuster vom Typ I oder II aufweisen und im Berufsleben ein Verhaltensmuster vom Typ IV. Aus dem empirischen Material ergeben sich spannende Fragen:

Kann eine gute berufliche Kommunikation ein familiäres Leid kompensieren, so dass beispielsweise nach Jahren weniger Krankheit entsteht?

Kann umgekehrt ein beruflicher Stress (z. B. schlechtes Arbeitsklima, Mobbing, fehlende Belohnung, ungünstige physische Bedingungen wie Lärm oder gesundheitsschädigende Chemikalien) durch eine gute, in der Familie erlernte Selbstregulation kompensiert werden?

Wirken schließlich familiärer und beruflicher Stress synergistisch in Richtung Krankheitserzeugung und wirken eine gute private und berufliche Selbstregulation synergistisch in Richtung Aufrechterhaltung der Gesundheit?

5.3 Individuelle und soziale Selbstregulation

Erste vorläufige, aber noch nicht statistisch ausgewertete Ergebnisse bestätigen die oben genannten Annahmen, die wir jedoch zunächst lediglich als Fragen formuliert haben.

Sodann leiteten wir Interventionsmaßnahmen ein. Es wurden bei gestressten Personen drei Formen des Autonomietrainings angewandt:

Mehrfaches Vorlegen von Fragebögen zur Selbstregulation mit Erklärung

Schriftlicher Text zum Modelllernen „Problemlösen durch Selbstregulation"

Einstündiges Interventionsgespräch zum Autonomietraining

Die Intervention wurde bei drei Gruppen durchgeführt:

Bei Personen, die sowohl unter privatem als auch beruflichem Stress leiden und bei denen sich beide Stressformen gegenseitig verstärken.

Bei Personen, die nur unter familiärem Stress leiden und zwar so stark, dass das berufliche Leben nicht kompensatorisch stressreduzierend wirkt.

Bei Personen, die nur unter beruflichem Stress leiden und zwar so stark, dass das familiäre Leben nicht kompensatorisch stressreduzierend wirkt.

Schließlich sind wir zu folgenden Hypothesen gelangt:

Personen, bei denen sich privater und beruflicher Stress wechselseitig negativ verstärken, haben die schlechteste Selbstregulation, das geringste Wohlbefinden, die höchsten Fehlzeiten und bekommen früher chronische Krankheiten.

Risikofaktoren wie Zigaretten- und Alkoholkonsum, Fehlernährung, Medikamentenabhängigkeit (ohne medizinische Indikation) und erbliche Belastung für bestimmte chronische Erkrankungen wirken mit der Stresskombination synergistisch in Bezug auf die Entstehung schwerer chronischer Erkrankungen (Krebs, Herzinfarkt usw.).

Die Frühberentung (vom 55.–65. Lebensjahr an bei Männern und vom 55.–60. Lebensjahr an bei Frauen) ist signifikant höher als bei anderen Kombinationen von privatem und beruflichem Stress.

Die zweitgefährlichste Kombination ist anhaltender privater Stress, der zwar eine etwas schwächere, aber noch immer krankheitserzeugende Wirkung aufweist.

Der berufliche Stress bei gutem privaten Hintergrund wirkt im Vergleich zu Personen, die weder beruflichen noch privaten Stress haben, signifikant krankheitserzeugender, aber doch weitgehend schwächer als bei Personen, die an einem unaufhebbarem privaten Stress leiden.

Alle Formen des Autonomietrainings wirken stressreduzierend, kompetenzerhöhend, die Selbstregulation verbessernd und präventiv in Bezug auf den Ausbruch chronischer Erkrankungen im Berufsleben, aber auch danach.

Wir beabsichtigen weitere Datenauswertungen. So wollen wir 1.258 Personen auf Todesursache, chronische Erkrankungen, relative Gesundheit (Abwesenheit chronischer Erkrankungen und Aktivität) und Frühberentung nachuntersuchen.

Durch die Auswertung sind Ergebnisse darüber zu erwarten, in welcher Weise beruflicher und individueller Stress mit der Aufrechterhaltung der Gesundheit, Krankheitsentstehung und früher Berentung zusammenhängen.

Das Grossarthsche Interaktionsmodell für Stress und Stressbewältigung

Neben unserer empirischen Arbeit ist auch die theoretische vorangeschritten. In unserem Interaktionsmodell für Stress und Stressbewältigung kommt es zu einer interaktiven und dynamischen Beziehung zwischen folgenden Faktoren:

I. Die interaktiv-dynamische Belastung (z. B. Überforderung, Bedrohung, Anforderung); die sich in fünf Bereichen herausbilden kann, wobei die einzelnen Faktoren in dynamisch-interaktiver Beziehung stehen:

1. physische Umweltbelastung (z. B. Lärm, Geruch, Chemikalien)
2. Belastung im Organismus
   a) funktionale Belastung (z. B. Bluthochdruck oder Auswirkungen des Zigarettenrauchens)
   b) organ-strukturelle Belastung (z. B. Krebs oder Diabetes mellitus)
3. Belastungen in der sozialen Kommunikation (z. B. Abweisung, mangelhafte Belohnung, sozialer Druck durch hohe Leistungsanforderungen)
4. Belastung durch die eigene Persönlichkeit bzw. aufgrund des eigenen Verhaltens (z. B. durch eine Neigung zu hilfloser Übererregung oder ein emotional/antirationales Verhalten)
5. Belastung in der Mensch-Gott-Beziehung, z. B. aufgrund eines aggressiven Atheismus
6. sozioökonomische Belastung (z. B. Schulden)

II. Die interaktiv-dynamischen Ressourcen, die sich ebenfalls sich in den oben genannten Bereichen manifestieren:

1. günstige physische Umweltbedingungen (z. B. angenehme Gestaltung des Arbeitsplatzes, angenehme Wohnlage)
2. relative strukturell-funktionale Gesundheit mit ausgeprägten Positivfaktoren (z. B. gesunde und wohltuende Ernährung, Bewegung) bei Abwesenheit physischer Risikofaktoren
3. erfolgreiche soziale Kommunikation
4. Vorteile durch die eigene Persönlichkeit (z. B. hohe Flexibilität)
5. angenehme und sinnerfüllende Mensch-Gott-Beziehung
6. günstige sozioökonomische Situation

III. Interaktive, an den Konsequenzen ausgerichtete Kommunikation, d. h. eigenaktive Gestaltung der Bedingungen, die zum Ziel hat, Belastungen zu verringern und Ressourcen aufzubauen: die Selbstregulation.

Der Mensch ist ein eigenaktives, Bedingungen herstellendes und auf die Umwelt agierendes System. Der Mensch agiert und gestaltet also seine physische Umwelt und seine soziale Kommunikation so, dass es zu einem permanenten dynamischen Verhältnis zwischen Belastung, Ressourcen und Eigenaktivität kommt. In diesem dynamischen Verhältnis werden Bedürfnisse geäußert und befriedigt oder blockiert.

IV. individuelle Steuerungsfaktoren des Verhaltens

Das menschliche Verhalten wird durch bestimmte Erlebnisse, Annahmen, Bindungen, internalisierte Werte und Normen interaktiv gesteuert. Die Steuerungsfaktoren treten mit den anderen hier erwähnten Faktoren in Interaktion.

V. das interaktive Selbsterlebnis (bzw. dynamische Erlebnisbild) im Prozess der Bedürfnisäußerung, -befriedigung und -blockierung

Der Mensch ist ein komplexes, dynamisches sozio-psycho-biologisches und Mensch-Gott-Interaktionssystem, in dem permanent Bedürfnisse entstehen und auf Befriedigung drängen. Im Wechselspiel zwischen Belastung, Ressourcen und Eigenaktivität kann es zur Bedürfnisbefriedigung kommen, die im subjektiven Erlebnisbild Wohlbefinden, Lust, Sicherheit, Sinnerfüllung und die Erfahrung der Eigenentwicklung auslösen. Im subjektiven Erlebnisbild entstehen auch Vorstellungen und Motivationen für selbstregulatorische Eigenaktivitäten und Reaktionen auf eingetretene Folgen.

Die fünf dynamischen Interaktionskomplexe – Belastung, Ressourcen, Eigenaktivität, die Steuerungsfaktoren und das dynamische Erlebnisbild – stehen ihrerseits in permanenter Wechselwirkung, d. h., sie beeinflussen sich gegenseitig qualitativ und quantitativ. Wenn dieser dynamische Charakter nicht berücksichtigt wird und bloß Faktoren der Belastung und der Ressourcen erfasst werden, dann wäre eine ungenügend differenzierte, statische und praxisferne Konzeption zementiert.

Was ist im Grossarthschen Interaktionsmodell Stress? Stress ist jeder Zustand, in dem die Belastung durch vorhandene Ressourcen nicht kompensiert und gleichzeitig die Selbstregulation gehemmt wird, also jede Eigenaktivität, die das Verhältnis von Belastung und Ressourcen ins kontrollierte Gleichgewicht bringen könnte. Dabei manifestiert sich Stress im dynamischen Erlebnisbild, z. B. in Form von erlebter seelisch-körperlicher Erschöpfung oder anderen Symptomen wie Angst, Hoffnungslosigkeit, hilflose Übererregung, erlebte Hemmung usw.

Im Rahmen unserer Forschung wird ein Bogen gespannt von der Pathogenität, also den interaktiven Krankheitsfaktoren, Überforderungen und Stresssituationen, zur Salutogenese, also den interaktiven Faktoren, die Gesundheit, Kontrollmöglichkeiten, Bedürfnisbefriedigung, Wohlbefinden, Lust, Sicherheit und Sinnerfüllung erreichen.

Aus diesem Grund kann hier auch die Antwort auf die Frage gegeben werden, was Eustress ist (das Gegenteil von Distress). Eustress ist die Folge der Beherrschung von Belastungen durch Ressourcen in Kombination mit einer flexiblen Selbstregulation, so dass es zur immer wiederkehrenden Bedürfnisbefriedigung kommt, die sich im subjektiven Erlebnisbild als Wohlbefinden, Lust, Sinnerfüllung und Entwicklungsbereitschaft manifestieren.

Auch sozialer, z. B. betrieblicher Stress, entsteht in der Interaktion von sozialer Belastung (z. B. Staatsverschuldung, Arbeitslosigkeit), sozialen Ressourcen (z. B. humanes Kapital, also fachliche Ausbildung, soziale Zugehörigkeit, Kultur in der sozialen Kommunikation, Problemlösung), kreativer Eigenaktivität in der Problemlösung (soziale Selbstregulation) und dem Niederschlag des Verhältnisses von Eigenaktivität, Ressourcen und Belastung im individuellen und dynamischen Erlebnisbild, z. B. individuelle und kollektive Hoffnungslosigkeit oder bedürfnisgerechte Herausbildung von Arbeits- und Gestaltungsmotivationen.

Das Autonomietraining ist eine Methode zur Anregung der interaktiven und problemlösenden Kommunikation zwischen der Belastung und Ressourcen durch Anregung der

Selbstregulation, so dass es zu Bedürfnisbefriedigung kommt und Wohlbefinden ausgelöst wird. Im Autonomietraining werden sowohl wissenschaftliche Ergebnisse berücksichtigt, als auch die einmalige Individualität. Und d. h., dass sich Belastung, Ressourcen, Bedürfnisse von Person zu Person und von Arbeitseinheit zu Arbeitseinheit individuell spezifisch manifestieren und dass nur dann eine erfolgreiche Intervention möglich wird, wenn die einmalige Manifestation von Interaktionen berücksichtigt wird. In unseren Studien werden also viele Faktoren aus den oben genannten Bereichen berücksichtigt und statistisch ausgewertet und trotzdem wird im Autonomietraining die individuelle Kombination der Faktoren analysiert und beeinflusst [27].

In der internationalen Literatur wird zwischen Verhaltenstherapie und Verhältnistherapie unterschieden. In der Verhaltenstherapie werden individuelle Verhaltensweisen verändert und den äußeren Anforderungen und inneren Bedürfnissen angepasst. In der Verhältnistherapie werden äußere Faktoren (z. B. Organisationsstrukturen oder physische Bedingungen am Arbeitsplatz) verändert. Das Autonomietraining ist eine Interventionsmethode, die beide Aspekte systemisch integriert. Einerseits wird das Individuum durch gezielte Veränderung seiner Kommunikation mit sich und der Umwelt bedürfnisgerecht und eigenkompetent neuorganisiert und andererseits wird das aktive Individuum kreativ auf die Veränderung von störenden sozialen und physischen Bedingungen hinarbeiten. So kann das Individuum beispielsweise über die negativen Auswirkungen von übergroßem Erwartungsdruck am Arbeitsplatz Diskussionen anregen und Anstöße zu neuen Organisationsformen geben, die sowohl kreativ als auch gesundheitsfördernd sind.

5.3.6 Zum Einfluss von Ehe und Partnerschaft auf die Gesundheit

Gibt es einen Zusammenhang zwischen der Lebenszeit einer Person und dem Verhaltensmuster des Ehegatten? Wenn sich beispielsweise der Ehegatte gut reguliert und er autonom ist, stimuliert ein solches Verhalten auch die Selbstregulationsfähigkeit des Ehepartners oder wird eine sich selbst gut regulierende Person eher einen Partner mit ebenfalls guter Selbstregulation suchen? Hierbei können keine ursächlichen Fragestellungen beantwortet werden, trotzdem erscheint es interessant zu überprüfen, ob es hier einen Zusammenhang gibt, einerlei ob sich gleichstrukturierte Menschen eher suchen und finden, oder ob eine bestimmte Verhaltensstruktur auch das Verhalten des Partners mitbestimmt.

In einer prospektiven Interventionsstudie (Datenerfassung 1973–77, Mortalitätserfassung bis 1998) fragten wir nach der durchschnittlichen Lebensdauer von Personen, die eindeutig in die Grossarthsche Typologie (siehe Kapitel 4) einzuordnen sind und der durchschnittlichen Lebensdauer ihrer Partner, mit denen sie mindestens zehn Jahre zusammenlebten:

Die Ergebnisse zeigen, dass der Typ IV am längsten lebt und dass ein autonomer, sich selbst regulierender Mensch auch die Gesundheit seines Partners stimuliert. Diese Personen leben sogar länger als der Typ IV, obwohl sie selbst nur in 51 % der Fälle dem Typ IV angehören. Die Partner von Typ I und II leben ungefähr genauso lang wie diese, auch dann, wenn sie potentiell zu Typ VI gehören. In der Regel gehören sie auch häufiger dem Typ I und II an (63 %). Die Part-

	N	durchschnittliche Lebensdauer der Typen in Jahren	durchschnittliche Lebensdauer der Partner in Jahren
Typ I	368	67,5	68,8
Typ II	377	66,1	65,3
Typ III	119	76,9	72,5
Typ IV	498	84,7	85,4
Typ V	305	75,8	71,2
Typ VI	78	62,8	52,4

ner von Typ III, V und VI leben bedeutend kürzer als diese selbst, wobei der krasse Unterschied von zehn Jahren zwischen Typ VI und seinem Partner auffällt. Dieser ist permanent Aggressionen, unberechtigten Schuldvorwürfen und fortdauernden seelischen und körperlichen Misshandlungen ausgesetzt. Fast ausschließlich sind die Partner des Typs VI Personen, die dem Typ I zugehören und die in der Sehnsucht nach Nähe und Anerkennung auch traumatisierende Misshandlungen im Kauf nehmen.

In einer weiteren prospektiven Studie (Datenerhebung 1973/78, Mortalitätserfassung 1998) untersuchten wir den Zusammenhang zwischen dem spezifischen Verhalten von Ehefrauen gegenüber ihren Gatten und ihrem Risiko, Krebs oder einen Herzinfarkt zu bekommen.

Die Ergebnisse bestätigen die Grundauffassung, dass Krebserkrankungen eher mit harmonisierender Anpassung und Zurückstellung eigener Bedürfnisse, also letztlich mit einer inneren und äußeren Hemmung in der ich- und bedürfnisbezogenen Expansion zusammenhängen, während hilflose Übererregung mit dem erfolglosen Streben nach Distanzierung von negativ erlebten Objekten eher mit Herz-Kreislauferkrankungen zusammenhängt.

5.3.7 Geplante Interventionsmaßnahmen von gesellschaftspolitischer Bedeutung

Wir führten ein langjähriges Forschungsprogramm durch, das unter anderem die Vorteile einer interdisziplinären Wechselwirkungsforschung gegenüber monokausalen Ansätzen bei bestimmten Fragestellungen aufzeigen sollte mit dem Ziel, die monokausale und und die interaktive Forschung zu integrieren. Dabei waren drei große Schritte geplant: 1. Die Durchführung eigener Projekte und die Veröffentlichung der Ergebnisse, 2. die Kooperation mit wissenschaftlichen Instituten, die ausreichend informiert sind, um selbst Replikationsstudien durchzuführen und 3. die Umsetzung der wissenschaftlichen Ergebnisse, Erfahrungen und Fertigkeiten in die gesellschaftliche Praxis.

Unseres Erachtens ist der erste Schritt trotz mancher Schwächen und Unzulänglichkeiten in einzelnen Bereichen insgesamt gut gelungen. Dagegen steht der zweite noch aus, nämlich die Durchführung von Replikationsstudien durch geschulte Mitarbeiter in unterschiedlichen Universitätsinstituten. In den nächsten Jahren soll der dritte Schritt, die Umsetzung unserer Ergebnisse in die Praxis, vollzogen werden. Unsere For-

	N	Krebs	Herzinfarkt	andere Todesursachen	lebt chronisch krank	lebt gesund
„Präsidentenfrau": Die Frau passt sich über viele Jahre altruistisch harmonisierend den Belangen des Ehemannes an.	414	**30 %**	7,5 %	18,4 %	19,8 %	24,4 %
keine „Präsidentenfrau": die Frau ist autonom und orientiert sich nicht ausschließlich an den Erwartungen und Bedürfnissen des Ehemannes.	412	9,7 %	16,7 %	33,3 %	25,2 %	15 %
Die Frau lebt in dauerhafter hilfloser Übererregung und negiert emotional den Ehemann.	782	13 %	**25,4 %**	27,6 %	26 %	7,9 %
Die Frau ist autonom und akzeptiert überwiegend den Ehemann.	753	23,9 %	9,3 %	17,4 %	26,6 %	22,8 %

Alle Gruppen sind nach Alter, Geschlecht, Ernährung, Zigaretten- und Alkoholkonsum vergleichbar.

schungsergebnisse bieten genug Anhaltspunkte, um eine qualifizierte praktische Intervention von gesellschaftlicher Bedeutung anzugehen.

Nach mehr als 20jähriger Forschungsarbeit zum Thema der individuellen und sozialen Selbstregulation konnten wir nicht nur neue, überraschende Ergebnisse erzielen, sondern auch Erfahrungen, Techniken, Organisations- und Lösungsansätze entwickeln, die geeignet sind, auf aktuelle gesellschaftliche Probleme angewandt zu werden. Diese könnten für die Gesellschaft fruchtbar werden, vorausgesetzt, man nimmt sie zur Kenntnis und begibt sich interaktiv in den kreativen Fluss der hier dargestellten Lösungsansätze. Dabei ist in der Bundesrepublik Deutschland vor allem ein gesellschaftliches Thema von zentraler Bedeutung, nämlich die Bekämpfung der Arbeitslosigkeit.

Nach dem Zusammenbruch ideologisch geleiteter Gesellschaften (Kommunismus, Faschismus) hat in Europa die soziale Marktwirtschaft eine verhaltensleitende Funktion bekommen. In der sozialen Marktwirtschaft konkurrieren Unternehmer, indem sie Kundenbedürfnisse befriedigen und dadurch Unternehmensziele wie Gewinn, Wachstum, Sicherung der Marktposition zu erreichen suchen. Inzwischen leben wir in Zeiten der Globalisierung der Weltwirtschaft. Kreativ vernetztes Denken ist in der individuellen und sozialen Problemlösung wichtig geworden. Während Bürokratien und Unternehmensleitungen großen Wert auf Menschenführung legen, zeigt sich immer mehr, dass die Kenntnis der eigenaktiven und sich selbst steuernden Systeme eine größere Bedeutung hat als der Anspruch, eine unbekannte Systemdynamik von außen führen zu wollen.

In einem Klima der Konkurrenz und Fremdsteuerung gedeiht eher die Denunziation und gegenseitige Behinderung als die Fähigkeit, kreativ, interaktiv und vernetzt Probleme zu lösen. Es kommt zu einer zunehmenden Diskrepanz zwischen den erlernten bzw. angeborenen Fähigkeiten der Menschen und den beruflichen und gesellschaftlichen Anforderungen an die Menschen. Der Bedarf an kreativer Problemlösung wächst, und die hierfür notwendige individuelle und soziale Kreativität wird immer mehr blockiert. Komplexe Problemlösungen, beispielsweise die soziale Anregung der Arbeitsaktivität, bedürfen eines vernetzten, interdisziplinären Denkens und Handelns, das in sozialen Organisationen umgesetzt wird.

Unsere heutige Kultur ist durch monodisziplinäres und monokausales Denken geprägt, während für die Lösung der Probleme der modernen Zivilisation ein systemisch vernetztes Denken, in dem mehrere Disziplinen interaktiv zusammenwirken, notwendig ist.

Jedoch reicht ein systemisches und interaktives Denken zur Problemlösung nicht aus, wenn es nicht in sozialen Organisationen umgesetzt wird. Denn dies ist eine Grundbedingung für seine Realisierung. Wenn sich beispielsweise in den Arbeitsämtern, die die Aufgabe haben, Arbeitssuchenden zu helfen, überfordernde Organisationsstrukturen manifestieren, dann sind die Beamten auch nicht mehr in der Lage, kreativ und vernetzt zusammenzuarbeiten. Aus diesem Grund bemüht sich die systemisch interaktive Forschung und Intervention, Organisationsstrukturen zu entwickeln, in denen kreative Ansätze aus unterschiedlichen Denkschulen integriert werden.

Die besten sozialen Organisationen sind problemlösungsunfähig, wenn sie sich an einem veralteten, wissenschaftlich nicht mehr haltbaren Menschenbild orientieren. Im gängigen bürokratischen und unternehmerischen Handeln erscheint der Mensch als ein passives Wesen, an dem nur von außen die richtige Maßnahme vollzogen werden muss. In Wirklichkeit aber ist der Mensch ein ziemlich eigenwilliges, sich selbst an seinen Bedürfnissen und Eigenarten aktiv steuerndes System. Auch die gesellschaftlichen Organisationen, z. B. Unternehmen, Parteien, Kirchen und Universitäten sind komplexe Systeme, die sich nach bestimmten Bedürfnissen und Grundeinstellungen selbst steuern. Die Kenntnis der individuellen und sozialen Steuerungsmechanismen erlaubt effektive Interventionsmaßnahmen, die von den Systemen dann angenommen werden, wenn sie ihnen eine bessere Problemlösungsfähigkeit, mehr Wohlbefinden und Sicherheit bringen als das bisherige Verhalten. Wenn also beispielsweise Kenntnisse über die individuellen Motive, Bedürfnisse, Zielsetzungen, Fähigkeiten, aber auch Hemmungen in Bezug auf die Arbeitstätigkeit bestehen, dann kann einem Arbeitssuchendem eher geholfen werden, als wenn er ohne Ansehen seiner Person mit einem Bedarf von Außen konfrontiert wird, verbunden mit dem impliziten Bescheid: „Wenn dieses Angebot für Sie nichts ist, dann können wir Ihnen nicht weiterhelfen." Selbstverständlich gehört zu der individuellen Motivforschung auch eine effektive Intervention, die in einem individuellen oder Gruppengespräch Hemmungen beseitigt und das Arbeitspotenzial kreativ anregt und modelliert.

Auch in sozialen Organisationen bestehen in der Regel rigide Berufsstrukturen, so dass für die Organisation höchst gewinnbringende Berufsbilder nicht erkannt werden. Wenn sich eine Arbeitsvermittlung nur auf den Ist-Zustand konzentriert (z. B. Angebot und Nachfrage nach Stellen) und nicht in der Lage ist, sich aktiv in die Strukturierung des

Arbeitsmarktes einzubringen, dann unterdrückt sie ihre vorhandenen Potenzen und steht sich selbst im Weg. Die kreative und eigenaktive Betätigung von sozialen Organisationen, die Problemlösungen anstreben, verläuft in der Regel in drei Richtungen:

a) Die Selbstorganisation der eigenen Institutionen und Arbeitsbereiche modifiziert sich hin zur Herstellung von Bedingungen für die eigenaktive Problemlösung, z. B. durch Abbau bürokratischer und dogmatischer Schranken.

b) Die Organisation öffnet sich in Analyse und Intervention der individuellen Verhaltenssteuerung und -intervention, d. h. die beteiligten Menschen werden in ihren Motiven und Hemmungen wahrgenommen und es wird ihnen so begegnet, dass die Eigenkompetenz und individuelle Fähigkeit stimuliert werden.

c) Die Organisation analysiert den Bedarf in kooperierenden Organisationen und bietet übergeordnete Problemlösungen an, z. B. indem Spezialisten im Arbeitsamt neue Berufsbilder in Kooperation mit Arbeitgebern und Angestellten erarbeiten.

Informationen werden nicht in unterschiedliche Wissensbereiche zerstreut, sondern gebündelt, so dass sich interaktive und vernetzte Problemlösungen ergeben, indem beispielsweise unterschiedliche Abteilungen in den Arbeitsämtern Informationen zusammenführen für eine qualifizierte computergestützte Arbeitsvermittlung.

Interaktives Netzwerk zur Anregung der Arbeitsaktivität im Berufsleben

Das hier vorgestellte vernetzte System der Arbeitsaktivierung, das beispielsweise bei der Bundesanstalt für Arbeit in Nürnberg realisiert werden kann, geht von einem aktiven, sich selbst organisierenden Menschen und von einer Eigenaktivität der problemlösenden Institutionen aus. Es setzt größten Wert auf Kreativität sowohl in der Zusammenarbeit mit dem Arbeitssuchenden, als auch in der interaktiven Gestaltung neuer Berufsbilder in Arbeitsorganisationen. Nur auf diese Weise ist in einer globalisierten Weltwirtschaft, in der die Arbeitsorganisationen auf Rationalisierung und Gewinnmaximierung ausgerichtet sind, das Arbeitslosenproblem in den Griff zu bekommen.

Im Folgenden wird ein interaktives System skizziert, das aus unterschiedlichen Arbeitsbereichen besteht und in dem die einzelnen Abteilungen nicht mit so vielen Aufgaben belastet sind, dass sie unfähig werden, produktiv zu sein. Dabei soll die Tätigkeit einer Abteilung für die Tätigkeit der anderen Abteilung nützlich und sogar notwendig werden. Wenn beispielsweise in einer Abteilung der Bedarf an neuen Berufsbildern ermittelt wird, dann kann die Arbeitsvermittlung befähigte Interessenten in eine gezielte Schulung für solche Berufsbilder vermitteln.

Im Rahmen einer interaktiven Organisation sind die Abteilungen nicht dogmatisch auf bestimmte Aufgaben fixiert, sondern einem permanenten Wandel unterzogen. Lokale Interaktionsnetze (z. B. das Arbeitsamt Heidelberg, Bochum, Berlin oder München) arbeiten miteinander und im zentralen Organisationsnetz (dem Bundesamt für Arbeit in Nürnberg) eng zusammen. Um das organisatorische Netzwerk Anregung der Arbeitsaktivität im Berufsleben funktionsfähig zu machen, ist es nötig, es in acht hocheffektive Abteilungen, die miteinander eng kooperieren, zu gliedern.

Hier soll zunächst das Grossarthsche Organisationsmodell graphisch veranschaulicht werden, um es dann inhaltlich zu erklären.

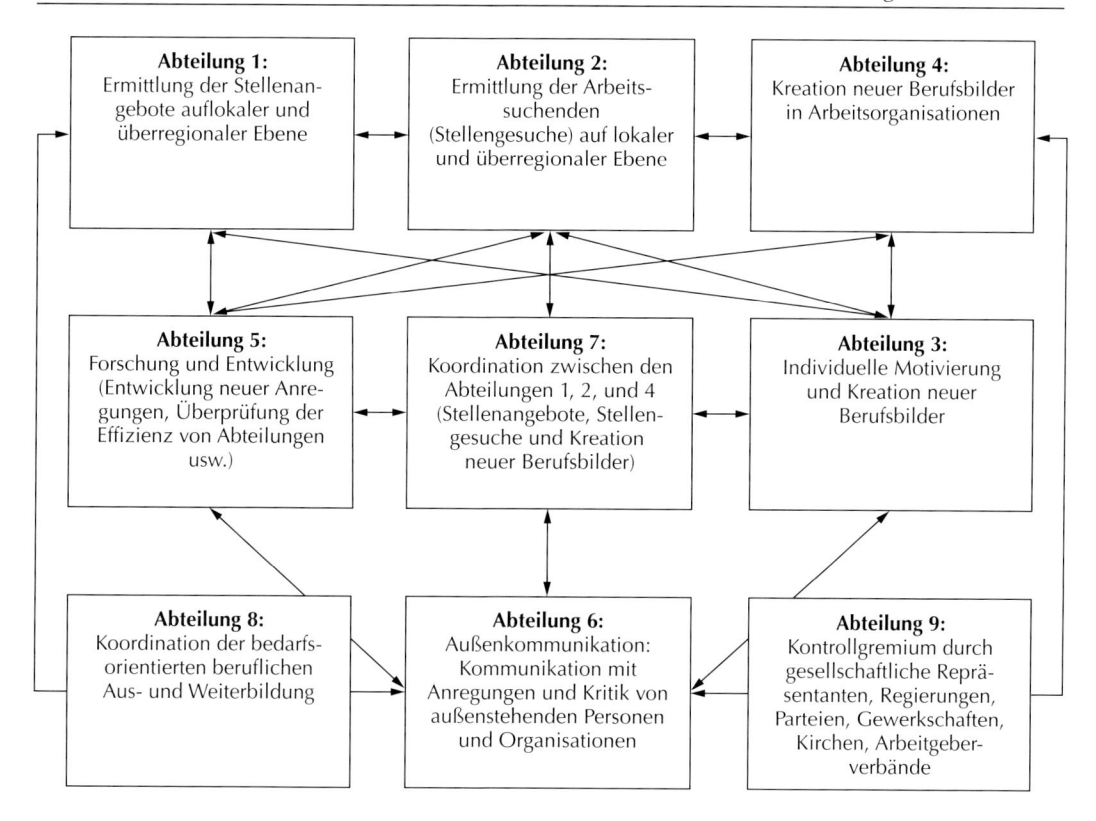

5.3 Individuelle und soziale Selbstregulation

Abteilung 1: Ermittlung der Stellenangebote auf lokaler und überregionaler Ebene

Abteilung 2: Ermittlung der Arbeitssuchenden (Stellengesuche) auf lokaler und überregionaler Ebene

Abteilung 4: Kreation neuer Berufsbilder in Arbeitsorganisationen

Abteilung 5: Forschung und Entwicklung (Entwicklung neuer Anregungen, Überprüfung der Effizienz von Abteilungen usw.)

Abteilung 7: Koordination zwischen den Abteilungen 1, 2, und 4 (Stellenangebote, Stellengesuche und Kreation neuer Berufsbilder)

Abteilung 3: Individuelle Motivierung und Kreation neuer Berufsbilder

Abteilung 8: Koordination der bedarfsorientierten beruflichen Aus- und Weiterbildung

Abteilung 6: Außenkommunikation: Kommunikation mit Anregungen und Kritik von außenstehenden Personen und Organisationen

Abteilung 9: Kontrollgremium durch gesellschaftliche Repräsentanten, Regierungen, Parteien, Gewerkschaften, Kirchen, Arbeitgeberverbände

Abteilungen und ihre Interaktion im lokalen und zentralen Netzwerk der Anregung von Arbeitsaktivität im Berufsleben

Welche Vorteile hat das hier dargestellt interaktive Netzwerk von flexiblen Abteilungen (flexibel deswegen, weil jede Abteilung permanent weiterentwickelt wird)? Zunächst ermöglicht die Arbeitsteilung in den einzelnen Abteilungen eine zunehmende Spezialisierung, es wird einer systematischen Überforderung der Abteilungen durch unterschiedliche und nicht zu bewältigende Aufgaben entgegengewirkt.

So kann beispielsweise die Abteilung 1, die sich systematisch auf die Ermittlung der Verhältnisse des lokalen und überregionalen Bereichs spezialisiert, exakt die Kriterien des Stellenangebots standardisiert erfassen, z. B. in Bezug auf berufliche Ansprüche an Ausbildung und individuelle Qualitäten (etwa Flexibilität und professioneller Kundenkontakt).

Die Abteilung 2 spezialisiert sich auf die Arbeitssuchenden, stellt z. B. fest, welche Qualifikationen geboten werden und welche Berufsvorstellungen vorherrschen.

Die Abteilung 3 spielt im Netzwerk ebenfalls eine sehr wichtige Rolle. Diese Abteilung spezialisiert sich einerseits auf Langzeitarbeitslose mit niedriger Schul- oder Berufsausbildung, andererseits auf Arbeitslose mit hoher beruflicher Qualifikation, die aufgrund persönlicher Probleme stellenlos und schwer vermittelbar sind. Dabei wird durch intensive und geschulte Gesprächsführung (die in der Abteilung 5 für Forschung und Entwicklung erarbeitet wird) die individuelle Vorstellung und Motivation für eine berufliche Aktivität, aber auch die bestehende Hemmung ermittelt. Gleichzeitig werden Gesprächsmethoden angewandt, die die kreative Eigenaktivität fördern mit dem Ziel, individuelle Fähigkeiten und Motive mit beruflichen Anforderungen zu vereinbaren. Wir konnten in einem randomisierten Experiment zeigen, dass ca. 30% der untersuchten Langzeitarbeitslosen nach einem Gespräch von ein bis zwei Stunden Dauer nicht nur in der Lage waren, ein eigenes Berufsbild zu kreieren, sondern auch in ihrer selbständigen Arbeitstätigkeit innerhalb der nächsten fünf Jahre im Durchschnitt sieben weiteren Personen Arbeit geben konnten [27]. Für die Motivation im Berufsleben und vor allem für die Kreation neuer Berufsbilder hat sich das von uns entwickelte Autonomietraining zur Anregung der individuellen und sozialen Selbstregulation als außerordentlich nützlich erwiesen.

Die Abteilung 4 untersucht Arbeitsplätze, um den Bedarf an der kreativen Entwicklung neuer Berufsbilder in Arbeitsorganisationen zu ermitteln, etwa indem Interviews mit Mitarbeitern und Abteilungsleitern durchgeführt werden. Häufig sind bestimmte Arbeitsplätze bürokratisch oder nach bestimmten Gewohnheiten gestaltet, während die objektive Problemlage zusätzlich neuer Berufsbilder und Arbeitsbereiche bedarf. Es stellt sich nämlich immer wieder heraus, dass Organisationen in ihrer Funktion gerade durch das Fehlen von bestimmten Arbeitsaktivitäten, das sie häufig selbst noch nicht erkannt haben, funktional relativ ineffizient sind. So sind beispielsweise Patienten mit schweren chronischen Erkrankungen mit einer hoch effektiven klinischen Medizin konfrontiert, bleiben aber sozial und seelisch völlig unbetreut. Allein daraus ergibt sich ein großes Betätigungsfeld für junge, ausgebildete Arbeitslose.

Die Abteilung 4 hat nicht nur die Aufgabe, neue Berufsbilder zu entwickeln, sondern auch die der Informationsvermittlung an die zuständigen Arbeitsorganisationen, so dass diese in der Interaktion mit der Abteilung ihren Bedarf bei der Abteilung1 anmelden können.

Abteilung 5, Forschung und Entwicklung, ermittelt die Effizienz und Kooperation der Abteilungen, erforscht und entwickelt neue Kommunikationsformen und gibt macht den Abteilungen hinsichtlich ihrer Flexibilisierung Vorschläge und bekommt von diesen Beschreibungen vorhandener Probleme und Anregungen. Die Abteilung Forschung und Entwicklung gibt nicht nur wissenschaftliche Ratschläge, sie wird auch an ihrer Effizienz gemessen, z.B. inwieweit sie den Erfolg in anderen Abteilungen mit ermöglicht. Eine besonders intensive Zusammenarbeit besteht zwischen den Abteilungen Forschung und Entwicklung und Abteilung 3 (individuelle Motivation und Kreation neuer Berufsbilder). Die Erfahrung mit der konkreten Motivierung, etwa von Langzeitarbeitslosen ohne berufliche Ausbildung, wird zum Gegenstand wissenschaftlicher Betrachtung, während die wissenschaftliche Anregung die Basis für die Weiterbildung der in der Abteilung 3 tätigen Personen darstellt.

Abteilung 6 beschäftigt sich mit den Anregungen und der Kritik von Personen, Organisationen und Gruppen (z.B. von Wissenschaftlern, Journalisten, Politikern, Arbeitgebern und Gewerkschaften) mit dem Ziel, die Anregungen zu analysieren, brauchbare Vorschläge zu integrieren und Kritik zu widerlegen, wenn die Fakten und Ergebnisse ihr widersprechen oder auch Anregungen an die richtigen Adressaten (z.B. Parteien, Arbeitgeberverbände, Gewerkschaften, Ministerien) weiterzuleiten. Bis heute sind unterschiedliche Kritiken von unterschiedlichen Personen und Repräsentanten, die sehr ernst zu nehmen sind, weder systematisch erfasst, noch auch nur von den Entscheidungsträgern zur Kenntnis genommen worden. Wenn sie zur Kenntnis genommen werden, dann besteht wiederum die Gefahr, dass das Kind mit dem Bade ausgeschüttet wird, indem Entscheidungen unreflektiert hinsichtlich ihrer Konsequenzen durchgesetzt werden. Die gesammelten Dokumente in der Abteilung 6 können für die Abteilung 5 (Forschung und Entwicklung), aber auch in allen anderen Abteilungen (z. B. für die Verbesserung der Erfassung von offenen Stellen) von Bedeutung sein.

In der Abteilung 7 findet die Koordination zwischen den Abteilungen statt. Hier werden die Informationen der Abteilungen 1, 2 und 4 zusammengebracht und die aktive Arbeitsvermittlung durchgeführt. In der Abteilung 7 wird der Arbeitssuchende sowohl regional als auch überregional auf offene Stellen verwiesen, die auf sein Berufs- und Motivationsprofil passen, als auch mit den neuen Berufsbildern bekannt gemacht, die in der Abteilung 4 ermittelt wurden. Wenn nötig, kann eine Person in die Abteilung 3 (Motivation) vermittelt werden, wo sie die eigenen Fähigkeiten und Interessen expliziert, oder in die Abteilung 8, wo eine gezielte und bedarfsorientierte Aus- und Weiterbildung eingeleitet wird, die sowohl den individuellen Interessen und Fähigkeiten als auch dem Bedarf am Arbeitsmarkt entspricht.

In der Abteilung 8 fließen Informationen über den regionalen und überregionalen Arbeitsbedarf zusammen, so dass Aus- und Weiterbildungsinstitute koordiniert auf ihre Qualität hin überprüfbar und gegebenfalls selbst weiterqualifiziert werden können. Bisher besteht hinsichtlich des Weiterbildungsangebots ein völliges Chaos. Es wird beispielsweise für Berufe ausgebildet, für die es keinen Bedarf auf dem Arbeitsmarkt gibt und gleichzeitig bleiben die Individualität und die speziellen Fähigkeiten einer Person unberücksichtigt.

In der Abteilung 9 überprüfen Repräsentanten unterschiedlicher gesellschaftlicher Organisationen die Effekte des Netzwerks zwischen der Bundesanstalt für Arbeit und den regionalen Arbeitsämtern, bringen eigene Vorschläge und Kritiken vor und stellen sich den Erwartungen, die das Netzwerk an sie selbst richtet.

Das gesamte Netzwerk wird einerseits von einem außenstehenden wissenschaftlichen Beirat kontrolliert und nach innen von einem Vorstandsgremium und einem Vorstandvorsitzendem geleitet. Der Vorstandsvorsitzende hat dabei keineswegs eine unkontrollierbare Weisungsbefugnis, durch die er möglicherweise die sich selbst regulierende und aktivierende Tätigkeit der einzelnen Abteilungen hemmen könnte. Er wird nämlich durch den wissenschaftlichen Beirat und die gesellschaftlichen Repräsentanten ständig kontrolliert, besonders in Hinblick auf die Frage, inwieweit er die eigenaktive Aktivität des Netzwerkes in Richtung Effizienz anregt.

Innerhalb der Abteilungen ist jeder Angestellte aufgerufen, Verbesserungen vorzuschlagen, so dass sich das Netzwerk permanent auch von innen heraus regeneriert und weiterentwickelt.

Aus der Fülle der Anregungen, die entweder eine hohe Motivation oder eine starke Hemmung der Arbeitsaktivität auslösen, sollen hier exemplarisch zwei mit empirischen Ergebnissen aufgrund der Methode der prospektiven Interventionsstudie dargestellt werden.

Wir haben aus einer großen Anzahl von männlichen und weiblichen Personen, die zum Zeitpunkt der Untersuchung im Alter zwischen 30 und 35 Jahre alt waren, zwei extrem entgegengesetzte Gruppen gebildet und zehn Jahre lang regelmäßig nachuntersucht.

Die beiden Gruppen waren jeweils durch ein bestimmtes Verhaltenssystem der Personen charakterisiert:

Gruppe A:

a) Die Personen haben eine starke Bindung ans Elternhaus (meistens an einen bestimmten Elternteil). Damit verbunden ist sowohl die höchste Lust- und Sicherheitserwartung, als auch eine große Angst, sich sozial oder innerlich zu distanzieren.

b) Die Personen haben keine Erfahrung hinsichtlich einer positiven Integration ihrer Fähigkeiten mit beruflichen oder gesellschaftlichen Anforderungen.

c) Die Personen haben in keiner beruflichen Ausbildung oder Tätigkeit das Gefühl von Lust, Anerkennung und Sicherheit, das sie motiviert, sich vom Elternhaus weg, nach außen hin zu bewegen (nach dem Motto: „Nichts wie raus!").

d) Die Personen haben Angst, bei einem mit elterlichen Erwartungen nicht-konformen Verhalten hinsichtlich beruflicher Interessen oder Tätigkeiten entwertet zu werden (z. B.: „Aus Dir wird nichts, die anderen sind besser als du.").

Gruppe B:

a) Die Personen haben eine positive emotionale Bindung ans Elternhaus, aber gleichzeitig ein starkes Motiv, soziale Bindungen von subjektiv größter Bedeutung aufzubauen.

b) Die Personen haben schon relativ früh erfahren und positiv erlebt, dass ihre Fähigkeiten in bestimmten Bereichen mit beruflichen und gesellschaftlichen Anforderungen zu vereinen sind.

c) Die Personen haben in Hinblick auf die Ausbildung oder die Ausübung des Berufs das Gefühl von Lust, Anerkennung und Sicherheit. Sie sind motiviert, sich beruflich stets weiterzuentwickeln.

d) Die Personen werden im beruflichen Leben vom Elternhaus unterstützt und anerkannt.

e) Wenn im Elternhaus Negationen oder ungenügende Anerkennung sowie Bindungserwartungen vorherrschen, dann lassen sich die Personen darauf nicht ein und verstärken ihre beruflichen Interessen, um selbständig zu werden (nach dem Motto: „Nichts wie raus!").

Die folgende Tabelle zeigt die enorme Auswirkung der sozial-familiären Interaktion auf die Dauerarbeitslosigkeit bei jungen Leuten. In einer prospektiven Interventionsstudie (Datenerfassung 1975–1985) konnten wir den Zusammenhang zwischen der Beziehung zum Elternhaus, der sozialen Unterstützung im Beruf, der Integration persönlicher Fähigkeiten mit Anforderungen und der Dauerarbeitslosigkeit zeigen:

Die Ergebnisse zeigen, dass die Wechselwirkung zwischen dem Elternhaus, der persönlich entfalteten Disposition und der sozialen Unterstützung in der beruflichen Entfaltung von allergrößter Bedeutung bei der Entstehung von Dauerarbeitslosigkeit bzw. Arbeitsaktivität ist. Auch der Grad der Selbstregulationsfähigkeit, also der individuellen Aktivität, die Wohlbefinden und Problemlösung hervorruft, korreliert stark mit dem Prozentsatz der Dauerarbeitslosigkeit [27].

5.3 Individuelle und soziale Selbstregulation

	N 1 = männ- lich 2 = weiblich	Durch- schnittliches Alter im Jah- re 1975 (zwischen 30 und 35 Jahren)	Anzahl der Personen, die zehn Jahre dauer- arbeitslos waren	Anzahl be- schäftigter Personen (Anzahl der Arbeitsjahre in den letz- ten zehn Jahren)
Gruppe A: Starke Bindung ans Elternhaus, kein Erlebnis positiver Integration eigener Fähigkeiten mit beruflichen oder gesellschaftlichen Anforderungen, kein Gefühl von Lust, Anerkennung und Sicherheit durch berufliche Tätigkeit, Angst vor Entwertung bei nicht-konformem Verhalten im Elternhaus	275 1 = 151 2 = 124	33,5	147	128 (5,6)
Gruppe B: Emotional positive, aber gelöste Bindung ans Elternhaus, starkes Motiv, in der Gegenwart soziale Bindugen von subjektiv allergrößter Bedeutung aufzubauen, Erlebnis, dass Fähigkeiten mit beruflichen und gesellschaftlichen Anforderungen vereinbar sind, Lust, Anerkennung und Sicherheit durch die Ausübung des Berufs, Unterstützung, Anerkennung und Bewunderung vom Elternhaus im beruflichen Leben, bei Bedrohung der Autonomie Verstärkung der beruflichen Interessen, um selbstständig zu werden.	275 1=151 2=124	32,9	4	271 (9,8)

Beide Gruppen sind nach Alter, Geschlecht, beruflicher Ausbildung, Ehestand und Schichtzugehörigkeit vergleichbar, überdies auch hinsichtlich Bildung, Ausbildung und Schichtzugehörigkeit der Eltern.

Wir wollten überprüfen, ob das Verhalten von Personen der Gruppe A durch Autonomietraining veränderbar ist. Eine randomisierte Gruppe mit stark ausgeprägten Eigenschaften dieses Verhaltensmusters bekamen im Jahr 1975 ein bis zwei Stunden Autonomietraining. Dabei wurde bei den Probanden folgendes angeregt:

1. Eine Auflösung der Ambivalenz gegenüber den Eltern, indem sie auf der einen Seite die Liebe und Zuneigung zu den Eltern eindeutig annehmen, um dann andererseits die Hemmungen und Entwertungen der Eltern bei nichtkonformem Verhalten diesen gegenüber ebenfalls eindeutig erleben zu können. Dies hatte eine eindeutige Distanzierung von solchen elterlichen Erwartungen, die die Außenorientierung blockieren, zur Folge.

2. Ein Nachdenken über eigene Fähigkeiten, bei denen eine lustvolle Integration mit sozialen und gesellschaftlichen Erwartungen vorstellbar ist.

3. Ein Nachdenken über Realisierungsmöglichkeiten beruflicher Wünsche und Vorstellungen, verbunden mit dem Entwerfen von Strategien gegen erlebte Hemmungen.

Wir führten ein randomisiertes Interventionsexperiment mit Autonomietraining durch bei Personen mit nicht aufgelöster Bindung zum Elternhaus, fehlender sozialer Unterstützung bei der Ausbildung der beruflichen

	N 1 = männlich 2 = weiblich	Durchschnittliches Alter im Jahre 1975 (zwischen 30 und 35 Jahren)	Anzahl der Personen, die zehn Jahre dauer-arbeitslos waren	Anzahl der beschäftigten Personen (Anzahl der Arbeitsjahre in den letzten zehn Jahren)
Gruppe A mit Autonomietraining	45 1 = 24 2 = 21	34,9	11	34 (8,2)
Gruppe A (Kontrollgruppe ohne Autonomietraining)	45 1 = 24 2 = 21	35,6	26	19 (5,2)

Beide Gruppen sind nach Alter, Geschlecht, beruflicher Ausbildung, Ehestand und Schichtzugehörigkeit vergleichbar.

Affinität und mangelhafter Integration zwischen Fähigkeit und Anforderung:

Die Ergebnisse zeigen, dass Personen, die im Autonomietraining lernen, sich positiv vom Elternhaus zu lösen, eine Integration von Fähigkeit und Anforderung anstreben und dafür vom Autonomietrainer eine soziale Unterstützung erfahren, in den darauffolgenden zehn Jahren bedeutend weniger arbeitslos bzw. in kürzeren Zeiträumen arbeitslos sind. Das Ergebnis unterstreicht die Bedeutung der Stimulierung einer eigenaktiven Selbststeuerung. Wenn Personen diese erlernen und emotional erleben, dann steuern sie sich in langen Zeiträumen zielgerichtet und gesundheitserhaltend hin zu erfüllender und nicht entfremdeter Arbeit.

Die Kritik an dieser Studie könnte lauten: a) eine sozialpsychologische Analyse und psychologische Intervention lenke ab von den wirklichen Ursachen der Arbeitslosigkeit, und b) es handle sich um zwei extreme Gruppen, wobei der größte Teil der Arbeitslosen nicht in das ausgeprägte Verhalten der Gruppe A hineinpasse.

Zu Kritik a): Wer diesen Vorwurf erhebt, denkt noch in veralteten Entweder-oder-Kategorien und begreift nicht das systemische Sowohl-als-auch. Das heißt, die psychologische Intervention ist eine zusätzliche Hilfe, die andere Überlegungen und Interventionen nicht ausschließt, sondern ergänzt.

Zur Kritik b): Wenn man die drei interaktiven Faktoren, die im Verhalten der Gruppe A enthalten sind, einzeln analysiert, dann zeigt sich empirisch, dass jeder Faktor für sich auch relevant ist und geradezu in einer Dosis-Wirkung Beziehung zum Prozentsatz der Dauerarbeitslosigkeit steht. Und das heißt, je stärker der Faktor ausgeprägt ist, desto mehr Dauerarbeitslose, besonders junge, gibt es in einer Population. Hier sollen die drei Faktoren noch einmal getrennt aufgeführt werden:

1. Lustvolle und sicherheitspendende Interaktion von Fähigkeiten und Anforderungen:

Je stärker eine Person fühlt, dass sie für ein vorhandenes oder ein noch zu kreierendes Berufsbild individuelle Fähigkeiten hat und je stärker ihr Motiv, die Integration zu verwirklichen (die gleichzeitig ein wichtiger Faktor für die eigene Selbstsicherheit und Identitätswahrnehmung ist), desto geringer der Prozentsatz der Arbeitslosen. Dieses Ergebnis zeigt, dass der Mensch ein aktives, aufgrund der sozialen Interaktion sich selbst steuerndes System ist und dass es ebenso wichtig sein kann, seine Selbststeuerung in die Richtung der Integration von individuellen Fähigkeiten und sozialen Anforderungen zu stimulieren, wie die Aufgabe, Angebot und Nachfrage auf dem Markt zu verwalten und zusammenzubringen.

2. Soziale Unterstützung, Förderung und Anerkennung der ausgeprägten und angelegten Fähigkeiten in der Sozialisation:

Je früher und stärker eine Anerkennung von Fähigkeiten geschieht, desto höher ist die Motivation, diese mit beruflichen Anforderungen zu integrieren. Je stärker eine entfremdete und fähigkeitsferne Arbeitsaktivität gefordert wird und je stärker die Androhung von Sanktionen bei Nichterreichung, desto größer ist die Scheu vor der Arbeit und der Prozentsatz der Arbeitslosigkeit.

3. Familiäre Fixierung und Bindung, verbunden mit der Angst, sich aus dem Elternhaus zu entfernen:

Je stärker die Angst ist, sich aus einer elterlichen Bindung zu lösen, von der höchste Sicherheit erwartet wird, um so größer die Tendenz, eine berufliche Aktivität zu verweigern. Wenn sie doch angenommen wird, wird sie kürzer ausgeübt und ist verbunden mit einer weitaus höheren Inzidenz von chronischen Erkrankungen wie Krebs und Herzinfarkt (dies im Vergleich zu einer Gruppe, die sich vom Elternhaus gelöst hat und den Beruf als Selbstverwirklichung erlebt).

In der systemischen Interaktionsanalyse werden Wechselwirkungen von Faktoren aus unterschiedlichen Bereichen erforscht und berücksichtigt. In einer prospektiven Interventionsstudie konnten wir den Zusammenhang zwischen erfolgloser Lösung vom Elternhaus, chronischer Erkrankung und Dauerarbeitslosigkeit (1975 – 1990) zeigen:

Die Ergebnisse zeigen, dass ein dauerhaft nicht befriedigtes Bedürfnis nach elterlicher Zuwendung, verbunden mit Resignation aufgrund der Unfähigkeit, durch das eigene Verhalten die erstrebte Nähe zu den Eltern doch noch zu erreichen, ein allergrößter Risikofaktor ist und mit einer erhöhten Inzidenz chronischer Erkrankungen und der Mortalität Hand in Hand geht.

Es zeigt sich ebenfalls ein zu erwartendes und trotzdem verblüffendes Ergebnis: Der höchste Prozentsatz von Dauerarbeitslosen in der frustrierten Gruppe, die die Abhängigkeit vom Elternhaus nicht aufgelöst hat, befindet sich bei den noch gesundgebliebenen, während in der Gruppe mit erfolgreicher Ablösung vom Elternhaus bei den Gesundgebliebenen eine geringere Dauerarbeitslosigkeit vorherrscht als bei den verstorbenen und chronisch kranken. Im Klartext heißt das, dass sich Personen, die unter höchstem Stress stehen, gesundheitlich schützen, wenn sie keine dauerhafte Arbeit aufnehmen, während Personen, die ihre Bedürfnisse in der Gegenwart befriedigen, gesünder bleiben, wenn sie regelmäßig arbeiten.

Wir führten daraufhin ein Interventionsexperiment durch:

Die Ergebnisse zeigen, dass das Autonomietraining in der Lage ist, eine erfolgreiche Auflösung der frustrierten Bindung an einen Elternteil zu bewirken. Damit ist der Prozentsatz der Gesundgebliebenen im Autonomietraining höher. Gleichzeitig können die Personen dauerhaft einer Arbeit nachgehen, ohne dabei krank zu werden.

Die Ergebnisse insgesamt zeigen, wie differenziert systemisch und interventional vorgegangen werden muss und kann, um so-

5. Individuelle und soziale Selbstregulation

	N	Lebt gesund	Lebt chronisch krank	Verstorben im Beobachtungszeitraum	Durchschnittliches Alter 1975 (zwischen 40 und 50 Jahre)
Gruppe I – Frustrierte, nicht erfolgte Loslösung vom Elternhaus: Bedürfnisse und Erwartungen von höchster gefühlsmäßiger Bedeutung in Bezug auf einen Elternteil sind chronisch angeregt und nicht befriedigt, verbunden mit innerer Resignation, die erstrebte Nähe zum Elternteil noch zu erreichen (blockierte Selbstregulation)	358	16,5 %	52,8 %	30,7 %	46,9
Davon mindestens zehn Jahre dauerarbeitslos, durchschnittlich 13,8 Jahre		47,5 %	4,2 %	6,4 %	
Gruppe II – Erfolgreiche Loslösung vom Elternhaus mit positiven Gefühlen zu den Eltern: Bedürfnisse von höchster emotionaler Bedeutung werden in der Gegenwart geäußert und befriedigt (flexible, bedürfnisbefriedigende Selbstregulation)	358	79,3 %	19,3 %	1,4 %	47,1
Davon mindestens 10 Jahre dauerarbeitslos, durchschnittlich 11,5 Jahre		0,4 %	7,2 %	60 %	

Beide Gruppen sind nach Alter, Geschlecht und einer großen Anzahl von physischen Risikofaktoren (z. B. Alkohol, Rauchen, Ernährung, durchschnittliches Alter der Eltern) vergleichbar.

	N	Lebt gesund	Lebt chronisch krank	Verstorben im Beobachtungszeitraum
Gruppe I mit Autonomietraining	55	56,4 %	25,5 %	18,2 %
Davon dauerarbeitslos		3,2 %	7,1 %	10 %
Kontrollgruppe: Gruppe I ohne Autonomietraining	55	14,5 %	45,5 %	40 %
Davon dauerarbeitslos		12,5 %	20,0 %	4,5 %

Beide Gruppen sind nach Alter, Geschlecht, einer großen Anzahl von physischen Risikofaktoren (z. B. Alkohol, Rauchen, Ernährung, durchschnittliches Alter der Eltern) vergleichbar.

wohl für die Aufrechterhaltung der Gesundheit als auch für eine humane Reduktion der Arbeitslosigkeit zu wirken.

Zum Abschluss sollen zwei Parallelbeispiele ohne und mit Autonomietraining als Intervention angedeutet werden:

1. Ohne Autonomietraining:

Herr F. hat lange Psychologie studiert, um schließlich mit hervorragendem Examen im Altern von 30 Jahren sein Diplom zu machen. Obwohl er im Anschluss eine hervorragende Dissertation schrieb, benötigte er erneut zehn Jahre, um sie zum Abschluss zu bringen. Kurz vor dem 40. Lebensjahr stellte er sich zum Gespräch. Er hatte eine enorme Angst vor jedem Abschluss, verbunden mit einer äußerst engen Mutterbindung und dem Gefühl, dass er beim Einstieg ins Berufsleben für immer aus dem Elternhaus gehen und die Mutter alleine lassen muss. Nach 12jähriger Arbeitslosigkeit nach der Promotion übernahm er eine leitende Stellung, die er vier Jahre lang ausübte, verbunden mit Angst, Depression, Unlust, Minderwertigkeitsgefühlen und Aufregung über Berufskollegen. Danach erkrankte er zunächst an Darmkrebs und bekam ein halbes Jahr danach einen Herzinfarkt. Der Junggeselle zog als schwerkranker Mann zu seiner alten, pflegebedürftigen und alleinstehenden Mutter.

2. Mit Autonomietraining:

Herr Z., ein promovierter Soziologe, berichtet im 38. Lebensjahr über große Ängste, ins Berufsleben einzusteigen. Die Analyse im Gespräch zeigt eine große Angst, sich dabei vom Elternhaus zu trennen und alleine in der Welt zu stehen und somit die Erwartungen seiner Mutter zu enttäuschen. Diese gab ihm das Signal: „Sei groß und geh' in die Welt!", aber auch: „Wenn Du das tust, verlierst Du meine Liebe und Zuneigung." Im Autonomietraining lernt er, hinsichtlich der Mutter eindeutig liebevolle Gefühle zu äußern, aber auch gleichzeitig die übertriebenen Erwartungen abzuweisen. Im Gespräch wird er nach seinen besonderen Fähigkeiten und die Möglichkeit der beruflichen Integration gefragt. Als Herr Z. mehrere Varianten erwähnt, wird er vom Trainer mit Anerkennung belohnt. Herr Z. bleibt drei Jahre arbeitslos, entwickelt dann originelle Konzepte in der Unternehmensberatung, stellt nach sechs Jahren zwölf Personen ein und fühlt sich rundum wohl.

Der wichtigste Beitrag seitens der interaktiven, synergistischen Intervention zur Verringerung der Arbeitslosigkeit ist die Eigenaktivierung des Arbeitslosen zur Selbstdefinition seiner beruflichen Laufbahn. Dabei können synergistische Effekte angeregt werden, indem durch Neugestaltung der Kommunikation neue Motive geweckt werden und eine Neuorganisation im beruflichen Selbstbild entsteht.

6. Störungsformen der Selbstregulation und ihre gesundheitlichen Auswirkungen

Die Selbstregulationsfähigkeit eines Menschen ist eine hoch sensible interaktive Funktion, die unterschiedliche Bereiche der menschlichen Tätigkeit integriert. Eingetretene positive oder negative Folgen von Eigenaktivitäten können der Verbesserung der Selbstregulation dienen. Es können aber auch Lebensereignisse, z. B. Schockerfahrungen, eintreten, die die Selbstregulationsfähigkeit über lange Lebensabschnitte hinweg hemmen oder sogar völlig blockieren. Auch unterschiedliche Kommunikationsformen können die Selbstregulationsfähigkeit viele Jahre behindern, etwa eine aus der Kindheit übernommene enge emotionale Beziehung zu einem Elternteil ohne erkennbare Realisierungsmöglichkeit für die angestauten und unbefriedigten Bedürfnisse. Unterschiedliche Erkrankungen können durch eine gehemmte Selbstregulation gefördert werden. In den folgenden Kapiteln sollen einige Beispiele aus unterschiedlichen Bereichen der menschlichen Tätigkeit und ihr Bezug zu Risikofaktoren für Krankheitsentstehung dokumentiert werden.

6.1 Traumatisierende Schockerlebnisse

Hier soll ein Syndrom beschrieben werden, dass mit akuten oder immer wiederkehrenden Schockerlebnissen und mit der interaktiven Entstehung unterschiedlicher chronischer Erkrankungen zusammenhängt. Ich nenne es das Abweisungs-Entwertungs-Syndrom, das Syndrom des Grossarthschen Typ-I-Verhaltens (siehe auch Kapitel 4).

1. Eine Situation, in der Geborgenheit, Wohlbefinden und Sicherheit herrscht, wird durch Erlebnisse aufgehoben, die eine massive Bedrohung, Entwertung, Abweisung, ein intensives Verlusterlebnis hervorrufen.

2. Aus dem Konflikt zwischen erstrebter Nähe und Geborgenheit zu einem Objekt und erlebter Abweisung und Entwertung durch dieses entsteht eine intensive Fixierung, d. h. emotionale Bindung an das abweisende Objekt. Gegenüber diesem entwickeln sich Bedürfnisse von höchster emotionaler Intensität, z. B. nach Anerkennung, Geborgenheit und Nähe zum Objekt.

3. Es wird immer wieder eine Nähe zum abweisenden Objekt gesucht (z. B. aufgrund der Erinnerung, dass es mit ihm auch schöne Situationen gab), wobei diese Aktivität regelmäßig zur Enttäuschung führt und zum Gefühl, vom Objekt nicht angenommen zu sein.

4. Die Bindung an das abweisende Objekt ist so ausgeprägt, dass die übrigen Objek-

te der Gegenwart eine nur sekundäre Bedeutung bekommt. Wenn eine Bindung entsteht, dann aufgrund der Ähnlichkeit zwischen dem primären und sekundären Objekt (z. B. zwischen der abweisenden Mutter und dem Ehemann). Kommt es auch in dieser Beziehung zur Abweisung, erinnert sie an die ersten Abweisungstraumata und verstärkt das Leiden (z. B. die Depression, Angst, Hoffnungslosigkeit und innere Verzweiflung).

5. Die Person versucht, das lange nachwirkende und subjektiv unerträgliche Abweisungsleiden durch unterschiedliche Verhaltensweisen und Einstellungen zu kompensieren, z. B. durch Drogen- oder Alkoholkonsum oder durch die Reaktion mit einer chronischen Erkrankung. So kann beispielsweise eine Patientin mit Brustkrebs der abweisenden Mutter unbewusst folgende Botschaft mitteilen: „Siehst Du Mutter, ich bin in meiner Fraulichkeit angegriffen, und Du musst keine Angst haben, dass mich Vater attraktiver als Dich findet." Eine Form der Kompensation ist auch eine extreme Selbstentwertung und verständnislose Härte gegen sich selbst: „Wenn ich mich selbst abweise, rechtfertige ich meinen Vater, der mich auch abgewiesen hat."

6. Wenn die Phase der Kompensation nicht das erstrebte Ziel erreicht, z. B. die liebevolle Zuwendung durch die abweisende Mutter, dann setzt die Phase der Dekompensation ein, in der das Motivation zu Wohlbefinden und Lust schwindet und die Unlust und innere Verzweiflung derart überwiegt, dass sich eine Todestendenz entwickelt. D. h., dass in der Situation der Unlust und Verzweiflung der Wunsch, lieber sterben als leben zu wollen, immer ausgeprägter wird.

7. Das in den Punkten 1–6 beschriebene Grossarthsche Syndrom der traumatisierenden Schockerlebnisse zeigt deutlich, dass die höchste Lusterwartung in der Kommunikation bei Objekten aus der Vergangenheit lokalisiert ist und dass die Gegenwart trotz aller Bemühungen zu immer intensiveren Unlustgefühlen und zum Zusammenbruch kompensatorischer Mechanismen führt. Diesen Zustand beschreiben wir als *negative Lustdifferenz* (dieser Zustand korreliert stark mit dem im Kapitel 4 beschriebenen Typ-I-Verhalten). Die negative Lustdifferenz definiert also den Zustand, dass die nicht mehr erreichbaren Objekte der Vergangenheit eine größere emotionale Bedeutung haben als alle Objekte der Gegenwart.

Ein Fallbeispiel für das Abweisungs-Entwertungs-Kompensations-Dekompensations-Syndrom:

Frau B. ist 47 Jahre alt, bekam im Alter von 42 Jahren Brustkrebs. Sie wuchs bis zum neunten Lebensjahr bei Vater und Mutter auf, danach zogen die Eltern berufsbedingt in eine andere Stadt und ließen das Kind bei der Großmutter. Zwei Jahre später trennten sich die Eltern. Die ersten Erinnerungen an die Mutter stammen aus dem 3.–5. Lebensjahr und beziehen sich auf äußerst angenehme Erlebnisse: „Ich fühlte mich im Bett der Mutter überglücklich und geborgen. Einmal gab es ein fürchterliches Gewitter, das ich in der Nähe der Mutter als überhaupt nicht bedrohlich wahrgenommen habe." Nach dem fünften Lebensjahr reagierte die Mutter auf die Tochter zunehmend mit völlig unvermittelten Wutausbrüchen, die in der Regel irgendwelche Kleinigkeiten als Vorwand für Vorwürfe hatten. Damit schaltete die Mutter immer wieder den Vater ein und verlangte von diesem, die kleine B. zu schlagen. Sie wurde von beiden Eltern regelmäßig geprügelt und danach zur Strafe isoliert und aus der Beziehung mit den Eltern für einige Zeit ausgeschlossen. Dies erlebte sie als fürchterlich schmerzlich, verband es aber auch mit der Neigung, sich selbst zu beschuldigen, wieder einmal etwas Böses angestellt zu haben. Wenn die Eltern plötzlich und meistens unerwartet Zuneigung zeigten, fühlte sich die kleine B. für kurze Zeit überglücklich, aber auch zunehmend angespannt in der Erwartung, plötzlich wieder bestraft zu werden.

Schon in der Schule und später im Erwachsenenleben entwickelte Frau B. eine extreme Angst, etwas Falsches zu tun oder zu äußern. So schreibt sie ihre Vorträge auf und korrigiert diese immer wieder in der Angst, es könnte irgendetwas falsch sein, so dass eine große Strafe und unerträgliche Isolation die Folge sein könnten. Später heiratete sie einen Mann, der sie mal abgewiesen, mal angenommen hatte, und bekam mit ihm zwei Kinder. Irgendwann ging es gefühlsmäßig nicht mehr und Frau B. trennte sich von ihm. Dabei wurde der Mann aggressiv und äußerte Vorwürfe. Diese Entwertung erinnerte Frau B. an die erlebte Entwertung in der Kindheit und sie geriet unvermutet über längere Zeiträume in schwere Depressionen. Kurz danach erkrankte sie an Brustkrebs.

Das Hauptthema von Frau B. in Vergangenheit und Gegenwart war und ist es, ob sie von ihren Eltern trotz vieler Abweisungen letztlich doch geliebt und akzeptiert wurde oder nicht. Wenn das erste der Fall wäre, könnte sie sich vorstellen, eine Lebensenergie aufzubringen. Sie glaubt, dass die Mutter eifersüchtig auf sie war, weil der Vater sie manchmal besonders bevorzugt hat, glaubt aber auch, dass der Vater in der frühen Kindheit sexuelle Annäherungen versucht hat. Die Liebe und Zuneigung der Mutter wäre ihr viel wichtiger als die Liebe des Vaters, auch wenn diese ebenfalls wichtig wäre. Der schlimmste Stress, so Frau B., ist vielleicht doch nicht die Abweisung und Entwertung ihrer Person und die kontinuierliche Nicht-Befriedigung ihrer Liebesbedürfnisse, sondern vielmehr der erlebte Schock im Umschwung von Harmonie in Bedrohung und Aggression. Dieser erlebte Schock blockiert sie bis heute, etwas eigenverantwortlich und autonom zu leisten, ohne massive Angst haben zu müssen, alles was sie tut, könnte falsch sein und somit zur Ursache einer Abweisung und eines Angriffs auf sie werden.

Als Frau B. erfuhr, dass sie an Brustkrebs erkrankt war, träumte sie, der Mutter dies mitzuteilen, verbunden mit der unterschwelligen Botschaft: „Jetzt kannst Du, liebe Mama, deine Tochter so lieben und annehmen wie sie ist, und brauchst keine Angst zu haben, dass der Vater dich entwertet, indem er mich mehr liebt als dich."

Frau B. hat nun zwei Entwicklungsmöglichkeiten:

a) Sie dekompensiert, indem sie aufgrund des Auftretens von Metastasen, wegen neuer Enttäuschungen mit den Kindern oder im Beruf, aufgrund von neuen Abweisungserlebnissen durch die noch lebende Mutter usw. zum unbewusst oder auch bewusst gesteuerten Ergebnis kommt, dass das Leben zu viel Unlust bringt und dass die emotional intensivsten Liebesbedürfnisse hinsichtlich ihrer Mutter nie mehr befriedigt werden und dass die erlernten Hemmungen jeder selbstregulatorischen Eigenaktivität im Wege stehen. Im Zustand der Dekompensation könnte es zu massivem psychischen Leid kommen und letztlich zur akzeptierten Todestendenz. Diese innere Dramatik ist nicht etwa mit äußerer Hyperaktivität verbunden, z. B. einem hysterischen Schrei nach Hilfe, sondern eher mit einer von außen beobachtbaren Kälte, Hemmung und Leblosigkeit. Etwa nach dem Motto: „Ein ungelebtes Leben verabschiedet sich im Stillen und hat mit dem erfüllten Leben nichts mehr zu tun."

b) Die Alternative ist die eigenaktive Überwindung der negativen Lustdifferenz und der systematische Aufbau von Aktivitäten, die neue Bedingungen herstellen, auf die Wohlbefinden, Lust und Sicherheit folgen.

Frau B. ist im Autonomietraining mit der Absicht, zweierlei zu überwinden: 1. die schweren, traumatisierenden, ein Leben lang anhaltenden Schockerlebnisse aus der Kindheit im Elternhaus, 2. den Zustand, dass sie ihre Eltern, v. a. die Mutter, stark lieben will, aber diesen nicht so nahe kommen kann, wie sie es sich ersehnt (der Vater ist verstorben, die Mutter ist Patientin einer psychiatrischen Anstalt).

Im Autonomietraining lernt Frau B. folgendes:

a) Alle positiven Gefühle, die sie für Mutter und Vater empfinden kann, innerlich zuzulassen und an diese symbolisch zu senden.

b) Auch der Mutter beim Besuch im Krankenhaus, soweit es geht, die positiven Gefühle für sie mitzuteilen.

c) Die erlebten Traumata in ihren negativen Auswirkungen wahrzunehmen, aber auch als aus der Verhaltensstruktur der Eltern stammend und nicht als von ihrer eigenen Person verursacht zu begreifen.

d) Dort, wo das Bedürfnis besteht, sich auch von den Eltern aufgrund ihres Verhaltens zu distanzieren.

e) Dass es zwei Verhaltensmodelle gibt: 1. Sie bleibt auf die Eltern und die Traumata fixiert und nimmt sich jegliche Möglichkeit zur Selbstregulation 2. Sie entwickelt unterschiedliche Aktivitäten, um unterschiedliche Quellen von Lust und Wohlbefinden zu erschließen.

Die oben genannten Ziele sind aus der Selbstdarstellung von Frau B. im Gespräch mit ihr abgeleitet und als Fragen wiederum an Frau B. gestellt worden. Sie bejahte sie und hat sodann eine Motivation zu ihrer Realisierung entwickelt.

Etwa: „Könnte Sie sich vorstellen, dass sie in der Zukunft zwischen zwei Verhaltensmodellen wählen können, nämlich entweder Sie bleiben an das Schockerlebnis gebunden, oder Sie entwickeln neue Aktivitäten, um neue Quellen von Wohlbefinden und Lust zu erschließen?". Wenn die befragte Person bejaht, wird sie nach unterschiedlichen Aktivitäten, die in diese Richtung weisen, befragt, oder sie nimmt sich in Zukunft vor, unterschiedliche Aktivitäten zur Erlangung von Wohlbefinden zu entwickeln.

Wenn das Autonomietraining Erfolg hat, kann eine Person aus der Phase der Kompensation oder gar der Dekompensation mit negativer Lustdifferenz in die Phase der kontinuierlichen oder neurotischen positiven Lustdifferenz kommen. In dieser Phase ist der Krankheitsverlauf wesentlich positiver als in der Phase der Dekompensation.

Neben dem oben beschriebenen Abweisungs-Entwertungs-Kompensations-Dekompensations-Modell des Typ-I-Verhaltens gibt es auch die negative Lustdifferenz im Rahmen des Typ-II-Verhaltens. Dieses Verhalten nennen wir das Bindungs-Objektentwertungs-Syndrom des Grossarthschen Typ-II-Verhaltens. Hierbei ist eine Person überzeugt, dass sie von einem Objekt der Vergangenheit, z. B. Mutter oder Vater, zu dem die Beziehung durch Verlust oder Trennung beendet worden ist, derart intensiv angenommen und geliebt wurde, wie dies von keinem Objekt in der Gegenwart mehr geschehen kann. Auch die wichtigsten emotionalen Bedürfnisse nach Lust und Wohlbefinden sind auf das idealisierte Objekt der Vergangenheit ausgerichtet, so dass die Objekte der Gegenwart eher als unvollkommen oder gar als störend, als eine Bedrohung und als Anlass zu hilfloser Aufregung wahrgenommen werden.

Im Gegensatz zur negativen Lustdifferenz gibt es aber auch die positive Lustdifferenz. Diese ist gegeben, wenn die Objekte der Gegenwart eine hohe emotionale Bedeutung haben und zum Handeln stark motivieren. Die positive Lustdifferenz kann in zwei Formen auftreten.

Die eine Form ist eine *kontinuierliche und sozial angepasste Form*. Hierbei wurde das Kind von den Eltern weder abgewiesen, noch übermäßig gebunden, aber in allen Situationen liebevoll anerkannt und in seiner sozialen Kommunikation und Selbständigkeit unterstützt. Die Person kann sowohl ihre Eltern als auch Objekte der Gegenwart lieben und anerkennen und erlebt weder Abweisungs- noch Trennungsleid. Solche Personen haben eine ideale Erziehung erlebt, die aus folgenden Sachverhalten besteht:

1. Das Kind wurde von den Eltern geliebt, anerkannt und akzeptiert. Wenn die Eltern eine traumatisierende Kindheit hatten, haben sie durch liebevolle Zuneigung zu ihrem Kind und Identifikation mit diesem die eigene Kindheit nochmals erlebt, nun aber als die positiv erwünschte. Wenn ihre Kindheit positiv war, dann konnten sie diese Erfahrungen an das Kind weitergeben.

2. Das Kind wurde in seinen Kommunikationstendenzen mit der sozialen Umwelt und in seiner emotionalen Autonomie akzeptiert, unterstützt und nicht behindert durch Entwertung oder egoistische Anbindung.

Die beiden Sachverhalte stellen auch eine Antwort auf die Frage dar, die mir in vielen Seminaren und Vorträgen immer wieder gestellt wird: Wie sieht eine optimale, die menschliche Selbstregulation anregende Kindererziehung aus?

Die kontinuierliche und sozial angepasste positive Lustdifferenz hängt mit dem von uns (siehe Kapitel 4) beschriebenen autonomen, sich selbst regulierenden Typ-IV-Verhalten zusammen.

Die andere Form der positiven Lustdifferenz kann durch ein *neurotisches*, in sich widersprüchliches, aber doch zum Ziele führendes Verhalten erreicht werden. In diesem Fall aktiviert die Person immer wieder unbefriedigte Bedürfnisse und Sehnsüchte aus der Vergangenheit, indem sie diese an symbolische Objekte aus der Gegenwart bindet. Somit kommt es teilweise zur Befriedigung und teilweise zu stark erlebten Enttäuschungen, aber auch zum positiven Effekt, dass Objekte der Gegenwart eine höchste emotionale Bedeutung erreichen. Wenn beispielsweise eine Person von ihrer Mutter abgewiesen wurde und sie in der Lage ist, immer wieder Partner zu finden, die sie an ihre Mutter derart erinnern, dass an diese stärkste emotionale Erwartungen geknüpft werden können, kann die Bedürfnisbefriedigung oder auch Enttäuschung noch intensiver als in Bezug auf das primäre Objekt erlebt werden. Hier sprechen wir von einer positiven *Lustdifferenz*, weil sich in ihr die hoffnungslose Fixierung an Objekte aus der Vergangenheit im neurotischen Verhalten zugunsten von Objekten in der Gegenwart auflöst.

Hierfür ein Fallbeispiel:

Herr M. lebte als uneheliches Kind bis zum 4. Lebensjahr mit seiner Mutter in lustbetonter Zweisamkeit. Die Mutter war zwar immer wieder über längere Zeiträume weg, wenn sie z. B. Freunde besuchte, Herr M. freute sich aber um so mehr, wenn er sie wieder zu Gesicht bekam. Er erinnert sich, dass er stundenlang vor Freude, die Mutter wiederzusehen, hyperaktiv war. Immer wollte er der Mutter zeigen, was er kann, offensichtlich in Erwartung von Anerkennung und Zuwendung. Als M. fünf Jahre alt war, brachte die Mutter plötzlich einen Freund ins Haus und teilte M. mit, dass das nun sein neuer Vater sein solle. Während M. von der Oma gehütet wurde, schlief offensichtlich die Mutter mit dem neuen Stiefvater im Nebenzimmer. Herr M. erinnert sich, dass er viele Nächte ununterbrochen geschrieen und sich dabei fürchterlich verlassen gefühlt hat. Er hat keine Erinnerung daran, dass sich die Mutter in solchen Situationen ihm liebevoll zugewandt habe. Wenn sie es überhaupt tat, dann abweisend, unfreundlich und mit Drohungen, z. B.: „Wenn Du jetzt nicht ruhig bist, musst du raus in die Dunkelheit!" Auch der Stiefvater gab M. keinerlei Zuneigung, so dass sich dieser zunehmend die Zuneigung in der Nachbarschaft suchte. M. war das uneheliche Kind eines Vaters, der einer weitaus höheren sozialen Schicht angehörte als die Mutter und der Stiefvater, aber der leibliche Vater wollte weder von seinem Kind M. noch von dessen Mutter etwas wissen und entzog sich jeglicher materieller Unterstützung. Das Kind M. hatte das Glück, eine äußerst liebevolle und verständnisvolle Großfamilie zu haben (Oma, Tante, Cousine der Mutter etc.). Als die Ehe der Mutter zunehmend schlecht lief, widmete sie sich wieder auch ihrem Kind, und zwar zunehmend idealisierend. Alle Familienmitglieder teilten dem Kind mit, dass sein Vater (im Unterschied zum Stiefvater) eine äußerst bedeutende Person sei und dass alle annehmen, dass der kleine M. viele positive Eigenschaften ererbt hat. So dass er eines Tages seinen Vater finden und dieser einsehen würde, welchen großen Fehler er gemacht habe, als er sein Kind nicht anerkannte. Herr M. zeigte sich in der Schule und im Studium tatsächlich als ein außerordentlich begabter Mensch und wurde, wie auch schon sein Vater, zu einem ausgezeichnetem Facharzt für Psychiatrie. Er hat früh erkannt, dass er seine Mutter extrem liebt und hasst, und lebte beide Pole massiv in einer Ambivalenz aus. Wenn seine Mutter krank war, zeigte er extreme Hilfsbereitschaft, rettete ihr einmal sogar das Leben vor dem sicheren Tode. Wenn Hassgefühle aufkamen, nannte er sie eine „kleine unbedeutende Hure", die er am liebsten umbringen würde. Er blieb nicht in der Ambivalenz und in dem erlebten Abweisungsleid stecken, sondern entwickelte in zweierlei eine extreme narzisstische Selbstliebe: Einerseits glaubte er, im Berufsleben ein ganz großer Mann zu sein, andererseits suchte er in den unterschiedlichsten Frauenbeziehungen immer wieder Anregung und Erfolg. Obwohl er, gemessen an seinen Anstrengungen, eher erfolglos war, entwickelte er ein selektives System, nach dem er die Frauen, die ihn anerkannten und sich in ihn verliebten, als die schönsten und die charakterlich stabilsten bezeichnete, während diejenigen, die ihn abwiesen, als dumm und hurenhaft abtat. Herr M. ging mindestens zehn Beziehungen ein, die zwischen einem halben und mehreren Jahren andauerten. Damit wiederholte er permanent das Drama mit der eigenen Mutter, ohne selbst die Zusammenhänge zu erkennen. In der ersten Phase des Kennenlernens entwickelte er eine Hyperaktivität, in der er den Frauen tausend Dinge zeigen wollte; fast regelmäßig wurde er abgewiesen und als Angeber von den Frauen erlebt. Dies störte Herrn M. gar nicht, weil er diese Frauen dann sowieso abwertete. Er erlebte dabei sogar eine gewisse Erleichterung. In den seltenen Fällen der erlebten Anerkennung ging Herr M. immer wieder Bindungen mit diesen Frauen ein. In der ersten Phase der Beziehung verhielt sich Herr M. ebenfalls anerkennend und äußerst partnerschaftlich. In der zweiten Phase der Beziehung entwickelte Herr M., häufig unberechtigt, einen extremen Eifersuchtswahn. Er nahm an, dass ihn die Freundin mit einem anderen Mann verlassen, enttäuschen und entwürdigen wird: so wie seine Mutter ihn wegen des Stiefvater verlassen hatte, ohne dass er diesen Zusammenhang begriffen hätte. Wenn Herr M. annahm, dass seine Freundin mit jemandem flirtete, hat er sie regelmäßig verprügelt. Er wählte sich aber offensichtlich Frauen mit erheblichen Neigungen zu Schuldgefühlen aus. Diese verließen ihn nicht, nachdem sie verprügelt worden waren, sondern nahmen die Schuld auf sich und entwickelten eine starke sexuelle Abhängigkeit. Regelmäßig folgte auf die Schläge intensiver Sex. Was mit Phasen der Entspannung und mit Glückszuständen verbunden war, da die erwartete Enttäuschung nicht stattfand und stattdessen Zuneigung erfahren wurde. Somit bekamen die Frauen für Herrn M. eine große emotionale Bedeutung und wurden zur wichtigen Lustquelle. Trotzdem konnte Herr M. noch lange sich nicht richtig entspannen, Freundschaft und echte Liebe zu seinen Frauen empfinden. Im Gegenteil, seine innere Überzeugung, dass er irgendwann fürchterlich enttäuscht werden würde, verstärkte sich und somit auch der Zyklus von Aggressivität, auf die sexuelle Entspannung folgte. Unweigerlich manipulierte M. seine Partnerinnen in die Trennung und Abweisung, in der Regel in Situationen, in denen die Frauen dann letztlich Beziehungen mit anderen Männern eingingen, obwohl sie merkwürdigerweise noch alle auf Herrn M. fixiert waren. Wenn er verlassen wurde, tat er nicht alles, um die Frauen wieder zurückzugewinnen. Im Gegenteil, er verhielt sich so, dass er jede Chance auf eine Versöhnung zerstörte, z. B. indem er sie derart verprügelte, dass sie schon aufgrund einer generalisierten Angst nicht mehr in die Beziehung zurückkehren wollten. Wenn dieser Zustand erreicht worden war, verliebte sich Herr M. derart in seine von ihm getrennten Frauen, dass er massiv litt. Er idealisierte sie, genoss aber auch die Information, dass auch seine von ihm getrennten Frauen leiden. In diesem Zustand kam das in der Kindheit erlebte Leid der Trennung von seiner Mutter zum Tragen, aber auch seine Freude, dass seine Mutter ohne ihn auch leidet. So wie er sich von seiner Mutter räumlich trennen konnte und Ersatzfrauen suchte, so fand Herr M. nach jeder Trennung schon innerhalb von Stunden oder Tagen eine neue Freundin, mit der sich die Geschichte wiederholte. Nach elf Beziehungen und 30 Jahre nach dem Abitur wurde Herr M. von einer Frau, die er geliebt hat, verlassen, ohne den Beweis zu finden, dass sie ihn noch liebt. Er litt ein Jahr, war krankenhausreif und änderte seine Moral und Ideologie völlig. Nun glaubte er, eine Frau finden zu müssen, die ihm treu ist und die er im Leben nie verletzt, so wie seine Mutter es war, die ja letztlich auch eine äußerst treue und integere Person war. Prompt fand er im 49. Lebensjahr eine solche Person und heiratete sie. Die Ehe brachte nicht nur fünf Kinder hervor, sondern plötzlich auch einen ruhigen, besonnenen, engagierten Familienvater ohne den geringsten Wunsch nach Seitensprüngen. Er meint, dass er eben sehr lange suchen musste, bis er eine Frau mit Moral und Würde finden konnte.

Dieses Beispiel zeigt, wie ein neurotischer Konflikt zwischen dem Bedürfnis nach Nähe und der Angst vor Enttäuschung, verbunden mit nachhaltigen Schockerlebnissen aufgrund der Abweisung durch die Mutter über viele Jahre hinweg ohne Therapie neurotisch aufgelöst wurde. Dabei ist wichtig, dass die gegenwärtigen Objekte immer eine höhere emotionale Bedeutung hatten als die Objekte aus der Vergangenheit.

Wir unterscheiden eine autonome, vom Objekt relativ unabhängige, positive Lustdifferenz von einer Lustdifferenz, die von der Zuwendung eines konkreten Objekts abhängig ist.

Die von uns vertretene generelle Verhaltens- und Motivationstheorie besagt, dass der Mensch ein Lust und Wohlbefinden suchendes und den Quellen von Unlust und Unwohlsein ausweichendes System ist. Alle menschlichen Aktivitäten und Umwelteinflüsse aus komplexen systemischen Interaktionen werden letztlich mittels dieser beiden Kriterien individuell überprüft, so dass sich eine resultierende Tendenz entwickelt, entweder zum Leben oder zum Tode hin.

Nun stellt sich die Frage, wie können diese subjektiv erlebten, wahrgenommenen und registrierten Prozesse mit resultierender Lebens- oder Todestendenz empirisch beim Individuum erfasst werden? Er wäre ein naive Auffassung, zu glauben, valide Antworten durch bloße Befragung zu bekommen, z. B. „Leben Sie gerne?" „Ist in Ihrem Leben alles gut verlaufen?" Es wäre naiv, anzunehmen, dass das Bewusstsein alles weiß. Das bewusste menschliche Verhalten wird häufig (wenn auch nicht immer) von unbewussten Prozessen in die eine oder andere Richtung gelenkt. Z. B. kann eine Person bewusst mitteilen, dass sie gerne lebt, alle Menschen zu ihr gut sind und dass sie ein Höchstmaß an Glück erlebt. Während das Unbewusste beschlossen hat, lieber sterben als leben zu wollen, z. B. aus der unbewusst wahrgenommen und bewusst geleugneten Situation, dass die Person im Familienverband unerwünscht ist. Eine solche, aus der Kommunikationsstruktur resultierende Tatsache kann vom Bewusstsein nicht angenommen werden, weil es zu schmerzlich wäre. Umgekehrt kann immer wieder die Erfahrung gemacht werden, dass es Menschen gibt, die ein Leben lang jammern und sich über negative Zustände beklagen, aber ihr Unbewusstes einen enormen Drang zum Leben hat.

Um empirische Informationen zu bekommen, die tatsächlich die Dimensionen erfassen, welche die theoretische Konstruktionen meint, haben wir uns entschlossen, sowohl mehrere Personen in das System der Datenerhebung einzubeziehen (z. B. die befragte Person, einen über lange Zeiträume nahestehenden Angehörigen und einen geschulten Interviewer), als auch die unbewusste Korrektur an einem bewusst geäußertem Inhalt mindestens teilweise zu erfassen und zu berücksichtigen. Wenn beispielsweise eine Person äußert, dass hinsichtlich Vergangenheit und Gegenwart alles bestens sei, die Angehörigen aber angeben, dass die Person sehr unter Abweisung leidet, dass sie in einer für sie sehr wichtigen Kommunikation nicht erwünscht ist, dass sie in der Vergangenheit schwere Schockerlebnisse hatte und wenn gleichzeitig bei der Person neben der Idealisierung keine selbstregulatorische Aktivität in Richtung Verbesserung und Erreichung von Wohlbefinden zu erkennen ist und organisches wie seelisches Leid bagatellisiert wird, dann kann angenommen werden, dass das Unbewusste eine kompensatorische Selbstdestruktion anstrebt.

Wenn eine Person dementgegen massiv über kleinste organische und seelische Beschwerden klagt, aber der Eindruck entsteht, dass dies mit größter Angst verbunden ist, auch nur geringfügig geschädigt zu werden, dann kann angenommen werden, dass das Unbewusste eine starke Lebenstendenz ausdrückt.

In Hinblick auf die Erfassung der vier Grossarthschen Syndrome aus dem Lust-Unlust-Verhältnis (negative Lustdifferenz bei erlebter Objektabwesung, negative Lustdifferenz bei Fixierung auf idealisierte, bindende Objekte, kontinuierliche positive Lustdifferenz und positive Lustdifferenz mit neurotischen Zügen) und v. a. bei der Erfassung von chronisch wirkenden, traumatisierenden, die Selbstregulation blockierenden Schockerlebnissen wird wie folgt vorgegangen:

1. Die zu erforschende Person wird ausführlich befragt. Wenn sie über Schockerlebnisse glaubwürdig Auskunft gibt oder wenn sie sich in einem der vier Syndrome glaubwürdig und anhand von ausführlichen biographischen Beispielen selbst einordnet, dann wird zunächst eine individuelle Datenbank angelegt.

2. Die Person wird ausführlich beschrieben und eingeordnet durch einen Angehörigen oder Bekannten, der sie seit mindestens zehn Jahren intim kennt und auch aufgrund von Gesprächen viele Auskünfte über ihre Vergangenheit, v. a. die Kindheit, geben kann.

3. Der geschulte Interviewer, der theoretisch die Beschreibung der vier Syndrome und der traumatisierenden Schockereignisse kennt, macht sich aufgrund des Interviews mit der Person und dem/den Angehörigen eigene Gedanken. Er ist auch in der Lage, in bestimmten Situationen die Korrekturmechanismen des Unbewussten zu berücksichtigen und in die Auswertung mit einzubeziehen.

4. Aus der Personen- und Angehörigenbefragung und dem Ergebnis der Interviewerrecherchen ergeben sich in der Regel folgende Möglichkeiten:

a) Die Aussagen der Person, die Aussagen der Angehörigen und der Eindruck des Interviewers decken sich in extrem hohen Maße. Z. B. ist die Person in das Abweisungs-Entwertungs-Kompensations-Dekompensations-Syndrom einzuordnen, sie leidet unter einem chronischen, die Selbstregulation blockierenden Abweisungsschock.

b) Wenn die Person extrem idealisiert und bagatellisiert, und der Angehörige für den Interviewer glaubhaft ein realistisches Bild zeichnet, wird die Information aus der Interaktion Angehöriger-Interviewer als relevant für die Überprüfung der theoretischen Konzeption angesehen.

c) Wenn sowohl die Person als auch der Angehörige bar jeder Realität sich gegenseitig idealisieren oder Tatsachen nicht wahrnehmen, dann entscheidet der geschulte Interviewer über die Einordnung.

d) Zum Beweis der Richtigkeit und Praxisrelevanz der theoretischen Konstruktion, z. B. dass mit dem Abweisungs-Entwertungs-Kompensations-Dekompensations-Modell eher Krebs vorhersagbar ist, nehmen wir häufig nur Personengruppen mit extremer Bestätigung oder extremem Ausschluss der Kriterien. Z. B. wenn sich die Person, der Angehörige und der Interviewer in der Beurteilung einig sind, oder wenn sich die Person harmonisierend und bagatellisierend nach dem Motto „alles ist gut" darstellt, hingegen die Angehörigen ein massives Abweisungs- und Entwertungstrauma beschreiben.

Unsere prospektive Studie (1973/78 – 1998) an Frauen mit Adenomen (gutartigen Brusttumoren) demonstriert den Zusammenhang zwischen einem extrem stark ausgeprägtem Abweisungs-Entwertungs-Syndrom und der Entstehung von Brustkrebs, anderen Krebs-

	N	Brustkrebs-Mortalität	Brustkrebs-Inzidenz	Chronisch Krank	Gesund	andere Todesursachen	andere CA
Abweisungs-Entwertungs-Syndrom (Typ I)	1141	10,2 %	7,3 %	19,0 %	5,5 %	31,9 %	26,1 %
kontinuierliche, positive Lustdifferenz (autonome Selbstregulation)	467	1,1 %	0,2 %	22,5 %	39,6 %	21,8 %	14,8 %

Die Ergebnisse zeigen eindrucksvoll, dass Frauen mit Adenomen bedeutend häufiger an Brustkrebs erkranken, wenn sie unter dem Stress des Abweisungs-Entwertungs-Syndroms leiden. Frauen mit einer kontinuierlich positiven Lustdifferenz bleiben dagegen in dem Beobachtungszeitraum von mindestens 20 Jahren häufiger gesund.

formen und chronischen Erkrankungen und vergleicht dies mit den Auswirkungen einer kontinuierlich ausgeprägten positiven Lustdifferenz:

In einer weiteren prospektiven Interventionsstudie (1973/78 – 1989) fragten wir nach dem möglichen Zusammenhang zwischen dem Ausprägungsgrad des Abweisungs-Entwertungs-Syndroms und der Krebsinzidenz bzw. -mortalität:

Die Ergebnisse zeigen einen deutlichen Zusammenhang zwischen dem Grad der erlebten Abweisung und Entwertung mit der Krebsmortalität bzw. der Erhaltung der Gesundheit. Erlebte Abweisung und Entwertung ist dann besonders krankheitserzeugend, wenn sie auf Personen bezogen ist, denen gegenüber hohe emotionale Erwartungen bestehen und die für die Person von hoher Bedeutung sind.

Zusätzlich führten wir an Personen, die eine extreme Ausprägung des Abweisungs- Entwertungssyndroms aufweisen, ein Interventionsexperiment durch:

Das Interventionsexperiment zeigt eindrucksvoll, dass Personen, die an einer Abweisung und Entwertung durch emotional wichtige Personen besonders stark leiden, durch das Autonomietraining lernen können, ihre Kommunikation bedürfnisbefriedigend zu verändern. Womit sie ihr Risiko, an Krebs zu erkranken, wesentlich verringern und ihre Chance, gesund zu bleiben, bedeutend vergrößern können.

Das Autonomietraining erzeugt Synergieeffekte, indem durch kleine, aber entscheidende Anstöße alternative Verhaltensmuster angeregt werden. Diese wiederum verhindern (unter anderem) die Kommunikation mit dem abweisenden Objekt und verändern den Lebensstil in einer der Gesundheit zuträglichen Weise (z. B. Reduktion des Rauchens und gesündere Ernährung).

Nach unserer Auffassung sind Schockerlebnisse ein wesentlicher Faktor für die Entstehung von Krankheit. Unter Schockerlebnissen verstehen wir alle individuell erlebten Ereignisse, die auf Dauer die Selbstregulationsfähigkeit hemmen oder ganz blockieren. Der Mensch ist an einem Schockerlebnis, das sich chronisch auswirkt, derart ausgerichtet, dass er über lange Zeiträume hinweg nicht in der Lage ist, eigene Aktivitäten zur Herstellung von Bedingungen zu entwickeln, die bei ihm das Gefühl von Wohlbefinden, Sicherheit und Lust auslösen und ihm Sinnerfüllung gewähren.

Ausprägungsgrad des Abweisungs-Entwertungs-Syndroms	N	gesund geblieben	Krebs
−4 sehr stark	1315	6,2 %	39,4 %
−3	1130	8,7 %	36,5 %
−2	1815	6,4 %	33 %
−1	2380	9,7 %	41,5 %
+1	3120	19,5 %	29,8 %
+2	2180	38,2 %	10 %
+3	1140	53,7 %	7,2 %
+4 gar nicht	1030	75,7 %	2,8 %

	N	gesund geblieben	an Krebs erkrankt
Autonomietraining	162	38,3 %	9,9 %
Kontrollgruppe ohne Autonomietraining	162	5,6 %	43,8 %

Schockerlebnisse, welche die Selbstregulation chronisch blockieren, können mit physischen Risikofaktoren interagieren und dadurch möglicherweise folgende Krankheiten auslösen:

1. Polytoxisches Verhalten, insbesondere Heroinsucht
2. Typ-1-Diabetes
3. Unterschiedliche Krebsarten
4. Herz-Kreislauf-Erkrankungen (plötzlicher Herztod, Herzinfarkt, Hirnschlag)
5. Autoimmune Erkrankungen
6. Depressionen
7. Schizophrenie
8. Morbus Parkinson
9. Multiple Sklerose
10. Morbus Alzheimer
11. Borderline-Grenzpsychose
12. Andere psychosomatische Beeinträchtigungen von Gesundheit

Wir erfassten die erlebten Schockerlebnisse von Probanden mit einem standardisierten Fragebogen (*Beobachtungs- und Recherchenkatalog: Die Selbstregulation blockierende Schockerlebnisse*). In einer prospektiven Interventionsstudie (Datenerfassung 1973/78, Endauswertung 1998) untersuchten wir den Zusammenhang zwischen den Schockerlebnissen in unterschiedlichen Bereichen, die die Selbstregulation blockieren, und der Entstehung chronischer Erkrankungen:

Die Ergebnisse zeigen, dass unterschiedliche Lebensereignisse, die Schockerlebnisse hervorgerufen haben, welche die Selbstregulation hemmen, Risikofaktoren für bestimmte chronische Erkrankungen sind. Auch hier haben zusätzliche Analysen gezeigt, dass sol-

Schockbereiche: Schock…	N	Krebs-mortalität	andere Todes-ursachen	lebt gesund	lebt krank	polytoxische Abhängigkeit
durch Krankenhausaufenthalt im 1.–6. Lebensjahr mit Isolation von den Eltern	298	32,2%	41,9%	10,4%	15,4%	28,2%
durch in der Kindheit erlebte Bombardierung	295	27,8%	36,3%	9,8%	26,1%	6,8%
durch im Erwachsenenalter erlebte Bombardierung	371	22,9%	31,3%	24,3%	21,6%	4,6%
durch Abweisung in der Kindheit	270	18,1%	21,5%	11,8%	48,5%	8,9%
durch Abweisung und Entwertung in der Partnerbeziehung	280	18,2%	25,7%	23,9%	32,1%	7,5%
durch Abweisung und Entwertung sowohl in der Kindheit als auch in der Partnerbeziehung	394	49%	32,2%	3,8%	15%	7,9%
durch Abweisung und Entwertung im Berufsleben (Mobbing)	295	20,3%	28,8%	13,6%	37,3%	1,7%
durch Bedrohung und Entwertung in der Kriegsgefangenschaft, KZ u.ä.	287	34,5%	45,3%	3,8%	16,4%	2,4%
sonstige, oben nicht genannte Schockerlebnisse (z.B. durch Angst)	485	28%	37,1%	20,6%	14,2%	8,7%
kein generalisiertes, die Selbstregulation blockierendes Schockerlebnis	1215	8,6%	16%	41,6%	33,8%	0,8%

Alle Gruppen sind nach Alter und Geschlecht vergleichbar.

che Schockerlebnisse nicht monokausal wirken, sondern dass sie mit anderen Risikofaktoren assoziiert sind, z.B. mit Bewegungsmangel, Alkohol-, Zigaretten- und Drogenkonsum. Aus diesem Grund sprechen wir von interaktiven Risikofaktoren.

Ein Beispiel vermag diesen Sachverhalt zu illustrieren:

Herr F. war ein gesundes Kind, das im Alter von 17 Jahren, unerwartet für die Familie und den Arzt, Typ-1-Diabetes bekam. Bis heute (49. Lebensjahr) erhält er täglich Insulinspritzen. Ein Jahr vor dem Ausbruch der Erkrankung fuhr der junge F. Fahrrad mit seinem besten Freund. Dieser wurde plötzlich von einem großen Lastwagen überfahren und war auf der Stelle tot. Herr F. war monatelang im Schock, konnte nur äußerst schlecht schlafen und beschuldigte sich, seinen Freund nicht vor dem kommenden Laster gewarnt zu haben.

6.2 Zusammenhang zwischen mehrfachen Krankenhausaufenthalten in der frühen Kindheit und polytoxischem Verhalten

	Jugoslawien		Deutschland	
	N und durchschnittliche Lebenslänge	Polytoxisches Verhalten und durchschnittliche Lebenslänge	N und durchschnittliche Lebenslänge	Polytoxisches Verhalten und durchschnittliche Lebenslänge
Drei bis sechs Krankenhausaufenthalte mit Operation + gute Selbstregulation und Typ-IV-Verhalten	174 70,3 Jahre	7 (4 %) 61 Jahre	197 73,2 Jahre	9 (4,6 %) 55,3 Jahre
Drei bis sechs Krankenhausaufenthalte mit Operation + schlechte Selbstregulation, extreme Objektabhängigkeit und Typ-VI-Verhalten	294 59,3 Jahre	167 (56,8 %) 55,1 Jahre	362 54,8 Jahre	172 (47,5 %) 52,6 Jahre
ohne Krankenhausaufenthalte mit Operation + gute Selbstregulation und Typ-IV-Verhalten	478 78,6 Jahre	0 (0 %)	370 79,2 Jahre	0 (0 %)
ohne Krankenhausaufenthalte mit Operation + schlechte Selbstregulation, extreme Objektabhängigkeit und Typ-VI-Verhalten	494 64,1 Jahre	12 (2,4 %) 50,7 Jahre	453 67,3 Jahre	10 (2,2 %) 51,2 Jahre

Die Ursachen polytoxischen Verhaltens (extreme Abhängigkeit von mindestens drei Substanzen, in der Regel Zigaretten- und Alkoholkonsum, Drogensucht oder Medikamentenabhängigkeit) gelten als weitgehend ungeklärt. Aufgrund von Voruntersuchungen erhärtete sich für uns der Verdacht, dass Personen mit polytoxischem Verhalten in ihrer Selbstregulationsfähigkeit hinsichtlich des normativen Rahmens sozialer Anpassung chronisch blockiert sind. Solche Personen wurden einerseits in ihrer Selbstregulationsfähigkeit schon in frühester Kindheit durch Schockerlebnisse blockiert, andererseits aber auch verwöhnt. Sehr häufig waren die Schockerlebnisse Krankenhausaufenthalte, bei denen sich das Kind immer wieder hoffnungslos und verlassen gefühlt hatte. Im Erwachsenenalter motivieren die Angst vor dem Verlassenwerden und die Unfähigkeit, sich den beruflichen Anforderungen anzupassen, einen Wunsch nach Selbstbetäubung. In dieser entsteht dann das ersehnte (aber illusionäre) Gefühl von Geborgenheit, Eigenkompetenz und Allmacht.

Wir untersuchten, ob zwei Faktoren, einerseits bestimmte Verhaltenstypen mit schlechter bzw. guter Selbstregulation und andererseits mehrfache Krankenhausaufenthalte im Alter von drei bis fünf Jahren, bei denen Operationen mit Narkosen durchgeführt wurden, hinsichtlich der Entwicklung polytoxischer Verhaltensweisen und der erreichten Lebenslänge interagieren:

Die Ergebnisse zeigen, dass polytoxisches Verhalten ein Produkt der Interaktion zwischen Verhaltensstrukturen (von uns als Verhaltenstypen definiert) und traumatisierenden Schockerlebnissen ist. Möglicherweise entsteht durch die Schockerlebnisse eine derart ausgeprägte Angstintensität, dass die Person fühlt, diese nur durch Betäubung unter Kontrolle zu bekommen (wie dies etwa in der Narkose erlebt wurde). Auch dieses Ergebnis unterstreicht die Bedeutung der systemisch-synergistischen Analyse und zeigt, dass monokausale Erklärungsversuche in der Regel zu kurz greifen. Auch ist eine erfolgreiche Suchttherapie wahrscheinlicher, wenn Erkenntnisse der Wechselwirkungsforschung in Betracht gezogen werden.

6.3 Hemmung der Selbstregulation durch übermäßige Orientierung an internalisierten Fremdobjekten

	N	durchschnittliche Überlebensdauer der deregulativ implantierten Personen	N	durchschnittliche Überlebensdauer von Personen, die deregulative Implantationen inaktivieren
Deregulative Implantation im Berufsleben (min. fünf Jahre anhaltend)	316	63 Jahre	405	74 Jahre
Deregulative Implantation in Ehe- und Partnerbeziehung (min. fünf Jahre anhaltend)	218	62 Jahre	337	78 Jahre
Deregulative Implantation in Familienbeziehungen (z. B. Verhältnis zu Vater, Mutter, Geschwister; min. fünf Jahre anhaltend)	317	65 Jahre	296	73 Jahre
Deregulative Implantation durch erlebte Gewalt, physische Bedrohung, Unterdrückung, Erpressung u. ä. (min. fünf Jahre anhaltend)	162	61 Jahre	384	75 Jahre
Deregulative Implantation durch Nachbarschaftskonflikte (min. fünf Jahre anhaltend)	79	69 Jahre	116	73 Jahre

Menschen können sich über viele Jahre hinweg an Erwartungen oder Verhaltensweisen bestimmter Objekte (z. B. Eltern, Ehegatten, Vorgesetzte) derart ausrichten, dass ihre

Selbstregulationsfähigkeit gehemmt oder sogar blockier wird. So kann sich ein junger Mann beispielsweise an seinem Vater übermäßig ausrichten, indem er einerseits daran leidet, von ihm abgewiesen worden zu sein, andererseits selbst Abweisungen manipuliert oder gehemmt ist, die eigene Person stellvertretend für den Vater anzuerkennen.

Eine übermäßige Abhängigkeit von internalisierten Fremd- bzw. Außenobjekten, die die Selbstregulationsfähigkeit chronisch behindern, nennen wir eine *deregulative Implantation*.

In einer prospektiven Interventionsstudie (Datenerfassung 1973–77, Mortalitätserfassung bis1998) untersuchten wir die Auswirkung, die eine deregulative Implantation in unterschiedlichen Bereichen auf die durchschnittliche Lebenserwartung hat:

Die Ergebnisse zeigen, dass die deregulative Implantation, also eine chronische Verhinderung der Selbstregulation, aufgrund internalisierter Störfaktoren der sozialen Kommunikation entsteht, denen sich die Person hilflos ausgeliefert fühlt und durch deren erlebte Einwirkung sie sich nicht mehr in der Lage fühlt, Lust, Wohlbefinden, Sicherheit, Gelassenheit, Zufriedenheit und Entspannung zu erreichen. Internalisierte Störfaktoren stellen einen erheblichen Risikofaktor für die Aufrechterhaltung der Gesundheit dar, der die Überlebensdauer um erheblich verkürzt. Selbstverständlich ist auch dieser Faktor wie auch alle anderen erfassten Einzelfaktoren im Rahmen der systemischen Medizin nur dann wirksam, wenn auch andere Risikofaktoren einbezogen sind (Schlafstörungen, Zigarettenrauchen usw.), so dass interaktive Effekte entstehen.

6.4 Tod der Mutter bei Geburt

Der Tod der Mutter bei Geburt kann eine anhaltende Hemmung der Selbstregulation mit verursachen. Aus diesem Grund interessierte uns der Zusammenhang zwischen dem Tod der Mutter bei Geburt mit der Selbstregulationsfähigkeit, Mortalität und Gesundheit, den wir in einer prospektiven Interventionsstudie (Datenerfassung 1973 bis 1978, Nachuntersuchung1992) untersuchten:

Personen, die den Tod der Mutter bei Geburt erlitten, haben generell ein erhöhtes Krebsrisiko und ein erhöhtes Risiko, an anderen Todesursachen in einer bestimmten Beobachtungszeit zu sterben, als Personen, die den Tod der Mutter bei Geburt nicht erlebt haben. Ebenfalls ist die Chance, in einem vergleichbaren Beobachtungszeitraum relativ gesund zu bleiben, fast um das Zweifache verringert. Die Sehnsucht und das Bedürfnis nach mütterlicher Umsorgung, besonders in der frühen Kindheit, erscheint als von so elementarer Bedeutung, dass die Unterbrechung der Kommunikation nach der Geburt langfristige negative Auswirkungen auf die Gesundheit hat. Solche Personen suchen ein Leben lang symbolisch die Nähe zur verlorenen Mutter und leiden an unterschiedlichen Symptomen, besonders unter depressiven Verstimmungen, die mit einem massivem Gefühl der Isolation einhergehen.

Nun spielt die im Leben erlernte Selbstregulationsfähigkeit für die Entwicklung von Gesundheit und Krankheit eine ganz entscheidende Rolle. Wenn Personen, die den Tod der Mutter bei Geburt erlebt haben, erlernen, sich Bedingungen zu schaffen, die zu Wohlbefinden, Lust, Sicherheit und Sinnerfüllung

6.4 Tod der Mutter bei Geburt

	N	Krebs	andere Todesursachen	lebt schwer chronisch krank	lebt gesund bis 1992
Tod der Mutter bei Geburt und schlechte Selbstregulation	511	24,6 %	35 %	37 %	3,3 %
kein Tod der Mutter bei Geburt und schlechte Selbstregulation	511	16,2 %	23,7 %	27,2 %	32,9 %
Tod der Mutter bei der Geburt und gute Selbstregulation	290	7,2 %	15,1 %	16,9 %	61,7 %
Kein Tod der Mutter bei Geburt und gute Selbstregulation	290	7,6 %	14,4 %	17,6 %	60,3 %
Tod der Mutter bei Geburt insgesamt	801	18,3 %	27,8 %	29,7 %	24,1 %
kein Tod der Mutter bei Geburt insgesamt	801	13,1 %	20,3 %	23,7 %	42,8 %

	N	Krebs	andere Todesursachen	lebt schwer chronisch krank	lebt gesund bis 1992
Tod der Mutter bei Geburt und schlechte Selbstregulation und Autonomietraining	35	8,6 %	17,1 %	28,6 %	45,7 %
Tod der Mutter bei Geburt und schlechte Selbstregulation (per Zufall ermittelte Kontrollgruppe)	35	25,7 %	34,3 %	34,3 %	5,7 %
weitere Vergleichsgruppe von Personen mit schlechter Selbstregulation ohne Tod der Mutter bei Geburt	70	14,3 %	27,1 %	34,3 %	24,3 %

führen, gleichen sie den gesundheitsschädlichen Verlust vollkommen aus. Wenn sie nur zu einer schlechten Regulation fähig sind, verstärkt sich das Risiko um ein Vielfaches.

In einer prospektiven Interventionsstudie von 1975/78 bis 1992 führten wir ein randomisiertes Interventionsexperiment durch bei Personen mit schlechter Selbstregulation, die den Tod der Mutter bei Geburt erlebt hatten:

Die Ergebnisse des randomisierten Experimentes zeigen eindrucksvoll zweierlei:

1. Personen mit schlechter Selbstregulation und ohne Training derselben, die den Tod der Mutter bei Geburt erlebten, weisen eine erheblich höhere Mortalität an Krebs und anderen Ursachen auf und haben eine geringere Chance, gesund zu bleiben, als eine Vergleichsgruppe von Personen mit schlechter Selbstregulation, die keinen Tod der Mutter bei Geburt erlebt haben.
2. Personen, die den Tod der Mutter bei Geburt erlebten, aber ein Autonomietraining erhalten und dadurch gelernt haben, sich im Erwachsenenalter zum Wohlbefinden hin selbst zu regulieren, erkranken nicht nur bedeutend weniger als die per Zufall ermittelte Vergleichsgruppe, sondern auch weniger als die Personen, die sich schlecht selbst regulieren und keinen Tod der Mutter bei Geburt erlebt haben.

Diese Ergebnis unterstreicht die enorme Bedeutung der Selbstregulation auch für die Überwindung so schwerer Schicksalsschläge wie den Tod der Mutter bei Geburt.

6.5 Aktives und passives Zigarettenrauchen

Das Zigarettenrauchen ist in einer sehr großen Anzahl internationaler Studien immer wieder als monokausaler Risikofaktor für Lungenkrebs, Herzinfarkt und andere chronische Erkrankungen nachgewiesen worden. Interaktionsforschungen wurden äußerst selten durchgeführt. Wenn sie jedoch durchgeführt wurden, wurde unsere These bestätigt, also dass es Wechselwirkungen zwischen psychischer Verfassung und Zigarettenrauchen bei der Entstehung chronischer Erkrankungen gibt. Einige der Wechselwirkungen zwischen Rauchen und Stress, die der Entstehung chronischer Erkrankungen vorausgehen, wollen wir in diesem Kapitel aufzeigen.

Als *ausgeprägten Stress* einer Person verstanden wir folgende Elemente: Schlechte Selbstregulationsfähigkeit, seelisch-körperliche Erschöpfung, ein chronisches Ungleichgewicht, in dem Übererregung und Hemmung vorherrschen und sich gegenseitig potenzieren, ausgeprägte Todestendenz, geringe Lebenstendenz (die Person findet das Leben nicht mehr lebenswert), Symptome wie Hoffnungslosigkeit, Depression, Hilflosigkeit, Angst und eine negative Lustdifferenz, d. h. die Person erlebt die Vergangenheit als Quelle höherer Lust als die Gegenwart.

Eine Person *ohne Stress* zeichnet sich für uns durch eine gute Selbstregulationsfähigkeit, angenehme Anregung, inneres Gleichgewicht, ausgeprägtes Wohlbefinden, Lust und Zufriedenheit aus.

In einer prospektiven Studie von 1973/78 bis 1998 untersuchten wir das Zusammenwirken von psycho-sozialem Stress und aktivem oder passivem Zigarettenrauchen bei der Entstehung chronischer Erkrankungen:

Desweiteren führten wir einen Vergleich der gesundheitsschädlichen Wirkung von Aktiv- und Passivrauchen (jeweils anhaltend und intensiv) sowie beidem zusammen mit konsequentem Nichtrauchen durch:

Die Ergebnisse aus beiden Tabellen zeigen folgendes:

1. Sowohl das Passiv- als auch das Aktivrauchen (jeweils anhaltend und intensiv ausgeübt) sind erhebliche und äußerst ausgeprägte Risikofaktoren für Herzinfarkt, Lungenkrebs, andere Krebsarten und an-

6.5 Aktives und passives Zigarettenrauchen

	N	Lungen CA	Herzinfarkt	anderer CA	Andere Todesursachen	lebt chronisch krank	lebt relativ gesund
Intensives Passivrauchen (3–8 h tägl.) von der Kindheit bis heute und ausgeprägter Stress	712	5,5 %	7 %	15,2 %	27,7 %	37,6 %	7 %
Ausgeprägter Stress ohne Passivrauchen	561	0,7 %	2,5 %	8,9 %	21,4 %	38,5 %	28 %
Kein Stress und intensives Passivrauchen	747	0,9 %	1,3 %	3,7 %	8,7 %	20,3 %	64,9 %
Kein Passivrauchen und kein Stress	975	0,6 %	0,8 %	2,5 %	6,3 %	18,4 %	71,5 %
Starkes Zigarettenrauchen von der Kindheit bis in die Gegenwart, 20–60 Zigaretten täglich (durchschnittlich 32) und ausgeprägter Stress	941	9,1 %	13,6 %	21 %	30 %	24 %	2,2 %
Konsequente Nichtraucher mit ausgeprägtem Stress	774	1,7 %	2,7 %	6,7 %	17,6 %	40,2 %	31,1 %
Starke Zigarettenraucher ohne Stress	645	2,3 %	4 %	6,2 %	13,8 %	30,8 %	42,8 %
Konsequente Nichtraucher ohne Stress	726	0,7 %	1,2 %	3,6 %	7,2 %	15,7 %	71,6 %

dere Todesursachen. Sie verringern im Vergleich zu der Gruppe, die dem Zigarettenrauch konsequent, sei es in der Öffentlichkeit, der Familie oder sonstwo ausweicht, erheblich die Chance, gesund zu bleiben. Die Ergebnisse sprechen strikt für ein öffentliches Verbot des Zigarettenrauchens an allen Orten, die auch Nichtraucher aufsuchen, d. h. also nicht nur in Lokalen, sondern auch auf der Strasse (in einer belebten Fußgängerzone ist der Mensch permanent einer großen Anzahl von Aktivrauchern ausgesetzt).

2. Sowohl das Aktiv- als auch das Passivrauchen sind in ihrer gesundheitsschädlichen und krankheitserzeugenden Wirkung erheblich abhängig vom Ausprägungsgrad des psycho-sozialen Stress.

186 6. Störungsformen der Selbstregulation und ihre gesundheitlichen Auswirkungen

	N	Lungen CA	Herz-infarkt	anderer CA	andere Todesursachen	lebt chronisch krank	lebt relativ gesund
Passivraucher insgesamt (mit und ohne Stress)	1459	3,2 %	4,1 %	9,3 %	18,0 %	28,8 %	36,7 %
Konsequente Nichtpassivraucher insgesamt (mit und ohne Stress)	1536	0,65 %	1,4 %	4,8 %	11,8 %	25,7 %	55,6 %
Aktivraucher insgesamt (mit und ohne Stress)	1587	6,4 %	9,7 %	15 %	23,4 %	26,8 %	18,7 %
Konsequente Nichtraucher (mit und ohne Stress)	1500	1,2 %	2 %	5,2 %	12,5 %	28,3 %	50,7 %
Intensive Passiv- und Aktivraucher zusammen (mit und ohne Stress)	3046	4,8 %	7 %	12,3 %	20,8 %	27,8 %	27,3 %
Konsequente Nichtraucher und Nichtpassivraucher (mit und ohne Stress)	3036	0,9 %	1,7 %	5 %	12,1 %	27 %	53,2 %
Insgesamt	6082	2,9 %	4,8 %	8,6 %	16,5 %	27,4 %	40,2 %

D. h., Personen mit Stress erkranken um ein Vielfaches mehr, als Aktiv- und Passivraucher ohne Stress. Aber auch Aktiv- und Passivraucher ohne Stress erkranken häufiger als Nichtraucher ohne Stress.

Die Ergebnisse zeigen insgesamt, dass das Passiv- und Aktivrauchen ein sozial nicht tolerables Risiko für Gesundheitsschädigung darstellt, das aber abhängig ist vom Ausprägungsgrad der Selbstregulationsfähigkeit und des Stress. Dieses Ergebnis lässt vermuten, dass eine Erhöhung der Volksgesundheit (und damit auch eine Reduktion der Gesundheitskosten) dann erreicht werden kann, wenn die Bevölkerung konsequent lernt, sich stressvermindernd und Wohlbefinden erzeugend selbst zu regulieren.

Es stellt sich immer wieder die Frage, warum junge Leute, die nie geraucht haben, Lungenkrebs bekommen. Wir haben in einer retrospektiven Fallkontrollstudie (1973–1998) an Nichtrauchern, die im Alter von 15 bis 39 Jahren an Bronchialkarzinom verstorben sind, untersucht, ob eine schockbedingte chronische Blockade der Selbstregulation mit dem Passivrauchen bei der Entstehung von Lungenkrebs interagiert:

Die Ergebnisse zeigen, dass intensives Passivrauchen in der Kindheit in der Wechselwirkung mit Schockerlebnissen einen erheb-

	Nichtraucher, die im Alter von 15 bis 39 Jahren an Bronchialkarzinom verstorben sind N = 96	Kontrollgruppe (Nichtraucher) N = 900
chronische Blockade der Selbstregulation durch Nachwirken der Schockerlebnisse, Hemmung der ich-bezogenen Bedürfnisäußerung	6,3 %	2 %
Intensives Passivrauchen im Elternhaus, in der Partnerbeziehung und/oder am Arbeitsplatz (mindestens 5h pro Tag)	10,4 %	5,7 %
sowohl intensives Passivrauchen als auch chronische, schockbedingte Blockade der Selbstregulation	61,5 %	0,6 %
weder Passivrauchen noch schockbedingte Blockade der Selbstregulation (d. h. erfolgreiche ich-bezogene Bedürfnisäußerung)	21,9 %	91,8 %

lichen Risikofaktor für Lungenkrebs bei nichtrauchenden jungen Menschen darstellt. Wir haben festgestellt, dass das Zigarettenrauchen ein erheblicher Risikofaktor ist und mit anderen physischen und vor allem psychosozialen Risikofaktoren Synergieeffekte in Richtung chronischer Erkrankungen erzeugt. Doch es stellt sich noch die Frage, ob Zigarettenraucher, die sich sehr gut selbst regulieren, keine Risikofaktoren aufweisen und lustvoll rauchen, ihre Risikobelastung bis ins hohe Alter unter Kontrolle halten können. Um diese Frage zu beantworten, wurden zwei Gruppen von jeweils 398 Personen gebildet. Eine Gruppe rauchte spätestens seit dem 15. Lebensjahr und mindestens 40 Jahre lang 20–30 Zigaretten täglich. Die andere Gruppe bestand aus konsequenten Nichtrauchern. Beide Gruppen sind nicht nur nach Alter, Geschlecht und sozialer Schicht vergleichbar, sondern auch dadurch charakterisiert, dass sie sich sehr gut selbst regulieren, keine chronischen Erkrankungen (zum Zeitpunkt der Befragung) hatten, sich gesund ernährten, regelmäßig bewegten und sozial gut integriert waren. Die Gruppe der Zigarettenraucher lebte durchschnittlich 86,3 Jahre und die der Nichtraucher 86,9 Jahre. Zusätzlich zeigte sich, dass in der Rauchergruppe zwar Lungenkrebs und Herzkreislauferkrankungen häufiger auftraten, aber bedeutend weniger Demenz vom Alzheimertypus zu beobachten war, ebenso eine höhere soziale und berufliche Aktivität. Dieses Ergebnis lässt vermuten, dass selbst so aggressive Krankheitserzeuger wie das Zigarettenrauchen in bestimmtem Maße neutralisiert werden können.

7. Seelisch-körperliche Synergieeffekte bei chronischen Erkrankungen

7.1 Systemische Interaktionen bei Entstehung chronischer Erkrankungen und Aufrechterhaltung der Gesundheit

Die Entstehung chronischer Erkrankungen ist kein monokausaler Vorgang, sondern das Ergebnis hochkomplexer Interaktionen von unterschiedlichen Faktoren aus unterschiedlichen Systemen. In der Regel verändern sich bei chronischen Erkrankungen körperliche Strukturen und Funktionen, weil bestimmte Systeme eine inadäquate funktionale Überforderung erfahren.

Der Mensch ist ein hierarchisch strukturiertes sozio-biologisches System, in dem unterschiedliche Subsysteme hochkomplex interagieren. Gesundheit entsteht dann, wenn die Subsysteme adäquat und aufgabengerecht funktionieren und funktionelle Ausfälle in bestimmten Subsystemen kompensieren können. Chronische Erkrankungen entstehen dann, wenn Funktionen und Strukturen in Subsystemen derart gestört werden, dass sie durch andere Subsysteme und das Gesamtsystem nicht mehr kompensiert werden können.

Folgende Faktoren wirken interaktiv in Richtung chronischer Erkrankung:

1. Eine gestörte Selbstregulation auf der Verhaltensebene führt zu Blockaden und Konflikten im kognitiv-emotionalen Erlebnisbild, überträgt ihre zentralnervöse Erregung und Hemmung auf ein Organ oder physiologisches System und löst dabei massive funktionale Störungen aus. Eine Fehlsteuerung im kognitiv-emotionalen Bereich zieht eine neuroimmunulogische und neuroendokrinologische Fehlsteuerung im vegetativen Nervensystem mit sich, die bis in die Zellfunktion reichen kann.

2. Noxen aus der Umwelt und dem Organismus, die das Organ schädigen.

3. Chronische Organvorschädigungen (z. B. Entzündungen), die die Funktion des Organs behindern.

4. Chronische Überforderung eines Organs.

5. Chronische Erschöpfung zentraler Regulationsmechanismen, die sich z. B. in seelisch-körperlicher Erschöpfung niederschlägt.

6. Konstitutionelle und erbliche bedingte Eigenschaften, die sich in der Struktur und Funktion der Organe niederschlagen.

Während die physischen Risikofaktoren (2 bis 6) additiv wirken, weisen sie zusammen mit der verhinderten Selbstregulation und Konflikten im emotional-kognitiven System synergistische Effekte auf. Dies betont die große Bedeutung der psycho-neurobiologischen Steuerung.

7.1.1 Psychophysische Interaktionen, die Krankheit hervorrufen oder die Gesundheit aufrecht erhalten

Krankheitserzeugendes Verhalten entsteht in der Interaktion von folgenden Faktoren:

1. Die Person erfährt eine Hemmung bzw. Blockade sowohl in der Äußerung als auch in der Befriedigung wichtigster emotionaler Bedürfnisse. Es handelt sich dabei um Bereiche, in denen die Person die höchsten Erwartungen hinsichtlich Lust und Sicherheit (z. B. durch Zuwendung) hegt.
2. Das Verhalten der Person führt nicht zum Ziel (nämlich der Bedürfnisbefriedigung und dem Ausweichen vor negativen Zuständen) und bleibt permanent insuffizient, etwa indem die Person eine hohe Leistungsaktivität einsetzt, die aber nicht zur Bedürfnisbefriedigung führt.
3. Die Person empfindet die Aussichtslosigkeit, einerseits ihre Bedürfnisse in Gegenwart oder Zukunft zu befriedigen, andererseits negativen und bedrohlichen Gefühlen auszuweichen oder sie durch eigenes Verhalten zu überwinden.

Wir unterscheiden folgende Phasen:

a) Die Dekompensation: In dieser Phase gelangen die oben genannten Faktoren derart zur Wirkung, dass die Person nicht mehr in der Lage ist, sich durch alternatives Verhalten oder durch eine kompensatorische Ersatzhandlung aus dem Zustand der Unlust und des Unwohlseins zu befreien.

b) Die Kompensation: In dieser Phase kann die Person durch unterschiedliche Ersatzhandlungen (z. B. Alkoholkonsum, Arbeitswut, sexuelle Obsession, übermäßige sportliche Betätigung) ein scheinbares Wohlbefinden erreichen, um der seelischen Not auszuweichen.

c) Flexible Konfliktauflösung und autonome Entwicklung: In dieser Phase gelingt es der Person, ihre Bedürfnisse von größter emotionaler Bedeutung zu äußern und zu befriedigen. Dabei wird sie flexibler und autonom, z. B. indem sie ihren Grundkonflikt auflöst und neue Quellen von Wohlbefinden erschließt (z. B. in der Meditation). Es kommt zu einer bedürfnisbefriedigenden Selbstregulation. Hierbei entsteht die Basis für eine Aufrechterhaltung von Gesundheit.

7.2 Risikofaktoren für Krebs

In der internationalen wissenschaftlichen Literatur wird das Krebsproblem monokausal betrachtet. So suchen Toxikologen nach physischen und chemischen Ursachen, die die Zelle genetisch verändern. Ernährungswissenschaftler stellen den Zusammenhang zwischen Fehlernährung und Krebs dar, während die Genetiker nach Gendefekten suchen. Pharmakoepidemiologen versuchen einen Zusammenhang zwischen der Einnahme bestimmter Medikamente und der Krebserkrankung nachzuweisen.

Im Rahmen der synergistischen Medizin und Epidemiologie wird das Zusammenwirken unterschiedlicher Risikofaktoren erforscht in dem Wissen, dass die Krebsentstehung und der Krankheitsverlauf ein multifaktorieller Prozess ist, in dem unterschiedliche Risikofaktoren zu unterschiedlichen Zeitpunkten aktiv werden. So kann beispielsweise das Zigarettenrauchen das genetische Programm der Zelle verändern, während Fehlernährung und Stress die Immunabwehr schädigen können, so dass eine Tumorprogression möglich wird.

Psychosoziale Verhaltensweisen können über neurobiologische Wege ebenfalls einen Einfluss auf die Krebsausbreitung bekommen. Dabei spielt die Selbstregulationsfähigkeit des Menschen, also die Fähigkeit, durch Eigenaktivität Wohlbefinden und Sinnerfüllung zu erreichen, eine zentrale Rolle. Möglicherweise gibt es einen Zusammenhang zwischen einer psychosozial resultierenden Todestendenz und der zellulären Apoptose bei Krebs.

Im Rahmen der synergistischen Medizin erscheint die Krebserkrankung, obwohl für die Systemerhaltung funktional absolut inadäquat, als eine biologische Kompensation von interaktiv gehemmten Regulationsmechanismen (welche u. a. im dynamischen Erlebnisbild reflektiert werden, z. B. im Gefühl, es ginge nicht weiter, obwohl man sich unbedingt an seine Umwelt anpassen möchte).

Funktionale Hemmungen können in unterschiedlichen Bereichen stattfinden, etwa aufgrund einer chronischen Entzündung, Vitaminmangels, sozial erfahrener Behinderung beim Anstreben wichtiger Ziele, Auswirkungen einer Viruserkrankung, des Zigaretten- oder Alkoholkonsums. Von entscheidender Bedeutung aber ist die interaktive Hemmung von Regulationsmechanismen. Es entwickelt sich ein mehrdimensionaler und interaktiver Prozess, der die normale Zelle genetisch verändert und dem malignen Zellwachstum eine inadäquate biologische Kompensationsfunktion zukommen lässt, anstelle der normalen sozio-psycho-biologischen Selbstregulation, die gehemmt ist. Es gibt unterschiedliche Schwerpunktstörungen in unterschiedlichen Regulationsmechanismen, die auch andere Mechanismen mittels des Schleppnetzeffekts außer Kraft setzen können. Ein erster Faktor hierbei kann eine massive Bestrahlung, Zigarettenkonsum oder ein psychisch schwerwiegender Verlust sein, der mit der Unfähigkeit einhergeht, eine Motivation zum Leben zu entwickeln. In der Regel bedarf jedoch eine Regulationsstörung auch anderer Felder von Regulationsstörungen, weil sich erst aus der Interaktion verschiedener Faktoren die Krebserkrankung entwickeln kann.

Eine erfolgreiche Prävention und Therapie von Krebs ist dann denkbar, wenn die physiologisch adäquaten sozio-psycho-biologischen Selbstregulationsmechanismen durch unterschiedliche Aktivierungsmaßnahmen interaktiv wieder in Gang gebracht werden.

Physische Risikofaktoren für Krebs sind beispielsweise 1. ein sehr häufiges familiäres Vorkommen von Krebs in gerader Linie (vier bis sechs Personen), 2. ein hoher Zigarettenkonsum, 3. Fehlernährung, 4. häufige Einnahme von Psychopharmaka, die das zentrale Nervensystem dämpfen (z. B. Schlaf- und Beruhigungsmittel, blutdrucksenkende Mittel). Die Kriterien für gute oder schlechte Selbstregulation haben wir oben definiert. Der Recherchenkatalog findet sich zusammen mit dem Auswertungsschlüssel im Anhang abgedruckt.

In einer prospektiven Studie untersuchten wir von 1973/78 bis 1998 psychophysische Wechselwirkungen bei der Entstehung von Krebs:

Die Ergebnisse zeigen, dass die Wechselwirkung zwischen physischen Risikofaktoren und schlechter Selbstregulation die höchste

7.2 Risikofaktoren für Krebs

	N	Krebs	Herz-infarkt	Hirn-schlag	andere Todes-ursachen	lebt chronisch krank	von den chro-nisch Kranken bekamen Hirnschlag:	lebt ge-sund
physische Risiko-faktoren für Krebs und gute Selbstregulation	308	20,4 %	10,1 %	1,9 %	21,1 %	20,1 %	(1,6 %)	26,3 %
physische Risiko-faktoren für Krebs und schlechte Selbst-regulation	476	**41,2** %	14,3 %	2,5 %	25 %	14,3 %	(5,2 %)	**2,7** %
keine physischen Risikofaktoren für Krebs und schlechte Selbstregulation	389	19,3 %	18 %	4,9 %	32,4 %	19,3 %	(4,6 %)	6,2 %
keine physischen Risikofaktoren für Krebs und gute Selbstregu-lation	287	**5,2** %	3,8 %	0,7 %	8,3 %	13,2 %	(30,3 %)	**68,4** %

	N	Krebs	Herz-infarkt	Hirn-schlag	andere Todes-ursachen	lebt chronisch krank	von den chro-nisch Kranken bekamen Hirnschlag:	lebt ge-sund
Autonomietraining	79	**20,3** %	10,1 %	1,3 %	24 %	19 %	(2,5 %)	**25,3** %
Therapeutischer Miss-erfolg	40	32,5 %	12,5 %	2,5 %	30 %	10 %	(5 %)	12,5 %
Therapeutischer Erfolg	39	7,7 %	7,7 %	0 %	17,9 %	28,2 %	(0 %)	38,5 %
Kontrollgruppe	79	**40,5** %	17,7 %	3,8 %	26,6 %	6,3 %	(2,5 %)	**5,1** %
spontaner Erfolg	9	11,1 %	0 %	0 %	22,2 %	44,4 %	(0 %)	22,2 %
keine Veränderung	70	44,3 %	20 %	4,3 %	27,1 %	1,4 %	(2,9 %)	2,9 %

Mortalität an Krebs hervorruft und die ge-ringste Chance, gesund zu bleiben.

In einer weiteren Studie von 1977/78 bis 1998 unternahmen wir bei Personen mit schlechter Selbstregulation und ausgepräg-ten physischen Risikofaktoren für Krebs ein Interventionsexperiment:

Die Messung erfolgte jeweils ein Jahr nach der Intervention. Alle vier Gruppen sind nach Alter und Geschlecht vergleichbar.

Die Ergebnisse des Interventionsexperi-ments zeigen, dass die Kontrollgruppe eine zweimal höhere Mortalität an unterschiedli-chen Krebserkrankungen aufweist als die

Gruppe mit Autonomietraining. In der Gruppe mit Autonomietraining ist ebenfalls die Mortalität an Hirnschlag und Herzinfarkt deutlich verringert und der Prozentsatz der Gesundgebliebenen um ein Vielfaches erhöht.

Auch hier stützen sich die Ergebnisse der prospektiven und der Interventionsstudie gegenseitig, sowohl im Hinblick auf die Bedeutung der Wechselwirkung von physischen Risikofaktoren und schlechter Selbstregulation, als auch hinsichtlich der Effektivität des Autonomietrainings.

7.2.1 Zum Stand der Forschung in der sogenannten Psychoonkologie

Eine Psychoonkologie, die ihren Namen verdiente, müsste die Wechselwirkungen zwischen physischen und psychosozialen Risikofaktoren im multikausalen und mehrdimensionalen Prozess der Krebsentstehung und -ausbreitung erforschen. Dadurch könnte sie die Frage beantworten, ob und wie physische Faktoren (z. B. Fehlernährung, erbliche Belastung, Zigaretten- und Alkoholkonsum) mit Stress (z. B. verursacht durch eine Blockade der Befriedigung wichtigster emotionaler Bedürfnisse) interagieren, etwa ob und wie Stress die Wirkungsweise physischer Risikofaktoren verstärkt. Auf der Basis der solchermaßen gewonnenen systemischen Erkenntnisse über psychophysische Synergieeffekte bei der Krebsentstehung könnte eine Psychoonkologie Interventionsmaßnahmen für die primäre Krebsprävention entwickeln. Darüberhinaus sollte sie psychosoziale Faktoren, die zusammen mit einer medizinischen Behandlung positive oder negative Synergieeffekte erzeugen können, identifizieren. Aufgrund der so erlangten Kenntnis möglicher Interaktionsmechanismen zwischen medizinischer Behandlung und bestimmten Motivationen und Verhaltensweisen könnten effektive gesundheits- und psychotherapeutische Maßnahmen entwickelt werden.

Diese hochgesteckten Ziele verfolgen wir seit Jahren relativ erfolgreich [25, 27]. Doch in der deutschen und internationalen Psychoonkologie werden sie weder anvisiert noch auch nur diskutiert. Stattdessen beschränken sich Psychoonkologen auf Dienstleistungen wie etwa die Betreuung oder Beratung von Krebspatienten, meist unter der Annahme, dass der Krankheitsverlauf oder gar die Krebsentstehung selbst nicht von emotional-kognitiven Faktoren beeinflusst werden. Was sie im Grunde gar nicht wissen können, da sie zu diesem Thema keine relevanten Studien durchgeführt haben. Aufgrund dieser Unkenntnis sind ihre psychotherapeutischen Maßnahmen wissenschaftlich nicht begründet. Ihre wissenschaftliche Insuffizienz wird in unterschiedlichen Veröffentlichungen dokumentiert [55, 58, 72]. In den Berichten von Psychoonkologen sucht man vergebens nach beweiskräftigen Methoden (wie z. B. prospektiven Interventionsstudien) oder Theorien über Wechselwirkungen oder nach der Entwicklung effektiver therapeutischer Interventionen [40, 46]. Mancher Psychoonkologe versucht seine wissenschaftliche Insuffizienz zu kompensieren, indem er sich mit Nonsense-Themen beschäftigt [56] und unangebrachte Polemiken führt. So unterstellt mir beispielsweise R. Schwarz, dass ich von einer „krebsverursachenden Persönlichkeit" ausgehe [57, S.98], bzw. dass ich die Krebsgenese rein psychosozial erklären würde [57, S.96]. Schwarz weiß, dass wir in unseren Untersuchungen auch eine sehr große Anzahl physischer Risikofaktoren in Betracht ziehen und wir entschieden das Konzept einer interaktiven, synergistischen Medizin vertreten. Aber er behauptet, dass dies nur eine „Tarnung" (S. 96) sei. Nimmt man jedoch unsere umfangreichen Forschungsergebnisse wirklich zur Kenntnis, dann zeigt sich zweifelsfrei, dass wir alles andere als monokausal argumentieren und uns bei der Erklärung der Krebsgenese keineswegs auf psychosoziale Faktoren beschränken. Im Gegenteil, es geht uns um den Nachweis von Synergieeffekten, die durch die Interaktion zwischen physischen Risikofaktoren und bestimmten psychosozialen Stresssituationen erzeugt werden [16, 19, 25, 27]. Dabei definieren wir Interaktion dergestalt, dass ein Faktor des anderen zur Entfaltung bedarf. Häufig ist der psychosoziale Stress (z. B. schlechte Selbstregulation und Mangel an Autonomie) für sich alleine nur ein sehr geringer oder überhaupt kein Risikofaktor für bestimmte Krebserkrankungen. Hingegen ist die Wirksamkeit von physischen Risikofaktoren unter Stress ausgeprägter. Auch vermehren sich diese unter chronischem Stress schneller. Hier handelt es sich also um echte systemische Interaktionen, die auch in Studien anderer Forscher nachgewiesen worden sind. So konnte beispielsweise P. Knekt mit seinen Mitarbeitern [36] zeigen, dass bestimmte depressive Züge mit dem Zigarettenrauchen bei der Entstehung von Lungenkrebs hochsignifikant interagieren.

Die Psychoonkologen haben weder Methoden der Beweisführung noch theoretische Erklärungsmodelle oder praktische Interventionsmaßnahmen entwickelt, die eine wissenschaftliche Beantwortung der relevanten Fragen ermöglichen würden. Es reicht keineswegs aus, die eigene Tätigkeit mit der Betreuung von Krebspatienten zu begründen. Zunächst erscheint diese Aufgabe als notwendig. Auf den zweiten Blick erweist sich jedoch jede psychologische oder psychotherapeutische Betreuung als wenig nützlich und möglicherweise sogar als kontraindiziert, solange keine Grundlagenforschung dazu betrieben wurde. So können Psychoonkologen beispielsweise nicht sagen, welche Stresssituationen in Verbindung mit welchen Faktoren die Lebensqualität und den Krankheitsverlauf negativ beeinflussen, wieviel Autonomie oder Selbstregulation angeregt werden kann und wie denn eine optimale Psychotherapie für den Krebspatienten aussehen soll. Deshalb bleibt der Psychoonkologe im Krankenhaus und in der Nachsorge in der Regel auf seine Intuition angewiesen, aber auch seinen Vorurteilen und seiner Hilflosigkeit ausgeliefert. So dokumentiert etwa der Psychoonkologe Stefan Zettl in seinem Artikel „Ist Krebs eine Botschaft der Liebe – die zunehmende Verwirrung des Psychoonkologen Stefan Z." [74], dass er Krebspatienten elementare Fragen nicht beantworten, geschweige denn sie erfolgreich therapieren kann. Er stellt sich beispielsweise die Frage: „Was soll ich mit dem Krebspatienten tun – ihn aufklären oder ihm falsche Hoffnungen machen?" Die Antwort ist: Weder noch. Der Psychoonkologe sollte erlernen, die Eigenaktivität, Selbstorganisation und Eigenkompetenz dort zu stärken, wo es der Patient selbst für nötig befindet. Ein erster und gravierende Fehler ist dann schon gemacht, wenn der psychoonkologische Betreuer glaubt, er müsse dem Patienten von sich aus etwas anbieten, möglicherweise aus einer Helferhaltung heraus.

Das Schicksal der Psychoonkologie muss und wird von einer naturwissenschaftlich orientierten klinischen und experimentellen Forschung entschieden werden, die sich den Forschungsstand der synergistischen Interventionsmedizin zu eigen gemacht hat. Dabei sind äußerst interessante Ergebnisse zu erwarten, z. B. welche kommunikativen Bedingungen zum Erfolg naturwissenschaftlicher medizinischer Therapien notwendig sind. Auch würden Patienten aus den Kliniken nicht in fragwürdige Behandlungszirkel abwandern, nur weil sie sich dort menschlich besser angenommen fühlen.

Ein Hauptziel unserer zukünftigen Tätigkeit wird sein, die wissenschaftliche Kooperation mit den Kliniken zu verstärken.

7.2.2 Kommunikationsbedingungen und therapeutischer Erfolg in der Krebsbehandlung

Die Chemotherapie und Bestrahlung von Krebspatienten stellen invasive Methoden dar, die in der Regel nicht nur das kranke, sondern auch das gesunde Gewebe schädigen. Personen, die zusätzlich unter Stress leiden, weil sie sich schlecht regulieren und eine stresserzeugende Arzt-Patient-Kommunikation erleben, haben es sehr schwer, die biologisch erschütternden therapeutischen Maßnahmen zu überstehen. Eine schlechte Arzt-Patient-Kommunikation entsteht z. B. dadurch, dass der Arzt traumatisierende Informationen über die nur noch kurze Lebensfrist des Patienten vermittelt, die Kommunikation nach dem Scheitern der Behandlung abbricht und nicht in der Lage ist, den Patienten auch durch seine Nöte hindurch in der Entwicklung von Eigenkompetenz zu unterstützen. Wenn sich aber Patienten gut zu regulieren vermögen und eine stressreduzierende Arzt-Patient-Kommunikation erleben, dann scheint ihr Organismus mit der Behandlung viel besser zurechtzukommen.

In einer prospektiven Interventionsstudie (Datenerfassung bis 1978, Mortalitätserfassung bis 1988) untersuchten wir den Zusammenhang zwischen der Selbstregulation des Patienten, seiner Kommunikation mit dem Arzt und dem Erfolg der Adriamyzinbehandlung bei metastasierendem Mammakarzinom:

Die Ergebnisse zeigen, dass die Interaktion zwischen guter Selbstregulation und einer guten Arzt-Patient-Kommunikation eine Bedingung von zentraler Bedeutung für die Effektivität der chemotherapeutischen Behandlung beim metastasierenden Mammakarzinom ist. Dabei zeigen sich im Vergleich von Patientinnen mit schlechter Arzt-Patient-Kommunikation oder schlechter Selbstregulation hochsignifikante Synergieeffekte hinsichtlich der Überlebenszeit. Auch bei Patientinnen, die die Chemotherapie verweigert haben, spielt die gute Arzt-Patient-Kommunikation in Interaktion mit einer guten Selbstregulation eine prognostisch günstige Rolle. Diese aber weist mit der Chemotherapie ebenfalls einen Synergieeffekt auf. D. h., dass die chemotherapeutisch behandelten Krebspatientinnen bei guter Arzt-Patienten-Kommunikation und guter Selbstregulation hochsignifikant länger überleben.

Mit Patientinnen mit metastasierendem Mammakarzinom, Adriamyzinbehandlung, sehr guter Arzt-Patient-Kommunikation und sehr schlechter Selbstregulation unternahmen wir ein Interventionsexperiment (Autonomietraining zur Anregung der Selbstregulation):

Das Interventionsexperiment bestätigt die Ergebnisse der systemischen Interaktionsanalyse aus der prospektiven Matchingpairs-Studie. Das Autonomietraining kann die schlechte Selbstregulation von Patientinnen mit metastasierendem Mammakarzinom, Adriamyzinbehandlung und guter Arzt-Patient-Kommunikation verbessern. Durch die positive Veränderung dieser letzten Bedingung in der Ursachenkette des Interaktionssystems vermag es einen hochsignifikanten Überlebensvorteil zu erzielen.

7.2 Risikofaktoren für Krebs

	N	Durchschnittliche Überlebenszeit in Monaten	Nebenwirkungen 1 = eher gering 2 = mittel stark 3 = sehr stark
Mit Adryamizinbehandlung			
Sehr gute Arzt-Patient-Kommunikation und sehr gute Selbstregulation	26	96	1 = 20 2 = 3 3 = 3
Sehr gute Arzt-Patient-Kommunikation und schlechte Selbstregulation	26	18	1 = 8 2 = 8 3 = 10
Schlechte Arzt-Patient-Kommunikation und sehr gute Selbstregulation	26	19	1 = 9 2 = 8 3 = 9
Schlechte Arzt-Patient-Kommunikation und schlechte Selbstregulation	26	9	1 = 23 2 = 2 3 = 1
Verweigerer der Adryamizinbehandlung			
Sehr gute Arzt-Patient-Kommunikation und sehr gute Selbstregulation	26	34	–
Sehr gute Arzt-Patient-Kommunikation und schlechte Selbstregulation	26	17	–
Schlechte Arzt-Patient- Kommunikation und sehr gute Selbstregulation	26	19	–
Schlechte Arzt-Patient- Kommunikation und schlechte Selbstregulation	26	8	–

Alle acht Gruppen von je 26 Patientinnen mit metastasierenden Mammakarzinom sind nach Alter, medizinischer Behandlung und Lokalisation der Fernmetastasen vergleichbar.

	N	Durchschnittliche Überlebenszeit in Monaten	Nebenwirkungen 1 = eher gering 2 = mittel stark 3 = sehr stark
Autonomietraining	29	75	1 = 20 2 = 4 3 = 5
Kontrollgruppe	29	23	1 = 4 2 = 5 3 = 20

Beide Studien unterstreichen die große Bedeutung der Interaktion zwischen der Chemotherapie und den kommunikativen und selbstregulatorischen Bedingungen, die der Patient zu schaffen vermag.

Die Fragebögen zur Arzt-Patient Beziehung und zur Selbstregulation finden sich im Anhang.

7.2.3 Setzen sich emotional-kognitive Prozesse biologisch um? Die Grossarthsche Typologie in Bezug auf Krebsentstehung und Herz-Kreislauferkrankungen

Die Grossarthsche Verhaltenstypologie (siehe auch Kapitel 4) beschreibt vier komplexe Kommunikationsmuster auf unterschiedlichen Ebenen, z. B. der Kind-Eltern-Beziehung, der emotional-kognitiven Erwartung, der Bedürfnisäußerung und -befriedigung, der typischen Kommunikation zwischen dem Individuum und seiner sozialen Umwelt. Die vier unterschiedlichen Verhaltensmuster weisen also Faktoren aus unterschiedlichen Bereichen auf, die miteinander korrelieren. Die Grossarthsche Verhaltenstypologie kann auch aus der Perspektive unserer generellen psychosomatischen Theorie erklärt werden, die besagt, dass der Mensch ein Lust, Wohlbefinden und Sicherheit suchendes System ist und sich seine Verhaltenstendenzen dorthin ausrichten, wo die höchste Lusterwartung besteht. Aus ihr ist auch eine Stressstruktur ableitbar, die bis in die Entstehung und Ausbreitung chronischer Erkrankungen verfolgt werden kann, also bis ins biologische Korrelat. Die vier Grossarthschen Verhaltenstypen haben je nach Perspektive des Betrachters unterschiedliche Eigenschaften, aber auch wiederkehrende Charakteristika von zentraler Bedeutung. Es gibt Personen, die eindeutig einem der vier Typen zuzuordnen sind, aber auch Personen, die unterschiedliche Charakteristika der verschiedenen Verhaltenstypen aufweisen. Von daher ist es nicht nur wichtig, die Frage zu beantworten, zu welchem Verhaltenstyp eine Person überwiegend neigt, sondern auch den jeweilgen Anteil der verschiedenen Verhaltenstypen zu bestimmen.

In diesem Kapitel wird der Versuch unternommen, nachzuweisen, dass sich bestimmte Verhaltenstypen und emotional-kognitive Tendenzen in der psychosozialen Kommunikation sinnhaft gesteuert in biologische Prozesse wie etwa die Entstehung von Krebs umsetzen können. In unterschiedlichen Studien konnte gezeigt werden, dass physische Risikofaktoren mit emotional-kognitiven Faktoren in enge Wechselwirkungen treten und dabei Synergieeffekte erzeugen. Hier wollen wir uns nun auf die Beschreibung von emotional-kognitiven Vorgängen konzentrieren, die einen sinnhaften Zusammenhang mit bestimmten Erkrankungen aufweisen und dabei möglicherweise einen zentralen interaktiven Krankheitsfaktor darstellen (also seelisch-körperliche Risikofaktoren). Zu diesem Zweck sollen einige zentrale psychodynamische Aspekte der Grossarthschen Typologie dargestellt werden.

Die vier Verhaltensmuster sind mit unterschiedlichen Methoden erfasst worden, z. B. durch Fragebögen, Beobachtungskataloge oder auch freie, psychoanalytisch orientierte Gespräche, wobei die Kriterien vom allgemeinen theoretischen Kontext abgeleitet werden. Dabei stellt es sich heraus, dass nur dann valide Ergebnisse erzielt werden, wenn die befragte Person zunächst frei über ihre Probleme sprechen kann und wenn sie selbst über die theoretische Konzeption der Verhaltensmuster aufgeklärt ist. Sonst herrscht in der Befragung ein permanentes Missverständnis. Aus diesem Grund soll hier die Psychodynamik der vier Grossarthschen Verhaltensmuster beschrieben werden, nicht zuletzt in der Hoffnung, dass viele Ärzte und Psychologen in ihren Praxen die Grossarthsche Typologie überprüfen und mit ihrem organischen Korrelat (z. B. Krebs, Herzinfarkt, Gesundheit usw.) in Beziehung setzen. Auch das Autonomietraining als Anregung der gesunden Verhaltenspotenzen und unterschiedliche psychotherapeutische Methoden können von der Kenntnis der Psychodynamik der Verhaltenstypologie profitieren. Hier muss noch betont werden, dass die Grossarthsche Typologie keineswegs eine eingeengte, persönlichkeitsorientierte Konzeption ist, sondern eher ein breit angelegtes Kommunikationskonzept, das Kommunikationsformen aus unterschiedlichen Bereichen und zu unterschiedlichen Zeitpunkten integrativ analysiert und durch Interventionen beeinflusst.

Empirische Untersuchungen zeigen, dass die Verhaltensmuster einerseits über lange Zeiträume relativ stabil bleiben, dass sie andererseits aber auch durch gekonnte Interventionen verändert werden können. Somit ergibt sich ein Feld für eine kommunikative gesundheitsmedizinische Prävention chronischer Erkrankungen. Dazu ist auch der differentialdiagnostische Effekt der Grossarthschen Typologie nützlich, in dem das Typ-I- und Typ-II-Verhalten mit organischen und chronischen Erkrankungen korreliert, während das Typ-III-Verhalten eher mit neurotischer Symptomatik und Verhaltensstörungen, und das Typ-IV-Verhalten mit Gesundheit bis ins hohe Alter zusammenhängt. In der Grossarthschen Typologie wird also nicht nur ein Merkmal eines Verhaltenstypus beschrieben, sondern das Merkmal wird dann in allen vier Verhaltensmustern in seiner unterschiedlichen Ausprägung dargestellt, so dass eine echte Differentialdiagnose möglich wird. Dazu ein Beispiel:

Das Verhaltensmuster des Typ I verfehlt anhaltend ein ersehntes, lustbetontes Anregungsniveau (einerlei, ob dies durch die Zuwendung eines geliebten Elternteils oder die Anerkennung eines Vorgesetzten erzielt würde) und passt sich dabei altruistisch harmoniesuchend an die Umwelt an.

Das Verhaltensmuster des Typ II schafft eine erstrebte Distanzierung von irritierenden und hilflose Aufregung hervorrufender Anregungsquelle nicht.

Das Verhaltensmuster des Typ III schafft kurzfristig angenehme und bedürfnisbefriedigende Anregungen, dann jedoch werden kurzfristig Anregungen von größter emotionaler Bedeutsamkeit nicht erreicht und daraufhin verfällt die Person wieder irritierenden Anregungen von stark negativer emotionaler Qualität.

Das Verhaltensmuster des Typ IV schafft eine regelmäßige, wohltuende Anregung, z. B. durch Ernährung, Bewegung, Hobbies, Kommunikation mit Angehörigen und Freunden und durch Religiosität.

Hier sollen weitere Charakteristika beschrieben werden, zunächst in Bezug auf die sogenannte Objektfixierung. Unter Objektfixierung verstehen wir die emotionale Überzeugung eines Menschen, dass er seine höchste Quelle von Lust, Wohlbefinden und Sicherheit nur in der engsten Kommunikation mit einem bestimmten Objekt erreichen kann, verbunden mit der Überzeugung, dass er ohne das Objekt äußerster Unsicherheit und starkem Unwohlsein ausgeliefert ist. Bei stark ausgeprägter Fixierung bildet sich sogar die Überzeugung aus, dass er ohne das Objekt nicht mehr lebensfähig ist. Die vier

Grossarthschen Verhaltensmuster zeigen unterschiedliche Formen der Objektfixierung auf.

Beim Typ-I-Verhalten zeigt sich eine sogenannte positive Objektfixierung, in der die Person die Nähe eines Objekts langfristig eindeutig anstrebt und sich in der Distanz zum Objekt extrem unsicher fühlt. Diese Form der Fixierung entsteht in der Regel nach erlebten Abweisungen, meistens schon in der Kindheit und in Situationen, in denen eine äußerst hohe emotionale Erwartung nach Zuwendung bestand. Wenn sich solche Erlebnisse wiederholen, kann die Person das Gefühl bekommen, dass sie nur dann überlebensfähig ist, wenn sich das ersehnte Objekt intensiv, am liebsten in einer symbiotischen Form, ihr liebevoll und annehmend zuwendet. Solche Menschen haben ein Leben lang das Gefühl, nicht anerkannt, angenommen und geliebt zu werden.

Beim Typ-II-Verhalten kommt eine negative Objektfixierung zum Vorschein. Hier wird das Objekt, auf das die Person fixiert ist, nicht als eindeutig erstrebenswert behandelt, sondern eher als anhaltend störende, irritierende, negative und zur Aufregung führende Reizkonstellation. In der Analyse der Familiendynamik stellt sich heraus, dass solche Personen meist von einem Elternteil stark gebunden werden, einerseits also anerkannt und angenommen, andererseits aber bei Distanzierung der Person vom bindenden Elternteil mit Ausstoßung bedroht werden. Die Person distanziert sich dann in der Regel räumlich und sozial, überwindet aber die innere Fixierung nicht. Sie fühlt sich in ihrer sozialen Umgebung unwohl und regt sich über unterschiedliche Objekte und Zustände ständig auf, wie als ob sie dadurch einen ansonsten unausgesprochenen Vorwurf äußern würde, z. B.: „Ihr seid Schuld, dass ich nicht mit meiner geliebten Mutter zusammen bin."

Das Typ-III-Verhalten zeigt eine intensive, aber lockere, flexible und nicht rigide festgelegte, ambivalente Objektfixierung, verbunden mit einer extremen Fixierung auf das eigene Selbst. Eine Person mit Typ-III-Verhalten ist einmal kurzfristig auf ein sich entziehendes Objekt fixiert, dann auf ein störendes, und ist im nächsten Augenblick auch schon wieder fähig, bestimmte Situationen kurzfristig autonom zu genießen. Damit verbunden ist jedoch eine starke positive oder negative Fixierung auf die eigene Person, das eigene Selbst. Die Person empfindet sich selbst also entweder als im Zentrum des Gesamtgeschehens stehend oder als äußerst schwach, störend oder negativ. In der Familiendynamik des Typ III zeigt sich sowohl eine traumatische Abweisung in Situationen höchster emotionaler Erwartung, als auch eine starke Anerkennung und zudem in bestimmten Bereichen ein Loslassen der Eltern, das in die kindliche Autonomie führt. Dabei wird die Frustration der Abweisung durch eine egozentrische Fixierung kompensiert.

Das Typ-IV-Verhalten ist durch eine ausgeprägte Objektautonomie und Mangel an Fixierungsbereitschaft charakterisiert. Eine solche Person bindet sich an kein Objekt derart, dass sie es als ausschließliche Quelle für das eigene Wohlbefinden erlebt und die Distanzierung vom Objekt als Quelle extremer Unsicherheit auffasst. Die Person ist permanent in der Lage, sich durch alltägliche Kommunikation mit alltäglichen Objekten angenehm, bedürfnisbefriedigend und sinnerfüllend anzuregen.

Trotz Fixierung streben alle Menschen, also auch alle vier Verhaltenstypen nach Autonomie und gesunder Auflösung der Fixierung. Ganz im Sinne des Typ IV, der, gerade weil er Autonomie erreicht, auch in einem gesundem Maße liebesfähig ist, sowohl hinsichtlich seiner selbst als auch hinsichtlich emotional wichtiger Personen und Gruppen und im Hinblick auf das erlebte Gottesbild. So erstrebt beispielsweise der Typ I intensiv Autonomie, erreicht dieses Ziel aber deswegen nicht, weil die Erwartung nach Symbiose mit abweisenden Objekten einen höheren emotionalen Stellenwert besitzt. Der Typ II gelangt nicht zur Autonomie, weil er sich vom störenden Objekt nicht trennen kann. Diesem gegenüber ist er nämlich nicht nur destruktiv eingestellt, sondern fühlt sich ihm auch zugehörig. Der Typ III kann sich von der egozentrischen Fixierung nicht lösen, weil er Angst davor hat, in eine Leere zu stürzen, in der seine Identität verloren gehen könnte.

Damit sind wir bei unterschiedlichen Formen der Ambivalenz angelangt. Der Typ I äußert eher die positiven als die negativen Aspekte des Alltagslebens, wie als würde er sagen: „Ich habe genügend Leid durch das abweisende Objekt erfahren, also kann ich zu meinen Mitmenschen positiv sein". Der Typ II äußert meist negative Aspekte der Ambivalenz, z. B. in Form einer Vorwurfshaltung, und er hat Schwierigkeiten, Gefühle wie Zuneigung und Anerkennung mitzuteilen. Der Typ III äußert heftig und abwechselnd beide Pole der Ambivalenz, also Zuneigung und Abneigung, sowohl in Bezug auf Objekte, also auch hinsichtlich der eigenen Person. Der Typ IV äußert mehr die positiven Aspekte der Ambivalenz, dies aber im Zusammenhang mit innerer Autonomie.

In welchen Situationen treten krankheitserzeugende Konflikte auf? In welchen Situationen stellen sich therapeutische Effekte ein, im Sinne einer Anregung der Gesundheit hin zum Typ-IV-Verhalten?

Personen mit Typ-I-Verhalten kommen häufig in die folgende dramatische Konfliktsituation:

1. Die innerlich erstrebte Objektautonomie kann aufgrund der höheren emotionalen Bedeutung der Objektfixierung nicht erreicht werden.

2. Die ersehnte Symbiose mit dem emotional wichtigsten Objekt im Sinne einer liebevollen Anerkennung wird ebenfalls nicht erzielt. Somit wird auch die angestrebte Quelle höchster Lust und Sicherheit nicht erreicht.

3. Um aus der Konfliktlage herauszukommen, wird das ersehnte und sozial nicht erreichbare Objekt mit positiven Erwartungen, die an dieses geknüpft sind, aber auch mit seinen erlebten destruktiven Eigenschaften internalisiert: „Wenn ich dich sozial nicht haben kann, wirst du ein Teil meines Selbst".

Die entscheidende Konfliktauflösung ereignet sich dann, wenn der Typ I lernt, seine Gefühle der Sympathie und Liebe zum Objekt eindeutig zu äußern und die Sympathie seitens des Objekts genauso wie die Verletzungen und Enttäuschungen wahrzunehmen, aber dabei beide Gefühle auseinander zu halten versteht und in diesem Zustand zugleich die eigene Autonomie schrittweise auszuweiten vermag, so dass sich zunehmend seine Fähigkeit entwickelt, tägliche Situationen des Alltags angenehm und lustvoll zu erleben.

Genau diese Prozesse der zunehmenden Autonomisierung, die Anregung positiver Gefühle, aber auch die Bereitschaft, Verletzungen wahrzunehmen und beides auseinanderzuhalten, werden im Autonomietraining angeregt.

Eines der wichtigsten biologischen Korrelate der unaufgelösten Konfliktlage ist die Ausbreitung der Krebserkrankung. Die Krebsentstehung wird durch mikrobiologische, physische oder chemische Noxen angeregt, sowie aufgrund genetischer Defekte. Es stellt sich die Frage, ob das emotional-kognitive Bedürfnissystem (z. B. massiv unbefriedigte Bedürfnisse) über neuro-hormonelle Einwirkungen auf die Krebsausbreitung Einfluss nehmen und ob eine Krebsausbreitung sinnhaft verstanden werden kann, wenn die typische Verhaltens- und Konfliktstruktur analysiert wird.

Aufgrund unserer bisherigen Erfahrung, den Gesprächen mit weit über 1000 Krebspatienten und aufgrund der erzielten empirischen Ergebnisse kann folgende Annahme diskutiert werden: Personen mit Typ-I-Verhalten (nicht realisierte Nähe zu emotional wichtigen Objekten, seelisch-körperlicher Erschöpfung, Gefühl, auf das abweisende Objekt fixiert, aber auch durch die Abweisung geschädigt zu sein, nicht realisierter Wunsch nach Autonomie) bekommen mehr Krebs, und je nach Ausprägung leben die Krebspatienten kürzer. Das Verhaltensmuster modifiziert also die Wirksamkeit medizinischer Risikofaktoren und den Erfolg der medizinischen Behandlung. Es stellt demnach eine Disposition zur Krebserkrankung und schlechtem Krankheitsverlauf dar. Dabei scheint der Tumor und die Tumorausbreitung eine kompensatorische Rolle für die unbefriedigten Bedürfnisse höchster emotionaler Bedeutung einzunehmen. Einerseits repräsentiert der Tumor das unbefriedigte Bedürfnis nach Objektautonomie, das in sozial geordneten Verhältnissen nicht erreicht wird. Denn der Tumor wächst gegen die Ordnung im Organismus. Andererseits erscheint der Tumor als das biologische Äquivalent der Internalisierung des emotional wichtigsten Objektes, das sozial nicht mehr erreichbar ist. Z. B. indem sich ein Elternteil permanent entzieht und zur Kommunikation nicht bereit ist oder nach Tod bzw. Trennung von einem wichtigen Mitmenschen oder aufgrund einer lähmenden Monotonie, in der die nötige Eigenaktivität zur Erreichung der Objektnähe nicht mehr zustande kommt oder aufgrund der Ausstoßung aus einer wichtigen Gruppe, beispielsweise am Arbeitsplatz. Das internalisierte Objekt wird einerseits als äußerst wichtig erlebt, also als Garant des Wohlbefindens, andererseits aber auch als schädigend aufgrund der erlebten Abweisung und Unsicherheit. Der Prozess der Objektinternalisierung ist dadurch bestimmt, dass das Objekt (also die Person zusammen mit den mit ihr verbundenen Erlebnissen) nur dann liebevoll und symbiotisch einverleibt werden kann, wenn auch gleichzeitig die destruktiven Elemente zugelassen werden. Einen solchen Prozess kann die Person auf der Ebene der sozialen Kommunikation nicht erreichen, z. B. indem nur die Sehnsucht nach Symbiose besteht. Der Tumor als biologische Kompensation der Internalisierung des abweisenden, aber geliebten Objekts übt eine Destruktion im Organismus aus. Interessanterweise entsteht gleichzeitig auf der sozialen Ebene eine größere Bereitschaft, das abweisende Objekt liebevoll anzunehmen, als wäre der Preis der Selbstdestruktion eine Bedingung für diesen Prozess gewesen. Diese Bereitschaft wird im Autonomietraining genutzt, wenn die Person dabei lernt, gleichzeitig die positiven Gefühle zu äußern und die erlebte Destruktion wahrzunehmen und somit mehr innere Autonomie zu finden. Dann scheint sich die biologische kompensatorische Funktion des Tumors zu verringern. Nur so kann die längere Überlebenszeit der Krebspatienten im Autonomietraining interpretiert werden. Wenn die Krebspatienten in unterschiedlichen Therapie- und Beratungsformen allgemeine Prinzipien lernen, die aber nicht theoriezentriert sind, dann kann sich die innere Verzweiflung noch verstärken und der Krankheitsverlauf verschlechtern. Auch dies ist experimentell nachweisbar [27].

Des weiteren stellt sich die Frage: Kann ein solcher Zusammenhang einwandfrei nachgewiesen werden? Wir glauben, dass ein solcher Nachweis nur mit der Methode der prospektiven Interventionsstudie bei experimentell exakt beschriebenen Bedingungen der Datenerfassung möglich wird.

Ein Beweis von Zusammenhängen zwischen dem Verhaltensmuster und der interaktiven Krebsentstehung kann nur dann erbracht werden, wenn in Längsschnittsstudien Personen mit Typ-I-Verhalten mehr Krebs bekommen und zwar im Vergleich zu einer Kontrollgruppe *ohne* Typ-I-Verhalten, wobei in beiden Gruppen die physischen Risikofaktoren relativ gleicht verteilt sind. Wenn dann in einer randomisierten Gruppe die Eigenschaften des Typ I verändert werden und zwar in Richtung Verbesserung der Selbstregulation und wenn diese Gruppe im Laufe der Zeit weniger Krebs bekommt als eine nicht trainierte Kontrollgruppe, dann kann der Zusammenhang erhärtet werden. Ebenfalls müssen andere Forschergruppen zu demselben Ergebnis kommen können, und zwar indem sie streng die experimentellen Bedingungen der Datenerfassung replizieren.

Natürlich führen die vier oben genannten Verhaltenseigenschaften zu vielen weiteren Fragestellungen, z. B. wodurch sind die Verhaltenscharakteristika motiviert, wie sind sie entstanden, wie werden dadurch chronische Erkrankungen begünstigt, wie sind sie veränderbar, welchen Einfluss haben sie auf Partnerbeziehungen usw. Aus diesem Grund musste die Verhaltenstypologie ausgeweitet werden.

Die Psychodynamik des Typ-I-Verhaltens ist dadurch charakterisiert, dass in der Regel ein idealisiertes, hoch bewertetes Objekt (Person, Gruppe, Berufsziel usw.) nicht erreicht wird, was jedoch für die ersehnte Bedürfnisbefriedigung notwendig gewesen wäre. Die Person ist also von ihren allerwichtigsten Wünschen und Sehnsüchten isoliert. Sie ist nicht in der Lage, durch Eigenaktivität die emotional wichtigsten Wünsche zu befriedigen (z. B. nach Nähe und Anerkennung durch eine bestimmte Person wie Ehegatte, Partner oder Vorgesetzten). Sie versucht ihr Ziel jedoch durch altruistisches, sich selbst zurückstellendes und sich selbst wenig beachtendes Verhalten zu erreichen, was in der Regel nicht gelingt. Dabei kommt es zu lang anhaltender seelisch-körperlicher Erschöpfung, die nach außen häufig durch optimistisches und verständnisvolles Verhalten überdeckt wird. Die Person versucht auch, ein autonomes, selbständiges Verhaltensmuster zu entwickeln, erreicht dieses aber innerlich nicht, weil sie abhängig ist von Objekten größter gefühlsmäßiger Bedeutung. In der Familienanamnese zeigt sich eine sehr starke Angst vor dem Verlassenwerden und dadurch eine lebenslange Bereitschaft, sich altruistisch und verständnisvoll auf Außenobjekte zu konzentrieren in der Hoffnung, dadurch nicht wieder verlassen und entwertet zu werden. Da die emotional wichtigsten Bedürfnisse dauerhaft nicht befriedigt werden, resultiert automatisch eine Todestendenz, die nach außen durch Altruismus und vorgetäuschten Optimismus kompensiert wird.

Personen mit der Psychodynamik des Typ-I Verhaltens (direkt erlebtes Leid durch Isolation vom wichtigsten Objekt der ersehnten Befriedigung in Zusammenhang mit inadäquaten, bis zur seelisch-körperlichen Erschöpfung führendem Verhalten, das nicht zur Bedürfnisbefriedigung führt, und in der Regel altruistisch und positiv auf die Umwelt gerichtet ist) bekommen empirisch nachweislich mehr Krebs und weniger Herzinfarkt als Personen mit Typ-II-Verhalten, die mehr Herzinfarkt und Hirnschlag und weniger Krebs bekommen.

Zur Illustration der erwähnten Zusammenhänge sollen hier zwei Ergebnisse angeführt werden:

a) Personen, die ein Leben lang an der Abweisung eines Elternteils leiden und sich nach außen altruistisch bis hin zur seelisch-körperlichen Erschöpfung anpassen, erkranken um ein Vielfaches häufiger an einem Karzinom als Personen mit einem anderen Verhaltensmuster.

b) Wenn Personen länger als ein Jahr daran leiden, dass ihr Partner, ohne dass eine räumliche Trennung vollzogen wird, eine andere intensive Beziehung aufrecht erhält, und sie sich dieser Situation überdies altruistisch anpassen, bekommen sie ebenfalls signifikant häufiger klinisch manifesten Krebs als Personen ohne die beschriebene Problematik.

Die Psychodynamik des Verhaltensmusters, das mit Typ II beschrieben wird, ist in seinen zentralen Zügen dadurch charakterisiert, dass die Person einerseits ein störendes und negativ erlebtes Objekt destruieren (z. B. entlarven, schädigen oder vernichten) will und dass sie das Objekt andererseits als zugehörig und für sich wichtig erachtet. Es kommt zu einer verhaltensblockierenden Ambivalenz, in der weder die Zuneigung, noch die erstrebte Destruktion eindeutig geäußert und realisiert wird. Das störende Objekt führt einerseits zu Aufregung, Erregung und Mobilisierung des Angriffsverhaltens und andererseits wird das Objekt geschützt, ohne dass es dabei zur Befriedigung des Sicherheits- und Liebesbedürfnisses kommt. Es werden ständig zwei gegensätzliche Impulse im zentralen Nervensystem aktiviert, nämlich einerseits eine starke Übererregung, die mit Kampfbereitschaft verbunden ist, und andererseits eine Hemmung der Aggression durch Zugehörigkeitsgefühl oder Sympathie.

Die entgegengesetzten Impulse können sich auf die Funktionen sowohl des peripheren als auch des zentralen Nervensystems übertragen, z. B. indem die Innervation des Herzens sowohl stark erregt als auch stark gehemmt wird. Auch die Neigung zu Arteriosklerose kann dabei verstärkt werden, indem eine Kampfbereitschaft nicht ausagiert, sondern innerlich gehemmt und neutralisiert wird.

Die Eigenschaften im Typ-II-Verhalten korrelieren mit solchen Vorstellungen. Die Personen sind beispielsweise anhaltend aufgeregt und verärgert über sie störende und verhindernde Objekte (Personen, Gruppen, Zustände). Gleichzeitig sind sie nicht in der Lage, sich von solchen Objekten zu distanzieren, etwa aufgrund eines Rests von Zugehörigkeitsgefühl. Weder die negative Bewertung und Aufregung, noch das Gefühl der Zugehörigkeit kann in eindeutiges Verhalten umgesetzt werden. Die Person fühlt sich aus diesem Grund der Erregungsquelle und der Situation hilflos ausgeliefert.

Auch wenn immer wieder zu betonen ist, dass die Psychodynamik nicht eine direkte Krebsursache ist, sondern mit physischen Risikofaktoren interaktive Beziehungen eingeht, muss dennoch gefragt werden: Wie kann der Zusammenhang zwischen der Psychodynamik des Typ-I-Verhaltens und der Krebsausbreitung sinnvoll erklärt werden?

Die biologische Krebsausbreitung (Tumorprogression) erscheint einerseits als Kompensation der nicht erreichten, aber erstrebten inneren Autonomie und Lebenstendenz, andererseits als Ersatzbefriedigung in Bezug auf das ersehnte, aber nie erreichbare soziale Objekt. Wenn krebserzeugende Faktoren

(z. B. Viren, chemische und physische Substanzen) in Interaktion mit genetischen Dispositionen die Zelle krankhaft wuchern lassen, dann kann die zentralnervös gesteuerte Impulsgebung, die von emotional-kognitiven Prozessen bestimmt wird, entscheidend dafür sein, ob sich eine Krebserkrankung ausbreitet oder ob deren Progression aufgehalten wird.

Im randomisierten Experiment konnte gezeigt werden, dass Personen mit der Psychodynamik des Typ-I-Verhaltens in langen Beobachtungszeiträumen (weit über 20 Jahre) signifikant weniger Krebs bekommen, wenn sie im Autonomietraining lernen, ihre Bedürfnisse von höchster emotionaler Bedeutung zu befriedigen und ihre innere Autonomie zu verbessern. In prospektiven Studien konnte gezeigt werden, dass Personen mit anderen Verhaltensmustern weniger klinisch manifesten Krebs bekommen als Personen mit dem Typ-I-Verhalten. Die prospektiven Interventionsstudien erhärten die Thesen, die sonst eher spekulativ wirken könnten. Wenn es stimmt, dass sich emotional-kognitive Tendenzen und Konflikte in physiologische und pathoanatomische Prozesse umsetzen können, dann muss sich die moderne Medizin in ihrem Konzept interdisziplinär und systemisch ausweiten, etwa indem die naturwissenschaftliche Medizin die Erforschung emotional-kognitiver Vorgänge interaktiv integriert.

Die Unterschiede zwischen Typ I und II liegen in unterschiedlichen Bereichen, z. B. hat Typ II eher eine Tendenz zur Objektentwertung und fühlt sich von negativ bewerteten Objekten gestört, während der Typ I die Objekte eher idealisiert und sich selbst als unzulänglich interpretiert. Typ II scheint zu glauben, dass er in seiner Familie extrem wichtig war und dass er nur durch „böse Objekte" von seiner Bedürfnisbefriedigung abgehalten wird, während der Typ I eher glaubt, dass er abgewiesen wurde und für die Zuneigung der Objekte kämpfen muss.

Personen mit Typ-IV-Verhalten erreichen sowohl die innere Autonomie (Unabhängigkeit, Selbständigkeit) als auch die Bedürfnisbefriedigung durch ersehnte Nähe zu wichtigen Objekten und die benötigte Distanz zu störenden Objekten. Dabei entsteht Wohlbefinden, Lust, Sicherheit, Sinnerfüllung und Entwicklung. Das Verhaltensmuster wird von bestimmten Personen mit hochkomplexen Strategien durchgeführt, während es andere Personen mit relativ primitiven und stereotypen Handlungen realisieren. Das permanente Bedürfnis nach Wohlbefinden und Anregung und das fehlende Leid durch unbefriedigte Bedürfnisse oder hilflose Übererregung, kombiniert mit Bescheidenheit und Zufriedenheit, beschert der Person mit Typ-IV-Verhalten ein langes Leben in Gesundheit.

In einer prospektiven Interventionsstudie von 1973–1998 untersuchten wir den Zusammenhang zwischen dem Verhaltensmuster, der Gesundheit bis ins hohe Alter und chronische Erkrankungen:

Die Ergebnisse zeigen, dass Personen mit dem Typ-IV-Verhalten (flexible, Wohlbefinden erzeugende, bedürfnisorientierte Selbstregulation) bedeutend länger leben und weniger chronische Erkrankungen in einem Beobachtungszeitraum von 20 Jahren bekommen. An zweiter Stelle steht das sogenannte Typ-III-Verhalten (sozial unangepasste, z. T. neurotische Selbstregulation), am kürzesten leben Personen mit dem Verhaltensmuster Typ I und II (Isolation von ersehnten emotional hoch ersehnten Objekten oder hilflose Übererregung durch negativ erlebte und bedrohliche Objekte). Bei Typ I und II scheint eine tiefere und konstantere

	Gesund bis zum 80. Lebensjahr	Chronisch krank bis zum 80. Lebensjahr			Verstorben bis zum 80. Lebensjahr			Durchschnittl. Überlebenszeit
		Krebs	Infarkt	Andere Erkrankungen	Krebs	Infarkt	Andere Todesursachen	
Typ-IV-Verhalten N = 256	60,5 %	4,7 %	3,9 %	10,9 %	2,7 %	2 %	15,2 %	83,6
Typ-I-Verhalten N = 416	2,2 %	7,5 %	1,9 %	4,8 %	46,2 %	14,7 %	22,8 %	67,1
Typ-II-Verhalten N = 551	1,1 %	1,3 %	6,4 %	6,5 %	12,7 %	42,6 %	29,4 %	66,8
Typ-III-Verhalten N = 340	23,8 %	2,9 %	9,7 %	16,5 %	5,9 %	16,2 %	25 %	79,3

Alle vier Gruppen sind im Hinblick auf Alter und Geschlecht vergleichbar.

N = 53	Krebs Mortalität	Krebs Inzidenz	Infarkt Mortalität	Infarkt Inzidenz	Andere Todesursachen	chronisch krank	gesund
Ausgeprägter Typ I mit Autonomietraining	9,4 %	11,3 %	3,8 %	5,7 %	17 %	11,3 %	41,5 %
Veränderung Ausprägungsgrad des Typs I Messung1/Messung 2 (6 Monate nach der Erstmessung)	+6 +7	+6 +5	+4 +2	+5 +1	+5 +3	+6 +4	+6 +1
Ausgeprägter Typ I ohne Autonomietraining	30 %	15,1 %	7,5 %	11,3 %	18,9 %	11,3 %	5,7 %
Veränderung Ausprägungsgrad des Typs I Messung1/Messung 2 (6 Monate nach der Erstmessung)	+5 +6	+6 +5	+5 +2	+4 +1	+6 +2	+5 +5	+5 +1

Die Gruppen sind nach Alter und Geschlecht vergleichbar.

Objektfixierung vorzuherrschen und eine weitaus rigidere emotional-kognitive Ausrichtung, die einer flexiblen Selbstregulation im Wege steht.

An Personen mit ausgeprägtem Typ-I-Verhalten unternahmen wir von 1975 bis 1998 ein randomisiertes Interventionsexperiment:

Die Ergebnisse des randomisierten Interventionsexperimentes an Personen mit ausgeprägtem Typ-I-Verhalten zeigen, dass durch das Autonomietraining die Krebsmortalität bedeutend verringert werden kann und der Prozentsatz der Gesundgebliebenen erheblich gesteigert wird. Das Autonomietraining ist in der Lage, bei einem gewissen Prozentsatz von Personen mit ausgeprägtem Typ-I-Verhalten eine flexible Selbstregulation durch Kreation neuer kommunikativer Bedingungen herzustellen. Die Personen lernen also durch alternative Veränderungen der Kommunikation mit sich selbst, mit bedeutenden Bezugspersonen und in der erlebten Mensch-Gott-Beziehung ihre Isolation oder hilflose Übererregung aufzuheben und mehr Wohlbefinden und Sicherheit zu erreichen. Besonders interessant ist folgendes Ergebnis: Personen, die trotz Autonomietraining Krebs bekamen, haben die Intensität des Ausprägungsgrades des Typ-I-Verhaltens nicht verändert. Personen, die den Ausprägungsgrad erheblich verringert haben, befinden sich in der noch gesund lebenden Gruppe. Auch die geringe Anzahl von Personen, die in der therapierten Gruppe Herzinfarkt bekamen, haben das Typ-I-Verhalten verringert und gleichzeitig das Typ-II-Verhalten verstärkt (hier in der Tabelle nicht dargestellt).

Auch Personen, die ohne Intervention spontan gesund geblieben sind, haben das Typ-I-Verhalten aus eigener Kraft reduziert. Der Effekt des Autonomietrainings ist aus der Differenz der spontanen Veränderung des Typ-I-Verhaltens und der Veränderung durch die Intervention mathematisch berechenbar.

Die Psychodynamik des Typ-III-Verhaltens ist dadurch charakterisiert, dass sich Phasen von hilfloser Übererregung und Leiden durch Objektverlust permanent mit der Fähigkeit, kurzfristig Wohlbefinden und Lust zu erreichen, abwechseln. Wenn unterschiedliche Tendenzen ambivalente Reaktionen hervorrufen, kommt es in der Regel zu Angst und psychopathologischen Symptomen, während organische Erkrankungen wie Krebs oder Herz-Kreislauferkrankungen in ihrem Auftritt zeitlich verzögert sind (im Vergleich zum Typ-I- und II-Verhalten).

Neben der Fähigkeit Objektautonomie (Wohlbefinden, Sicherheit außerhalb der Objektfixierung) flexibel im Alltag zu erreichen, indem unterschiedliche Anregungen zur Bedürfnisbefriedigung führen, spielt die Fähigkeit zur Selbstregulation eine große Rolle. Unter Selbstregulation verstehen wir jede individuelle Aktivität, die in der sozialen Kommunikation und im Verhältnis zum eigenen Körper und zur eigenen Person Bedingungen herstellt, die Konflikte auflösen, Bedürfnisse befriedigen und Wohlbefinden herstellen. Personen mit dem Typ-I-Verhalten sind gehemmt, Verhaltensweisen zu entwickeln, die die erstrebte Objektnähe erreichen, während Personen mit dem Typ-II-Verhalten gehemmt sind, die erstrebte Distanzierung zu erreichen. Personen mit dem Typ-III-Verhalten können sich häufig aus Situationen nicht lösen, in denen Konflikte mit ambivalenten Einstellungen zur eigenen Person und zur Umwelt entstehen. Personen mit dem Typ-IV-Verhalten erreichen durch Eigenaktivität Anregungen, die zu immer wiederkehrendem Wohlbefinden und innerer Sicherheit führen. Sie weisen eine sogenannte flexible, bedürfnisadäquate Selbstregulation auf, die immer aufs neue erkämpft und erreicht werden muss.

Unterschiedliche Betätigungen und Lebenseinstellungen bekommen in Assoziation mit verschiedenen Verhaltensmustern unterschiedliche Funktionen. So wirkt beispielsweise eine spontane Gottesbeziehung in Interaktion mit dem Typ-IV- und Typ-III-Verhalten extrem lebensverlängernd und gesundheitserhaltend. Wenn dementgegen das Typ-I- und Typ-II-Verhalten intensiv aufrecht erhalten werden, hat die Religiosität keinerlei positive Wirkungen, weder auf die Überlebenszeit, noch auf den Krankheitsverlauf.

Die therapeutische Wirkung von Bestrahlung, Chemotherapie, Hormonbehandlung und Mistelbehandlung (durch Iscador) hängt maßgeblich sowohl in Bezug auf die Überlebenszeit als auch in Bezug auf die Lebensqualität von der Frage ab, ob das Typ-I-Verhalten extrem ausgeprägt ist oder ob es sich in Richtung Typ-IV-Verhalten auflöst.

Was ist Disstress in der Grossarthschen Typologie? – Welches Verhalten erzeugt Krankheit und wie wird Gesundheit aufrecht erhalten?

Disstress in Form einer psychischen Belastung kann sich im Zusammenspiel mit physischen und physiologischen Risikofaktoren sowie genetischen Dispositionen interaktiv auf die Entstehung von Krankheit auswirken. Disstress entsteht immer dann, wenn emotionale Verletzungen, erlebtes Leid oder negative Auswirkungen einer Situation nicht mehr durch das Verhalten korrigierbar erscheinen, wenn Konflikte als unlösbar erlebt werden und der Mensch somit einer dauerhaften und intensiven negativen Wirkung ausgesetzt ist. So kann beispielsweise eine Person einerseits ein emotional wichtiges Bedürfnis haben, etwa Liebe, Zuneigung und Anerkennung von einem Elternteil zu bekommen, andererseits aber verspüren, völlig verhindert zu sein, eine solche Kommunikation führen zu können, etwa aufgrund eines abweichenden Verhaltens.

Wenn Konflikte als mit dem vorhandenen Verhaltensrepertoire unlösbar erlebt werden und wenn Bedürfnisse von größter individueller Bedeutung auf Befriedigung drängen, dann kann es zur sogenannten somatisch-sozialen Aufspaltung der Ambivalenz kommen: Ein Teil des Konflikts wird sozial geäußert, während sich ein anderer Teil direkt in körperliche Reaktionen umsetzt. So kann beispielsweise eine Person, die unter der Abweisung einer geliebten Person leidet, den Abweisungsschmerz direkt körperlich zulassen und in seiner Auswirkung konservieren, so dass nach außen eine liebevolle, verständnisvolle und harmoniesuchende Kommunikation möglich erscheint. Wir sprechen hierbei von einer Internalisierung des Konflikts, die zu seiner Somatisierung führt.

Die vier unterschiedlichen Verhaltenstypen gehen mit Konflikten unterschiedlich um.

Der Typ I („der gute Samariter") internalisiert emotional negative Zustände und Erfahrungen, um dann in der sozialen Kommunikation mit den Objekten, die für ihn von großer gefühlsmäßiger Bedeutung sind, positiv und angepasst umgehen zu können. Hier wird die Botschaft vermittelt: Um mit meiner liebsten Person oder Gruppe positiv kommunizieren zu können, darf ich die schmerzhaften Erfahrungen nicht zeigen oder äußern, am besten verdränge ich sie, nehme sie nicht zur Kenntnis und lasse sie nur in meinem Inneren wirken. Nach außen hin passt sich die Person nicht nur altruistisch und harmonisch an, sie hält auch langfristig die Bedingungen aufrecht, die bei ihr eine Internalisierung der emotional negativen Erfahrungen bedingen.

Wir kennen aus unserer Forschung eine sehr große Anzahl von Beispielen aus unterschiedlichen Bereichen, die dieses Verhaltensmuster dokumentieren. Negative emotionale Erfahrungen am Arbeitsplatz werden von einer Person, die sich nach außen angepasst und unverletzt gibt, gleichsam „geschluckt", eine andere lässt sich anhaltend vom Ehegatten abweisen, während eine dritte daran leidet, die Liebe eines Elternteils nicht bekommen zu können und eine vierte nicht in der Lage ist, eine monotone, anregungsarme Situation zu ertragen, die negativen Folgen aber „schluckt" und nicht in der Lage ist, alternative Aktivitäten zu entwickeln. Die Personen mit Typ-I-Verhalten tun offensichtlich alles, um in die Nähe eines ersehnten, aber sie frustrierenden Objekts zu kommen, also auch, indem sie negative emotionale Erlebnisse aufgrund erlebter Abweisung „in sich hineinschlucken", um damit nach außen die Idealisierung der Objekte aufrecht erhalten zu können.

Das Typ-II-Verhalten („der reumütige Sohn") internalisiert Teile von anderen Konfliktstrukturen. Die Personen, die dieses Verhaltensmuster aufweisen, leiden weniger aus einer unerträglichen Isolation heraus am direkten Ausbleiben einer ersehnten Situation, als an der Unfähigkeit, sich von einer negativ erlebten Situation zu distanzieren. Sie wurden in der Regel in der Familie von der Mutter oder vom Vater idealisiert und stark gebunden und haben sich aus dieser Bindung selbst entfernt, teilweise mit Schuldgefühlen, blieben aber trotzdem abhängig und fixiert. Ihre eigenen Schuldgefühle und Unzulänglichkeiten, aber auch Vorwürfe an die Umwelt, nicht so perfekt zu sein wie ihre Eltern ihnen erschienen, projizieren sie auf unterschiedliche aktuelle Kommunikationspartner. Trotz negativer Kritik können sie zu diesen keine Distanz erreichen, weil sie sich auf diese fixieren, stellvertretend für die ursprüngliche Bindung an die Eltern. Bei Personen mit diesem Verhaltensmuster entsteht die stärkste körperliche Umsetzung von Konfliktstrukturen immer dann, wenn sie den Beweis erhalten, dass die Objekte, mit denen sie eine intensive Kommunikation unterhalten, tatsächlich so schlimm oder noch schlimmer sind, als sie vermutet haben. Dabei entsteht eine hilflose Übererregung ohne die Fähigkeit, den Disstress durch das eigene Verhalten zu überwinden. Dieser Konflikt entsteht deswegen, weil trotz Kritik die Hoffnung besteht, dass das Objekt so gut wie ein anerkennender Elternteil sein kann. Wenn massive gegenteilige Erfahrungen gemacht werden, kann das Verhaltenssystem im Versuch der Konfliktbewältigung zusammenbrechen, so dass die hilflose Übererregung kurzfristig oder auch über lange Zeiträume hinweg umgesetzt werden kann.

Personen mit Typ-III-Verhalten (egozentrische Fixierung) zeigen kurzfristig eine Neigung zur Internalisierung des Abweisungsschmerzes und/oder der Internalisierung des Schmerzes aufgrund störender und bedrohlicher Objekte, die Enttäuschungen hervorrufen. Da die Fixierung auf das eigene Ego sehr stark ausgeprägt ist, ist die Person hoch motiviert, neue Kommunikationsformen zu finden, die in der Regel außerhalb von gesellschaftlichen Normen liegen, also unangepasst sind, aber sich in der Konfliktbewältigung immer wieder als effektiv erweisen. Dabei erreicht die Person immer wieder kurzfristiges Wohlbefinden und Lusterlebnisse. Eine ernsthafte Gefahr für länger anhaltende Internalisierung von erlebtem Schmerz besteht in der Regel dann, wenn die egozentrische Fixierung bedroht wird.

Bei Personen mit Typ-IV-Verhalten (sozial kommunikative Konfliktlöser) setzen sich emotional negative Erlebnisse in der Regel nicht in den körperlichen Bereich um. Denn das Typ-IV-Verhalten zeichnet sich dadurch aus, dass alle Komponenten von Konflikten kommuniziert werden, dass sowohl negative Erlebnisse als auch positive Emotionen sozial thematisiert werden und permanent nach Verhaltensweisen gesucht wird, die Konflikte, Schmerzen und Leid in der sozialen Kommunikation auflösen. Die Person mit Typ-IV-Verhalten ist in der Regel sozial angepasst und hat ein gesundes Maß an Selbst-

und Fremdliebe und ist häufiger spontan religiös (obwohl auch Personen mit anderem Verhaltensmuster zu einem gewissen Prozentsatz Religiosität aufweisen und einige Personen mit Typ-IV-Verhalten Atheisten sind).

Die rein naturwissenschaftlich orientierte Medizin wird durch unsere Forschungen, die ebenfalls naturwissenschaftliche Methoden anwenden, in den kommunikativen Bereich hinein erweitert, so dass die Medizin hier als eine Interaktion von Natur- und Kommunikationswissenschaft angesehen werden muss. Dabei erscheint das Autonomietraining als eine interessante Möglichkeit, die menschliche Kommunikation in Richtung Autonomie, Selbstregulation und somit zur primären und sekundären Krankheitsprävention hin anzuregen.

Chronischer und akuter Disstress wird hier beschrieben als negative emotional-kognitive Einwirkung auf den Organismus bei fehlender individueller Fähigkeit, diese durch Verhaltensänderung und damit Neuschaffung von günstigeren Bedingungen abzuschwächen oder zu vermeiden. Der Mensch ist im Disstress also direkt negativen Einwirkungen ausgesetzt, die er begreift, wahrnimmt und erlebt, aber nicht verändern kann. Unseren Untersuchungen nach ist der Disstress eine höchst bedeutsame Ursache chronischer Erkrankungen, weil er einerseits die Wirkung von Risikofaktoren (z. B. Zigaretten- oder Alkoholkonsum) verstärkt, andererseits mit diesen synergistisch zusammenwirkt und auch eine selbständige, den Organismus schädigende Funktion ausübt, die in der Regel über psycho-neurobiologische Prozesse verläuft. Eine Reduktion des Disstress kann von daher eine Gesundheitsprävention von größter Bedeutung sein.

Das Autonomietraining hat, unter anderem, die wichtige Funktion, das Individuum auf der eigenen Kompetenzebene anzuregen und zu befähigen, Probleme der sozialen Interaktion so zu bewältigen, dass eine direkte Einwirkung von negativen Emotionen und Kognitionen auf das Körpergeschehen vermieden wird. Hierbei werden ungelöste soziale Konflikte, die internalisiert worden sind und zur Somatisierung streben, durch Anregung alternativer Verhaltensweisen wieder sozial ausgetragen und aufgelöst. Dies geschieht in der Regel so, dass durch alternatives Verhalten die Befriedigung von Bedürfnissen hoher emotionaler Bedeutung und wohltuende Lösungsmöglichkeiten in sozialen Beziehungen angeregt werden, die für das Individuum attraktiver sind, als das Leid an der negativen körperlichen Wirkung der blockierten Bedürfnisbefriedigung.

7.2.4 Seelisch-körperliche Wechselwirkungen bei Entstehung und Verlauf des Mamma- und Ovarialkarzinoms

Auch bei Entstehung und Verlauf des Mammakarzinoms spielen komplexe psychobiologische Interaktionen eine große Rolle. Physische Risikofaktoren, wie z. B. eine familiäre genetische Belastung, Fehlernährung, Alkoholkonsum, Mastopathie oder Hormonbehandlung wirken zusammen additiv, während sie synergistische Effekte aufweisen mit psychischen Faktoren wie schlechter Selbstregulation, der Hemmung in der Äußerung emotional wichtiger emotionaler Bedürfnisse, dem Gefühl der Isolation von hoch bewerteten Objekten, zu denen erfolglos Nähe erstrebt wird usw. [26].

Psychosoziale Faktoren wirken auch mit der medizinischen Behandlung (z. B. Chemotherapie, Mistel, Bestrahlung) synergistisch [20].

Das Autonomietraining, zeigt Effekte sowohl in der primären als auch in der sekundären Prävention [27].

Zur Methode

Die Methode der Beweisführung mitursächlicher Zusammenhänge im Rahmen der systemischen Epidemiologie ist die sogenannte prospektive Interventionsstudie mit interner und externer Replikation, langen Beobachtungszeiträumen und kontextabhängiger Datenerfassung. Mit dieser Methode ist es möglich, mitursächliche Wirkfaktoren von Pseudo-Korrelationen zu unterscheiden.

In prospektiven Studien kann zwar nachgewiesen werden, ob ein Faktor oder eine interaktive Konstellation der Krankheit vorausgehen, es kann aber nicht bewiesen werden ob dieser Faktor eine mitursächliche Funktion hat (da auch andere nicht erfasste Faktoren wirken können). In randomisierten Interventionsexperimenten verteilen sich die Einflussgrößen in der Interventions- und Kontrollgruppe zwar per Zufall gleichmässig, die Interventionseffekte können aber trotzdem auf unterschiedliche Faktoren, die in der Intervention auftauchen, zurückgeführt werden, so dass es unklar bleibt, ob der veränderte Faktor auch in Längsschnittstudien, in denen der Einfluss des Experimentators ausgeschlossen ist, stattfinden. Erst in einer Kombination von Längsschnittstudien und experimenteller Intervention kann eine schlüssige Aussage über mitursächliche Faktoren getroffen werden. Vor allem dann, wenn die Ergebnisse aus der Längsschnittstudie und dem Interventionsexperiment in dieselbe Richtung deuten.

Zwei weitere Vorgehensweisen sind im Rahmen der hier dargestellten Methodologie von größter Bedeutung. Diese beziehen sich auf die Frage, wie Informationen über mitursächliche Zusammenhänge wissenschaftlich erfasst werden und wie diese Zusammenhänge in Vorgehensweisen bei Anwendung von Messinstrumenten zu verifizieren sind. In der Erfassung von Zusammenhängen gibt es grundsätzlich die induktive oder die deduktive Methode. Bei der induktiven Methode werden zunächst Daten und Zusammenhänge erfasst, die nachträglich theoretisch erklärt werden. Bei der deduktiven Methode wird zuerst der theoretische Rahmen dargestellt, um danach zu überprüfen ob die erfassten Daten den von der Theorie abgeleiteten Hypothesen entsprechen. Wir bevorzugen eine Kombination von induktiven und deduktiven Verfahren, eine heuristische Methode. Zunächst wird intensiv empirische Erfahrung gesammelt. Im Anschluss wird eine theoretische Konstruktion aufgestellt, die dann am neuen Datenmaterial überprüft wird. Mit dieser Methode wird sowohl dem theoretischen Bedarf als auch der Empirie Rechnung getragen. Sie wurde beispielsweise von Norbert Bischof ausführlich dargestellt und gewürdigt [4].

Wenn bestimmte mitursächliche Zusammenhänge theoretisch erkannt sind, ist die zweite Aufgabe, Messinstrumente so zu konstruieren, dass Hinweise über die Anwendungs-bedingungen gegeben werden können. Auch muß ein Messinstrument in dem Bereich ansetzen, in dem es valide Ergebnisse ergibt. So ist z. B. bei einem Verhaltensmuster eher ein Beobachtungskatalog aussichtsreich, weil die Zusammenhänge der Person nicht bewusst sind, während in einem anderen Bereich ein Fragebogen mit vorheriger emotionaler Aussprache hilfreich ist. Wichtig ist auch, darauf hinzuweisen unter welchen Bedingungen ein Messinstrument zu keinem brauchbaren Ergebnis führt. Wir haben in dieser Richtung umfangreiche Studien durchgeführt und publiziert [23].

Zur wissenschaftlichen Beweisführung ist es auch wichtig, über einen langen Zeitraum hinweg Beobachtungen durchzuführen, da es denkbar ist, dass beispielsweise eine bestimmte Intervention erst nach Jahren negative Effekte aufzeigt, oder zur Beantwortung der Frage, wie lange ein Positivfaktor wirken kann.

Ebenfalls sind im Rahmen der prospektiven Interventionsstudie interne und externe Replikationen eingeplant. In den internen Replikationen wird dasselbe Datenmaterial durch andere Forscher in neuen Zeiträumen überprüft, während in externen Replikationen die Studien durch andere Forschungsgruppen mit möglichst exakt den Methoden, die ursprünglich verwendet worden sind, wiederholt werden [12].

Da Interaktionen in komplexen Systemen in der Regel nicht vollständig erforscht werden können, ist es das Ziel von prospektiven Interventionsstudien, eine relative Annäherung an die interaktive Komplexität zu erreichen und zwar insofern, dass a) eine erfolgreiche Vorhersage und b) eine erfolgreiche Prävention möglich werden. Aus diesem Grund baut die prospektive Interventionsepidemiologie auch einen zeitlichen Entwicklungsaspekt mit ein. D. h., es werden immer wieder neue Messinstrumente, Interventionsstrategien und theoretische Konstruktionen entwickelt, die aber möglichst mit der Grundtheorie und Ausrichtung integriert bleiben. So haben wir in einem Zeitraum von 20 Beobachtungsjahren von Jahr zu Jahr immer wieder neue Gesichtspunkte eingebracht und diskutiert [25].

Angesichts der hier dargestellten äußerst komplexen Methodologie müssen sich Verfechter von sogenannten retrospektiven, prospektiven oder bedingt prospektiven Studien oder von Studiendesigns, die nur randomisierte Experimente befürworten, auf ihre Wissenschaftlichkeit kritisch überprüfen, da im Lichte der hier dargestellten Methodologie die dort gewonnenen Aussagen nur von äußerst begrenztem wissenschaftlichem Wert sind.

Im Folgenden wollen wir einige Ergebnisse unserer Studien darstellen. In einer prospektiven Interventionsstudie von 1982 bis 1999 untersuchten wir die Auswirkungen des Autonomietrainings bei Frauen mit extremer familiärer Belastung:

Die Ergebnisse zeigen, dass die trainierte Gruppe der familiär hochbelasteten Frauen in einem Beobachtungszeitraum von 17 Jahren etwa um die Hälfte weniger an Mamma- und Ovarialkarzinom erkrankten.

In einer prospektiven Interventionsstudie von 1981 bis 1999 unternahmen wir eine Matching-pairs-Studie bei Frauen mit hohem familiärem Risiko für Brust- und Ovarialkarzinom mit guter und schlechter Selbstregulation:

Die Ergebnisse zeigen, dass Frauen mit schlechter Selbstregulation (unerfüllte Wünsche nach symbiotischer Nähe – Liebe, Anerkennung, Zuwendung – zu emotional wichtigen Objekten) mit gehemmten ich-bezogenen Ansprüchen (etwa seelisch-körperliche Erschöpfung) bei extremer familiärer Belastung ungefähr doppelt so oft ein Mamma- und Ovarialkarzinom entwickeln als Frauen mit guter Selbstregulation.

Am Beispiel Adriblastin (Adriamyzin) und Mamma-CA mit Fernmetastasen untersuchten wir in einer prospektiven Matching-pairs-Studie die Wechselwirkungen zwischen medizinischer Behandlung und Selbstregulation in Bezug auf den Krankheitsverlauf bei Brustkrebs:

Die Ergebnisse zeigen, dass Brustkrebspatientinnen mit Fernmetastasen und Adriblas-

	Autonomietraining N = 42	Kontrollgruppe N = 42
I. Mamma-CA (Mortalität u. Inzidenz)	7,1 %	19 %
II. Ovarialkarzinom (Mortalität u. Inzidenz)	2,4 %	7,1 %
III. Mamma-CA u. Ovarialkarzinom	7,1 %	11,9 %
IV. andere Todesursachen	16,7 %	28,6 %
V. ohne Mamma-CA u. Ovarialkarzinom	66,7 %	33,3 %
VI. alle Mamma-CA	14,3 %	30,9 %
VII. alle Ovarialkarzinome	9,5 %	19 %
VIII. Selbstregulation vor u. zwei Monate nach Autonomietraining bei späteren Karzinomen	3,7/3,4 Punkte	3,8/3,3 Punkte
IX. Selbstregulation vor u. zwei Monate nach Autonomietraining bei Personen, die bis 1999 kein Karzinom entwickelt haben	3,8/4,7 Punkte	3,7/4,5 Punkte

Familiäre Belastung: Die Mutter hatte Mammakarzinom – prämenstrual mit Ovarialkarzinom. Beide Großmütter hatten Mammakarzinom. Grad der Selbstregulation, Ernährung, Mastopathie, Zigarettenrauchen und Alkoholkonsum ist in beiden Gruppen vergleichbar. Autonomietrainierte und Kontrollgruppe wurden per Zufall eingeteilt.

	Frauen mit guter Selbstregulation (3,5 bis 7 Punkte) N = 55	Frauen mit schlechter Selbstregulation (1 bis 3,5 Punkte) N = 55
I. Mamma-CA (Mortalität u. Inzidenz	7,3 %	16,4 %
II. Ovarialkarzinom (Mortalität u. Inzidenz)	1,8 %	7,3 %
III. Mamma-CA u. Ovarialkarzinom	3,6 %	7,3 %
IV. andere Todesursachen	12,7 %	21,8 %
V. ohne Mamma-CA u. Ovarialkarzinom	74,5 %	47,3 %
VI. alle Mamma-CA	10,9 %	23,6 %
VII. alle Ovarialkarzinome	5,4 %	14,5 %
VIII. Selbstregulation vor u. zwei Monate nach Autonomietraining bei späteren Karzinomen	4,1/3,5 Punkte	3,3/3,1 Punkte
IX. Selbstregulation vor u. zwei Monate nach Autonomietraining bei Personen, die bis 1999 kein Karzinom entwickelt haben	4,0/4,7 Punkte	3,2/3,9 Punkte

Familiäre Belastung: Die Mutter hatte Mammakarzinom – prämenstrual mit Ovarialkarzinom. Beide Großmütter hatten Mammakarzinom. Grad der Selbstregulation, Ernährung, Mastopathie, Zigarettenrauchen und Alkoholkonsum ist in beiden Gruppen vergleichbar. Autonomietrainierte und Kontrollgruppe wurden per Zufall eingeteilt.

	Mamma-CA mit Fernmetastasen + guter Selbstregulation + Adriblastin N = 29	Mamma-CA mit Fernmetastasen + guter Selbstregulation + Verweigerung der Chemotherapie N = 29
Durchschnittl. Überlebenszeit in Monaten von der Feststellung der Fernmetastasen bis zum Tode	31	20
	Mamma-CA mit Fernmetastasen + schlechter Selbstregulation + Adriblastin N = 38	Mamma-CA mit Fernmetastasen + schlechter Selbstregulation + Verweigerung der Chemotherapie N = 38
Durchschnittl. Überlebenszeit in Monaten von der Feststellung der Fernmetastasen bis zum Tode	9	13
	Mamma-CA mit Fernmetastasen + guter Selbstregulation + Adriblastin N = 18	Mamma-CA mit Fernmetastasen + schlechter Selbstregulation + Adriblastin N = 18
Durchschnittl. Überlebenszeit in Monaten von der Feststellung der Fernmetastasen bis zum Tode	32	10

Schlechte Selbstregulation = 1–3,5 Punkte; Durchschnitt: 2,8 Punkte
Gute Selbstregulation = 3,5–7 Punkte; Durchschnitt: 5,0 Punkte

tinbehandlung und schlechter Selbstregulation bedeutend länger leben, wenn sie ein Autonomietraining bekommen und dabei die Selbstregulationsfähigkeit verbessern.

In einer weiteren prospektiven Matching-pairs-Studie untersuchten wir am Beispiel postoperativer Nachbestrahlung bei Brustkrebs die Wechselwirkungen zwischen medizinischer Behandlung und Selbstregulation in Bezug auf den Krankheitsverlauf:

Die Ergebnisse zeigen in Bezug auf Bestrahlungseffekte einen ähnlichen Zusammenhang mit der Selbstregulation, wie er hinsichtlich der Chemotherapie besteht:

a) Brustkrebspatientinnen mit einer postoperativen Nachbestrahlung und guter Selbstregulation leben bedeutend länger als Patientinnen mit postoperativer Bestrahlung und schlechter Selbstregulation.

b) Brustkrebspatientinnen mit einer postoperativen Nachbestrahlung und einer schlechten Selbstregulation leben kürzer als Verweigerinnen der Nachbestrahlung mit ebenfalls schlechter Selbstregulation.

Dies bedeutet, dass die Selbstregulation eine notwendige Bedingung für die Effektivität der Bestrahlung (wie auch der Chemotherapie) ist.

In einer weiteren prospektiven und randomisierten Matching-pairs-Studie (Datenerfassung 1977–1988, Endauswertung 1996) unternahmen wir ein Interventionsexperiment an Patientinnen mit Mamma-CA, schlechter

	Postoperative Nachbestrahlung ohne Chemotherapie + gute Selbstregulation N = 45	Verweigerung der postoperativen Nachbestrahlung und Chemotherapie + gute Selbstregulation N = 45
Durchschnittl. Überlebenszeit in Monaten von der Erstdiagnose bis zum Tode	175	108
	Postoperative Nachbestrahlung ohne Chemotherapie + schlechte Selbstregulation N = 43	Verweigerung der postoperativen Nachbestrahlung und Chemotherapie + schlechte Selbstregulation N = 43
Durchschnittl. Überlebenszeit in Monaten von der Erstdiagnose bis zum Tode	69	91

Die Patientinnen waren nach Tumorgröße, Hormonrezeptoren, Grading, Alter und Geschlecht vergleichbar.

	Postoperative Nachbestrahlung ohne Chemotherapie + schlechte Selbstregulation **Autonomietraining** N = 35	Verweigerung der postoperativen Nachbestrahlung und Chemotherapie + schlechte Selbstregulation **Kontrollgruppe** N = 35
Durchschnittl. Überlebenszeit in Monaten von der Feststellung der Fernmetastasen bis zum Tode	109	75

Selbstregulation und postoperativer Nachbestrahlung:

Die Ergebnisse zeigen, dass das Autonomietraining bei Brustkrebspatientinnen mit postoperativer Nachbestrahlung zu einer Lebensverlängerung beiträgt. Dies beweist, dass die Selbstregulationsfähigkeit synergistische Beziehungen mit den Bestrahlungseffekten eingeht, also dass ein Faktor den anderen benötigt, um zur Entfaltung zu kommen.

Am Beispiel der Iscador-Behandlung von Mamma-CA mit Fernmetastasen untersuchten wir in einer prospektiven Matchingpairs-Studie die Wechselwirkungen zwischen medizinischer Behandlung und Selbstregulation in Bezug auf den Krankheitsverlauf bei Brustkrebs:

Die Ergebnisse in Bezug auf die Iscadorbehandlung bei Brustkrebspatientinnen deuten in folgende Richtung:

a) Iscador zeigt einen lebensverlängernden Effekt bei Patientinnen mit Mammakarzinom und Fernmetastasen, die die konventionelle medizinische Behandlung verweigern, und zwar unter der Bedingung, dass in beiden Gruppen eine gute Selbstregulation besteht. Es besteht eine Wechselwirkung zwischen Selbstregulati-

	Mamma-CA mit Fernmetastasen + guter Selbstregulation + Iscador (Verweigerung von Chemotherapie und Bestrahlung) N = 15	Mamma-CA mit Fernmetastasen + guter Selbstregulation + ohne Iscador (Verweigerung von Chemotherapie und Bestrahlung) N = 15
Durchschnittl. Überlebenszeit in Monaten von der Feststellung der Fernmetastasen bis zum Tode	30	21
	Mamma-CA mit Fernmetastasen + schlechter Selbstregulation + Iscador (Verweigerung von Chemotherapie und Bestrahlung) N = 12	Mamma-CA mit Fernmetastasen + schlechter Selbstregulation + ohne Iscador (Verweigerung von Chemotherapie und Bestrahlung) N = 12
Durchschnittl. Überlebenszeit in Monaten von der Feststellung der Fernmetastasen bis zum Tode	12	13
	Mamma-CA mit Fernmetastasen + guter Selbstregulation + Iscador (Verweigerung von Chemotherapie und Bestrahlung) N = 11	Mamma-CA mit Fernmetastasen + schlechter Selbstregulation + Iscador (Verweigerung von Chemotherapie und Bestrahlung) N = 11
Durchschnittl. Überlebenszeit in Monaten von der Feststellung der Fernmetastasen bis zum Tode	17	12

Schlechte Selbstregulation = 1–3,5 Punkte
Gute Selbstregulation = 3,5–7 Punkte

on und Isacdorbehandlung hinsichtlich der Überlebenszeit.

b) Wenn eine schlechte Selbstregulation vorherrscht, bewirkt die Iscadorbehandlung alleine keine Verlängerung der Überlebenszeit bei Patientinnen mit metastasierendem Brustkrebs, die die konventionelle Behandlung verweigern.

c) Iscador-Patientinnen mit metastasierendem Mammakarzinom und Verweigerung der konventionellen Therapie leben mit guter Selbstregulation länger als mit schlechter Selbstregulation.

In einer weiteren prospektiven und randomisierten Matching-pairs-Studie (Datenerfassung 1977–1988, Endauswertung 1996) unternahmen wir ein Interventionsexperiment an Patientinnen mit metasierendem Mamma-CA, schlechter Selbstregulation und Iscador-Behandlung:

Das randomisierte Interventionsexperiment mit Iscadorpatientinnen, die eine schlechte Selbstregulation aufweisen und die Chemotherapie und Bestrahlung verweigern, zeigt, dass das Autonomietraining in der Lage ist, die Wirkung von Iscador hinsichtlich der Überlebenszeit synergistisch zu vergrößern.

	Mamma-CA mit Fernmetastasen + schlechte Selbstregulation + Iscador (Verweigerung von Chemotherapie und Bestrahlung) **Autonomietraining** N = 15	Mamma-CA mit Fernmetastasen + schlechter Selbstregulation + Iscador (Verweigerung von Chemotherapie und Bestrahlung) **Kontrollgruppe** N = 15
Durchschnittl. Überlebenszeit in Monaten von der Feststellung der Fernmetastasen bis zum Tode	21	10

	Mamma-CA mit Fernmetastasen + guter Selbstregulation + bakterieller Fiebertherapie (Verweigerung von Chemotherapie und Bestrahlung) N = 13	Mamma-CA mit Fernmetastasen + schlechter Selbstregulation + bakterieller Fiebertherapie (Verweigerung von Chemotherapie und Bestrahlung) N = 13
Durchschnittl. Überlebenszeit in Monaten von der Feststellung der Fernmetastasen bis zum Tode	8	9

	Mamma-CA mit Fernmetastasen + guter Selbstregulation + bakterieller Fiebertherapie + Chemotherapie N = 11	Mamma-CA mit Fernmetastasen + guter Selbstregulation + ohne bakterieller Fiebertherapie + Chemotherapie N = 11
Durchschnittl. Überlebenszeit in Monaten von der Feststellung der Fernmetastasen bis zum Tode	17	21

Desweiteren untersuchten wir in einer prospektiven Matching-pairs-Studie die Wechselwirkungen zwischen medizinischer Behandlung und Selbstregulation in Bezug auf den Krankheitsverlauf bei Brustkrebs am Beispiel der bakteriellen Fiebertherapie bei Mamma-CA mit Fernmetastasen:

Die Ergebnisse hinsichtlich der bakteriellen Fiebertherapie bei unterschiedlichen Krebsformen zeigen folgendes:

a) Patientinnen mit schlechter Selbstregulation und Verweigerung der konventionellen Therapie leben kürzer als Personen mit guter Selbstregulation.

b) Einen ähnliche Tendenz zeigt sich auch bei Mamma-CA mit Fernmetastasen bei guter Selbstregulation mit und ohne bakterielle Fiebertherapie. Auch hier kommt die gute Selbstregulation eher bei Abwesenheit der bakteriellen Fiebertherapie zum Tragen.

Diese Ergebnisse sind für die Theoriebildung hinsichtlich der Interaktion zwischen medizinischer Behandlung und Selbstregulation von großer Bedeutung. Die Interaktion kommt nämlich nur dann zustande, wenn eine wirksame Substanz mit einer guten Selbstregulation zusammentrifft. Wenn dem entgegen eine unwirksame medizinische Maßnahme, wie sie offensichtlich die bakterielle Fiebertherapie darstellt, mit guter Selbstregulation gekoppelt wird, dann treten sogar negative Effekte ein. Dasselbe Ergebnis konnten wir auch in Bezug auf andere ungeprüfte Methoden der Krebsbehandlung nachweisen, etwa wenn Blut abgenommen und angeblich mit speziellen Verfahrensweisen im Labor „trainiert" wird, Krebszellen anzugreifen und dann wieder in der Körper gespritzt wird. Bei unseren Studien über unterschiedliche unwirksame Substanzen mit hohem Placebo-Effekt zeigt sich immer wieder, dass ein sehr kleiner Prozentsatz in der Überlebenskurve einen Ausschlag nach oben zeigt, während die Restgruppe bedeutend kürzer lebt, wodurch auch der Gesamteffekt bestimmt wird.

Zusammengefasst zeigen die Ergebnisse unserer Studien:

1. Gute Selbstregulation stimuliert eine wirksame medizinische Behandlung. Es gibt also eine Wechselwirkung zwischen Selbstregulation und der Wirksamkeit medizinischer Behandlungsformen (Chemotherapie, Bestrahlung, Iscador etc.). Diese Wechselwirkungen zwischen Selbstregulation und medizinischer Behandlung können sowohl in prospektiven Matching-pairs-Studien als auch in randomisierten therapeutischen Experimenten mit Autonomietraining nachgewiesen werden.
2. Bei nicht wirksamen Behandlungsformen wie beispielsweise der bakteriellen Fiebertherapie, die möglicherweise die Isolation des Patienten vergrößert und die Selbstregulationskräfte behindert, scheint die Selbstregulationsfähigkeit sogar die Ineffektivität der nicht wirksamen Behandlung zu vergrößern.
3. Eine schlechte Selbstregulation scheint die Nebenwirkungen bei wirksamen Behandlungsformen zu vergrößern. Aus diesem Grund ist bei Personen mit schlechter Selbstregulation möglicherweise ein Autonomietraining ratsam.

Die hier vorgestellten Ergebnisse zeigen deutlich, dass bei jedem Wirkfaktor nach dem interaktiven Kontext gefragt werden muss. Die Annahme, dass eine medizinische Behandlung in jedem Kontext die gleiche Wirkung entfalte (also beispielsweise unabhängig von der Selbstregulationsfähigkeit), ist illusionär.

Die hier vorgestellten Studien sollen zukünftig repliziert werden, indem Gynäkologen in der Anwendung des Autonomietrainings und von Messinstrumenten zur Feststellung des Grads der Selbstregulation geschult werden.

Zur psychosomatischen Differentialdiagnose zwischen Mamma-, Cervix- und Corpus-uteri-Karzinom

Eine interessante wissenschaftliche Frage ist, ob sich Frauen, die später an Mamma-, Cervix oder Corpus-uteri-Karzinom erkranken werden, in ihrem Verhaltensmuster und ihren Persönlichkeitsmerkmalen unterscheiden. Zur Beantwortung dieser Frage haben wir zunächst 77 Frauen mit Brustkrebs, 53 Frauen mit Gebärmutterhalskrebs und 64 Frauen mit Corpus-uteri-Krebs in ausführlichen Gesprächen im Zeitraum von 1962–65 befragt. Eine Kontrollgruppe von 102 Frauen ohne Krebs wurde ebenfalls untersucht. In diesem dreistufigen Modell, das inzwischen auch von anderen Wissenschaftlern anerkannt wurde [4], werden zunächst Hypothesen in freien Gesprächen aufgestellt und halb standardisierte Messinstrumente entwickelt. Diese werden dann in einem zweiten Durchgang zusammen mit den Probanden und ihrem Verständnis standardisiert. Erst diese werden dann in prospektiven Studien eingesetzt.

Dabei konnten folgende Hypothesen aufgestellt werden:

1. Frauen mit Brustkrebs litten häufiger an einer als traumatisch erlebten Abweisung durch die Mutter, wobei sie trotz intensivster Bemühungen nicht in der Lage waren, eine sie innerlich befriedigende Zuneigung und Anerkennung von der Mutter zu erfahren. Die Abweisung wurde in der Regel durch den Vater, Partner, Vorgesetzten oder Kinder erneut leidvoll erlebt. Die erneute Abweisung öffnet die Wunden der alten Abweisung. Häufig war die Mutter eifersüchtig auf die Tochter, z. B. aus Angst, dass sich der Vater ihr mehr zuwendet. Der Tochter erscheint aber die Zuneigung der Mutter als wertvoller. Der Krebs kann hier als psychoneurotisch gesteuerte Selbstdestruktion eines Symbols der Weiblichkeit erscheinen, wie als würde der Mutter die Botschaft mitgeteilt: „Da ich in meiner Weiblichkeit zerstört bin, musst Du keine Angst vor mir haben, und kannst mich wie ein Kind annehmen."

2. Frauen mit Corpus-uteri-Krebs zeigen zwei typische Konflikt- und Verhaltensmerkmale auf. Beide beziehen sich auf die reale oder phantasierte Beziehung mit Kindern.

Das erste Verhaltensmuster zeigen Frauen auf, die ein geliebtes Kind durch Tod oder Trennung auf Dauer verloren haben, wobei sie diesen Verlust als traumatisch und langfristig nachwirkend erlebt haben. Dabei waren sie nicht mehr in der Lage, durch Eigenaktivität Wohlbefinden, Lust und Sicherheit zu erleben. Obwohl sie sich von der Mutter eher abgewiesen gefühlt haben, erreichten sie in der Regel durch ein verständnisvolles, tolerantes und harmoniesuchendes Verhalten zur Mutter eine langfristig gute Kommunikation, so dass sie nicht unter chronischem Abweisungsstress litten.

Das zweite Verhaltensmuster bei Frauen mit Corpus-uteri-Karzinom zeichnet sich dadurch aus, dass die Patientinnen nie Kinder bekommen hatten, obwohl der Kinderwunsch derart ausgeprägt war, dass sie aus diesem Grund zunehmend gehemmt und niedergeschlagen waren. In der Regel wünschten sie sich Kinder von Männern, die sie nie erreichen konnten, z. B. weil diese verheiratet waren. Hier scheint ein Konflikt zwischen dem Kinderwunsch und der Ablehnung von Sexualität mit Männern zu bestehen.

3. Frauen mit Cervix-Karzinom erleben nach dem genitalen Geschlechtsverkehr in der Regel ausgeprägte Unlust und Schuldgefühle und wünschen sich vom Partner zu distanzieren. Sie leiden in der Regel unter Menstruationsschmerzen. Sie fühlen sich einigermaßen wohl in stark ausgeprägten sado-masochistischen Beziehungen oder in Beziehungen, in denen sie immer wieder vernachlässigt werden. In der Phase des Kennenlernens machen sie sich Hoffnungen auf eine emotionale Erfüllung, die in der Regel nach dem Geschlechtsverkehr zunichte sind.

4. In der Gruppe von Frauen ohne die erwähnten Krebsarten, die vom Alter her vergleichbar waren, fanden sich eher Frauen, die mit ihrer Sexualität zufrieden waren, zu den Kindern und mit der Mut-

ter ein positives Verhältnis hatten und sich weder vom Partner noch vom Vater oder einem Vorgesetzten traumatisch abgewiesen fühlten und in der Regel in einem Zustand von Wohlbefinden, Lust, Sicherheit und Sinnerfüllung lebten.

Diese Hypothesen haben sich in der ersten jugoslawischen prospektiven Studie hochsignifikant bestätigt [24]. Das betreffende Selbstbeobachtungs- und Recherchenmessinstrument ist im Anhang angeführt.

In einer prospektiven Interventionsstudie (Datenerhebung 1973–78, Mortalitätserfassung 1995) replizierten wir diese Studien zur psychosomatischen Differentialdiagnose zwischen Mamma-, Cervix- und Corpus-uteri-Karzinom:

Alle Gruppen sind u. a. nach Alter und Geschlecht vergleichbar (1973 zwischen 55 und 68 Jahren)

Die Ergebnisse zeigen einen deutlichen Zusammenhang zwischen den aufgestellten Hypothesen und den empirischen Ergebnissen. Die fünf Vergleichsgruppen sind außer nach Alter und Geschlecht auch hinsichtlich des familiären Vorkommens der drei erforschten Krebsarten vergleichbar.

Der Vollständigkeit halber soll hier angeführt werden, dass auch Frauen mit Ovarialkarzinom in die Studie einbezogen wurden. Ebenfalls wurden Frauen mit gutartigen bzw. bösartigen Tumoren verglichen und dabei der Versuch unternommen, Unterschiede im interaktiven Verhaltenssystem vor der Erkrankung zu finden. Dabei kamen wir unter anderem zu dem Ergebnis, dass dem Ovarialkarzinom das folgende Verhaltensmuster vorausging: entweder chronische Blockade der Selbstregulation mit Symptomen wie innere Verzweiflung, Depression und Hoffnungslosigkeit mit Überanpassung nach außen, entstanden aufgrund eines Konflikts zwischen der sozialen Erwartung, Kinder zu bekommen, und der inneren Verweigerung desselben; oder schuldbehaftete und nicht gewollte, aber von außen erzwungene Abtreibung.

Personen, die ein bösartiges Cervix-, Corpus-, Mamma- oder Ovarialkarzinom bekamen, waren aufgrund ihrer Konfliktsituation chronisch gehemmt in ihrer lustbetonten, zu Wohlbefinden führenden Selbstregulation, so dass eher eine nach außen verdeckte Hoffnungslosigkeit vorherrschte. Während Frauen mit gutartigen Tumoren (z. B. Adenomen in der Brust, Myomen oder Dermatokystomen der Ovarien) eine ganz ähnliche Konfliktstruktur wie Krebspatienten aufweisen, nur im Unterschied zu diesen viele Nischen fanden, in denen sie ihre Bedürfnisse noch befriedigen und Wohlbefinden, Lust, Sicherheit und Sinnerfüllung erfahren konnten. So vermochten wir in einer Auswertung zeigen, dass Frauen mit dem gutartigen Tumor Dermatokystom (gutartiger Dermatoid oder gutartiger Teratom des Eierstocks, der sich aus der Keimzellen der Ovarien bildet und in sich unterschiedliche Gewebeanteile des menschlichen Körpers beinhaltet, z. B. Haare, Haut oder Zähne) eine verblüffend ähnliche Konfliktstruktur aufwiesen: 48 untersuchte Frauen hatten in 47 Fällen 5–10 Jahre vor der Untersuchung des Tumors gegen den eigenen Willen und unter Zwang des Partners abgetrieben, waren danach über mehrere Jahre depressiv und arbeitsgehemmt, trotzdem aber auch auf intensiver Suche nach einem neuen Partner oder neuen Berufschancen, die zur Überwindung des Problems und zu neu organisiertem Wohlbefinden führen könnten. 46 von den 48 Frauen zeigten nach der Abtreibung folgende kognitiv-emotionale Verhaltenssteuerung und Erlebnisstruktur:

	N	Mamma-CA M	Mamma-CA I	Corpus-uteri-CA M	Corpus-uteri-CA I	Cervix-CA M	Cervix-CA I	Andere CA M	Andere CA I
I leidvolle Abweisung	1419	**11,5 %**	13,5 %	0,8 %	0,3 %	0,2 %	0,07 %	14,2 %	15,3 %
II leidvolle Trennung/Tod eines Kindes	1103	1,7 %	2,3 %	**8,7 %**	3,4 %	0,09 %	0,09 %	14,3 %	12,3 %
III nicht erfüllter Kinderwunsch	1220	1,1 %	1,5 %	**3,7 %**	2,1 %	0,08 %	0,2 %	16,7 %	17,6 %
IV Unlust erzeugende Sexualität	1016	2,4 %	1,7 %	0,5 %	0,5 %	**2,3 %**	2 %	10,5 %	10,3 %
V Autonomie und gute Selbstregulation	1625	0,9 %	0,7 %	0,4 %	0,4 %	0,06 %	0 %	9,96 %	10,8 %
Insgesamt	6383	3,7 %	4,1 %	2,5 %	1,3 %	0,5 %	0,4 %	13 %	13,3 %
Anteil der Mamma-CA-Mortalität an der Gesamt-CA-Mortalität	19,6 %	~	12,8 %	~	2,3 %	~	66,2 %	13,3 %	
Prozentsatz der Vorhersagen, die hypothesenkonform eingetroffen sind		69,6 %	72,4 %	86,5 %	79 %	79,3 %	83,3 %		

M = Mortalität; I = Inzidenz; CA = Karzinom

a) Der Mann, der mich zur Abtreibung gezwungen hat, ist für mich der Inbegriff aller Männer (im positiven oder negativen Sinne).

b) Ich will unbedingt ein Kind, aber keineswegs wieder von einem Mann (z. B. weil die erneute Enttäuschung unerträglich wäre).

Der sich danach entwickelnde Dermatokystom kann spekulativ als Versuch des Organismus gewertet werden, ein Kind aus der Eizelle ohne Befruchtung durch Sperma zu erzeugen.

In einer prospektiven Interventionsstudie (1975/76/78–1998) unternahmen wir ein Interventionsexperiment zur psychosomatischen Prävention von Mamma-, Cervix- und Corpus-uteri-CA:

Die Ergebnisse des Interventionsexperiments zeigen, dass die Krebsarten bei Personen mit multiplen psychosomatischem Risiko (Abweisungserlebnisse, Kinderverlust und sexuelle Unlust) nach dem Autonomietraining bedeutend verringert auftreten.

Die Ergebnisse der prospektiven Interventionsstudie insgesamt zeigen, dass eine inter-

	N	Mamma-CA M	Mamma-CA I	Corpus-uteri-CA M	Corpus-uteri-CA I	Cervix-CA M	Cervix-CA I	Andere CA M	Andere Todesursachen	chronisch krank	gesund
*AT	123	6,5%	4,9%	2,4%	1,6%	0,8%	0%	11,4%	29,3%	16,3%	26,8%
**KG	123	11,4%	9,7%	4,9%	3,2%	1,6%	1,6%	17,1%	29,3%	7,3%	13,8%
*** ohne Stress	123	0,8%	0,8%	0%	0,8%	0%	0%	11,4%	23,6%	24,4%	38,2%

M = Mortalität; I = Inzidenz; CA = Karzinom

* Gruppe mit Autonomietraining: spezifischer Stress, chronische, traumatisch erlebte Abweisungserlebnisse von der Mutter, leidvoll erlebte Abweisungserlebnisse vom Partner, schockartige Trennung von oder Tod eines Kinds und Schuld, Unlust und angstbehaftete Sexualität

** Kontrollgruppe (Gruppe ohne Autonomietraining): spezifischer Stress, chronische, traumatisch erlebte Abweisungserlebnisse von der Mutter, leidvoll erlebte Abweisungserlebnisse vom Partner, schockartige Trennung von oder Tod eines Kinds und Schuld, Unlust und angstbehaftete Sexualität

*** ohne spezifischen Stress, harmonisch-kameradschaftliches Verhältnis zur Mutter, keine chronisch und traumatisch wirkenden Abweisungserlebnisse, erfüllendes Verhältnis zu Kindern, angenehm erlebte Sexualität

disziplinäre Gynäkologie in der primären Prävention mehr Erfolge haben dürfte, als wenn eine nur naturwissenschaftlich orientierte Prävention angestrebt wird (z. B. Brustamputation bei vorbelasteten weiblichen Säuglingen oder Brustamputation bei Frauen mit Defekten des Repressor-Gens).

In einer prospektiven Interventionsstudie (Datenerfassung1975/78, Endauswertung 1988) untersuchten wir die Interaktion zwischen physischen Risikofaktoren und psychosozialem Stress bei gynäkologischen Karzinomen.

Die Ergebnisse zeigen für alle untersuchten gynäkologischen Karzinome, dass die Ausprägung des tumorspezifischen Stress mit den physischen Risikofaktoren in Wechsel- wirkungen tritt. In der Regel ist die stärkste Ausprägung des Stress relevant. Hier entstehen Synergieeffekte zwischen Stress und physischen Risikofaktoren.

7.2.5 Zur Neurobiologie in der systemischen Stressforschung: Objektrepräsentanz im Gehirn und ihre Auswirkung auf integrative Regelprozesse

In der neurobiologisch orientierten Psychosomatik werden in der Regel einfache, als mono- oder bikausal gedachte Beziehungen zwischen unterschiedlichen Stressformen und einzelnen neurobiologischen Parametern erfasst, etwa die Bedeutung, die Cortisol für das Stressgeschehen hat. Nach Auffassung der systemischen, psychosomatisch und experimentell orientierten Epidemiologie und Medizin, die wir vertreten, sind jedoch die sogenannten integrativen Regelprozesse derart komplexe Systeme, dass die bloße Erforschung des Zusammenhangs zwischen einer einzigen Substanz (z. B. einem Neurotransmitter, dem Verhalten von

Ovarialkarzinom

	Kein Stress		Mittlerer Stress		Hoher Stress	
	N	Mortalität	N	Mortalität	N	Mortalität
Ovarialzyste	341	0 %	391	0 %	292	0,3 %
Gutartiger Ovarialtumor	386	0 %	377	0 %	271	0,4 %
Ovarialanomalien, Entzündungen, Sterilisation	312	0 %	282	0,3 %	184	1,6 %
Alle physischen Risikofaktoren	201	0 %	266	0,7 %	192	9,9 %
Keine Risikofaktoren	718	0 %	812	0,1 %	305	2,3 %
Insgesamt	1958	0 %	2128	0,2 %	1244	2,4 %

Alle Gruppen sind hinsichtlich des Alters vergleichbar.

Corpus-Ca

	Kein Stress		Mittlerer Stress		Hoher Stress	
	N	Mortalität	N	Mortalität	N	Mortalität
Myome	381	0,3 %	352	0,8 %	377	8,1 %
Endometriosen	361	0,6 %	378	0,8 %	396	5,5 %
Mehr als 3 Abtreibungen	281	0,7 %	291	0,7 %	202	9,4 %
Alle physischen Risikofaktoren	221	0,5 %	312	0,6 %	302	14,9 %
Keine Risikofaktoren	488	0,2 %	552	0,2 %	617	3,4 %
Insgesamt	1732	0,4 %	1885	0,6 %	1894	7,3 %

Alle Gruppen sind hinsichtlich des Alters vergleichbar.

Killerzellen oder einem Hormon) mit einem bestimmten Stressstatus als zu undifferenziert erscheint. Denn in den integrativen Regelprozessen treten das zentrale und periphere Nervensystem, das Immunsystem und das neuroendokrine System in enge, sich gegenseitig regulierende Wechselwirkungen, die ihrerseits stark von emotional-kognitiven Prozessen abhängig sind. Die systemische Medizin geht daher von einem interaktiven und multikausalen Prozess aus. Dabei stellt sich die Frage nach den zentralen Steuerungsmechanismen, welche die integrativen Regelprozesse harmonisieren oder destabilisieren und deshalb auch mit Gesundheit oder Krankheit zusammenhängen.

Die integrativen Regelprozesse werden vom zentralen Nervensystem gesteuert und stehen stark unter limbischer Kontrolle. Wenn es zu interaktiven Destabilisierungsprozessen kommt, so dass die integrativen Regelprozesse und somit die harmonisierenden Abläufe im zentralen Nervensystem bedroht

Mamma-CA

	Kein Stress		Mittlerer Stress		Hoher Stress	
	N	Mortalität	N	Mortalität	N	Mortalität
Länger als fünf Jahre Östrogenbehandlung aufgrund klimakterischer Beschwerden	470	0,2 %	522	0,4 %	316	6 %
Adenome (gutartige Tumore in der Brust)	516	0,4 %	471	0,8 %	502	5,6 %
Zystische Mastopathie	613	0,5 %	533	0,9 %	483	3,7 %
Fehlernährung + hoher Alkoholkonsum	599	0,5 %	621	0,8 %	518	4,2 %
Familiäre Belastung	367	1 %	435	1,6 %	348	2,9 %
Alle fünf physischen Risikofaktoren	272	3,3 %	350	14,2 %	250	38,8 %
Keine Risikofaktoren	557	0,5 %	682	0,3 %	713	2,8 %
Insgesamt	3394	0,7 %	3614	1,1 %	3130	6,8 %

Alle Gruppen sind hinsichtlich des Alters vergleichbar.

Cervix-uteri-CA

	Kein Stress		Mittlerer Stress		Hoher Stress	
	N	Mortalität	N	Mortalität	N	Mortalität
Herpes genitalis	413	0,5 %	457	0,9 %	385	9 %
Chronische genitale Pilzinfektionen	386	0,5 %	395	0,8 %	313	9,2 %
Familiäre Belastung für Cervixkarzinom	521	0,2 %	632	0,3 %	299	3,3 %
Alle drei physischen Risikofaktoren	203	2,5 %	217	4,6 %	103	31,1 %
Keine Risikofaktoren	362	0,5 %	373	0,8 %	202	18,8 %
Insgesamt	1885	0,6 %	2074	2,1 %	1302	11,1 %

Alle Gruppen sind hinsichtlich des Alters vergleichbar.

werden, kann dies destabilisierende Auswirkungen auf physiologische Prozesse haben, die bis hin zu organischen Strukturveränderungen reichen. Neben der allgemeinen Destabilisierung integrativer Regelprozesse, die z. B. die Auswirkungen physischer Risikofaktoren interaktiv in Richtung Krankheitsentstehung verstärkt, kann es auch zur selektiven Destabilisierung kommen, die sich durch die unbewusste Beeinflussung von Regelprozessen auf bestimmte Organe auswirken kann.

Regelsysteme können vor allem unter limbischer Konfusion destabilisiert werden. Dabei spielen aber nicht nur emotionale Prozesse aus dem limbischen System, sondern auch kortikale Prozesse (also vernunftgeleitete Annahmen) eine Rolle. Limbische und kortikale Systeme stehen ja in permanenter Interaktion, wobei aber das evolutionär ältere limbische System einen größeren Einfluss auf Stabilisierung oder Destabilisierung der integrativen Regelprozesse ausübt.

Es stellt sich nun die Frage, welche Faktoren auf das zentrale Nervensystem wirken und in welcher Form sie wirken, so dass es schließlich zur Beeinflussung integrativer Regelprozesse kommen kann. Zur Erklärung führen wir hier den Begriff „Objektrepräsentanz im zentralen Nervensystem" ein. In unserem Gehirn sind Organe, organische Funktionen, physische Umweltfaktoren, soziale Objekte (z. B. Mitmenschen, Gruppen oder Berufsziele) abgebildet, sie werden dort repräsentiert.

Ein gutes Beispiel für die Objektrepräsentanz im zentralen Nervensystem ist der sogenannte Phantomschmerz eines amputierten Glieds. Dieser kommt dadurch zustande, dass das nach der Amputation fehlende Glied im zentralen Nervensystem dennoch weiterhin abgebildet wird, aber das Hirn keine Rückmeldung von seiner Existenz bekommt. Die entsprechenden neuronalen Verbindungen und Kommunikationssysteme im Hirn, welche das Organ repräsentieren, halten jedoch an der Existenz des nicht mehr existierenden Glieds fest. Sie produzieren Schmerz, wie als ob das Glied zwar verletzt, aber noch noch immer vorhanden wäre, oder sie projizieren die irrigerweise angenommene Existenz des Glieds in einen anderen Körperteil, z. B. in eine Gesichtshälfte. Solche Vorgänge werden von gliedamputierten Menschen häufig beschrieben.

Wichtig für unserer Überlegungen ist hierbei der Sachverhalt, dass Objekte im zentralen Nervensystem subjektiv repräsentiert, neurobiologisch abgebildet sind. Das limbische System scheint die höchste Quelle von emotional erlebtem Wohlbefinden, von Lust und Sicherheit zu registrieren und strebt nach der Wiederholung lusterzeugender Situationen. Ebenso registriert es Unlust und die Tendenz, ihrer Ursache auszuweichen oder diese zu verändern. Beides findet in Kooperation mit kortikalen Prozessen statt.

Bestimmte Objektrepräsentanzen von höchster emotionaler Bedeutung (z. B. eine sich zu- oder abwendende Mutter) lösen nicht nur eine Wiederholungs- oder Abwendungstendenz aus, sie sind auch von größter Bedeutung für die Harmonisierung und funktionale Organisation interaktiver Prozesse im zentralen Nervensystem. So kann beispielsweise eine Objektrepräsentation im zentralen Nervensystem eine funktionale Konfusion in den integrativen Regelprozessen und sogar – unbewusst – Destabilisierungsprozesse in bestimmten Organen auslösen.

Die peripheren organischen und physischen Reize werden im zentralen Nervensystem verarbeitet. Die Verarbeitungsqualität wirkt ihrerseits neurobiologisch und beeinflusst physiologische Funktionen und somatische Strukturen. Somit bewegt sich ein sozio-psycho-biologisches Interaktionsnetz permanent in Richtung eines Zustands, der mit Krankheit oder Gesundheit zusammenhängt. Ebenso wirken sich bestimmte, immer sich wiederholende Verhaltensweisen auf die funktionale Aktivierung bestimmter Objektrepräsentanzen aus. Wenn Sie beispielsweise über einen konflikterzeugenden Mitmenschen berichten, vergrößert sich die Wirkung seiner Objektrepräsentanz im Gehirn. Im Gehirn ist auch die eigene Person und die spezifische Kommunikation mit den Mitmenschen repräsentiert.

Die im Rahmen unserer systemischen Epidemiologie entwickelte Theorie über zentrale Motive des menschlichen Verhaltens konzentriert sich auf Objektrepräsentanzen von größter positiver und negativer emotionaler Bedeutung, weil diese in der Lage sind, harmonisierende oder disharmonisierende Prozesse im zentralen Nervensystem hervorzurufen.

Die Bedeutung der Objektrepräsentanz ist im Zusammenhang mit emotional-kognitiven Erlebnissen und beobachtbaren Verhaltensweisen insofern groß, als aus ihrer Interaktion bestimmte Krankheitsbilder und (relative) Gesundheit vorhergesagt werden können. Solche Systeme können durch Interventionen auch gesundheitsrelevant beeinflusst werden. In diesem Zusammenhang sprechen wir von primärer Wissenschaft, wenn nämlich aus einem Interaktionssystem sowohl Vorhersagen als auch effektive Interventionen möglich sind (sekundär ist eine Wissenschaft dann, wenn bestimmte Zusammenhänge erforscht werden, die noch keine Vorhersage oder gar präventive Effekte ermöglichen).

Der Zusammenhang zwischen Objektrepräsentanzen, beobachtbarem Verhalten und kognitiv-emotionalen Erlebnissen kann am Beispiel der Grossarthschen Typologie (siehe auch Kapitel 4) besonders gut aufgezeigt werden. Personen, deren Verhalten dem Typ I zugeordnet werden kann, leiden an der übergroßen Distanz zu einem hochbewerteten, ersehnten, aber nicht zu erreichenden Objekt. Ein solches Objekt ist deshalb von größter emotional-kognitiver Bedeutung, weil es die Funktionen im zentralen Nervensystem harmonisiert. Die Abwesenheit des Objektes führt zu funktionalen Disharmonien und negativen emotionalen Erlebnissen, wie etwa den Gefühlen von Hoffnungslosigkeit und innerer Verzweiflung. Eine solche Abhängigkeit von einer hochbewerteten Objektrepräsentanz im zentralen Nervensystem kann beispielsweise schon in der frühkindlichen Interaktion zwischen Mutter und Kind entstehen. Wenn das Kind beispielsweise bei der Äußerung großer emotionaler Erwartungen mehrfach leidvoll abgewiesen wird, dann kann die unregelmäßig erfolgte Zuneigung der Mutter dem Kind gegenüber als lebensrettend und extrem Wohlbefinden erzeugend erlebt werden. Somit kann sich eine lebenslang bestehende Abhängigkeit der Person vom erlebten Mutterbild ergeben. Die Zuneigung der Mutter wird in ihrer Repräsentanz im Gehirn als extrem Wohlbefinden und Sicherheit erzeugend erlebt, während ihre Abwesenheit als extrem schmerzlich, verunsichernd und bedrohlich erlebt wird. Wenn nun die Nähe zur Mutter nicht mehr herzustellen ist, und andere Objektrepräsentanzen nicht die gleiche angenehme Harmonisierungsfunktion im interaktiven zentralen Nervensystem auslösen, dann kann es zu schweren funktionalen Krisen und zur Destabilisierung der integrativen Regelprozesse kommen.

Beim Komplex des Typ-I-Verhaltens handelt es sich immer um den Verlust einer hochbewerteten Objektbeziehung, wodurch eine katastrophale Auswirkung auf die nun instabilisierte Objektrepräsentanz hervorgerufen werden kann. Z. B. kann es zu Konfusionen im limbischen System mit allgemeinen Auswirkungen auf die integrativen Regelprozesse kommen. Es kann aber auch zu zentral und peripher gesteuerten, meistens unbewusst ablaufenden, aber sinnhaft gesteuerten Auswirkungen auf spezifische Organe kommen, die zur Entstehung von Krankheit führen. Wir konnten beispielsweise in empirischen Langzeitstudien zeigen, dass Frauen, die ein Kind, das für sie von größter emotionaler Bedeutung ist, durch Trennung oder Tod verloren haben, signifikant mehr Gebärmutterkrebs bekommen. Frauen, die ein ungeborenes Kind durch Abtreibung oder Frühgeburt verloren haben und das Ereignis über Jahre emotional nicht verkraften konnten, etwa weil die Geburt des Kindes mit größter emotionaler Intensität ersehnt wurde, bekommen signifikant mehr Eierstockkrebs. Frauen, die sich von Partnerschaft und Sexualität viel Glück erwarten, aber immer massive Enttäuschungen erleben, erkranken häufiger an Gebärmutterhalskrebs. Frauen, die sich von der Mutter schmerzlich abgewiesen fühlen und deswegen auf Distanz zu dieser gehen, wobei Bedürfnisse von größter gefühlsmäßiger Bedeutung (z. B. nach Zuwendung und Anerkennung durch die Mutter) unbefriedigt bleiben, erkranken häufiger an Brustkrebs.

Die oben angeführten Beispiele deuten eine unbewusst sinnhaft gesteuerte Beeinflussung der Organe durch das zentrale Nervensystem an. Es scheint eine Parallelität zwischen der Objektrepräsentanz im zentralen Nervensystem und der Tumorrepräsentanz im Organ zu geben, die nicht zufällig ist. Im Hirn wird das Objekt schmerzlich vermisst, es stört die funktionale Integration von Regelsystemen und die harmonischen Hirnprozesse. Auch der Tumor stört und zerstört die Organfunktionen und das Organ. Es entsteht der Eindruck, als würde das Gehirn, wenn es durch eine emotional äußerst wichtige Objektrepräsentanz in seiner funktionalen Integrität bedroht ist, durch Beeinflussung der integrativen Regelsysteme den Tumor in kompensatorischer Absicht begünstigen.

Besonders krankheitserzeugend und zum Krebsproblem in enger multikausaler Beziehung stehend sind Objektinternalisierungen von symbiotischem Charakter, bei denen die Person sich und ein Objekt als äußerst eng aufeinander bezogen erlebt, sich zu ihm in symbiotischer Nähe fühlt. Wenn der Verlust eines solchen Objektes eintritt, und das Objekt im Hirn weiterhin auf symbiotische Weise repräsentiert wird, sprechen wir von einer symbiotischen Objektrepräsentanz bzw. Internalisierung. Das Gegenteil der Internalisierung ist die Externalisierung. Unter der Externalisierung von Verlustobjekten verstehen wir, dass diese mit ihren positiven und negativen Eigenschaften als außenstehend und nicht mehr wie früher in einer symbiotischen und destruktiven Form erlebt werden. Wenn die Person lernt, das Objekt wieder zu externalisieren, so dass das repräsentierte Objekt im zentralen Nervensystem wieder als außenstehend erlebt wird, kommen heilsame therapeutische Vorgänge in Gang. Dabei ist überdies wichtig, dass andere Objektinternalisierungen harmonisierende Funktionen im zentralen Nervensystem anregen.

Wir haben in unterschiedlichen empirischen Studien Korrelationen zwischen bestimmten Inhalten spezifischer Objektrepräsentanzen und bestimmten Erkrankungen oder der Aufrechterhaltung der Gesundheit gründlich erforscht (z. B. bei Herz-Kreislauferkrankungen, Alzheimer, Parkinson oder der Aufrechterhaltung der geistigen und körperlichen Gesundheit bis ins hohe Alter). In diesem Kapitel möchten wir uns jedoch zum Zweck der Darstellung auf Krebserkrankungen beschränken.

Wir führen zwei Beispiele aus der experimentellen Interventionsepidemiologie an, welche die Bedeutung deregulativer Objektrepräsentanz und die Externalisierung (Befreiung von der negativen Wirkung durch Auflösung symbiotischer Ansprüche) von Objektabhängigkeiten in Bezug auf Krebsentstehung und Krankheitsverlauf unter-

	N	Krebsinzidenz und -mortalität	Andere Todesursachen und schwere chronische Erkrankungen	Lebt gesund
Im Autonomietraining gelungene Objektexternalisierung und Aufbau neuer, Wohlbefinden erzeugender Quellen	161 (46%)	9 (5,6%)	26 (16,1%)	126 (78,3%)
Im Autonomietraining nicht gelungene Externalisierung hochbewerteter Verlustobjekte und kein Aufbau neuer, Wohlbefinden erzeugender Quellen	189 (54%)	42 (22,2%)	73 (38,6%)	74 (39,2%)
Kontrollgruppe I: spontan gelungene Objektexternalisierung mit Aufbau neuer, Wohlbefinden erzeugender Quellen	38 (10,8%)	3 (7,9%)	6 (15,8%)	29 (76,3%)
Kontrollgruppe II: nicht gelungene Externalisierung hochbewerteter Verlustobjekte und kein Aufbau neuer, Wohlbefinden erzeugender Quellen	312 (89,1%)	71 (22,8%)	116 (37,2%)	125 (40,1%)
Autonomietraining insgesamt	350 (100%)	51 (14,6%)	99 (28,3%)	200 (57,1%)
Kontrollgruppe insgesamt	350 (100%)	74 (21,1%)	122 (34,8%)	154 (44%)

Beide Gruppen (mit und ohne Autonomietraining) sind nach Alter und Geschlecht vergleichbar und wurden randomisiert.

streichen. In einer prospektiven Interventionsstudie, bei der wir von 1978 bis 1996 Mortalität und Inzidenz erfassten, kamen wir zu folgenden Ergebnissen:

Die Ergebnisse sind zwar signifikant, zeigen aber, wie schwer es ist, in Personen mit extremer Objektfixierung noch Autonomie und objektunabhängiges Wohlbefinden anzuregen. Die Ergebnisse zeigen, besonders im Hinblick auf die Krebsprävention, einen hochsignifikanten Effekt durch gelungene Objektexternalisierung und den Aufbau neuer, Wohlbefinden erzeugender Quellen im Bereich der autonomen Selbstregulation. Interessant ist, dass solche Personen im vergleichbaren Alter auch bedeutend länger gesund bleiben. Da Krebs bei Personen mit hohem Verhaltensrisiko, die sich aber einem Autonomietraining unterziehen, insgesamt etwa um ein Drittel weniger auftritt, erscheint eine Verhaltensprävention auf breiter Basis sinnvoll.

Während sich die erste Tabelle auf Krebsprävention bezieht, bezieht sich die zweite auf die Effekte des Autonomietrainings bei Krebspatienten. An Mammakarzinompatientinnen im Stadium I unternahmen wir von 1976–1988 eine prospektive Interventionsstudie:

Beide Gruppen litten an starken Abweisungs- und Verlusterlebnissen und hatten eine negativ erlebte Objektrepräsentanz der Mutter. Die autonomietrainierte Gruppe lebte im Durchschnitt 15,4 Jahre, die Kon-

	N	Durchschnittliche Überlebenszeit	Minimale Überlebenszeit	Maximale Überlebenszeit
Im Autonomietraining gelungene Objektexternalisierung und Aufbau neuer, Wohlbefinden erzeugender Quellen	45 (45,9 %)	19,8	12,3	26,3
Im Autonomietraining nicht gelungene Externalisierung hochbewerteter Verlustobjekte und kein Aufbau neuer, Wohlbefinden erzeugender Quellen	53 (54,1 %)	11,6	5,3	19,3
Kontrollgruppe I: spontan gelungene Objektexternalisierung mit Aufbau neuer, Wohlbefinden erzeugender Quellen	15 (15,3 %)	19,6	10,7	23,3
Kontrollgruppe II: nicht gelungene Externalisierung hochbewerteter Verlustobjekte und kein Aufbau neuer Wohlbefinden erzeugender Quellen	83 (84,7 %)	11,8	4,3	18,9

trollgruppe 13 Jahre. Es ergab sich also ein durchschnittlicher Überlebensvorteil von 2,4 Jahren. Das Autonomietraining wirkte dreimal stärker als die spontane Änderung in der Kontrollgruppe (45 : 15). Sowohl im Autonomietraining als auch in der Kontrollgruppe hat die Objektexternalisierung eine starke therapeutische Wirkung.

Die Ergebnisse aus beiden Tabellen unterstreichen die Bedeutung der Objektrepräsentanz von Verlustobjekten im Gehirn und die therapeutische Wirkung der Modifikation der Objektrepräsentanz, die nach der Intervention beispielsweise als Wirkungen von Außen und nicht mehr als Frustrationen im symbiotischen Kontext erlebt werden.

7.2.6 Wechselwirkungsforschung bei Spontanremissionen

Die Frage nach den Spontanremissionen ist erst in den letzten Jahren ins Blickfeld der wissenschaftlichen Forschung gerückt. Unter Spontanremissionen wird das vollkommene Verschwinden von nachweisbaren Tumoren und Metastasen in unterschiedlichen Organen verstanden. Fälschlicherweise wird es auch als eine vollständige Heilung der Krebserkrankung angesehen. Die Häufigkeit der Spontanremissionen wird aufgrund fehlender Statistik nur geschätzt. Während vor 30 Jahren ein Verhältnis von 1 : 1.000.000 angenommen wurde, ist neuerdings die Einschätzung auf 1 : 500.000 korrigiert worden. Beide Zahlen sind absolut unrealistisch, ebenso wie die bisherigen Forschungskonzepte und Erfassungsinstrumente der Komplexität des Phänomens nicht angemessen sind.

Spontanremissionen, also das vorläufige Verschwinden aller nachweisbaren Tumore, kommen weitaus häufiger vor als angenommen. Sie werden nur selten als solche offiziell registriert und an die Forschung weitergegeben. Alleine in unserem Pool von ca. 18.000 Krebspatienten berichteten 61 Personen, dass alle nachweisbaren Tumore in einem bestimmten Zeitraum völlig verschwunden waren, davon handelt es sich in 55 Fällen um Fernmetastasen, z. B. in der Leber oder Lunge. Wir haben zu den 55 Personen, bei denen Angaben des Arztes vorlagen, dass zu einem bestimmten Zeitpunkt in der Behandlung alle nachweisbaren Metastasen verschwunden sind, eine Kontrollgruppe von Personen gebildet, die nach Alter, Geschlecht, Tumorart, Tumorausprägung und medizinischer Behandlung mit der Gruppe mit Spontanremissionen vergleichbar waren, aber weiterhin Fernmetastasen hatten. Das Ergebnis war erstaunlich: Die Personen mit Spontanremissionen haben nicht signifikant länger gelebt als die Vergleichsgruppe und haben im Laufe der Zeit erneut unterschiedliche Fernmetastasen bekommen, diesmal aber mit noch größerer Wucht und Intensität.

Ausführliche Interviews mit Personen, die Spontanremissionen angegeben hatten (welche in der Regel durch Kontaktaufnahme mit dem behandelnden Arzt bestätigt wurden), zeigten, dass die Personen vor der Erkrankung stark unter Stress litten und am häufigsten folgendes Verhaltensmodell zeigten: Altruismus, Selbstaufopferung, erfolglose Harmoniesuche, seelisch-körperliche Erschöpfung, Frustration in dem Bedürfnis nach Nähe zu hoch bewerteten Objekten, innere Verzweiflung, Enttäuschung, Entwertung, die nach außen mit Überanpassung und Idealismus überspielt wird. Nach dem Ausbruch der Erkrankung und der Feststellung von Fernmetastasen ändert die Person ihr Verhalten und entwickelt ein enormes Potenzial an Hoffnungen, z. B. in Bezug auf einen Geistheiler, einen charismatisch behandelnden Arzt, in eine neue mitmenschliche Beziehung, in eine neue Behandlungsmethode oder auf eine neuartige seelische Stabilität, z. B. durch fernöstliche Meditationstechniken usw. Die Hoffnung löst kurzfristig Faszination aus; danach verringert sich der Tumor und verschwindet in extremen Fällen. Trotz positiver Einflüsse und unterschiedlicher Psychoübungen und trotz allergrößter Anstrengungen, erneute Metastasen nicht zu bekommen, entwickelten 53 Personen in einem Zeitraum von fünf Jahren erneut Metastasen und verstarben in kurzer Zeit. Wir konnten die Personen auch kurz vor der erneuten Metastasenbildung untersuchen. Dabei zeigte sich in der Regel, dass die alten, nicht gelösten Probleme und Konflikte, weiterbestehende Ängste und fehlangepasste Verhaltensweisen in voller Wucht zurückschlugen. Aus diesem Grund wäre es zur weiteren Erforschung von Spontanremissionen äußerst interessant, einer per Zufall ausgewählten Gruppe nach dem Auftreten von Spontanremissionen das Autonomietraining anzubieten, um dann zu erforschen, ob dies eine Metastasenprophylaxe bewirken könnte.

Wir wollen ein Einzelbeispiel aus unserem Gesundheitstraining anführen, das die Möglichkeit einer solchen Metastasenprophylaxe andeutet:

Bei Frau M., 47 Jahre alt, Managerin in einem Konzern, verheiratet, drei Kinder, wurde vor sieben Jahren ein Mammakarzinom mit Fernmetastasen in der Leber und Lunge festgestellt. Die Frau veränderte ihr Leben vollkommen, sie gab ihren anstrengenden Beruf auf, stellte die Ernährung um, versöhnte sich innerlich mit sie verletzenden Personen, praktizierte fernöstliche Meditation usw. Sie gelangte über mehrere Jahre in einen euphorischen Glückszustand, zu ihrem und dem Erstaunen der Ärzte verschwanden alle Fernmetastasen. In ihrem Glück schrieb sie auch ein Buch, um die frohe Botschaft auch anderen Patienten mitzuteilen. Völlig unerwartet und in dem Gefühl „warum jetzt wieder?" wurden einige Jahre danach Metastasen in Knochen festgestellt. Auf die erste Frage, ob sich in letzter Zeit etwas im Leben verändert hat, sagt sie: „Nein, ich bin sehr glücklich und kompetent. Ich habe sehr viel gelernt, z. B. dass es sehr wichtig ist, Menschen zu vergeben." Danach wurde sie gebeten, sich auf die Frage zu konzentrieren, ob es nicht doch etwas gibt, das sie verletzt und ihr den Mut zum Leben nimmt. Nach kurzer Konzentration meinte sie, es gäbe so etwas. Sie würde ihren Mann über alles lieben und müsste zunehmend die Erfahrung machen, dass er sich mit dem Fortschreiten ihrer Krankheit von ihr distanziere. Als die erste Diagnose gestellt wurde, habe er noch versprochen, mit ihr zu kämpfen. Als die Fernmetastasen verschwunden waren, sei er sichtlich glücklich gewesen, aber er habe immer wieder zu verstehen gegeben, dass er einen erneuten Rückfall nicht mehr verkraften könne. Weil sie ihren Mann liebt, hatte sie vor einem neuen Rückfall panische Angst. Jetzt, wo der Rückfall eingetreten ist, entziehe sich der Mann jeder emotionalen Kommunikation und spreche mit ihr so sachlich wie mit einem Kollegen am Arbeitsplatz. Auf die Frage, warum sich der Mann sich so verhält, gibt die Frau folgende Erklärung: „Mein Mann lebte bis zum 30. Lebensjahr mit seiner Mutter zusammen. Diese hat ihn überversorgt und völlig an sich gebunden. Immer, wenn er sie verlassen wollte, täuschte die Schwiegermutter eine schwere Erkrankung vor und er ließ sich aus Angst, dass sie wirklich krank sei, immer wieder erpressen. Er meinte, dass seine Angst, dass ich todkrank bin und sterben könnte, so groß ist, dass er in der Kommunikation völlig gelähmt ist." Ich stellte die Frage, was sie tun könnte, um diesen Zustand zu überwinden. Sie wusste es nicht, äußerte nur, dass die Abweisung für sie völlig unerträglich ist, weil sei ihren Mann sehr liebt. Ich stellte die Frage, ob sie sich folgendes Alternativverhalten modellhaft vorstellen könnte: Sie entwickelt zu ihrem Mann konsequent ein zweigleisiges Verhalten. Auf dem einen Gleis trennt sie sich von ihm innerlich, lässt ihn frei, gibt ihn von sich. Auf der anderen Seite liebt sie ihn weiter und kommuniziert mit ihm trotzdem in der von ihm gewünschten Distanz. Die Frau war von der Alternative sofort innerlich begeistert, und zwar mit der folgenden Begründung: „Diese Alternative für mein Verhalten gefällt mir sehr. Einerseits kann ich innerlich Distanz zu meinem Mann halten, die er sich wünscht, aber auch ich, aufgrund der erlebten Verletzung durch Abweisungen. Andererseits muss ich mich von dem geliebten Mann nicht vollkommen trennen, weil ich mir ehrlicherweise das Leben ohne ihn nicht gut vorstellen könnte. Wenn mein Mann spürt, dass ich auf Distanz gehe und ihn freilasse, werde ich für ihn wieder attraktiv, weil dann der enorme Erwartungsdruck, den ich auf ihn ausübe, wegfällt. Ich bin sicher, dass das so sein wird, dazu kenne ich meinen Mann gut genug. Wenn sich mein Mann mir dann wieder in Freiheit mehr zuwendet, wird sich mein Glücksgefühl enorm steigern, da bin ich sicher. Selbst wenn er sich abwenden würde, könnte ich dies leichter ertragen, als wenn er sich dann abwenden würde, wenn meine Erwartungen zu groß sind."

Frau M. fragte mich: „Sagen Sie mal, welche Philosophie steckt hinter Ihrem Vorschlag zu meiner Problemlösung?" Ich antwortete: „Das möchte ich nicht als Vorschlag verstanden wissen, sondern als Frage an Ihr System. Ihre Alternative haben Sie mir ausführlich begründet. Wenn Sie mich zur Philosophie fragen, steckt dahinter möglicherweise folgende Annahme: Jeder Mensch tut gut daran, sich von Objekten, die ihn abweisen, so früh wie möglich zu entfernen und Personen, die ihn lieben und die er liebt, so eindeutig wie möglich mit liebevoller Zuwen-

dung zu begegnen. Wenn noch Unklarheit herrscht, dann ist es nützlich, Verhaltensstrategien zu entwickeln, die Klarheit bringen."
Frau M.: „Ich habe verstanden: Wenn mich mein Mann liebt und noch Hemmungen hat, gebe ich ihm und mir durch mein neues und alternatives Verhalten eine Chance, und wenn er mich nicht liebt, habe ich den ersten Schritt zur heilsamen Trennung vollzogen."

7.2.7 Risikofaktoren für Krebserkrankungen bei Kindern

Die internationale wissenschaftliche Literatur ist ratlos bei der Ermittlung der Ursachen für Kinderkrebs, besonders bei Leukämien und Hirntumoren. Auch die synergistische Verhaltensmedizin kann hier zur Ursachenforschung keinen wesentlichen Beitrag leisten. Als völlige Ausnahme zu allen anderen prospektiven Interventionsstudien, die methodisch eine starke Beweiskraft besitzen, wurde hier die methodisch anfechtbare Fallkontrollstudie gewählt. Die Ergebnisse geben also hier nur mögliche Hinweise zur weiteren Hypothesenbildung. Es zeigt sich, dass nicht *ein* Risikofaktor, sondern die Interaktion mehrerer unterschwellig wirkender Faktoren in Frage kommen könnten.

Durch Befragung der Eltern ermittelten wir Faktoren, die Tumore bei Kindern von 3 – 12 Jahren möglicherweise begünstigen.

Dazu erstellten wir folgenden Fragebogen:

Die Mutter konsumierte während der Schwangerschaft regelmäßig:

1. Beruhigungsmittel
2. Schmerzmittel
3. Schlafmittel
4. Alkohol
5. Zigaretten

(jeweilige Dosis angeben)

6. Die Mutter erlebte während der Schwangerschaft ausgeprägten Stress, z. B. negative Gefühle, erlebte Bedrohungen, unsichere soziale Situation, erlebte Abweisung durch den Partner (die Intensität angeben).

7. Vorkommen von Kinderkrebs in der Blutsverwandtschaft (Anzahl der Kinder angeben)

8. Vorkommen von Krebs allgemein in der Blutsverwandtschaft (Anzahl der Personen angeben)

Das Kind:

9. litt vor der Tumorerkrankung an Hirnentzündung

10. hatte nie hohes Fieber (über 38 Grad)

11. hatte häufige Infektionen und Erkältungskrankheiten (ohne hohes Fieber)

12. Es wurde ein neuer synthetischer Teppichboden während der Krabbelphase verlegt.

13. Holzschutzmittel wurden in der Wohnung in der Zeit von der Schwangerschaft bis zum dritten Lebensjahr verwendet.

14. Die Kinderwäsche wurde während der Schwangerschaft und den ersten drei Jahren mit Lenor gewaschen.

15. Das Kind war während der Schwangerschaft unerwünscht.

16. Das Kind wurde von Mutter und Vater emotional abgewiesen und nicht angenommen.

7.2 Risikofaktoren für Krebs

Faktoren	Hirntumore bei Kindern	Leukämie bei Kindern	Kontrollgruppe: Kinder ohne Krebs
1. Mutter konsumierte Beruhigungsmittel	4,1 %	2,4 %	0,7 %
2. Mutter konsumierte Schmerzmittel	3,2 %	3,0 %	1,0 %
3. Mutter konsumierte Schlafmittel	4,9 %	4,1 %	1,4 %
4. Mutter konsumierte Alkohol	11,4 %	9,5 %	3,8 %
5. Mutter konsumierte Zigaretten	30,9 %	23,1 %	20,5 %
6. Mutter hatte ausgeprägten Streß	21,1 %	16,0 %	5,5 %
7. Vorkommen von Kinderkrebs in der Verwandtschaft	0,8 %	1,2 %	0 %
8. Vorkommen von Krebs in der Verwandtschaft	3,2 %	1,8 %	0,3 %
9. Kind litt an Hirnentzündung	4,9 %	0 %	0,3 %
10. Kind hatte nie hohes Fieber (über 38 Grad)	2,4 %	1,8 %	0,7 %
11. Kind hatte häufig Infektionen	4,1 %	2,4 %	0,3 %
12. neuer Teppichboden während Krabbelphase	12,2 %	10,1 %	0,7 %
13. Verwendung von Holzschutzmitteln in der Wohnung des Kindes	6,5 %	4,1 %	1,0 %
14. Kinderwäsche mit Lenor gewaschen	8,1 %	6,5 %	3,4 %
15. Kind war unerwünscht	11,4 %	7,7 %	1,7 %
16. Kind wurde von Eltern emotional abgewiesen	7,3 %	5,9 %	0,3 %
17. Kind war passiv und wenig eigenaktiv	16,3 %	11,2 %	1,0 %
18. Bestrahlungen aus diagnostischen Gründen	4,1 %	4,1 %	0,3 %
19. Operationen mit zentraler Anästhesie	4,9 %	3,0 %	0,7 %
20. Kind ist von Natur aus überruhig und gehemmt	55,3 %	41,4 %	23,6 %
21. Bestrahlung der Mutter in der Schwangerschaft	4,9 %	4,1 %	0 %
22. Bestrahlung des Vaters vor Zeugung	2,4 %	2,4 %	0,3 %
23. Mutter litt an Infektionen in der Schwangerschaft	6,5 %	2,4 %	0,7 %
24. Das Kind erlebte intensive, immer wiederkehrende Schockerlebnisse.	57,7 %	43,8 %	3,8 %
durchschnittliche Anzahl der Faktoren pro Kind	2,17	1,62	0,60
Anzahl der Kinder mit 2–10 Faktoren	56,9 %	38,5 %	1,7 %

17. Das Kind war vor der Erkrankung passiv und wenig eigenaktiv (z. B. durch Depressionen oder ungenügende Anregung von außen).
18. Das Kind wurde vor der Krebserkrankung mehrfach aus diagnostischen Gründen bestrahlt.
19. Das Kind hatte vor der Krebserkrankung mehrfach Operationen mit zentraler Anästhesie.
20. Das Kind ist von Natur aus überaus ruhig, gehemmt und aggressionslos.
21. Die Mutter wurde während der Schwangerschaft diagnostisch oder therapeutisch bestrahlt.
22. Der Vater wurde vor der Zeugung diagnostisch oder therapeutisch bestrahlt.
23. Die Mutter litt während der Schwangerschaft an Infektionskrankheiten.
24. Das Kind erlebte intensive, immer wiederkehrende Schockerlebnisse.

In der nachfolgenden Tabelle haben wir die Ergebnisse einer retrospektiven Umfrage bei 123 Eltern von Kindern mit Hirntumoren, 169 Eltern von Kindern mit Leukämie und 292 Eltern von Kindern ohne Tumore aufgeführt:

7.3 Risikofaktoren für Hirnschlag und Herzinfarkt

Die systemische, interaktive und synergistische Medizin geht von der Hypothese aus, dass physische Risikofaktoren für chronische Erkrankungen mit psychosozialem Stress (z. B. Verhaltensfaktoren, schlechter Selbstregulation) synergistisch wirken, d. h. dass eine Gruppe der Faktoren die andere Gruppe benötigt, um die Krankheit zu entfalten. Eine Reihe von Ergebnissen zu psychophysischen Synergieeffekten habe ich in einer früheren Publikation präsentiert [25]. Hier nun soll der synergistische Zusammenhang zwischen Risikofaktoren und schlechter Selbstregulation in Bezug auf die Entwicklung von Herzinfarkt und Hirnschlag dargestellt werden.

Physische Risikofaktoren für Hirnschlag sind:

1. Neigung zu hoher familiärer Belastung (3–6 Familienmitglieder in gerader Linie erlitten einen Hirnschlag)
2. Neigung zu Bluthochdruck (systolisch über 150, diastolisch über 195)
3. erhöhter Gesamtcholesterin (über 280 mg%)
4. erhöhter Konsum an Zigarettenrauchen (über 20 Zigaretten pro Tag mindestens 20 Jahre lang)
5. Neigung zu Fehlernährung (viel tierische Fette, Kohlenhydrate und Eiweiß, selten frisches Obst, Gemüse oder Vollkornprodukte)
6. Neigung zu Übergewicht (über 20 % RR) und Bewegungsmangel (weniger als eine halbe Stunde täglich an der frischen Luft)

In einer prospektiven Interventionsstudie untersuchten wir von 1973/78 bis 1998 die psychophysischen Wechselwirkungen bei der Entstehung von Hirnschlag:

Medizinisch behandelter Diabetes wurde als Risikofaktor in allen Gruppen ausgeschlossen. Die Selbstregulation wurde mit dem Re-

	N	Hirn-schlag	Herz-infarkt	Krebs	andere Todes-ursachen	chronisch krank	von den chro-nisch Kran-ken bekamen Hirnschlag	gesund
physische Risikofak-toren für Hirnschlag und gute Selbstregu-lation	140	7,9 %	6,4 %	3,6 %	15 %	32,1 %	4,3 %	35 %
physische Risikofak-toren für Hirnschlag und schlechte Selbst-regulation	304	**26,9 %**	21,1 %	5,6 %	16,1 %	26 %	6,6 %	4,3 %
keine physischen Risikofaktoren für Hirnschlag und schlechte Selbst-regulation	214	5,6 %	7,9 %	8,4 %	31,8 %	39,3 %	6,1 %	7 %
keine physischen Risikofaktoren für Hirnschlag und gute Selbstregulation	290	1 %	2,4 %	1,4 %	14,5 %	13,1 %	0,3 %	**67,6 %**

Die vier Gruppen sind nach Alter und Geschlecht vergleichbar.

cherchenkatalog zur Erfassung von gesund-heits- und krankheitsfördernden Verhaltens-weisen erfasst, der 79 Kriterien beinhaltet. Wenn die Person von +1 bis +4 Punkte er-reicht, gehört sie in die Gruppe mit guter Selbstregulation. Wenn sie von 0 bis −4 Punkte erreicht, gehört sie in die Gruppe mit schlechter Selbstregulation.

Die Ergebnisse zeigen, dass es eine Interak-tion zwischen physischen Risikofaktoren und schlechter Selbstregulation bei der Ent-stehung von Hirnschlag gibt. Im Vergleich zu Personen, die weder physische Risikofak-toren noch schlechte Selbstregulation auf-weisen, ist die Mortalität an Hirnschlag, aber auch an Herzinfarkt um ein vielfaches er-höht. Die ausgeprägten physischen Risiko-faktoren halten sich in etwa die Waage mit der Wirkung einer schlechten Selbstregulati-on.

In einer Studie von 1977/78 bis 1998 zeigte die Intervention bei Personen mit ausge-prägten physischen Risikofaktoren für Hirn-schlag und schlechter Selbstregulation fol-gende Ergebnisse:

Die Messung erfolgte jeweils ein Jahr nach der Intervention.

Die Intervention bezog sich auf Personen mit schlechter Selbstregulation und ausge-prägten physischen Risikofaktoren. Zu-nächst wurden zwei Vergleichsgruppen von jeweils 72 Personen gebildet, die in den oben genannten physischen Risikofaktoren und dem Ausprägungsgrad der schlechten Selbstregulation voneinander nicht signifi-kant abwichen. Danach wurde jede im Rah-men eines Vergleichspaares gematchte Per-son per Zufall in die Kontrollgruppe oder in die therapierte Gruppe eingeordnet. Die eine Gruppe von 72 Personen bekam ein

	N	Hirn-schlag	Herz-infarkt	Krebs	andere Todes-ursachen	chronisch krank	von den chro-nisch Kran-ken bekamen Hirnschlag	gesund
Autonomietraining	69	**10,1 %**	10,1 %	5,8 %	15,9 %	17,4 %	1,4 %	**40,6 %**
therapeutischer Erfolg (Steigerung des Grads der Selbstregulation von 2,7 auf 4,6)	37	5,4 %	2,7 %	2,7 %	10,8 %	10,8 %	0 %	67,6 %
therapeutischer Miss-erfolg (Steigerung des Grads der Selbstregu-lation von 2,8 auf 2,9)	32	15,6 %	18,7 %	9,4 %	21,9 %	25 %	3,1 %	9,4 %
Kontrollgruppe	69	**24,6 %**	18,8 %	10,1 %	21,7 %	15,9 %	4,3 %	**8,7 %**
spontaner Erfolg (Steigerung des Grads der Selbstregulation von 2,6 auf 4,3)	7	0 %	0 %	14,3 %	28,6 %	28,6 %	0 %	28,6 %
keine Veränderung (Verringerung des Grads der Selbstregu-lation von 2,9 auf 2,8)	62	27,4 %	21 %	9,7 %	21 %	14,5 %	4,8 %	4,8 %

Autonomietraining zur Anregung der Selbst-regulation, also zur Stabilisierung des Ge-sundheitsverhaltens und Verringerung des Krankheitsverhaltens im Rahmen der Selbst-regulation. Nach einem Jahr wurde die Kon-trollgruppe und die therapierte Gruppe nachuntersucht. Bei drei Personen konnte nicht nachrecherchiert werden, so dass 69 Vergleichspaare übrig blieben. Die Ergebnis-se der Intervention zeigen u. a. folgendes:

Herzinfarkt und Hirnschlag sind in der Gruppe mit Autonomietraining bedeutend, nämlich ungefähr um die Hälfte verringert, ebenso die Krebserkrankung und andere To-desursachen. Die Gruppe mit Autonomie-training lebt bedeutend länger. Ebenfalls zeigt sich, dass die Gruppe im Autonomie-training (ca. die Hälfte, die ein Jahr nach dem durchgeführten Training eine wesentliche Verbesserung der Selbstregulation aufwies, also einen Übergang von einem negativen Punktwert in einen positiven) ein weitge-hend besseres Ergebnis aufweist als die an-dere Hälfte, die keine Verbesserung der Selbstregulation erfahren hat. Da auch die Kontrollgruppe im Hinblick auf spontanen Erfolg gemessen wurde, kann aus dem Ver-hältnis zwischen spontanem und therapeuti-schem Erfolg die Effektivität des Autono-mietrainings errechnet werden, die in diesem Fall 5,3 mal höher ist als die spontane Selbst-heilung.

Im Vergleich der Ergebnisse beider Tabellen zur Entstehung von Hirnschlag zeigt sich, dass die nicht behandelte Kontrollgruppe der zweiten Tabelle ähnliche Ergebnisse auf-weist wie die Gruppe mit physischen Risiko-faktoren und schlechter Selbstregulation aus der ersten Tabelle. Die im Autonomietrai-ning trainierte Gruppe nähert sich in ihren Eigenschaften der Gruppe mit physischen Risikofaktoren und guter Selbstregulation.

7.3 Risikofaktoren für Hirnschlag und Herzinfarkt

	N	Herz-infarkt	Hirn-schlag	Krebs	andere Todes-ursachen	chronisch krank	von den chronisch Kranken bekamen Hirnschlag	gesund
physische Risikofaktoren für Herzinfarkt und gute Selbstregulation	323	7,1 %	3,1 %	6,8 %	24,1 %	28,5 %	3,1 %	30,3 %
physische Risikofaktoren für Herzinfarkt und schlechte Selbstregulation	407	**24,1 %**	8,1 %	15,7 %	25,1 %	22,3 %	8,1 %	4,7 %
keine physischen Risikofaktoren für Herzinfarkt und schlechte Selbstregulation	281	8,9 %	3,9 %	5,7 %	24,9 %	29,9 %	3,2 %	26,7 %
keine physischen Risikofaktoren für Herzinfarkt und gute Selbstregulation	329	3 %	0,9 %	2,1 %	8,8 %	20,4 %	0,3 %	**64,7 %**

Dieses Vorgehen zeigt, dass die Ergebnisse aus der prospektiven Studie durch die Einführung des Interventionsexperimentes zusätzlich validiert werden können und dass gleichzeitig die Effektivität der Intervention auch an den epidemiologischen Ergebnissen aus der prospektiven Studie validiert wird. Hier war es wichtig, dass die Alters- und Geschlechtsverteilung sowie der Ausprägungsgrad der physischen Risikofaktoren und der Selbstregulation in den oben stehenden Tabellen vergleichbar sind. Die Interventionsexperimente wiederholen sich in gleicher Richtung in den nachfolgenden Tabellen, so dass sie nicht besonders kommentiert werden.

In einer prospektiven Interventionsstudie von 1973/78 bis 1998 untersuchten wir psychophysische Wechselwirkungen bei der Entstehung von Herzinfarkt:

Die Effekte des Autonomietrainings sind eine verringerte Mortalität sowohl bei Herzinfarkt als auch bei Hirnschlag und Krebs und ein vielfach erhöhter Prozentsatz an Personen, die bis zum Zeitpunkt der Nachuntersuchung gesund blieben.

In einer prospektiven Interventionsstudie von 1973/78 bis 1998 untersuchten wir psychophysische Wechselwirkungen bei der Aufrechterhaltung der Gesundheit:

Folgende physische Risikofaktoren für die Gesundheit wurden erfasst:

1. regelmäßiges Zigarettenrauchen
2. regelmäßiger und erhöhter Alkoholkonsum (über 30g Alkohol täglich)
3. Fehlernährung
4. Bluthochdruck
5. Übergewicht mit Bewegungsmangel
6. regelmäßiger Konsum von Schlaf-, Schmerz- oder Beruhigungsmitteln
7. keines der sechs Familienmitglieder in gerader Linie wurde älter als 63 Jahre

	N	gesund	chronisch krank	verstorben	durchschnittliches Lebensalter
physische Risikofaktoren für die Gesundheit und gute Selbstregulation	335	15,5 %	16,1 %	68,4 %	71,2
physische Risikofaktoren für die Gesundheit und schlechte Selbstregulation	495	**2,2 %**	5,2 %	92,5 %	**62,1**
keine physischen Risikofaktoren für die Gesundheit und schlechte Selbstregulation	318	4,1 %	20,1 %	75,8 %	69,7
keine physischen Risikofaktoren für die Gesundheit und gute Selbstregulation	582	**52,6 %**	15,6 %	31,8 %	**83,2**

Alle vier Gruppen sind nach Alter und Geschlecht vergleichbar. Zum Zeitpunkt der Befragung litten sie noch unter keinen chronischen Erkrankung (wie Diabetes, Magengeschwüre etc.) und wiesen nur Risikofaktoren auf.

Abwesenheit von physischen Risikofaktoren für Gesundheit:

1. alle 6 Familienmitglieder in gerader Linie wurden älter als 70 Jahre, ohne bis zu diesem Alter an einer schweren chronischen Erkrankung gelitten zu haben.
2. Abwesenheit aller anderen oben erwähnten Faktoren

Die Ergebnisse zeigen, dass physische Risikofaktoren für die Gesundheit in Wechselwirkung mit schlechter Selbstregulation ein relativ kurzes Leben bedingen, durchschnittlich 62,1 Jahre. Für ein hohes und gesundes Altern ist die Wechselwirkung von guter Selbstregulation mit der Abwesenheit physischer Risikofaktoren eine sehr wichtige Bedingung. Solche Personen werden im Schnitt 83,2 Jahre alt. Vergleicht man die Wirkung der guten Selbstregulation mit der Wirkung der Abwesenheit von physischen Risikofaktoren, dann erweist sich die gute Selbstregulation noch immer ungefähr dreifach wirkungsvoller für die Aufrechterhaltung der Gesundheit bis ins hohe Alter, mit einer Verlängerung der durchschnittlichen Lebenszeit von ungefähr anderthalb Jahren.

In einer Interventionsstudie von 1977/78 bis 1998 zeitgte die Intervention bei Personen mit ausgeprägten physischen Risikofaktoren für die Gesundheit und schlechter Selbstregulation folgende Ergebnisse:

Im Experiment zeigt sich, dass die auf Autonomie trainierte Gruppe länger gesund bleibt und in einem Beobachtungszeitraum von ca. 20 Jahren eine geringere Mortalitätsrate aufweist. Auch hier zeigt sich eine interaktive Validierung der Ergebnisse in der prospektiven Studie und der experimentellen Intervention.

Nähere Analysen zeigen, dass so viele physische Risikofaktoren und Elemente der Selbstregulation in unterschiedlicher Weise korrelieren, dass eine Statistik, die zum Ziele hat, bestimmte Wirkungsfaktoren zu isolieren, angesichts der Realität vielfältiger Wechselwirkungen zum Scheitern verurteilt ist (außer sie begrenzt sich freiwillig auf eine überschaubare Anzahl von 2 bis 6 Faktoren

	N	gesund	chronisch krank	verstorben		N	gesund	chronisch krank	verstorben
Autonomietraining	98	**20,4 %**	14,3 %	65,3 %	**Kontrollgruppe**	98	**2 %**	3,1 %	94,9 %
therapeutischer Erfolg	39	38,5 %	17,9 %	43,6 %	spontaner Erfolg	5	20 %	20 %	60 %
therapeutischer Misserfolg	59	8,5 %	11,9 %	79,7 %	keine Veränderung	93	1,1 %	2,2 %	96,8 %

Die Messung erfolgte jeweils ein Jahr nach der Intervention. Alle vier Gruppen sind nach Alter und Geschlecht vergleichbar.

und versucht, in diesem Rahmen so zu tun, als wären diese Auswahl nicht mit einer großen Anzahl von Risikofaktoren in permanenter Interaktion).

Die hier vorgestellte Validierung von Ergebnissen der deskriptiven Statistik entzieht sich freiwillig dem Anspruch, endlos viele Interaktionen statistisch zu bestimmen. Sie weist aber auf, dass eine gewisse Anhäufung von Systemindikatoren eine erhöhte Vorhersagewahrscheinlichkeit ermöglicht. Ihre hier vorgenommene Kombination mit den Ergebnissen der Intervention erscheint, wenn beide in dieselbe Richtung deuten und sich gegenseitig validieren, als die beste Methode, der sich eine systemische und interaktive Forschung bedienen kann.

Mit den hier angeführten vier prospektiven Interventionsstudien zur Entstehung von Hirnschlag, Herzinfarkt, Krebs und Aufrechterhaltung der Gesundheit wird die Effektivität der Methode der interaktiven Validierung dokumentiert. Dabei wird das Konstrukt der Selbstregulation und dessen Interaktion mit physischen Risikofaktoren validiert.

In der prospektiven Matching-pairs-Studie wird theoretisch folgendes angenommen: Wenn Vergleichspaare, z. B. aufgrund von 6–10 Kriterien wie beispielsweise Alter, Geschlecht, Zigarettenrauchen, Blutdruck, Bewegungsmangel, Übergewicht, familiäre Belastung für Herzinfarkt und Fehlernährung gebildet werden, dann wird stillschweigend auch angenommen, dass sich viele andere nicht erfasst Faktoren per Zufall auf beide Gruppen gleich verteilen. Mit Ausnahme der Faktoren, die bewusst in beiden Vergleichsgruppen in unterschiedlicher Ausprägung gehalten werden mit dem Ziel, ihre interaktive Wirkung zu erforschen. Um diese Hypothese zu bestätigen, wird in prospektiven Matching-pairs-Interventionsstudien der zusätzliche Faktor in einer per Zufall ermittelten Gruppe dazugegeben (z. B. das Autonomietraining zur Verbesserung der Selbstregulation). Wenn dann die Ergebnisse in der prospektiven Studie und in der randomisierten Intervention in dieselbe Richtung deuten, ist die Hypothese über die Randomisierung in prospektiven Matching-pairs-Studien mindestens soweit erhärtet, dass angenommen werden kann, dass das Ergebnis nicht durch dritte, nicht erfasste Faktoren zustande kam.

Die hier dargestellten, synergistischen Ergebnisse, die die Bedeutung des Zusammenspiels von physischen und psychosozialen Faktoren aufzeigen, befinden sich leider noch in keinem Lehrbuch der Onkologie, inneren Medizin, Epidemiologie oder psychosomatischen Medizin, weil dort noch immer die monodisziplinären Risikofaktoren aus einzelnen Bereichen angeführt bzw. aneinandergereiht werden, ohne deren interaktiven Effekt zu erforschen. In unserem Ansatz wird auch die Pathogenese eng mit der Salutogenese verbunden, d. h. es werden nicht nur krankheitserzeugende Interaktionen erforscht, weil diese auch im Kontrast zu Gesundheitsfaktoren gestellt werden, die z. B. durch das Autonomietraining stimuliert werden.

7.4 Risikofaktoren für Demenz

In der internationalen Literatur werden vielen Risikofaktoren – in der Regel monokausal – für die Entstehung der Demenz vom Typ Alzheimer diskutiert. Einige Studien beispielsweise sehen einen Zusammenhang zwischen Blutdruck, hohen Cholesterinwerten und dem Ausbruch der alzheimerischen Erkrankung.

In unseren Studien stellte sich immer wieder heraus, dass eine anregungslose soziale Kommunikation, in der Bedürfnisse nicht befriedigt werden, die geistige Entwicklung gehemmt ist und eine Neigung zu regressivem Verhalten besteht, einen Risikofaktor darstellt. Dabei erscheinen uns uns vier Punkte als wesentlich:

1. Die Aktivitäten und Bemühungen der Person werden von der emotional wichtigsten Bezugsperson nicht belohnt und positiv bewertet, eher abgewiesen und entwertet.
2. Die Person passt sich an die abweisende Person harmoniesuchend an und zeigt eine Tendenz zu regressivem Verhalten, d. h. sie nimmt kindliche Verhaltensweisen an und interpretiert die Abweisung in diesem Rahmen.
3. Die Person fühlt sich auf Dauer durch keine Aktivität so positiv angeregt, dass sie Lust, Wohlbefinden, Sicherheit und Autonomie erreicht.
4. Die Person erzählt in stereotypen Mustern und zeigt wenig geistige Flexibilität.

Wir überprüften die Hypothese, ob es eine Wechselwirkung gibt zwischen physischen Risikofaktoren und einem regressivem Verhaltensmuster, das nicht in der Lage ist, bedürfnisadäquate Anregungen herzustellen. Die Ergebnisse zeigten, dass Alzheimer bedeutend häufiger bei Personen auftritt, denen eine Anregung zu einem autonomen, flexiblen und bedürfnisorientierten Verhalten fehlt und die in einer Situation leben, in der es sich wenig lohnt, die Situation kritisch zu analysieren, weil sie beispielsweise den regressiven Wünschen nicht entspricht.

Den spezifischen Stress, der nach unseren Ergebnissen mit der Entstehung von Alzheimer zusammenhängt, beschreiben wir mit einem Verhaltensmuster, das durch Monotonie und geistige Anregungslosigkeit charakterisiert ist, in Zusammenhang mit einer erstrebten, symbiotischen Regression zu bestimmten Personen, die einerseits permanente Abweisung ausüben, andererseits aber auch Nähe nicht verweigern. Das entstandene Abweisungsleid wird nicht wahrgenommen, sondern eher bagatellisiert und mit Harmoniestreben beantwortet. Eine solche monotone Situation ist kein gutes Training für die Hirnfunktionen. Es könnte sein, dass die Verringerung der Hirnfunktionen in Interaktion mit physischen Risikofaktoren einen Einfluss auf die Veränderung von Hirnstrukturen in Richtung Alzheimer haben könnte.

Zur Interaktion von Risikofaktoren der Physis und des Verhalten bei der Entstehung der Demenz vom Alzheimertypus unternahmen wir eine prospektive Studie (1977/78 – 1998):

Die Ergebnisse, die in der Tabelle zusammengefasst sind, zeigen eindeutig, dass Bluthochdruck, hohe Cholesterinwerte, Alkoholkonsum und familiäre Belastungen nur relativ kleine Risikofaktoren für Alzheimer sind. Dagegen ist eine bestimmte Stressform ein erhebliches Risiko (höher als alle physischen Risikofaktoren zusammen: 18,2 % gegenüber 13,2 %). Von Interesse ist, dass die physischen Risikofaktoren mit der spezifischen Stressform synergistische Effekte aufweisen, d. h. sie wirken weit über die Summe ihrer Einzelwirkungen hinaus (58,7 %, während die additive Wirkung aller physischen und psychosozialen Faktoren 21,4 % wäre). Alle physischen Risikofaktoren wirken um die additive Grenze herum (14,1 %). Das Ergebnis zeigt also, dass die emotional-kognitiven und Verhaltensrisikofaktoren die Wirkung der physischen Risikofaktoren um ein Vielfaches verstärken.

Die spezifische Stressform wurde durchweg durch die Befragung von Angehörigen oder von Personen, welche die untersuchte Person gut kennen, erfasst. Zu Beginn unsere prospektiven Studie (1973 – 1978) wurden ca. 17.000 durch den damaligen Direktor der Chirurgischen Universitätsklinik, Prof. F. Linde, und den damaligen Oberbürgermeister der Stadt Heidelberg, R. Zundel, angeschrieben und zur Teilnahme motiviert. Die Interviews wurden in der Regel durch zwei Studenten durchgeführt. Während ein Student die angeschriebene Person befragte, führte der andere ein Gespräch über die Person mit einem nahestehenden Angehörigen oder Bekannten. Es stellte sich heraus, dass Personen, die einen spezifischen Stress haben, der mit Herzkreislauf- oder Krebserkrankungen zusammenhängt, über ihren Stress gleich gut Bescheid wissen wie die Angehörigen, während die spezifische Stressart für Alzheimer weitgehend besser von den Angehörigen als von den Personen selbst beschrieben werden kann.

Beispiele

1. Frau G. erkrankte im 68. Lebensjahr an Alzheimer und starb im 72. Lebensjahr in völliger geistiger Verworrenheit und fast absoluter Kontaktunfähigkeit in einem Krankenhaus. Nur ihre Schwester, die sie regelmäßig im Krankenhaus besuchte, glaubte, dass sie durch Augenbewegungen Zeichen dafür gab, dass sie noch einiges verstehen könne.

Bei der Erstbefragung im Jahre 1978 erzählte Frau G., dass sie beim Ehemann ihrer Schwester, der ein großes Zahntechnikerlabor leitete, seit Jahren aushalf. Der Herr sei manchmal aufbrausend, aber sonst äußerst gutmütig und sogar liebenswert gewesen. Wenn es zuviel Arbeitsstress gab, trank sie gerne ca. 0,75 Liter Wein pro Tag. Obwohl sie ganz schlank war, wäre bei ihr doch überraschenderweise Bluthochdruck von 165/115 festgestellt worden. Die Cholesterinwerte betrugen 285 mg %. Ihre Mutter sei bis ins hohe Alter eine sehr konzentrierte und agile Frau gewesen. Der Vater war schon ab dem 70. Lebensjahr immer wieder geistig verworren gewesen, sodass er nicht mehr ganz zurechnungsfähig war und fremder Hilfe bedurfte. Auf die Frage, ob sie stark unter einem bestimmten Stress leide, meinte sie: „Überhaupt nicht, nur der Chef könnte manchmal etwas netter sein."

Risikofaktoren	N	vom Arzt diagnostizierte Demenz vom Alzheimertyp	Anzeichen von Demenz in der Nachuntersuchung	Keine erkennbaren Anzeichen einer Demenz
Familiäre Belastung: mindestens 1 Elternteil litt an Gedächtnisausfall und Verworrenheit vor dem 70. Lebensjahr	192	4,7 %	16,1 %	79,2 %
Bluthochdruck: systolisch über 160, diastolisch über 10	154	3,2 %	10,4 %	86,4 %
Hohes Gesamtcholesterin: über 280 mg %	135	3 %	12,6 %	84,4 %
Regelmäßiger Alkoholkonsum: über 30 g Alkohol täglich oder Quartaltrinker	298	2,3 %	5 %	92,6 %
Stress: Chronische Abweisung durch einen emotional wichtigen Menschen mit regressiven Tendenzen und Verleugnung des Abweisungsschmerzes	137	18,2 %	29,2 %	52,5 %
Alle 5 Faktoren zusammen	196	58,7 %	11,7 %	29,6 %
Alle physischen Faktoren zusammen (ohne Stress)	205	14,1 %	17,6 %	68,3 %
Keiner dieser Risikofaktoren	916	2 %	4,6 %	93,4 %
Insgesamt	2233	9,5 %	9,8 %	80,6 %

Alle Gruppen sind nach Alter und Geschlecht vergleichbar. Die Verweigerungsquote zu Beginn der Studie betrug 3,2 %. Bei einer Nachuntersuchung nach 16 Jahren konnten durch Tod oder andere Umstände der Sachverhalt bei 953 Personen nicht mehr recherchiert werden, d. h., die Angehörigen konnten für die Verstorbenen nicht angeben, ob sie im Zeitraum nach 1978 an Alzheimer erkrankt oder verstorben waren (etwa weil die Verstorbenen keine nahestehenden Angehörigen hatten). Von den 2.233 Personen lebten im Jahre 1998 noch 1.315 Personen. Diese und die Verstorbenen wurden durch Befragung der Angehörigen auch darauf untersucht, ob Anzeichen von Alzheimer in abgeschwächter Form vorhanden waren.
Im Jahre 1998, also dem Jahr der letzten Nachuntersuchung, waren die Personen zwischen 71 und 75 Jahre alt. Bei den Personen, die noch kommunikationsfähig waren, wurde durch Befragung der Angehörigen und durch den Interviewer festgestellt, ob Zustände von Verworrenheit in Zeit und Raum immer wieder auftraten, die noch nicht so stark ware, dass die Person auf fremde Hilfe angewiesen gewesen wäre.

Ihre zweite Schwester (alle drei Schwestern wohnten im selben Haushalt) zeichnete ein völlig gegenteiliges Bild: „Meine arme Schwester G. leidet seit über 20 Jahren unter diesem cholerischen und brutalen Machotyp. Auch ich leide, weil ich mindestens zehnmal am Tag beobachte, wie er sie anschreit und für alles verantwortlich macht, was gerade schief läuft. Wenn er z. B. eine Akte nicht findet, die er selbst verschludert hat, wird sofort meine Schwester angeschrieen und ich bemerke, wie sie regelmäßig in sich zusammenfällt. Schon Minuten danach tut sie so, als sei überhaupt nichts gewesen und strahlt ihn wieder an, bis zum nächsten Angriff. Ich bin acht Jahre älter als meine Schwester und erinnere mich noch, wie sie unseren Vater immer angestrahlt hat, obwohl dieser sie ähnlich wie ihr jetziger Chef, der Mann meiner Schwester, abgewiesen hat. Auch meine verheiratete Schwester zeigt keine besondere Zuneigung zu G., nur ich habe sie immer in Schutz genommen und besonders geliebt. Auch wenn sie von meiner Schwester beleidigt wird, steckt G. alles ein. Ich glaube, die Arme ist auch von der Mutter nicht geliebt worden. Sie war einfach in unserer Familie das Aschenputtel. Ich glaube, unsere liebe G. wollte einfach die Abweisungen und Verletzungen nicht sehen und strahlte böse Menschen immer mit einer kindlichen Liebenswürdigkeit an. Einmal fragte ich sie: ‚Liebe G., warum erträgst Du so vieles? Leidest Du nicht?' Und sie antwortete mir: ‚Ich weiß nicht, was Du meinst. Ich bin doch glücklich und die Menschen sind doch gut zu mir. Man muss einfach tolerant sein. Ein jeder Mensch regt sich mal auf.' Ja, unsere liebe G. war einfach ein guter Mensch."

2. Herr A. war ein beliebter Schauspieler. Er starb im 74. Lebensjahr an Alzheimer. Er trank regelmäßig Alkohol, ca. 40 g pro Tag, hatte aber auch intensive Phasen, in denen er über 80 g trank. Als Schauspieler merkte er sich hervorragend viele Texte und konnte auch noch, nachdem die Diagnose Alzheimer gestellt worden war, ganze Passagen auswendig. Außerdem hatte er Bluthochdruck und war schwer familiär belastet (seine Eltern litten an geistiger Verworrenheit und schweren Gedächtnisausfällen). Das Gesamtcholesterin war normal (180 mg %). Im Alltagsverhalten war Herr A., wie er selbst berichtete und wie durch die Angehörigenbefragung bestätigt wurde, ein sehr harmoniesuchender Mensch, der niemanden beleidigte. Durch seine Ehefrau wurde er systematisch entwertet und abgewiesen. Auf Abweisungen reagierte er immer lächelnd, verständnisvoll und war nie aus der Ruhe zu bringen. In intensiven Alkoholphasen, wenn er sich fast bis zur Bewusstlosigkeit betrank, kam ein merkwürdig gemischtes Verhalten zum Vorschein, nämlich eine extreme Aggressivität, die schon im zweiten Satz wieder zurückgenommen wurde. Zum Beispiel sagte er über irgendwelche Menschen: „Die sind Schweine, sind einfach minderwertig und gehören ins KZ." Im zweiten Satz sagte er jedoch schon: „Aber wir sind ja tolerant und alle Brüder und wenn einer ein Schwein ist, dann bin ich es." Die Ehefrau berichtet, dass er besonders dann, wenn sie ihn angriff, weich wurde und kindliche Verhaltenszüge annahm. In der Regel sagte er: „Komm Mama, reg' Dich nicht auf und lass' Deinen Jungen doch in Ruhe."

Kommentar

Beide Beispiele unterstreichen die spezifische Form des psychosozialen Stress, der mit der Alzheimererkrankung zusammenhängt: Abweisungen und Verletzungen werden nicht bewusst wahrgenommen und motivieren eine Regression in kindliche Verhaltensweisen. Es entsteht der Eindruck, dass diese Personen Verletzungen und Abweisungen nicht wahrnehmen wollen oder können und dass diese Verletzungen und Abweisungen der Anlass für regressives, kindliches Verhalten sind, in dem teilweise unbefriedigte Bedürfnisse aus der Kindheit gestillt werden, das aber die Person in eine anregungslose Monotonie versetzt, als würde sie mitteilen: „Ich will hier nicht weiter nachdenken".

Auch weitere Faktoren hängen mit der Entstehung von Alzheimer zusammen und bilden ein sehr komplexes interaktives Netz. So zeigten unsere weitere Analysen, dass beispielsweise Personen mit spontaner, emotional stark erlebter Religiosität (die beispielsweise sagen, dass sie die wohltuende Wirkung des Heiligen Geistes regelmäßig spüren) bedeutend seltener Alzheimer bekommen, auch wenn die Risikofaktoren stark ausgeprägt sind.

Auch Personen, die bis ins hohe Alter im Beruf intellektuell gefordert sind und sich in einem sozialen Netzwerk beruflicher Erwartungen befinden, bekommen seltener Alzheimer als Personen, die emotional-kognitiv vom abweisenden Objekt okkupiert sind. Merkwürdigerweise bekommen auch Personen, die von Jugend an regelmäßig Auto fahren seltener Alzheimer als Personen ohne Führerschein oder Personen, die nicht häufiger als einmal pro Monat Auto fahren. Offensichtlich ist auch die Konzentration im Verkehr ein Training für erwachsenes Verhalten in der Realität.

Auch einzelne physische Risikofaktoren zeigen mit dem Stresstyp synergistische Effekte auf. So ist z. B. Alkoholkonsum für sich alleine ein geringer Risikofaktor, während er in Kombination mit dem spezifischen Stressmuster hochsignifikante Synergieeffekte aufweist.

Bei Personen mit extremer Risikokombination unternahmen wir ein Interventionsexperiment (1976/78 – 1998) zur Prävention von Alzheimer:

Die Ergebnisse zeigen, dass das Autonomietraining eine bedeutende Rolle für die Prävention von Alzheimer bekommen kann. Eine gewisse Prävention wird durch blutdrucksenkende Mittel bewirkt, die auch zusammen mit dem Autonomietraining einen leicht verbessernden, aber keinen synergistischen Effekt aufweisen.

Im Autonomietraining lernt die Person, auch schmerzliche Abweisungen wahrzunehmen, sodass sich verhaltensblockierende Ambivalenzen auflösen. Sie wendet sich dann mehr sich und den eigenen Stärken zu und baut starke Abhängigkeiten ab.

Wie wurde die Demenz von Alzheimertypus eingeordnet?

1. Nach Befragung der Familienmitglieder wurde festgestellt, ob Alzheimer oder Demenz vom Arzt diagnostiziert wurde.

2. Der Interviewer hat nach einer Stunde Vorgespräch die Aufgabe gehabt, der Grad der geistigen Verworrenheit und der Unfähigkeit, sich im Gespräch zu konzentrieren auf einer Skala von 0 bis 4 einzuordnen: 0 = keine Demenz, hoch konzentriert; 1 = leichte und gelegentliche Verworrenheit; 2 = leichte und häufig vorkommende Verworrenheit, 3 = mittelschwere, anhaltende Verworrenheit (es besteht in vielen Bereichen der Alltagsaktivität anhaltende Verworrenheit, während sich in anderen Bereichen noch relative Konzentration zeigt); 4 = sehr schwere anhaltende Verworrenheit (z. B. dass Personen nicht mehr erkannt werden, völlige Desorientierung in Raum und Zeit). Auch eine nahe stehende Bezugsperson unternahme eine Einordnung auf der Skala. Im Anschluss wurden folgende zehn Fragen gestellt:

Interventionsart	N	vom Arzt diagnostizierte Demenz vom Alzheimertyp	Anzeichen von Demenz in der Nachuntersuchung	keine erkennbaren Anzeichen einer Demenz
Autonomietraining	21	28,5 %	28,5 %	42,8 %
Blutdrucksenkende Mittel	21	47,6 %	33,3 %	19 %
Autonomietraining und blutdrucksenkende Mittel	21	23,8 %	23,8 %	52,4 %
Kontrollgruppe alle Risikofaktoren	63	52,4 %	31,7 %	15,9 %
Kontrollgruppe keine Risikofaktoren	63	1,7 %	11 %	87,3 %
Insgesamt				

Alle Gruppen sind in Alter und Geschlecht streng vergleichbar.

Fragebogen zur Feststellung des Ausprägungsgrades von Demenz

1. Welcher Monat ist gerade? Ein Punkt wird bei absoluter Desorientierung oder Differenz mehr als zwei Monate gegeben. Bei korrekter Antwort oder bei einem Monat Differenz wird kein Punkt gegeben.
2. Leben noch Ihre nächsten Verwandten und wie heißen sie?
2. Wie viel Uhr ist es ungefähr?
3. Was sind Sie/waren Sie von Beruf?
4. Wie heißt das Land, in dem wir uns jetzt befinden?
5. Wie heißt die Stadt, in der wir jetzt sind?
6. Was haben Sie heute gegessen?
7. Wie viel Kilogramm wiegen Sie ungefähr?
8. Welche körperliche Temperatur ist beim Menschen ungefähr normal?
9. Welches Jahr schreiben wir jetzt?

Auswertung

Wenn alle Fragen prompt und präzise beantwortet werden	*Ausprägung 0 der Demenz von Typ Alzheimer*
Wenn 1 bis 2 Fragen zögernd, unsicher und/oder ungenau beantwortet werden	*Ausprägung 1*
Wenn 3 bis 5 Fragen zögernd, unsicher und/oder ungenau beantwortet werden	*Ausprägung 2*
Wenn mindestens 5 bis 8 Fragen überhaupt nicht beantwortet werden	*Ausprägung 3*
Wenn mehr als 8 Fragen überhaupt nicht beantwortet werden können	*Ausprägung 4*

Zur Feststellung der Diagnose Demenz vom Typ Alzheimer bei noch Lebenden wurden drei Kriterien verwendet: Die ersten zwei Kriterien bei allen Personen, das dritte nur bei den Personen, bei denen eine ärztliche Diagnose Demenz oder Alzheimer vorlag.

1. Kriterium: Fragebogen
2. Kriterium: Befragung von Angehörigen oder guten Bekannten, die eine Einordnung in eine von drei Kategorien vornehmen: 1 = sehr stark verworren, 2 = schwach bis mittelstark verworren, 3 = so gut wie nicht verworren, gut konzentriert
3. Kriterium: vom Arzt festgestellte Diagnose Demenz oder Alzheimer

Um die Person in die Kategorie 1 (Alzheimer sehr stark ausgeprägt) zuzuordnen, müssen mindestens zwei der oben erwähnten Kriterien stark zutreffen.

Es wurden in der Regel zwei Kategorien gebildet:

a) eine Gruppe, die vom Arzt diagnostiziert wurde,
b) eine Gruppe, die durch Angehörigenangaben und/oder Interviewerbefragung an zunehmende Verworrenheit und desorientiertem Verhalten litt, aber vom Arzt nicht als Alzheimer diagnostiziert wurde (z. B. weil kein Arztbesuch stattfand oder weil der Arzt noch kein Alzheimer diagnostiziert hat).

7.5 Risikofaktoren für Morbus Parkinson

Die Ursache für Morbus Parkinson ist bis heute noch weitgehend ungeklärt. In unseren retrospektiven und prospektiven Studien konnten wir immer wieder beobachten, dass generalisierte Angstzustände, die sich der Kontrolle entziehen, ein erheblicher Risikofaktor sind. Merkwürdigerweise verschwindet die Angst nach der Entwicklung physischer Symptome. Wir wollten die Angsthypothese in einem prospektiven Ansatz überprüfen, und ebenso, ob eine Interaktion mit anderen physischen Risikofaktoren vorliegt (wie beispielsweise vitaminarmer Ernährung, hohem Kaffeekonsum und anderen Substanzen, die das zentrale Nervensystem anregen, sowie Bewegungsmangel und schlechte Schlaf- und Erholungsqualität).

In einer prospektiven Interventionsstudie von 1973/1977 bis 1998 untersuchten wir den Zusammenhang zwischen dem Morbus Parkinson und generalisierten, unkontrollierbaren Angstzuständen, wie sie z. B. nach Schockerlebnissen auftreten:

Die Ergebnisse zeigen einen starken Zusammenhang zwischen dem Entstehen der Parkinsonschen Erkrankung und der Intensität von vorher aufgetretenen generalisierten Angstzuständen. Interessant ist dabei auch die Beobachtung, dass die Angstzustände nach dem Ausbruch der physischen Erkrankung in der Regel verschwanden.

In einer prospektiven Interventionsstudie (Datenerfassung 1978, Mortalitäts- und Inzidenzerfassung 1998) untersuchten wir, ob das Autonomietraining eine Präventionsmaßnahme gegen Morbus Parkinson bei Personen mit extrem ausgeprägter generalisierter Angst sein kann:

Die Ergebnisse des Interventionsexperimentes zeigen, dass in der autonomietrai-

Punktwert für die Intensität einer unkontrollierten generalisierten Angst	N	Ausprägungsgrad der Parkinsonschen Erkrankung 0 = keine Ausprägung 0 = keine Anzeichen 1 = leichte Parkinsonsche Erkrankung 2 = mittelschwere Parkinsonsche Erkrankung 3 = schwere Parkinsonsche Erkrankung 4 = äußerst schwer ausgeprägte Parkinsonsche Erkrankung					
		0	1	2	3	4	1+2+3+4
0–2	924	921	2	1	0	0	0,3 %
2–3,5	240	234	3	2	1	0	2,5 %
3,5–5	130	121	3	3	2	1	6,9 %
5–7	152	76	36	18	15	7	50 %

Die vier Gruppen sind nach Alter und Geschlecht vergleichbar.

	N	0	1	2	3	4	1+2+3+4
Interventionsgruppe: Autonomietraining 5–7	33	26	3	2	1	1	21,2 %
Kontrollgruppe 5–7	33	14	7	6	4	2	57,6 %

Beide Gruppen sind nach Alter und Geschlecht vergleichbar.

nierten Gruppe in einem Zeitraum von 20 Jahren bedeutend weniger Parkinsonerkrankungen auftreten. Das Ergebnis zeigt auch, dass generalisierte Angst in einem ursächlichem Verhältnis zur Parkinsonerkrankung steht und nicht bloß ihr Vorbote ist.

Auch bei der Entwicklung von Morbus Parkinson zeigen sich Interaktionen zwischen generalisierter Angst, vitaminarmer Ernährung, hohem Kaffeekonsum und anderen Substanzen, die das zentrale Nervensystem anregen, sowie Bewegungsmangel und schlechter Schlaf- und Erholungsqualität.

7.6 Risikofaktoren für Autoimmunerkrankungen

Die Genese unterschiedlicher autoimmuner Erkrankungen gilt noch als weitgehend ungeklärt. Unser Forschungsbeitrag kann hier nur von sehr geringer Bedeutung sein, weil wir uns mit dem Thema nur am Rande beschäftigen. Aufgrund von Beobachtungen ist uns zunächst aufgefallen, dass Personen mit autoimmunen Erkrankungen eine existierende Ambivalenz in einen gelebten und einen abgetrennten Pol aufspalten (z. B.

Ausprägung der Aufspaltung der Ambivalenz in einen gelebten und einen abgetrennten Pol*	N	Schweregrad der autoimmunen Erkrankung aufgrund der Beurteilung des behandelnden Arztes					
		0	1	2	3	4	1+2+3+4
0–2 geringe Aufspaltung	94	91	2	1	0	0	3,2 %
2–3,5	94	89	3	1	1	0	5,3 %
3,5–5	94	81	3	4	3	3	13,8 %
5–7 extrem starke Aufspaltung	94	24	17	16	19	18	74,5 %

* Bewertung durch Interviewer nach einem einstündigem Gespräch

Ausprägung der Aufspaltung der Ambivalenz in einen gelebten und einen abgespaltenen Pol	N	0	1	2	3	4	1+2+3+4
6–7 Autonomietraining	47	78,7 %	8,5 %	6,4 %	4,3 %	2,1 %	21,3 %
6–7 Kontrollgruppe	47	42,6 %	17 %	12,8 %	12,8 %	14,9 %	57,4 %

Hass wird nach der Trennung geäußert, während die Liebeserwartungen abgespalten werden oder umgekehrt).

In einer prospektiven Interventionsstudie von 1973/78 bis 1998 untersuchten wir den Zusammenhang zwischen der extremen Aufspaltung der Ambivalenz und dem späteren Auftreten von Autoimmunerkrankungen:

Die Tabelle zeigt einen eindeutigen Zusammenhang zwischen dem Schweregrad der autoimmunen Erkrankung und der Intensität der Aufspaltung der Pole der Ambivalenz in einen gelebten und einen verneinten Pol. Da die Ergebnisse prospektiv erfasst wurden, sind sie interessanter, als wenn sie retrospektiv in einer Fallkontrollstudie entstanden wären.

In einem prospektiven Interventionsexperiment von 1976/77 bis 1998 an Personen mit extremer Aufspaltung der Pole der Ambivalenz in einen gelebten und einen verdrängten Aspekt setzten wir das Autonomietraining als Prophylaxe ein:

Die Ergebnisse des randomisierten Interventionsexperiments zeigen, dass Personen, die gegen die Aufspaltung der Ambivalenz im Autonomietraining behandelt wurden in einem über zehnjährigem Zeitraum weniger Autoimmunerkrankungen bzw. Autoimmunerkrankungen mit einem geringerem Schweregrad bekamen.

8. Gesundheit und Krankheit im interdisziplinär-interaktiven Kontext

8.1 Einführung

Die systemische Medizin, so wie wir sie aufbauen, erforscht die Wechselwirkungen von Faktoren, welche von unterschiedlichen Disziplinen erfasst werden, so dass hier von einer interdisziplinären systemischen Forschung die Rede sein kann. Diese nimmt an, dass die monodisziplinären Forschungsansätze eingeengte, einseitige und der interaktiven Komplexität der Wirklichkeit nicht gerecht werdende Fragestellungen verfolgen und Antworten geben. So entsteht bei der systemischen Familienforschung der Eindruck, als wären die familiären Determinanten, und diese dann noch reduziert auf ein Schuld-Sühne-System, die ausschlaggebende Ursache für das menschliche Schicksal [31]. Die Genforschung hingegen behauptet, dass der Mensch weitgehend durch sein Gene bestimmt wird. Der strukturelle Ansatz in der Medizin suggeriert, dass eine Krankheit mit der pathologisch veränderten organischen Struktur gleichgesetzt werden kann. Der funktionale Ansatz sieht wiederum mehr die gestörte Funktion, z.B. den Bluthochdruck als Krankheitsursache. Der Medizinsoziologe sucht eher Krankheitsursachen in der gestörten sozialen Kommunikation und Sozialstruktur, z.B. wenn die soziale Belohnung bei Überverausgabung zu kurz greift [60, 61]. Der Psychoanalytiker und der psychoanalytisch orientierte Psychosomatiker suchen Krankheitsursachen eher in psychodynamischen Prozessen [69]. Wenn psychosozial orientierte Forscher Bedingungen für hohes Alter und Gesundheit analysieren, dann beschreiben sie einige wenige Verhaltensfaktoren und glauben, damit die Ursachen für Gesundheit zu erkennen [1, 2]. Der wichtigste Beitrag von Antonovsky im Rahmen der Gesundheitsforschung, die er Salutogenese nennt, beschreibt er in seiner sogenannten Kohärenzsinnhypothese, die er wie folgt definiert: „Eine globale Orientierung, die das Ausmaß ausdrückt, in dem jemand ein durchdringendes, überdauerndes und dennoch dynamisches Gefühl des Vertrauens hat, dass erstens die Reize aus der internalen und externalen Umwelt im Verlauf des Lebens strukturiert, vorhersagbar und erklärbar sind, und dass zweitens einem die Ressourcen zur Verfügung stehen, um den von diesen Reizen ausgehenden Anforderungen gerecht zu werden. Und drittens, dass diese Anforderungen Herausforderungen sind, die Investitionen und Engagement verdienen." [2, S.19]. Einige wenige Forscher aus unterschiedlichen Disziplinen, wie z.B. der medizinischen Soziologie oder familienorientierte Psychosomatik, bemühen sich erfolgreich, interdisziplinäre Brücken zu bauen und leisten somit äußerst wichtige Beiträge für die interaktive systemische Medizin [62, 66].

Wir unternehmen den Versuch, im Rahmen einer systemisch-interaktiven und interdisziplinären Medizin Faktoren aufzuzeigen, die bei der Krankheitsentstehung oder Aufrechterhaltung der Gesundheit eine beträchtliche Rolle spielen. Hierfür sollen zwei Recherchenkataloge vorgestellt werden. Im weiteren Verlauf des Buches werden noch ausführlicher weitere Wechselwirkungsfaktoren vorgestellt und mit unterschiedlichen Ergebnissen präsentiert.

8.2 Risiko- und Positivfaktoren: empirische Ergebnisse

In diesem Kapitel wird die Wirkung von Risiko- und Positivfaktoren dargestellt. Vergleicht man die Wirkung von einzelnen Risikofaktoren mit der Wirkung von Risikofaktoren in der Interaktion mit gesundheits- bzw. krankheitserzeugenden Verhaltensmustern, wird deutlich, dass in der alleinigen Betrachtung der Risikofaktoren ein Haupteffekt der Positivfaktoren besteht, d. h. Positivfaktoren führen immer zu einem gesünderen bzw. längerem Leben. Bezieht man aber außerdem die Art des Verhaltensmusters mit ein, also ob ein gesundheitsförderndes bzw. krankheitserzeugendes Verhaltensmuster vorliegt, zeigen sich andere Ergebnisse: In Abhängigkeit des Verhaltensmusters wirken die Risikofaktoren unterschiedlich, und zwar derart, dass unabhängig von vorliegenden Positiv- oder Risikofaktoren Personen mit einem gesundheitsförderndem Verhaltensmuster gesünder und länger leben, während Personen mit krankheitsförderndem Verhaltensmuster trotz vorliegender Positivfaktoren eher chronisch krank werden und weniger lang leben. Im Folgenden werden die oben skizzierten Ergebnisse näher ausgeführt.

Der *Kurzfragebogen zur Erfassung von gesundheitsfördernden Verhaltensweisen*, auf den sich die Tabellen beziehen, befindet sich im Anhang.

In einer prospektiven Studie (Datenerfassung 1973/78, Endauswertung 1998) untersuchten wir, wie sich Positiv- und Risikofaktoren auf Gesundheit und Krankheit insgesamt auswirken:

Die Ergebnisse zeigen, dass unterschiedliche, einzelne Risikofaktoren durchaus mit Gesundheit bzw. chronischer Erkrankung zusammenhängen, also solchen Zuständen vorausgehen können. Interessant ist, ob die einzelnen physischen Risikofaktoren oder Positivfaktoren in ihrer Wirkung durch den psychosozialen Status, also den Grad der Selbstregulation, korrigiert werden.

Dies zeigt die nächste Tabelle, die die Interaktion von gesundheits- und krankheitsfördernden Verhaltensmustern mit Positiv- und Risikofaktoren aufweist:

Die Ergebnisse zeigen, dass alle physischen Risikofaktoren weniger gesundheitsschädlich wirken, wenn sie mit einer guten Selbstregulation verbunden sind, bzw. dass die Positivfaktoren bei guter Selbstregulation einen stärkeren Gesundheitseffekt aufweisen.

In einer prospektiven Interventionsstudie 1973–1998 (großer Recherchenkatalog) konnten wir einen Zusammenhang zwischen der Punktzahl auf der Skala Gesundheits- und Krankheitsverhalten (siehe Anhang) und der Mortalität und Gesundheit feststellen:

Die Ergebnisse zeigen: Je ausgeprägter die Positivfaktoren, desto weniger treten chronische Erkrankungen auf und desto höher ist der Prozentsatz der Gesundgebliebenen.

Die Ergebnisse zeigen, dass mit der Abnahme der psychosozialen Regulationsfähigkeit die physischen Risikofaktoren steigen, so

8.2 Risiko- und Positivfaktoren: empirische Ergebnisse

Insgesamt:	N	gesund	chronisch krank	verstorben im Beobachtungszeitraum
Regelmäßige Bewegung	1561	53,2%	28,1%	18,7%
Unregelmäßige Bewegung	1166	28,8%	38,6%	32,6%
Gesunde Ernährung	2277	52,6%	26,8%	20,6%
Ungesunde Ernährung	1245	27%	40,6%	32,4%
Regelmäßige sexuelle Betätigung	1652	47,7%	30,3%	22%
so gut wie keine sexuelle Betätigung	1280	35,5%	32,7%	31,9%
länger als fünf Jahre arbeitslos	1318	22,6%	43,6%	33,8%
regelmäßige Arbeit	1967	53,6%	33,7%	12,7%
in den letzten zehn Jahren verheiratet oder in fester Partnerbeziehung lebend	2538	48,4%	31,6%	20%
alleinstehend, ohne Partnerbeziehung in den letzten zehn Jahren	2354	46,3%	31,6%	22,2%
regelmäßiger Alkoholkonsum in normalen Mengen (10–30g täglich)	1673	36%	30,8%	33,1%
absolut alkoholabstinent in den letzten zehn Jahren	1688	44,1%	29,9%	26,1%
christlich religiös	2216	54,5%	26,9%	18,6%
atheistisch	2242	35,8%	32,6%	31,6%
regelmäßiges Rauchen von der Jugend an, 20–40 Zigaretten täglich	1904	33,1%	33,4%	33,5%
permanenter Nichtraucher	1708	45,2%	33,5%	21,3%
alle sechs Familienmitglieder in gerader Linie vor dem 60. Lebensjahr verstorben	1076	34,1%	34,9%	31%
alle sechs Familienmitglieder in gerader Linie älter als 75 Jahre ohne schwere chronische Erkrankung	1388	58,9%	24,1%	17%
mäßig erhöhter Blutdruck (150–180; 100–120)	1090	34,5%	35%	30,5%
normaler oder niedriger Blutdruck (110–130; 65–80)	1728	45,8%	35,5%	10,6%
erhöhtes Gesamtcholesterin (280–500 mg%)	1155	44,9%	30,6%	24,4%
normales Gesamtcholesterin (150–220 mg%)	1303	49,8%	28,8%	21,4%
Übergewicht (10–30% RR)	1235	36,3%	33,9%	29,8%
Normalgewicht oder Idealgewicht	1304	49,8%	27,9%	22,3%

Insgesamt:	N	gesund	chronisch krank	verstorben im Beobachtungszeitraum
niedrige soziale Belohnung bei großer Verausgabung am Arbeitsplatz, im Hobby und/oder in privaten Beziehungen	1351	27,2 %	37,6 %	35,2 %
hohe soziale Belohnung bei Arbeit, Hobby und in privaten Beziehungen	1086	49,3 %	33 %	17,8 %

dass von einem Interaktionsfeld zwischen physischen und psychosozialen Risikofaktoren gesprochen werden kann.

In einer prospektiven Studie im Zeitraum 1973/1998 untersuchten wir den Ausprägungsgrad des interaktiven Gesundheitsverhaltens hinsichtlich der Entstehung chronischer Erkrankungen und Aufrechterhaltung der Gesundheit (der dabei verwendeter Fragebogen „Kurzer Beobachtungs- und Recherchenkatalog Gesundheits- und Krankheitsverhalten" findet sich im Anhang):

Die Ergebnisse zeigen, dass ein hoher Ausprägungsgrad von Gesundheitsverhalten auch eine wichtige präventiv-medizinische Funktion hat, indem beispielsweise der Prozentsatz der gesundgebliebenen Personen erheblich höher ist als bei Personen mit schwach oder mittelmäßig ausgeprägtem Gesundheitsverhalten.

Die interaktive, interdisziplinäre und systemische Medizin erforscht relevante Wechselwirkungen der oben genannten Faktoren, die entweder subjektiv erlebt werden oder objektiv beobachtbar und messbar sind. Nach der Datenerfassung werden Hypothesen über interaktive Wirkungszusammenhänge aufgestellt und hypothesengeleitete Interventionen durchgeführt. Wenn dabei Vorhersagen über Krankheit und Gesundheit gelingen und präventive Maßnahmen Effekte zeigen, dann erweist sich der interaktive Ansatz als sinnvoll. Die oben angeführten Faktoren für Krankheit und Gesundheit können in unterschiedlichste Richtung und in unterschiedlichen Kombinationen wirksam sein. So kann beispielsweise ein Schockerlebnis, das kontinuierlich die symbiotischen Bedürfnisse der Tochter in Bezug auf die Mutter über viele Jahre blockiert, möglicherweise das Immunsystem schwächen und Onkogene in Richtung Krebs aktivieren, so dass letztlich gehäuft Brustkrebs entsteht, wobei der Tumor durch das sogenannte paraneoplastische Syndrom eine zusätzliche Hemmung im zentralen Nervensystem verursacht. In einem anderen Fall kann das Fehlen von Repressorgenen die Onkogene in Richtung Brustkrebs aktivieren, so dass ohne psychosoziale Faktoren die genetisch bedingte Funktionsstörung Brustkrebs auslöst, wobei zusätzlich traumatische Ereignisse und die Hemmung der Selbstregulationsfähigkeit negativ auf den Krankheitsverlauf einwirken können.

Auch das hohe und gesunde Alter, das Personen erreichen, kann durch unterschiedliche interaktive Faktoren bestimmt sein. Bei einer Gruppe von Menschen ist es die Wechselwirkung zwischen der genetischen Disposition für hohes Alter mit einer Wohlbefinden erzeugenden sozialen Integration, während bei einer anderen eine spontane, Wohl-

8.2 Risiko- und Positivfaktoren: empirische Ergebnisse

	verbunden mit den gesundheitsfördernden psychodynamischen Verhaltensmustern, z. B. Lust, Wohlbefinden und guter Selbstregulation			Verbunden mit krankheitsfördernden psychodynamischen Verhaltensmustern, z. B. Unlust, Unwohlsein und schlechter Selbstregulation			
	N	gesund	chronisch krank	verstorben im Beobachtungszeitraum	N	gesund	chronisch krank	verstorben im Beobachtungszeitraum
aktive und regelmäßige Bewegung an der frischen Luft 2–5h täglich	1083	60,8%	23,6%	15,6%	478	36,2%	38,1%	25,7%
wenig aktive Bewegung an der frischen Luft (höchstens 15 min täglich)	379	50,4%	27,2%	22,4%	787	18,4%	44,1%	37,5%
Gesunde Ernährung	1281	69,9%	18,1%	12%	996	30,3%	38%	31,7%
Ungesunde Ernährung	401	50,9%	27,2%	21,9%	844	15,6%	46,9%	37,4%
Regelmäßige sexuelle Betätigung	1247	58,1%	26,1%	15,9%	405	15,8%	43,2%	41%
so gut wie keine sexuelle Betätigung	485	62,3%	21,9%	15,9%	795	19,1%	39,2%	41,6%
länger als fünf Jahre arbeitslos	290	45,9%	35,2%	19%	1028	16%	45,9%	38%
regelmäßige Arbeit	933	70,6%	22,5%	6,9%	1034	38,3%	43,7%	18%
in den letzten zehn Jahren verheiratet oder in fester Partnerbeziehung lebend	1300	62,5%	24,5%	13%	1238	33,6%	39%	27,4%
alleinstehend, ohne Partnerbeziehung in den letzten zehn Jahren	1184	61,8%	23,8%	14,4%	1170	30,5%	39,4%	30,1%
regelmäßiger Alkoholkonsum in normalen Mengen (10–30 g täglich)	745	56%	26,7%	17,3%	928	20%	34,2%	45,8%
absolut alkoholabstinent in den letzten zehn Jahren	737	54,5%	27,3%	18,2%	951	36%	31,9%	32,2%
christlich religiös	1290	72,3%	20,2%	7,4%	926	29,7%	36,2%	34,1%
atheistisch	1310	48,1%	35,9%	16%	932	18,6%	27,9%	53,5%
regelmäßiges Rauchen von der Jugend an 20–40 Zigaretten täglich	990	48,6%	36,6%	14,8%	914	16,4%	30%	53,6%

	verbunden mit den gesundheitsfördernden psychodynamischen Verhaltensmustern, z. B. Lust, Wohlbefinden und guter Selbstregulation			Verbunden mit krankheitsfördernden psychodynamischen Verhaltensmustern, z. B. Unlust, Unwohlsein und schlechter Selbstregulation			
	N	gesund	chronisch krank	verstorben im Beobachtungszeitraum	N	gesund	chronisch krank	verstorben im Beobachtungszeitraum
permanenter Nichtraucher	937	60,2 %	29 %	10,8 %	771	27 %	39 %	34 %
alle sechs Familienmitglieder in gerader Linie vor dem 60. Lebensjahr verstorben	639	47,7 %	31,4 %	20,8 %	437	14,2 %	39,8 %	46 %
alle sechs Familienmitglieder in gerader Linie älter als 75 Jahre ohne schwere chronische Erkrankung	1003	71,7 %	17,9 %	10,4 %	385	25,7 %	40 %	34,3 %
mäßig erhöhter Blutdruck (150–180; 100–120)	827	47,2 %	34,6 %	18,3 %	1063	24,6 %	35,3 %	40,1 %
normaler oder niedriger Blutdruck (110–130; 65–80)	754	54,5 %	29,7 %	15,8 %	974	39,1 %	40 %	20,8 %
erhöhtes Gesamtcholesterin (280–500 mg %)	564	53,5 %	30,5 %	16 %	591	36,7 %	30,8 %	32,5 %
normales Gesamtcholesterin (150–220 mg %)	699	59,5 %	29 %	11,4 %	524	44,5 %	32,8 %	22,7 %
Übergewicht (10–30 % RR)	467	64,9 %	21,8 %	13,3 %	768	18,9 %	41,3 %	39,8 %
Normal- oder Idealgewicht	542	77,3 %	15,5 %	7,2 %	762	30,2 %	36,7 %	33,1 %
niedrige soziale Belohnung bei großer Verausgabung am Arbeitsplatz, im Hobby und/oder in privaten Beziehungen	556	38,3 %	44,2 %	17,4 %	792	19,4 %	33 %	47,8 %
hohe soziale Belohnung bei Arbeit, Hobby und in privaten Beziehungen	696	61,5 %	30,9 %	7,3 %	385	27,5 %	35,6 %	36,9 %

8.2 Risiko- und Positivfaktoren: empirische Ergebnisse

	N	Krebs	Herzinfarkt	andere Todes-ursachen	chronisch krank	gesund
+3 bis +4	1109	9,1 %	10,5 %	20,5 %	22 %	38 %
+2 bis +3	1024	15,8 %	16,9 %	24,2 %	22,6 %	20,5 %
+1 bis +2	1192	19,4 %	16,3 %	26,3 %	29,2 %	8,9 %
>0 bis +1	1289	20,5 %	17,1 %	28,7 %	28,7 %	5 %
0 bis −1	1196	21,5 %	17,6 %	26,4 %	30,4 %	4,1 %
−1 bis −2	1154	25,2 %	24,3 %	34,3 %	13,3 %	2,9 %
−2 bis −3	1533	26,7 %	23,9 %	37,7 %	10,5 %	1,1 %
−3 bis −4	1428	27,4 %	25,3 %	42,3 %	4,9 %	0,07 %
Insgesamt	9925	21,2 %	19,4 %	30,8 %	19,6 %	9,1 %

Alle Gruppen sind nach Alter und Geschlecht vergleichbar.

	N	Zigaretten-rauchen	Regelm. Alkohol-konsum	Fehlernährung	Bewegungs-mangel	Bluthoch-druck
+3 bis +4	1109	8 %	11 %	7 %	16 %	4 %
+2 bis +3	1024	9 %	17 %	24 %	29 %	6 %
+1 bis +2	1192	16 %	20 %	39 %	30 %	8 %
>0 bis +1	1289	32 %	37 %	55 %	37 %	12 %
0 bis −1	1196	41 %	56 %	72 %	61 %	17 %
−1 bis −2	1154	59 %	88 %	82 %	55 %	26 %
−2 bis −3	1533	63 %	84 %	93 %	43 %	30 %
−3 bis −4	1428	69 %	78 %	96 %	52 %	34 %

befinden und Sicherheit erzeugende Gottesbeziehung zusammen mit guter Selbstregulation in Hinblick auf die Äußerung und Befriedigung wichtigster emotionaler Bedürfnisse in der Partnerbeziehung mitverantwortlich sind. Oder es sind physische Wirkungen (z. B. gesunde Ernährung) zusammen mit dem inneren Gefühl, Wohlbefinden und Sicherheit zu erreichen, von Bedeutung. In der Regel aber korrelieren die Positivfaktoren für hohes Alter stark miteinander.

Immer wieder wird die Erfahrung gemacht, dass bestimmte Negativfaktoren, die in der obigen Tabelle auf der rechten Seite dargestellt sind, erfolgreich durch Positivfaktoren kompensiert werden können, so dass trotz bestehender Risikofaktoren ein hohes Alter erreicht wird. Personen, die beispielsweise regelmäßig Alkohol trinken, sich dabei aber wohlfühlen, erreichen eher ein hohes Alter, als Personen, die aus Kummer und Verzweiflung Alkohol konsumieren und sich da-

Ausprägungsgrad des Gesundheitsverhaltens	N	Krebs	Herzinfarkt	andere Todesursachen	lebt chronisch krank	lebt gesund	durchschnittliches Lebensalter
13–18 Punkte (Durchschnitt 16,9) stark ausgeprägt	1033	3 %	3,9 %	9,8 %	15,8 %	67,6 %	85,3
6–12 Punkte (Durchschnitt 8,9) mittelmäßig ausgeprägt	2053	11,3 %	15,9 %	21,8 %	25,2 %	25,8 %	69,8
0–5 Punkte (Durchschnitt 2,1) schwach ausgeprägt	1487	14,5 %	20,2 %	27,7 %	33,7 %	3,8 %	61,8

Die drei Gruppen sind nach Alter und Geschlecht vergleichbar.

nach noch unwohler fühlen [22]. In der interaktiven Bedeutung der einzelnen Faktoren für Gesundheit und Krankheit können im einen Falle alle Faktorenkombinationen eine wichtige Bedeutung bekommen, in einem anderen scheint sich eine hierarchische Rangordnung im rein statistisch-epidemiologischen Sinne herauszubilden. So spielt beispielsweise im kausalen Netzwerk die schockbedingte Blockade der Äußerung und Befriedigung von Bedürfnissen höchster emotionaler Bedeutung im Zusammenhang mit einer chronischen Hemmung der Eigenaktivität eine äußerst wichtige Rolle, weil sie ein ganzes System von anderen Negativfaktoren einbezieht (z. B. erhöhten Alkohol- und Zigarettenkonsum, Medikamenten- und Drogenabhängigkeit, Fehlernährung, Bewegungsmangel oder Todestendenz).

Auch die therapeutische Intervention im interaktiven System muss sich an den wichtigsten Schädigungskomplexen orientieren. So muss etwa bei einer Tumorerkrankung zunächst die medizinische Intervention durchgeführt werden, danach aber ist auch der interaktive Kontext zu verändern, der in wissenschaftlichen Studien eine schlechte Prognose trotz medizinischer Intervention anzeigt, z. B. ist eine schockbedingte Blockade der Fähigkeit zur Selbstregulation aufzuheben.

An verschiedenen Stellen dieses Buches wurden unterschiedliche Kombinationen von Positiv- und Risikofaktoren angeführt. Sie spielen alle eine unterschiedliche Rolle für die Entstehung von Krankheit oder die Aufrechterhaltung von Gesundheit. Andere Wissenschaftler oder Leser dieses Buchs können neue Faktoren anführen, die ebenfalls eine große Bedeutung haben. Im Rahmen der systemischen Interaktionsanalyse können nie alle relevanten Faktoren gefunden und definiert werden, und zwar einfach deswegen nicht, weil sie zu vielfältig sind und häufig in unüberschaubare Interaktionen treten. Aus diesem Grund können wir nur sogenannte Indikatoren erfassen, in der Hoffnung, dass diese derart relevant sind, dass ihre Ausprägung mit einer großen Anzahl von anderen relevanten Positiv- oder Negativfaktoren zusammenhängt. Aus der Sicht der systemischen Interaktionsforschung kann also auch die isolierte Wirkung eines Faktors schwerlich bestimmt werden; es kann nur die Behauptung aufgestellt werden, dass mit der Wechselwirkung relevanter Faktoren eine weitaus bessere Vorhersage möglich ist, als wenn nur einzelne Positiv-

8.2 Risiko- und Positivfaktoren: empirische Ergebnisse

erreichte Punktzahl	N	Krebs	Infarkt und Hirnschlag	andere Todesursachen	chronisch krank	gesund	durchschnitttl. Lebensdauer
+3, +4	980	1,9 %	2 %	6,9 %	16,1 %	72,9 %	86,5
+2, +3	941	3,9 %	4,5 %	10,6 %	15,6 %	65,3 %	83,1
+1, +2	867	9,8 %	9,7 %	15,6 %	18,6 %	46,4 %	79,2
0, +1	852	12 %	13,3 %	17,5 %	21,9 %	35,3 %	70,5
0, −1	863	14,4 %	17,4 %	22,7 %	31,9 %	13,7 %	66,2
−1, −2	1097	19,9 %	21,2 %	23,8 %	29 %	6,1 %	63,0
−2, −3	1636	24,5 %	21,5 %	23,5 %	25,5 %	4,9 %	60,1
−3, −4	1714	24,3 %	23,1 %	28,4 %	23,1 %	1 %	56,3

Alle Gruppen sind nach Alter und Geschlecht vergleichbar.

oder Risikofaktoren bestimmt werden. Dies haben wir empirisch bestätigen können [25].

In einer prospektiven Studie (Datenerfassung 1973/78, Ermittlung der Gesundheit und Mortalitätserfassung 1998) untersuchten wir den Zusammenhang zwischen der durch den Großen Recherchenkatalog zur Erfassung von gesundheits- und krankheitsfördernden Verhaltensweisen (Krankheit – Gesundheit – Selbstregulation) ermittelten Punktzahl (der verwendete Fragebogen findet sich im Anhang) mit dem späterem Auftreten chronischer Erkrankungen bzw. Aufrechterhaltung der Gesundheit:

Die Ergebnisse zeigen, dass je höher die Ausprägung des Gesundheitsverhaltens ist, desto höher ist der Prozentsatz der Gesundgebliebenen und das Durchschnittsalter, und desto geringer die Mortalität an unterschiedlichen chronischen Erkrankungen.

In einem Therapieexperiment (1978/1998) untersuchten wir die Auswirkungen des Autonomietrainings auf die Prävention von chronischen Erkrankungen bei Personen mit extrem ausgeprägten Krankheitsverhalten:

Die Ergebnisse des randomisierten Experiments bei Personen mit extrem ausgeprägtem Krankheitsverhalten zeigen, dass durch das Autonomietraining der Prozentsatz der Gesundgebliebenen bedeutend erhöht wird und die Mortalität durch chronische Erkrankungen im Beobachtungszeitraum von 20 Jahren verringert wird. Ebenfalls zeigt sich, dass mit der Verringerung der Krankheitsfaktoren und der Verbesserung des Gesundheitsverhaltens ein halbes Jahr nach dem Autonomietraining der Erfolg oder Misserfolg der Intervention vorhersagbar wird.

Es stellt sich die Frage, ob eine mehrfache Messung (viermal im Jahr im Abstand von drei Monaten) durch den SKG-Fragebogen, und zwar über 10 Jahre hinweg, ein Indikator sein kann, der Gesundheit oder Krankheit vorhersagt. Wir richteten die Aufmerksamkeit auf Personen, bei denen es durch bestimmte Lebensereignisse zu einem massiven oder mittelstarken Einbruch im Sinne einer Verschlechterung im Vergleich zur vorherigen Messung kam. Diese Gruppe wurde mit Personen verglichen, die konstant und über alle Messungen hinweg gleich hohe Ergebnisse hatten. Die folgende Tabelle zeigt, dass starke Einbrüche, die mindestens drei Monate anhielten oder schwache Einbrüche, die mindestens drei Jahre anhielten, erhebli-

	N	Krebs	Herzinfarkt	andere Todesursachen	lebt chronisch krank	lebt gesund
Autonomietraining	106	10,3 %	12,3 %	16,9 %	36,8 %	23,6 %
Durchschnittswerte bei Befragung/einen Monat nach der Befragung (nach A T)		−3,5/ −3,7	−3,6/−3,6	−3,3/−3,4	−3,6/−3,5	−3,7/+3,6
Kontrollgruppe	106	23,5 %	24,5 %	28,3 %	22,6 %	1,9 %
Durchschnittswerte bei Befragung/einen Monat nach der Befragung		−3,6/−3,7	−3,5/−3,6	−3,3/−3,6	−3,5/−3,3	−3,8/+3,5

	N	bis zu 3 Jahre nach dem Einbruch schwer chronisch erkrankt	3−10 Jahre nach dem Einbruch schwer chronisch erkrankt	1−5 Jahre nach dem Einbruch verstorben	5−10 Jahre nach dem Einbruch verstorben	lebt relativ gesund
schwerer Einbruch (durchschnittliche Verringerung von Pluswerten auf −3 bis −4)	60	26,7 %	25 %	33,3 %	10 %	5 %
mittelschwerer Einbruch (durchschnittliche Verringerung von Pluswerten auf −1 bis −2)	46	10,9 %	4,3 %	39,1 %	36,9 %	8,7 %
kein Einbruch (unverändert positiv oder positive Veränderung)	91	8,8 %	12,1 %	4,4 %	7,7 %	67 %

che Risikofaktoren für den Ausbruch chronischer Erkrankungen waren. Mit Hilfe des Autonomietrainings konnte der Schaden begrenzt werden, da die Personen lernten, sich durch Eigenaktivität besser selbst zu regulieren.

In einer prospektiven Interventionsstudie (Datenerfassung 1973−1977, Beobachtungszeitraum zehn Jahre) untersuchten wir den Zusammenhang zwischen der Verringerung der durch den Fragebogen ermittelten Punktzahl bei Mehrfachmessungen und dem Ausbruch chronischer Erkrankungen:

Die Ergebnisse zeigen, dass Verringerungen der Punktzahl eine Vermehrung des Ausbruchs von chronischen Erkrankungen mit sich ziehen.

Deshalb führten wir eine weitere prospektive Interventionsstudie (1978 Datenerfassung, 1988 Mortalitäts- und Inzidenzerfassung) durch:

Die Ergebnisse zeigen, dass das Autonomietraining hilfreich ist bei Personen, die einen schweren Einbruch bei dem durch den SKG-Fragebogen ermittelten Punktwerts

8.2 Risiko- und Positivfaktoren: empirische Ergebnisse

	Gruppe	N	bis zu 3 Jahre nach dem Einbruch schwer chronisch erkrankt	3–10 Jahre nach dem Einbruch schwer chronisch erkrankt	1–5 Jahre nach dem Einbruch verstorben	5–10 Jahre nach dem Einbruch verstorben	lebt relativ gesund
schwerer Einbruch (durchschnittliche Verringerung von Pluswerten auf −3 bis −4)	A T	36	11,1 %	5,6 %	8,3 %	11,1 %	52,8 %
	KG	36	36,1 %	30,6 %	16,7 %	13,9 %	2,8 %
mittelschwerer Einbruch (durchschnittliche Verringerung von Pluswerten auf −1 bis −2)	A T	22	27,3 %	9,1 %	40,9 %	40,9 %	9,1 %
	KG	22	9,1 %	4,5 %	4,5 %	18,2 %	36,4 %

aufweisen. Dadurch kann der Ausbruch chronischer Erkrankungen verzögert werden.

8.2.1 Zusammenfassung und Anbindung an die Grossarthsche Typologie

Im weiteren Verlauf soll der Versuch unternommen werden, die wichtigsten Ergebnisse unserer empirischen Studien mit dem Ziel zusammenzufassen, krankheitsfördernde und gesundheitsaufrechterhaltende Verhaltensmuster zu beschreiben. Sowohl theoretisch als auch empirisch gestützt bringen wir das folgende Befinden und Verhalten mit gesundheitsfördernden Funktionen in Zusammenhang:

Ein immer wiederkehrendes Wohlbefinden und Lusterlebnisse, innere Sicherheit und inneres Gleichgewicht, angenehm erlebte Erholungsfähigkeit und ausgeprägter Lebenswille im Zusammenhang mit einem Verhalten, das flexibel, eigenkompetent, sinngeleitet und aktiv die Umwelt gestaltend ist, durch das individuelle Bedürfnisse von hoher emotionaler Bedeutung geäußert und befriedigt werden: Dieses Verhalten ist bedürfnisadäquat und stellt Bedingungen her, die im Körper, der sozialen und göttlichen Kommunikation sowie in der Berührung mit der physischen Umwelt bedürfnisbefriedigende Reaktionen auslösen.

Das gesundheitsfördernde Verhalten wird weitgehend durch die individuelle Selbstregulation hergestellt und aufrechterhalten. Unter Selbstregulation verstehen wir jede an Konsequenzen orientierte Eigenaktivität, die das Ziel verfolgt, Bedingungen und Zustände im Körper, der sozialen und physischen Kommunikation und in der Gottesbeziehung herzustellen, die zur Befriedigung von physischen und sozial-kommunikativen Bedürfnissen führt. Nach der Bedürfnisbefriedigung stellt sich Lust, Wohlbefinden, Sicherheit, inneres Gleichgewicht und Sinnerfüllung ein, die ihrerseits wiederum ein

Verhaltensmotiv zur Anregung der Selbstregulation darstellen. Bei Misserfolg setzt das Individuum flexibel neue, alternative Verhaltensweisen ein, die sich wiederum an den eingetretenen Konsequenzen und am Ziel, Wohlbefinden zu erreichen, orientieren.

Mit krankheitsfördernden Funktionen wird folgendes Befinden und Verhalten in Zusammenhang gebracht:

Chronisches, das Individuum beherrschendes Unwohlsein, anhaltende Unlusterlebnisse, innere Unsicherheit und inneres Ungleichgewicht (z. B. eine ausgeprägte Hemmungs-Übererregungsspirale), unaufhebbare seelisch-körperliche Erschöpfung mit einem schwach ausgeprägtem Lebenswillen und eine aus dem Unwohlsein und innerlich unlösbaren Konflikt resultierende Todestendenz im Zusammenhang mit einem rigiden, inkompetenten, sinnentleerten, passiv ausgelieferten Verhalten, das Bedingungen herstellt, die die individuelle Bedürfnisbefriedigung eher hemmen als befriedigen.

Das krankheitsfördernde Verhalten wird weitgehend durch eine gehemmte Selbstregulation erhalten. Diese ist dadurch charakterisiert, dass die individuelle Verhaltensaktivität nicht mehr in der Lage ist, Bedingungen herzustellen, die die Befriedigung wichtigster emotionaler Bedürfnissen ermöglichen. Ebenfalls ist die Person durch das Verhalten nicht in der Lage, symptomerzeugenden Bedingungen und Reaktionen auszuweichen und diese in bedürfnisbefriedigende Bedingungen umzuwandeln. Somit ist das Individuum hilflos widrigen Zuständen ausgeliefert. Wenn diese unerträglich werden, entwickelt sich automatisch eine Todestendenz, die im Rahmen einer schlechten Selbstregulation eher verstärkt als vermindert wird. Das eigenaktive Verhalten ist nicht in der Lage, sich anhand der Konsequenzen in Richtung Problemlösung zu entwickeln und

hält rigide Bedingungen und Zustände aufrecht, die der Bedürfnisbefriedigung im Wege stehen.

Für eine chronisch gehemmte Selbstregulation sind häufig traumatisierende Schockerlebnisse verantwortlich. Unter chronisch wirkenden und die Selbstregulation blockierenden Schockerlebnissen verstehen wir folgende Psychodynamik:

1. Die individuellen Bedürfnisse von höchster Bedeutung wurden durch ein Ereignis in einer Lebenssituation abrupt oder chronisch durch immer wiederkehrende Einwirkung in ihrer Befriedigung behindert.

2. Im Zusammenhang mit der daraus resultierenden Frustration entwickelt das Individuum ein derart intensives Unlust-, Unsicherheits- und Bedrohungsgefühl, das es auf Dauer jede Hoffnung, Zuversicht und Eigenkompetenz verliert, die enttäuschten Bedürfnisse jemals befriedigen zu können.

3. Auf die Blockade der aktuell wichtigsten emotionalen Bedürfnisse, die mit der erlebten Aussichtslosigkeit verbunden ist, diese jemals befriedigen zu können, wird mit einer automatisch ablaufenden kompensatorischen Verhaltensaktivität reagiert, die nicht mehr zum Ziel hat, die enttäuschten Bedürfnisse grundsätzlich zu befriedigen, sondern nur noch auf die Milderung des Leidens abzielt. So kann sich beispielsweise nach einem schockartigen Trennungserlebnis die eine Person vornehmen, sich umzubringen, eine andere wird durch Drogenkonsum den Schock, in der Kindheit alleine gelassen geworden zu sein, zu überwinden versuchen, noch ein andere sucht eine starke Nähe als Kompensation für die schockartige Abweisung durch einen Elternteil.

Im Verständnis der sechs Grossarthschen Verhaltenstypen (siehe auch Kapitel 4) spielen Schockerlebnisse ebenfalls eine Rolle. So sucht eine Person mit Typ-I-Verhalten kompensatorisch ein Leben lang die Nähe zu bestimmten, emotional hoch bewerteten Objekten, was in der Regel erfolglos bleibt und frustrierend wirkt, anstatt zur erhofften Annahme und Bestätigung der eigenen Person zu führen. In der Analyse familiärer Interaktionsmuster stellt sich immer wieder heraus, dass Personen, die dem Typ-I-Verhalten zuzuordnen sind, an Schockerlebnissen in der Kindheit, z. B. aufgrund der Abweisung durch einen Elternteil, leiden, und deshalb kompensatorisch die Nähe zu Symbolobjekten suchen. Die empirischen Ergebnisse zeigen, dass Frauen mit Typ-I-Verhalten ein Leben lang unter der Abweisung durch ein Elternteil leiden, wobei in weit über 80 % der Fälle das abweisend (erlebte) Objekt die Mutter ist, während bei Männern ganz überwiegend die die Selbstregulation hemmende Abweisung auf Erlebnisse mit dem Vater bezogen sind.

Das Typ-II-Verhalten resultiert im familiendynamischen Sinne eher aus einer extremen Bindung an und Loyalität zu einem Elternteil und der dadurch bedingten schuldhaften und negativ erlebten Kommunikation mit aktuellen Objekten, z. B. mit dem Ehepartner. Die Person versucht zunächst erfolglos, sich innerlich von dem primären Objekt, z. B. der bindenden Mutter, zu trennen, und versucht sich kompensatorisch an eine Symbolfigur zu binden (z. B. an eine Frau, die sie an die Mutter erinnert). Die Symbolfigur wird aus Schuldgefühlen gegenüber dem primären Objekt negativ interpretiert. Auf sie werden unbewusste aggressive Impulse gerichtet, die auch einen Trennungswunsch beinhalten. Da dieser in der Regel nicht realisiert wird, bleibt die Person den negativ erlebten Objekten ausgeliefert. In dieser Situation entstehen oft schockartige Erlebnisse, die die latent aggressive, hilflose Übererregung noch verstärken, z. B. wenn sich der negierte Partner letztlich von der Person dauerhaft abwendet. Männer mit Typ-II-Verhalten sind häufiger an eine bindende Mutter gebunden, während die Frauen zur Hälfte an die Väter und zur Hälfte an die Mütter gebunden sind.

Auch eine Person mit Typ-V-Verhalten (rational-antiemotionales Verhalten) war in der Regel schon in der Kindheit schockartigen Abweisungserlebnissen ausgesetzt, so dass es im späteren Leben keine emotionalen Erwartungen äußern konnte.

Die Person mit Typ-VI-Verhalten (emotional-antirationales Verhalten) hat in der frühen Kindheit häufig Schockerlebnisse (z. B. durch Trennung von der Mutter) erlitten, so dass er nicht mehr glaubt, durch rationale Elemente inneren Gleichgewicht erreichen zu können.

Die Ambivalenz bei Personen mit Typ-III-Verhalten hängt z. T. mit schockartigen Abweisungen in Kombination mit übergroßer Anerkennung in anderen Bereichen durch das Elternhaus zusammen.

Das autonome und sich selbst regulierende Typ-IV-Verhalten ist entweder in einer familiären Dynamik entstanden, in der die Kinder ihrer selbst wegen anerkannt und geliebt wurden und weder emotional abgewiesen, noch massiv gebunden wurden, oder rührt aus Zuständen her, in denen Stresssituationen und Überforderungen derart gehäuft vorkamen, dass der Person nichts anderes übrigblieb, als sich autonom und selbstregulativ zu steuern.

Aufgrund unserer empirischer Studien schätzen wir, dass mindestens 30 % der erwachsenen deutschen Bevölkerung weitgehend in der Schockkompensation und im

Zustand einer extremen Blockade der Selbstregulation leben. An der Entstehung aller chronischer Erkrankungen ist interaktiv mit physischen Risikofaktoren das krankheitserzeugende Verhalten ungefähr zur Hälfte beteiligt, während die andere Hälfte auf die bekannten physische Risikofaktoren zurückzuführen sind. Die physischen Risikofaktoren und das krankheitserzeugende Verhaltensmuster gehen im Prozess der Krankheitsentstehung komplexe Interaktionen ein und wirken synergistisch. Das gesundheitsfördernde Verhaltensmuster kann z.T. die krankheitserzeugende Wirkung von physischen Risikofaktoren kompensieren, wie auch umgekehrt. Physische, physiologische und soziale Positivfaktoren (z. B. gesunde Ernährung, regelmäßige Bewegung, niedriger Blutdruck) wirken mit dem gesundheitsfördernden Verhaltensmuster synergistisch in Richtung Aufrechterhaltung der Gesundheit bis ins hohe Alter. Ein wichtiger Interaktionsfaktor ist, wie oben beschrieben, die menschliche Wahrnehmungsfähigkeit von Wohlbefinden, Lust und Sicherheit. Diese Zustände sind nicht nur angenehm, sie teilen auch mit, dass Bedürfnisse auf unterschiedlicher Ebene koordiniert und befriedigt werden und dass das komplexe System gut funktioniert. Daraus entwickelt sich automatisch ein Bedürfnis, leben zu wollen. Unwohlsein, Unlust und Unsicherheit weisen darauf hin, dass im System Hemmungen und Regulationsstörungen bestehen, die letztlich in Interaktion mit physischen Faktoren zu Krankheiten führen können.

Es wäre aber ebenfalls ein Fehler, wenn wir uns in der systemischen Analyse nur auf das Verhaltensmuster und die Eigenaktivität konzentrieren würden. In epidemiologische Studien wird die Interaktion zwischen Verhaltensmustern und den physischen Risikofaktoren erfasst und analysiert. Somit ergibt sich ein Wissen über Möglichkeiten und Grenzen des durchgeführten Verhaltenstrainings.

Im Autonomietraining wird der Versuch unternommen, die Selbstregulation individuell spezifisch anzuregen, und Bedingungen durch Eigenaktivität anzuregen, die die Ursache für gehemmt Selbstregulation entkräften. Im Autonomietraining sind vier Phasen bedeutsam:

In der 1. Phase, die wir Modellumwandlung nennen, wird das Individuum sowohl über gesundheits- als auch krankheitsfördernde interaktive Verhaltensmuster informiert und anhand der eigenen Lernerfahrungen motiviert, das gesundheitsfördernde Verhaltensmuster für sich anzunehmen und attraktiv zu machen.

In der 2. Phase, der praktische Problemlösung, lernt das Individuum in Konfrontation mit der Blockade der eigenen Bedürfnisbefriedigung in einem spezifischen Bereich durch Anwendung alternativer Verhaltensweisen aus dem Spektrum des gesundheitsfördernden Verhaltens sein konkretes Problem anzugehen und zu überwinden.

In der 3. Phase, der Generalisierung, versucht die Person die Information und Lernerfahrung in der konkreten Problemlösung auf alle anderen Bereiche individuumsspezifisch zu übertragen, so dass sich der eigenen Stil der Selbstregulation ausformen kann.

In der 4. Phase, der Fixierung der autonomen Selbstregulation auf emotional wichtige und sinngebende Lebensbereiche, lernt die Person, ihre im Autonomietraining angeregte Selbstregulation an emotional wichtige Bereiche so zu binden, dass daraus sinnhaft gesteuertes Verhalten und Erleben resultiert.

8.3 Selbstregulation und Gesundheit bis ins hohe Alter

Gerontologie und Geriatrie befassen sich seit Jahren mit dem Ziel, wissenschaftlich Faktoren zu identifizieren, die mit hoher Gesundheit und erfolgreichem Altern zusammenhängen [33, 38]. In unterschiedlichen Studien werden mehrere Faktoren, die mit hohem Alter zusammenhängen, beschrieben. Prospektive Interventionsstudien wurden nicht durchgeführt.

In diesem Kapitel konzentrieren wir uns auf die Selbstregulation auf der Verhaltensebene. Dabei werden unterschiedliche psychosoziale Faktoren in ihrer Interaktion relevant. Je höher die Positivfaktoren interaktiv ausgeprägt sind, desto höher die Wahrscheinlichkeit der Gesundheit bis ins hohe Alter.

Im Experiment mit dem Autonomietraining bei Personen mit schlechter Selbstregulation und ausgeprägten psychosozialen Risikofaktoren zeigt sich, dass im Autonomietraining psychosoziale synergistische Prozesse erzeugt werden. D.h., dass durch kleine, aber adäquate kommunikative Eingriffe in das System sich die Interaktion von Gesundheitsfaktoren positiv verändert. Die einzelnen erfassten Variablen befinden sich im angeschlossenen Fragebogen, z. B. Objektnähe, Abhängigkeit von Alkohol oder Medikamenten, Bewegung, Ernährung, Wohlbefinden, Wechselwirkung zwischen Aktivität und Passivität.

Fragebogen zur Selbstregulation: Krankheits- und Gesundheitsverhalten

1. Objektautonomie, d. h. innere Unabhängigkeit von Personen, Gedanken, Bewertungen, Beziehungen mit erlebten negativen Folgen

   „Ich bin innerlich unabhängig von Personen, Gedanken oder mitmenschlichen Beziehungen, die bei mir negative Gefühle oder Zustände hervorrufen könnten, z. B. weil ich in der Lage bin, mich diesen wohltuend zu entziehen oder sie wunschgemäß derart zu verändern, dass sie mich nicht schädigen können."

   Wie stark ist diese Eigenschaft bei Ihnen ausgeprägt?

   5 = sehr stark, 4 = stark, 3 = mittel, 2 = schwach, 1 = sehr schwach,

   Objektabhängigkeit, d. h. immer wiederkehrende Abhängigkeit von Personen, Gedanken, Bewertungen, Beziehungen mit erlebten negativen Folgen

   „Ich werde immer wieder durch bestimmte Personen, Gedanken oder Zustände innerlich geschädigt (z. B. aufgeregt, enttäuscht, bedroht usw.), wobei ich nicht in der Lage bin, diese wunschgemäß zu verändern (z. B. so, dass es zu positiver Zuwendung kommt) oder mich von diesen wohltuend zu entziehen."

   Wie stark ist diese Eigenschaft bei Ihnen ausgeprägt?

   -1 = sehr schwach, -2 = schwach, -3 = mittel, -4 = stark, -5 = sehr stark

2. Keine Abhängigkeit von und kein Bedürfnis nach Zigaretten, Alkohol, Drogen oder Medikamenten (mit Ausnahme von gesundheitserhaltenden Medikationen, z. B. bei schweren Depressionen oder Diabetes.)

   Abhängigkeit von und Bedürfnis nach Substanzen (wie Zigaretten, Alkohol, Drogen oder Medikamenten)

"Ich habe kein inneres Bedürfnis nach Konsum von Zigaretten, Alkohol, Drogen oder Medikamenten und nehme diese Substanzen nicht zu mir."

Wie stark trifft diese Aussage bei Ihnen zu?

5 = sehr stark, 4 = stark, 3 = mittel, 2 = schwach, 1 = sehr schwach,

"Ich habe ein Bedürfnis nach dauerhaftem oder immer wiederkehrendem Konsum von Zigaretten und/oder Alkohol und/oder Drogen und/oder Medikamenten."

Wie stark trifft diese Aussage bei Ihnen zu?

−1 = sehr schwach, −2 = schwach, −3 = mittel, −4 = stark, −5 = sehr stark

3. Regelmäßige wohltuende körperliche Bewegung

"Ich bewege mich regelmäßig, wobei mir die Intensität der Bewegung und der zeitliche Abstand zwischen Bewegung und Ruhepausen gut tut."

Wie stark trifft diese Aussage bei Ihnen zu?

5 = sehr stark, 4 = stark, 3 = mittel, 2 = schwach, 1 = sehr schwach,

Unwohltuender Bewegungsmangel/Unwohltuende Bewegungsintensität

"Ich leide anhaltend unter einem für mich unwohltuendem Bewegungsmangel, indem ich mich entweder zuwenig intensiv und zu selten bewege, oder zuviel, zu anstrengend, mit zu wenig wohltuender Ruhe."

Wie stark trifft diese Aussage bei Ihnen zu?

−1 = sehr schwach, −2 = schwach, −3 = mittel, −4 = stark, −5 = sehr stark

4. Obst-, gemüse- und vollkornproduktreiche, fett-, kohlenhydrat- und eiweißarme Nahrung in mittleren oder kleinen Mengen

"In der Regel besteht meine Nahrung aus Obst, Gemüse und Vollkornprodukten, wobei ich Fleisch, Fett, Zucker eher in mittleren oder kleinen Mengen konsumiere."

Wie stark trifft diese Aussage bei Ihnen zu?

5 = sehr stark, 4 = stark, 3 = mittel, 2 = schwach, 1 = sehr schwach,

Fett-, kohlenhydrat- und eiweißreiche Ernährung in mittleren oder großen Mengen mit wenig frischem Obst, Gemüse und Vollkornprodukten

"Meine Ernährung besteht ganz überwiegend aus tierischen Fetten (Milch, Schmalz), Zucker, Eiweiß, Eiern, Fisch oder Wurst mit ganz wenig Obst, Gemüse und Vollkornprodukten."

Wie stark trifft diese Aussage bei Ihnen zu?

−1 = sehr schwach, −2 = schwach, −3 = mittel, −4 = stark, −5 = sehr stark

5. Wohltuende Ernährung

"Mein tägliches Essen tut mir in der Regel gut, z. B. indem ich nach den Mahlzeiten gute Laune bekomme, mich vital und angeregt fühle, nicht übermäßig müde werde, keine Schlafstörungen aufgrund von Verdauungsproblemen bei zu großer Nahrungsaufnahme bekomme etc."

Wie stark trifft diese Aussage bei Ihnen zu?

5 = sehr stark, 4 = stark, 3 = mittel, 2 = schwach, 1 = sehr schwach,

Unwohlsein erzeugende Ernährung

"Meine Ernährung führt regelmäßig zu Unwohlsein, z. B. Ermüdung, Verdauungsproblemen, Schlafstörungen usw."

Wie stark trifft diese Aussage bei Ihnen zu?

−1 = sehr schwach, −2 = schwach, −3 = mittel, −4 = stark, −5 = sehr stark

6. Regelmäßige wohltuende Bewegung an der frischen Luft

Tagelange Aufenthalte in geschlossenen Räumen ohne Berührung mit frischer Luft

8.3 Selbstregulation und Gesundheit bis ins hohe Alter

„Ich bewege mich täglich und regelmäßig an der frischen Luft, in der Regel so lange, bis sich Wohlbefinden einstellt."

Wie stark trifft diese Aussage bei Ihnen zu?

5 = sehr stark, 4 = stark, 3 = mittel, 2 = schwach, 1 = sehr schwach,

„Ich halte mich regelmäßig tagelang in geschlossenen Räumen auf mit wenig Gelegenheit zur wohltuenden Bewegung an der frischen Luft (z. B. berufsbedingt oder aufgrund mangelhaften Antriebs)."

Wie stark trifft diese Aussage bei Ihnen zu?

−1 = sehr schwach, −2 = schwach, −3 = mittel, −4 = stark, −5 = sehr stark

7. Immer wiederkehrendes und lange anhaltendes Wohlbefinden in unterschiedlichen Lebensbereichen

„Ich fühle mich in unterschiedlichen Lebenssituationen immer wieder ausgesprochen wohl und zwar derart, dass mein Wohlbefinden in unterschiedlichen Bereichen immer neu entsteht und aufrecht erhalten wird, z. B. wohltuende Ernährung führt zu wohltuender Bewegung, danach folgen wohltuende zwischenmenschliche Kontakte, die sich mit wohltuender Arbeit und wohltuender Gottesbeziehung ergänzen usw."

Wie stark trifft diese Aussage bei Ihnen zu?

5 = sehr stark, 4 = stark, 3 = mittel, 2 = schwach, 1 = sehr schwach,

Lange anhaltendes, alle Lebensbereiche durchdringendes Unwohlsein

„Ich fühle mich in unterschiedlichen Lebenssituationen immer wieder anhaltend unwohl, wobei unterschiedliche Bereiche mein Unwohlsein unterstützen und vergrößern, z. B. Unwohlsein erzeugende Ernährung führt zu Schlafstörungen, Erholungsschwierigkeiten, Bewegungsmangel und verdorbener Laune, die zusätzlich durch schlechte zwischenmenschliche Beziehungen das Unwohlsein vergrößern usw."

Wie stark trifft diese Aussage bei Ihnen zu?

−1 = sehr schwach, −2 = schwach, −3 = mittel, −4 = stark, −5 = sehr stark

8. Wohltuende, sich gegenseitig harmonisch anregende Wechselwirkung zwischen Aktivität und erholsamer Passivität

„Meine tägliche Aktivität (z. B. in Beruf, Hobby) führt in der Regel zu Wohlbefinden. Wenn Ermüdung auftritt, stellt sich eine gute, Wohlbefinden erzeugende Erholungsfähigkeit ein, wobei im erholten Zustand wieder Wohlbefinden erzeugende Aktivität einsetzt."

Wie stark trifft diese Aussage bei Ihnen zu?

5 = sehr stark, 4 = stark, 3 = mittel, 2 = schwach, 1 = sehr schwach,

Disharmonie zwischen Aktivität und Passivität (z. B. bei seelisch-körperlicher Erschöpfung)

„Ich leide unter einer immer wiederkehrenden, zu Unwohlsein führenden Überaktivität (z. B. Arbeit bis zur seelisch-körperlichen Erschöpfung), wobei ich danach nicht zur Entspannung und Erholung finde und/oder ich leide unter zu großer Passivität und Eintönigkeit, wobei ich nicht zur anregenden Aktivität finde."

Wie stark trifft diese Aussage bei Ihnen zu?

−1 = sehr schwach, −2 = schwach, −3 = mittel, −4 = stark, −5 = sehr stark

9. Immer wiederkehrendes inneres Gleichgewicht/innere Ausgeglichenheit

„Ich erreiche immer wieder ein wohltuendes inneres Gleichgewicht, das sich z. B. im Gefühl von Zufriedenheit, Ausgeglichenheit, Abwesenheit von Aufregung oder Depression äußert."

Immer wiederkehrendes inneres Ungleichgewicht (z. B. übererregt, gehemmt, überruhig usw.)

„Ich lebe in einem immer wieder kehrendem, anhaltendem inneren Ungleichgewicht, indem ich beispielsweise innerlich übererregt, überreizt oder stark gehemmt bin."

Wie stark trifft diese Aussage bei Ihnen zu?

5 = sehr stark, 4 = stark, 3 = mittel, 2 = schwach, 1 = sehr schwach,

Wie stark trifft diese Aussage bei Ihnen zu?

−1 = sehr schwach, −2 = schwach, −3 = mittel, −4 = stark, −5 = sehr stark

10. Anhaltende Fähigkeit, Verhaltensweisen und Situationen, die zu negativ erlebten Folgen führen, aufzugeben oder die Situation bedürfnisgerecht zu verändern.

   „Wenn ich in Situationen komme, die bei mir negative Erlebnisse oder Bedrohungen hervorrufen, bin ich immer wieder in der Lage, Verhaltensweisen zu entwickeln, die zu wunschgemäßen Veränderungen führen."

   Wie stark trifft diese Aussage bei Ihnen zu?

   5 = sehr stark, 4 = stark, 3 = mittel, 2 = schwach, 1 = sehr schwach,

Anhaltende Unfähigkeit, negativ erlebte Situationen wunschgemäß zu verändern oder Verhaltensweisen mit negativen Folgen aufzugeben

„Ich habe in der Regel größte Schwierigkeiten, Verhaltensweisen zu entwickeln, durch die ich negativ erlebte Situationen und Zustände wunschgemäß verändern kann."

Wie stark trifft diese Aussage bei Ihnen zu?

−1 = sehr schwach, −2 = schwach, −3 = mittel, −4 = stark, −5 = sehr stark

11. Gute soziale Integration, Zugehörigkeitsgefühl zu wichtigen Personen, Organisationen, Gruppen mit erfahrener Unterstützung, Belohnung, Anerkennung

   „Ich fühle mich zu wichtigen Mitmenschen, Gruppen oder Organisationen als zugehörig und durch diese unterstützt, belohnt und anerkannt."

   Wie stark trifft diese Aussage bei Ihnen zu?

   5 = sehr stark, 4 = stark, 3 = mittel, 2 = schwach, 1 = sehr schwach,

Soziale Desintegration, geringes Zugehörigkeitsgefühl ohne erfahrene Unterstützung und Belohnung

„Ich fühle mich zu keinem wichtigen Mitmenschen und zu keiner Gruppe, die für mich von Bedeutung ist, zugehörig und durch diese anerkannt, unterstützt oder belohnt."

Wie stark trifft diese Aussage bei Ihnen zu?

−1 = sehr schwach, −2 = schwach, −3 = mittel, −4 = stark, −5 = sehr stark

12. Erlebte Integration von persönlichen Interessen und Neigungen mit beruflichen Anforderungen

   „Meine persönlichen und beruflichen Interessen, Neigungen und Fähigkeiten decken sich in hervorragender Weise mit den beruflichen Anforderungen, d. h. die Leistung, die von mir erwartet wird, deckt sich gut mit meinen erlernten und ererbten Fähigkeiten."

   Wie stark trifft diese Aussage bei Ihnen zu?

   5 = sehr stark, 4 = stark, 3 = mittel, 2 = schwach, 1 = sehr schwach,

Erlebtes Auseinanderklaffen von persönlichen Fähigkeiten und beruflichen Anforderungen

„Meine erlernten und ererbten Fähigkeiten, Interessen und Neigungen stehen in großem Widerspruch zu den beruflichen Anforderungen, die an mich gestellt werden."

Wie stark trifft diese Aussage bei Ihnen zu?

−1 = sehr schwach, −2 = schwach, −3 = mittel, −4 = stark, −5 = sehr stark

13. Gefühl, sozial gebraucht und benötigt zu werden (es geht nicht ohne mich).

Gefühl, sozial ausgestoßen, nicht mehr benötigt zu werden.

„Ich habe immer wieder das Gefühl, von meinen wichtigsten Mitmenschen und/oder im beruflichen Leben gebraucht und benötigt zu werden (z. B. indem mir das Gefühl vermittelt wird: es geht nicht ohne mich)"

Wie stark trifft diese Aussage bei Ihnen zu?

5 = sehr stark, 4 = stark, 3 = mittel, 2 = schwach, 1 = sehr schwach,

„Ich habe meistens das Gefühl, von meinen für mich gefühlsmäßig wichtigsten Mitmenschen und von wichtigen Gruppen (z. B. am Arbeitsplatz) nicht gebraucht und benötigt und eher als unerwünscht behandelt zu werden."

Wie stark trifft diese Aussage bei Ihnen zu?

−1 = sehr schwach, −2 = schwach, −3 = mittel, −4 = stark, −5 = sehr stark

14. Ausgeprägtes Bedürfnis, leben zu wollen, starke Lebenstendenz.

    „Ich habe ein sehr starkes Bedürfnis, Leben zu wollen, indem ich beispielsweise gerne lebe, Lust am Leben empfinde."

    Wie stark trifft diese Aussage bei Ihnen zu?

    5 = sehr stark, 4 = stark, 3 = mittel, 2 = schwach, 1 = sehr schwach,

    Recht schwach ausgeprägtes Lebensbedürfnis, Gefühl, besser zu sterben als zu leben.

    „Mein Bedürfnis, leben zu wollen, ist eher schwach ausgeprägt, z. B. indem ich häufig denke, es wäre besser zu sterben als leben zu müssen oder indem ich bei mir keinen Lebensdrang verspüre."

    Wie stark trifft diese Aussage bei Ihnen zu?

    −1 = sehr schwach, −2 = schwach, −3 = mittel, −4 = stark, −5 = sehr stark

15. Wohltuendes Erreichen von erstrebter Nähe zu wichtigen Objekten und Erreichung einer wohltuenden Distanz zu störenden Objekten.

    „Ich bin in der Regel in der Lage, sowohl eine wohltuende Nähe zu erstrebten Personen zu erreichen, als auch eine wohltuende Distanzierung von Personen, die mich stören, verhindern und mir nicht gut tun."

    Wie stark trifft diese Aussage bei Ihnen zu?

    5 = sehr stark, 4 = stark, 3 = mittel, 2 = schwach, 1 = sehr schwach,

    Anhaltende Blockade in der Regulation von Nähe und Distanz, d. h. Ausharren in subjektiv unerträglicher Nähe zu störenden Objekten oder Unfähigkeit, Hemmung, die erstrebte Nähe zu hoch bewerteten, ersehnten Objekten zu erreichen.

    „Ich kann in der Regel keine wohltuende Nähe zu wichtigen und erstrebten Personen erreichen, so dass ich an der übergroßen Distanz über lange Zeiträume leide und/oder erreiche keine Distanz von Personen, die mir nicht gut tun und somit harre ich aus in schwer erträglichen Situationen, ohne diese wunschgemäß verändern zu können."

    Wie stark trifft diese Aussage bei Ihnen zu?

    −1 = sehr schwach, −2 = schwach, −3 = mittel, −4 = stark, −5 = sehr stark

16. Frei zirkulierende Liebesgefühle zu emotional wichtigen Mitmenschen, zur eigenen Person, dem erlebten Gott gegenüber sowie zu Tieren, Pflanzen und Natur.

    „Ich erlebe immer wieder wohltuende Liebesgefühle, die sich mal auf wichtige Mitmenschen, mal auf die eigene

    Dauerhaft gehemmte Liebesäußerung, z. B. aufgrund von Enttäuschung, Isolation, Hass, erlebter Beleidigung, Ausstoßung, Selbsthass usw.

    „In der Regel ist die Äußerung von Liebesgefühlen bei mir stark gehemmt, z. B. aufgrund von Enttäuschun-

Person, mal auf Gott, mal auf die belebte oder unbelebte Natur beziehen.

Wie stark trifft diese Aussage bei Ihnen zu?

5 = sehr stark, 4 = stark, 3 = mittel, 2 = schwach, 1 = sehr schwach,

gen, negativen Erlebnissen, meinen Charaktereigenschaften etc.

Wie stark trifft diese Aussage bei Ihnen zu?

−1 = sehr schwach, −2 = schwach, −3 = mittel, −4 = stark, −5 = sehr stark

17. Als lebens- und sicherheitsspendend, liebevoll, faszinationsreich und Freude erzeugend erlebte Gottesbeziehung.

   „Ich erreiche immer wieder im Gebet oder der Meditation eine angenehme Gottesbeziehung, die ich als faszinierend, liebevoll, sicherheits- und lebensspendend erlebe."

   Wie stark trifft diese Aussage bei Ihnen zu?

   5 = sehr stark, 4 = stark, 3 = mittel, 2 = schwach, 1 = sehr schwach,

   Gehemmte, verneinte Gottesbeziehung, z. B. durch rationale Überlegungen, negative Einstellungen zu kirchlichen Institutionen oder Schuld erzeugende religiöse Einstellung.

   „Ich erlebe keine lustbetonte und als faszinierend erfahrene Gottesbeziehung, z. B. weil ich eine atheistische Einstellung habe oder mich eher mit der Sünde und Schuld von bestimmten Menschen und/oder der gesamten Menschheit enttäuscht und zornig auseinandersetze."

   Wie stark trifft diese Aussage bei Ihnen zu?

   −1 = sehr schwach, −2 = schwach, −3 = mittel, −4 = stark, −5 = sehr stark

18. Hoffnungen auf Wohlbefinden und Lust in der Zukunft.

   „Ich habe in Bezug auf meine Zukunft große Hoffnungen, Wohlbefinden und Lust in unterschiedlichen Lebensbereichen zu erreichen."

   Wie stark trifft diese Aussage bei Ihnen zu?

   5 = sehr stark, 4 = stark, 3 = mittel, 2 = schwach, 1 = sehr schwach,

   Hoffnungslosigkeit, in der Zukunft Wohlbefinden und Lust erreichen zu können.

   „Ich bin in Hinblick auf meine Zukunft völlig hoffnungslos, noch Wohlbefinden und Lust erreichen zu können."

   Wie stark trifft diese Aussage bei Ihnen zu?

   −1 = sehr schwach, −2 = schwach, −3 = mittel, −4 = stark, −5 = sehr stark

19. Wohlbefinden, Lust und Sicherheit erzeugende Erkenntnis von Sinnzusammenhängen.

   „Ich erreiche immer wieder Wohlbefinden, innere Sicherheit und sogar Lust aufgrund der Erkenntnis von bestimmten Sinnzusammenhängen, z. B. im religiösen Bereich, im Berufsleben, in der Betrachtung der Geschichte, im Alltagsleben, in familiären Beziehungen usw."

   Wie stark trifft diese Aussage bei Ihnen zu?

   5 = sehr stark, 4 = stark, 3 = mittel, 2 = schwach, 1 = sehr schwach,

   Unwohlsein und Unsicherheit durch Sinnzerstörung und Sinnverlust.

   „Ich erlebe täglich in unterschiedlichen Lebensbereichen, die für mich von großer Bedeutung sind, einen zunehmenden, mein Wohlbefinden erschütternden Sinnverlust, z. B. Sinnentleerung oder Sinnzerstörung durch Widersprüche im politischen oder sozialem Alltag usw."

   Wie stark trifft diese Aussage bei Ihnen zu?

   −1 = sehr schwach, −2 = schwach, −3 = mittel, −4 = stark, −5 = sehr stark

20. Ausgeprägtes Motiv zur permanenten Erreichung von Zuständen, die zu Sicherheit, Wohlbefinden, Lust und Sinnerfüllung führen.

„Ich bin in meinem Alltagsleben in der Regel immer wieder hoch motiviert, Zustände, z. B. im eigenen Körper, in der zwischenmenschlichen Beziehung, im Berufsleben usw., zu erreichen, die zu Wohlbefinden, Lust, Sicherheit und Sinnerfüllung führen."

Wie stark trifft diese Aussage bei Ihnen zu?

5 = sehr stark, 4 = stark, 3 = mittel, 2 = schwach, 1 = sehr schwach,

Ausgeprägte Tendenz, Zustände, Gedanken und Verhaltensweisen aufrecht zu erhalten, die zu Unlust, Unwohlsein und Sinnzerstörung führen.

„Häufig habe ich den Eindruck, dass ich eher eine ausgeprägte Neigung habe, bestimmte Zustände, z. B. in der zwischenmenschlichen Beziehung, bestimmte Gedanken und Verhaltensweisen, die zu Unlust, Unwohlsein, Unsicherheit und Sinnzerstörung führen, bewusst oder unbewusst aufrecht zu erhalten, anstatt Wege zu ihrer Überwindung aktiv zu suchen."

Wie stark trifft diese Aussage bei Ihnen zu?

−1 = sehr schwach, −2 = schwach, −3 = mittel, −4 = stark, −5 = sehr stark

21. Eigenaktive Erreichung von wohltuender Anregung im Körper sowie in der sozialen und physischen Kommunikation.

„Ich erreiche durch meine Eigenaktivität in unterschiedlichen Bereichen meines Lebens immer wieder eine wohltuende Anregung im Körper, meiner physischen Umwelt und in meinen mitmenschlichen Beziehungen."

Wie stark trifft diese Aussage bei Ihnen zu?

5 = sehr stark, 4 = stark, 3 = mittel, 2 = schwach, 1 = sehr schwach,

Passives Ausharren in Zuständen ohne die ersehnte und benötigte Anregung.

„Ich harre über lange Zeiträume in solchen Zuständen aus, die meiner ersehnten Anregung im Wege stehen."

Wie stark trifft diese Aussage bei Ihnen zu?

−1 = sehr schwach, −2 = schwach, −3 = mittel, −4 = stark, −5 = sehr stark

22. Eigenaktives Erreichen von Situationen und Zuständen im Körper, der physischen Umwelt und sozialen Kommunikation, die zu Wohlbefinden, Lust, Sicherheit und Sinnerfüllung führen.

„In der Regel erreiche ich durch meine eigene Verhaltensaktivität Situationen und Zustände in meinem Körper, meiner physischen Umwelt und in meinen mitmenschlichen Beziehungen, die immer wieder zu Wohlbefinden, Lust, Sicherheit und Sinnerfüllung führen."

Wie stark trifft diese Aussage bei Ihnen zu?

5 = sehr stark, 4 = stark, 3 = mittel, 2 = schwach, 1 = sehr schwach,

Passives Leiden in Zuständen, die zu Unlust, Unsicherheit, Unwohlsein führen, ohne eigenaktive Veränderungsfähigkeit in Richtung Wohlbefinden.

„Ich bin nicht in der Lage, durch mein aktives Verhalten Zustände, die zu Unlust, Unsicherheit, Unwohlsein und Sinnentleerung führen, in Richtung Wohlbefinden zu verändern."

Wie stark trifft diese Aussage bei Ihnen zu?

−1 = sehr schwach, −2 = schwach, −3 = mittel, −4 = stark, −5 = sehr stark

23. Innere Selbstanerkennung, hohe Selbstbeachtung.

Innere Ablehnung, geringe Selbstbeachtung.

„Ich habe den Eindruck, dass ich allgemein meine Person innerlich hoch beachte und anerkenne, z. B. auch unabhängig von Erfolg oder Misserfolg oder der Zuwendung oder Abwendung gefühlsmäßig wichtiger Personen."

Wie stark trifft diese Aussage bei Ihnen zu?

5 = sehr stark, 4 = stark, 3 = mittel, 2 = schwach, 1 = sehr schwach,

„Ich habe das Gefühl, dass ich meine Person innerlich eher ablehne und geringschätze, z. B. indem ich übermäßige Härte gegen mich selbst aufbringe, Krankheitszeichen oder seelisch-körperliche Erschöpfung missachte, mich bei Misserfolg oder erlebter Abweisung selbst verachte usw."

Wie stark trifft diese Aussage bei Ihnen zu?

−1 = sehr schwach, −2 = schwach, −3 = mittel, −4 = stark, −5 = sehr stark

24. Erreichung anregender und motivierender Lebenszustände durch Eigenaktivität.

„Durch mein Verhalten erreiche ich regelmäßig solche Zustände und Situationen, die mich positiv anregen und zum Leben motivieren."

Wie stark trifft diese Aussage bei Ihnen zu?

5 = sehr stark, 4 = stark, 3 = mittel, 2 = schwach, 1 = sehr schwach,

Verhinderte Fähigkeit, durch Eigenaktivität motivierende und anregende Lebenszustände zu erreichen.

„Ich fühle mich nicht in der Lage, durch mein Verhalten Zustände und Situationen zu erreichen, die mich positiv aktivieren und zum Leben motivieren."

Wie stark trifft diese Aussage bei Ihnen zu?

−1 = sehr schwach, −2 = schwach, −3 = mittel, −4 = stark, −5 = sehr stark

25. Fähigkeit, seine wichtigsten Bedürfnisse durch Eigenaktivität zu befriedigen

„Ich verstehe es immer wieder, meine gefühlsmäßig wichtigsten Wünsche zu verwirklichen und meine bedeutendsten Bedürfnisse zu befriedigen."

Wie stark trifft diese Aussage bei Ihnen zu?

5 = sehr stark, 4 = stark, 3 = mittel, 2 = schwach, 1 = sehr schwach,

Blockade in der Befriedigung seiner wichtigsten Bedürfnisse durch Eigenaktivität.

„Ich fühle mich dauerhaft gehemmt und verhindert, meine wichtigsten Bedürfnisse zu befriedigen und meine gefühlsmäßig wichtigsten Wünsche zu verwirklichen."

Wie stark trifft diese Aussage bei Ihnen zu?

−1 = sehr schwach, −2 = schwach, −3 = mittel, −4 = stark, −5 = sehr stark

26. Unwohlsein überwindende Verhaltensweisen.

„Wenn ich mich mal nicht wohl fühle, verstehe ich es immer, durch mein Verhalten für mich positive Situationen und Zustände zu erreichen, die mein Wohlbefinden wiederherstellen."

Wie stark trifft diese Aussage bei Ihnen zu?

5 = sehr stark, 4 = stark, 3 = mittel, 2 = schwach, 1 = sehr schwach,

Unwohlsein aufrechterhaltende Verhaltensweisen.

„In der Regel vergrößere ich durch mein Verhalten schon vorhandenes Unwohlsein, als in die Lage zu kommen, dieses zu verringern und Wohlbefinden und Zufriedenheit zu erreichen."

Wie stark trifft diese Aussage bei Ihnen zu?

−1 = sehr schwach, −2 = schwach, −3 = mittel, −4 = stark, −5 = sehr stark

27. Befriedigung individuell spezifischer Bedürfnisse durch Eigenaktivität.

Anhaltende Hemmung in der Befriedigung individuell spezifischer Bedürfnisse.

"Durch mein Verhalten erreiche ich immer wieder Situationen und Zustände, die meine ganz persönlichen Wünsche und Bedürfnisse optimal anregen und befriedigen, so dass Zufriedenheit und Wohlbefinden entstehen."

Wie stark trifft diese Aussage bei Ihnen zu?

5 = sehr stark, 4 = stark, 3 = mittel, 2 = schwach, 1 = sehr schwach,

"In der Regel bin ich nicht in der Lage, durch mein Verhalten Bedürfnisse zu befriedigen und Ziele zu erreichen, die für mich persönlich von allergrößter Bedeutung sind.."

Wie stark trifft diese Aussage bei Ihnen zu?

−1 = sehr schwach, −2 = schwach, −3 = mittel, −4 = stark, −5 = sehr stark

28. Zufriedenheit auslösende Eigenaktivität.

    "Durch meine tägliche Aktivität löse ich bei mir immer wieder innere Zufriedenheit aus."

    Wie stark trifft diese Aussage bei Ihnen zu?

    5 = sehr stark, 4 = stark, 3 = mittel, 2 = schwach, 1 = sehr schwach,

    Unzufriedenheit aufrechterhaltende Eigenaktivität.

    "Durch meine tägliche Aktivität, erreiche ich in der Regel Bedingungen, die zu Unzufriedenheit führen."

    Wie stark trifft diese Aussage bei Ihnen zu?

    −1 = sehr schwach, −2 = schwach, −3 = mittel, −4 = stark, −5 = sehr stark

29. Gute Integration von Vernunft, Gefühl und Intuition in der Verhaltenssteuerung.

    "Mein tägliches Verhalten wird positiv beeinflusst durch ein gutes Wechselspiel von Vernunft, Gefühlen und Intuition, d. h. meine Vernunft beeinflusst positiv meine Gefühle, während meine Vernunft durch meine Gefühle und Intuition ebenfalls geleitet wird."

    Wie stark trifft diese Aussage bei Ihnen zu?

    5 = sehr stark, 4 = stark, 3 = mittel, 2 = schwach, 1 = sehr schwach,

    Desintegration zwischen Vernunft, Gefühl und Intuition in der Verhaltenssteuerung.

    "Ich habe Probleme und Schwierigkeiten, eine optimale Wechselwirkung zwischen meiner Vernunft, den Gefühlen und der Intuition zu erreichen, indem ich mich beispielsweise häufig rational gegen meine Gefühle wende oder rein gefühlsmäßig und intuitiv verhalte, so dass die Vernunft zu kurz kommt."

    Wie stark trifft diese Aussage bei Ihnen zu?

    −1 = sehr schwach, −2 = schwach, −3 = mittel, −4 = stark, −5 = sehr stark

30. Äußerung der emotional wichtigsten Bedürfnisse und Wünsche.

    "In der Regel äußere ich meine wichtigsten Bedürfnisse und Wünsche meinen Mitmenschen gegenüber."

    Wie stark trifft diese Aussage bei Ihnen zu?

    5 = sehr stark, 4 = stark, 3 = mittel, 2 = schwach, 1 = sehr schwach,

    Hemmung in der Äußerung emotional wichtigster Bedürfnisse und Wünsche.

    "Ich habe meistens Schwierigkeiten, meine wichtigsten Bedürfnisse und Wünsche anderen Menschen mitzuteilen."

    Wie stark trifft diese Aussage bei Ihnen zu?

    −1 = sehr schwach, −2 = schwach, −3 = mittel, −4 = stark, −5 = sehr stark

31. Befriedigung von emotional wichtigsten Bedürfnissen und Wünschen.

    Anhaltende Behinderung in der Befriedigung emotional wichtigster Bedürfnisse und Wünsche.

„In der Regel befriedige ich meine wichtigsten gefühlsmäßigen Bedürfnisse und verwirkliche meine Wünsche."

Wie stark trifft diese Aussage bei Ihnen zu?

5 = sehr stark, 4 = stark, 3 = mittel, 2 = schwach, 1 = sehr schwach,

„Ich bin meistens nicht in der Lage, meine wichtigsten Wünsche und Bedürfnisse zu befriedigen."

Wie stark trifft diese Aussage bei Ihnen zu?

−1 = sehr schwach, −2 = schwach, −3 = mittel, −4 = stark, −5 = sehr stark

32. Hoffnungen, die emotional wichtigsten Bedürfnisse und Wünsche in der Zukunft zu befriedigen.

„Ich habe Hoffnungen, in der Zukunft meine wichtigsten Wünsche zu verwirklichen und meine Bedürfnisse zu befriedigen."

Wie stark trifft diese Aussage bei Ihnen zu?

5 = sehr stark, 4 = stark, 3 = mittel, 2 = schwach, 1 = sehr schwach,

Hoffnungslosigkeit in Bezug auf die Chance, die emotional wichtigsten Bedürfnisse und Wünsche in der Zukunft noch zu befriedigen.

„Ich habe keine Hoffnungen mehr, in der Zukunft meine wichtigsten Wünsche zu verwirklichen und meine Bedürfnisse zu befriedigen."

Wie stark trifft diese Aussage bei Ihnen zu?

−1 = sehr schwach, −2 = schwach, −3 = mittel, −4 = stark, −5 = sehr stark

33. Fähigkeit, Zuständen, die zu negativen Gefühlen und Unwohlsein führen, ausweichen zu können.

„Ich bin in der Regel fähig, negativen Zuständen, die zu Unwohlsein und unguten Gefühlen führen, auszuweichen, so dass mich diese nicht zu stark betreffen."

Wie stark trifft diese Aussage bei Ihnen zu?

5 = sehr stark, 4 = stark, 3 = mittel, 2 = schwach, 1 = sehr schwach,

Unfähigkeit, negativen Gefühlen und Unwohlsein ausweichen zu können.

„Ich habe in der Regel allergrößte Schwierigkeiten, Zuständen, die zu negativen Gefühlen und Unwohlsein führen, auszuweichen, so dass ich diesen häufig hilflos ausgeliefert bin. „

Wie stark trifft diese Aussage bei Ihnen zu?

−1 = sehr schwach, −2 = schwach, −3 = mittel, −4 = stark, −5 = sehr stark

34. Fähigkeit, durch das eigene Verhalten das gefühlsmäßig wichtigste Ziel erreichen zu können.

„In der Regel bin ich fähig, durch eigenes Verhalten meine gefühlsmäßig wichtigsten Ziele zu erreichen."

Wie stark trifft diese Aussage bei Ihnen zu?

5 = sehr stark, 4 = stark, 3 = mittel, 2 = schwach, 1 = sehr schwach,

Unfähigkeit, durch das eigene Verhalten das gefühlsmäßig wichtigste Ziel erreichen zu können.

„Ich fühle mich meistens unfähig, meine gefühlsmäßig wichtigsten Ziele durch das eigene Verhalten zu erreichen, obwohl ich mich dabei möglicherweise sehr engagiere und sogar seelisch-körperlich überfodere."

Wie stark trifft diese Aussage bei Ihnen zu?

−1 = sehr schwach, −2 = schwach, −3 = mittel, −4 = stark, −5 = sehr stark

35. Neigung, seelische Not nach außen zu zeigen und mit Mitmenschen nach Lösungen zu suchen.

Neigung, nach außen seelische Not zu überdecken und zu überspielen.

„Wenn es mir nicht gut geht, äußere ich meine Probleme und suche mit wichtigen Mitmenschen nach einer Lösung."

Wie stark trifft diese Aussage bei Ihnen zu?

5 = sehr stark, 4 = stark, 3 = mittel, 2 = schwach, 1 = sehr schwach,

„Wenn ich seelische Probleme habe, versuche ich, diese nach außen zu überspielen und zu überdecken, so dass meine Mitmenschen eher den Eindruck haben, dass es mir gut geht und dass ich mehr als in Wirklichkeit belastbar bin."

Wie stark trifft diese Aussage bei Ihnen zu?

−1 = sehr schwach, −2 = schwach, −3 = mittel, −4 = stark, −5 = sehr stark

Auswertungsschlüssel

Beantworten Sie alle Fragen auf der linken und rechten Seite und geben Sie sich den entsprechenden Punktwert. Addieren Sie alle 35 Fragen jeweils für die rechte und linke Seite. Subtrahieren Sie die kleinere von der größeren Zahl.

Der Wert fällt in eine der acht folgenden Kategorien:

Positiver Bereich			Negativer Bereich		
Ausreichende Gesundheitsindikatoren und Selbstregulation	plus	1 − 30	Äußerst schlechte Gesundheitsindikatoren und Selbstregulation	minus	140 − 91
Gute Gesundheitsindikatoren und Selbstregulation	plus	31 − 60	Sehr schlechte Gesundheitsindikatoren und Selbstregulation	minus	90 − 61
Sehr gute Gesundheitsindikatoren und Selbstregulation	plus	61 − 90	Schlechte Gesundheitsindikatoren und Selbstregulation	minus	60 − 31
Äußerst gute Gesundheitsindikatoren und Selbstregulation	plus	91 − 140	Eher schlechte Gesundheitsindikatoren und Selbstregulation	minus	30 − 0

Einer Auswertung nach (795 Personen, davon 56 gesund über das 80. Lebensjahr hinaus) zeigten die gesunden Personen folgenden Faktoren in gegenseitiger Interaktion:

1. Gefühl, von sozial wichtigen Menschen gebraucht zu werden
2. Spontane Gottesbeziehung
3. Starker Lebensdrang
4. Gesunde und wohltuende Ernährung
5. Regelmäßige Bewegung in der frischen Luft
6. Innere Autonomie (keine übermäßige Abhängigkeit mit negativen Folgen von Personen und keine Abhängigkeit von Substanzen wie Zigaretten, Alkohol oder Drogen)
7. Ausgeprägte Selbstregulation (Fähigkeit, durch Eigenaktivität bedürfnisadäquate Bedingungen herzustellen)
8. Positive Lustdifferenz (ausgeprägte Erwartungen, Wohlbefinden, Lust, Sicherheit und Sinnerfüllung in der Gegenwart und Zukunft)

In diesem Kontext untersuchten wir in einer prospektiven Studie (Datenerfassung 1973/78, Endauswertung 1998) den Zusammenhang zwischen dem Ausprägungsgrad von Gesundheits- und Krankheitsfaktoren im Verhalten und der Überlebenszeit bis ins hohe Alter:

Die Ergebnisse zeigen folgendes:

a) Je ausgeprägter das Gesundheitsverhalten, desto höher die Wahrscheinlichkeit, im Alter von 75 bis 85 Jahren gesund zu bleiben und umgekehrt: je ausgeprägter die Krankheitsfaktoren auf der Verhaltensebene, desto geringer die Wahrscheinlichkeit, bis ins hohe Alter gesund zu bleiben.

b) Der Zusammenhang gilt sowohl für Frauen als auch für Männer, obwohl Frauen bedeutend länger leben.

In diesem Zusammenhang unternahmen wir ein Interventionsexperiment:

Interventionen mit dem Autonomietraining bei Personen mit extrem ausgeprägten Krankheitsfaktoren verlängern bedeutend die Überlebenszeit bis ins hohe Alter.

In einer prospektiven Studie (Datenerfassung 1973/78, Endauswertung 1998) untersuchten wir den Zusammenhang zwischen

Ausprägungsgrad	Männer N	Lebt krank	Lebt gesund	Frauen N	Lebt krank	Lebt gesund
+91 bis +140	191	21,9 %	62,3 %	294	20,4 %	65,3 %
+61 bis +90	378	26,7 %	59,5 %	452	30,5 %	52,9 %
+31 bis +60	596	30,5 %	28,7 %	759	39,9 %	30,1 %
+1 bis +30	984	30 %	18,9 %	653	39,5 %	13,6 %
0 bis −30	812	4,9 %	4,5 %	508	9,6 %	6,5 %
−31 bis −60	561	1,4 %	0,2 %	302	1,6 %	0,3 %
−61 bis −90	197	0,5 %	0 %	170	1,2 %	0 %
−91 bis −140	164	0 %	0 %	182	0,5 %	0 %
Insgesamt	3883	18,4 %	20,3 %	3320	24,6 %	23,5 %

1998 waren die Personen zwischen 75 und 85 Jahre alt.

	N	Lebt gesund	Lebt krank
Autonomietraining Wert vor der Intervention: −88	68	26,5 % Wert vorher/nachher: −89/+91	27,9 % Wert vorher/nachher: −86/+10
Kontrollgruppe Wert vor der Intervention −87	68	1,5 % Wert vorher/nachher: −90/+91	1,5 % Wert vorher/nachher: −81/+17

Beide Gruppe sind nach Alter und Geschlecht vergleichbar, einbezogen wurden 38 Frauen und 30 Männer. 1998 waren die Personen zwischen 75 und 85 Jahre alt.

Ausprägungsgrad	N	Gesund bis ins 75./85. Lebensjahr
0	456	0 %
1 – 4	479	0,2 %
5 – 8	586	1,4 %
9 – 12	993	4 %
13 – 16	1008	7 %
17 – 20	816	14,6 %
21 – 24	517	29 %
25 – 28	443	45,4 %
Insgesamt	5298	11,1 %

Alle acht Ausprägungsgruppen sind nach Alter und Geschlecht vergleichbar. Im Jahre 1998 waren die Personen zwischen 75 und 85 Jahre alt.

der durch den Kurzfragebogen zur Erfassung gesundheitsrelevanter Faktoren (siehe Anhang) ermittelten Punktzahl und der Gesundheit bis ins hohe Alter:

Die Ergebnisse zeigen: je höher die Punktzahl, desto höher die Gesundheit bis ins hohe Alter. Es besteht eine Interaktion zwischen den 28 angeführten Variablen, da zusätzliche statistische Auswirkungen aufweisen konnten, dass die Gesundheit nicht auf nur einen der hier erfassten Faktoren zurückzuführen ist.

8.4 Auswirkungen von Nahrungsergänzungsmitten auf natürlicher Basis in der primären und sekundären Prävention

In diesem Kapitel werden zwei Substanzen dargestellt, die nicht nur eine gesundheitserhaltende Rolle spielen, sondern auch in der Lage sind, die Selbstregulationsfähigkeit zu verbessern und somit eine interaktive Rolle in der Aufrechterhaltung der Gesundheit zu spielen.

Ausgangspunkt der Untersuchung waren Berichte von Teilnehmern unserer Studie über positive Erfahrungen mit den Substanzen. Es bestand unsererseits eine ausgeprägte Skepsis hinsichtlich ihrer Wirksamkeit.

8.4.1 Langzeiteffekte des Nahrungsergänzungsmittels Cellagon Aurum

Cellagon Aurum ist ein Nahrungsergänzungsmittel. Aufgrund von theoretischen Annahmen und empirischen Erfahrungen schlägt der Hersteller vor, eine gewisse Tagesmenge über lange Zeiträume hinweg einzunehmen. Wir führen derzeit eine wissenschaftliche Studie zur Erforschung der Langzeiteffekte durch.

Methode

Es werden Daten in drei unterschiedlichen Gruppen erfasst, um überprüfen zu können, ob die Aussagen der Probanden in jeweils dieselbe Richtung gehen:

a) Personen aus einer randomisierten Studie (N = 104 Personen), die per Zufall gegen eine Kontrollgruppe ermittelt wurden und regelmäßig Cellagon Aurum bekommen, werden systematisch in regelmäßigen Abständen über unterschiedliche Aspekte der Lebensqualität (z. B.: Wohlfinden, Vitalität, seelisch-körperliche Erschöpfung) befragt. Ebenso die Kontrollgruppe.

b) Eine zweite Gruppe von Personen, die ebenfalls regelmäßig Cellagon Aurum bekommen, wird nicht in kurzfristigen Abständen befragt, sondern im Intervall zwischen sechs Monaten bis zu einem Jahr nach Beginn der Studie gebeten, einen schriftlichen Bericht zu schicken, in dem die Wirkung von Cellagon Aurum frei beschrieben wird.

c) Eine dritte Gruppe wird ca. ein Jahr nach dem Beginn der Studie durch Berater der Herstellerfirma anhand des Fragebogens, der im Forschungsprogramm entwickelt wird, befragt.

Warum ist die Erfassung der Daten in allen drei Bereichen notwendig? Würden Daten nur durch die Berater der Herstellerfirma erfasst, dann könnte die Kritik geäußert werden, dass die Antworten interessengebunden seien. Ein Vergleich zwischen den Antworten der Herstellerfirma mit den Antworten von Probanden, die im Forschungsprogramm zufällig ermittelt wurden, kann dazu führen, dass sich beide Aussagen gegenseitig objektivieren.

In der randomisierten prospektiven Studie werden vier zentrale Fragen gestellt:

1. Verbessert Cellagon Aurum die Lebensqualität?
2. Ergibt sich nach langjähriger Beobachtung bei Benutzern von Cellagon Aurum eine Lebensverlängerung und ist diese vorhersagbar durch die Verbesserung der Lebensqualität (d. h. leben die Personen länger, die schon in der Untersuchung eine deutliche Verbesserung der Lebensqualität aufweisen)?
3. Was ist die optimale Menge, zunächst gemessen an der Lebensqualität und später ermittelt an den Überlebensdaten? Ab welcher Menge beginnt eine nachweisliche Wirkung? Deckt sich die optimale Menge mit der Empfehlung des Herstellers oder liegt sie in einem anderen Bereich?
4. Wirkt die Mehrfachbefragung (die einen Lerneffekt hin zu gesundem Verhalten auslösen kann) mit dem Effekt der Einnahme von Cellagon Aurum synergistisch für die Verbesserung der Lebensqualität?

Zusammenstellung der randomisierten Studie

Derzeit bekommen 104 Personen Cellagon Aurum und 104 Personen sind in der Kontrollgruppe. Beide Gruppen waren zu Beginn streng vergleichbar nach Alter, Geschlecht, Zigaretten- und Alkoholkonsum, Ernährungsgewohnheiten und dem Grad der Selbstregulation, ebenso in Hinblick auf physische Risikofaktoren wie Blutdruck, Übergewicht, familiäre Belastung für Krebs oder Herzinfarkt usw. Wenn es sich um Krebspatienten handelt, ist eine Vergleichbarkeit nach Alter, Geschlecht, Tumorart, Tumorausbreitung und medizinischer Therapie gegeben. Die 104 Personen verteilen sich in jeder der beiden Gruppen auf: a) 25

Personen mit hohem Herz-Kreislaufrisiko, b) 24 Krebspatienten, c) 23 Personen mit hohem Krebsrisiko (z. B. Zigarettenrauchen, Fehlernährung oder familiäre Belastung), d) 32 Personen im hohen Alter (über 80 Jahre), die noch körperlich relativ gesund sind. Alle 208 Personen in der randomisierten Studie zeigten zu Beginn eine sehr schlechte Lebensqualität (z. B. anhaltendes Unwohlsein). D. h., sie hattten eine sehr geringe Punktzahl auf dem Fragebogen zur Messung der Lebensqualität (siehe Anhang).

Im Hinblick auf die Mengenempfehlung wurde den Probanden mitgeteilt, die Anfangs- und Erhaltungsmenge des Herstellers einzunehmen (in den ersten drei Monaten 20 ml verteilt auf zweimal 10 ml vor oder nach dem Essen, während danach täglich je 10 ml ausreichen), aber auch die Empfehlung ausgesprochen, dass sich die Probanden am eigenen Bedarf ausrichten sollen. Ebenfalls wurde empfohlen, dass die Tagesmenge zunächst nicht überstiegen werden sollte. Dies war aus zwei wissenschaftlichen und ethischen Gründen notwendig:

a) Die empfohlene Menge ist noch nicht rechnerisch auf ihr Optimum bestimmt worden, ist also ein reiner Erfahrungswert des Herstellers.

b) Gerade wenn sich unterschiedliche Dosierungen ergeben, kann mit statistischen Methoden die optimale Menge errechnet werden.

Messinstrumente

Vor der Behandlung mit Cellagon Aurum bekamen die Kontrollgruppe und die Experimentalgruppe den *Fragebogen zur Erfassung der Lebensqualität* (siehe Anhang). Der Fragebogen zur Erfassung der Lebensqualität wird in regelmäßigen Abständen zwischen einem und zweieinhalb Monaten vorgelegt.

Überdies werden die Berater der Herstellerfirma gebeten, von jedem Befragten der dritten Gruppe frei in einigen Sätzen schriftlich festzuhalten, welche positiven Wirkungen, aber auch negative Nebenwirkungen von den Probanden jeweils angegeben werden und zwar nach folgendem Muster:

Haben Sie positive Wirkungen von Cellagon Aurum erlebt, wenn ja welche?

Haben Sie negative Wirkungen von Cellagon Aurum erlebt, wenn ja welche?

Vergleichbarkeit der Wirkung von Cellagon Aurum mit Faktoren, die ein hohes und gesundes Alter mitbestimmen

Bisherige Auswertungen zeigen, dass die Einnahme von Cellagon Aurum Faktoren, die mit dem Fragebogen zur Erfassung der Lebensqualität (siehe auch die Tabelle im Anschluss an diesen Fragebogen) erfasst werden und die auch die Vorhersage eines gesunden und erfolgreichen Alterns ermöglichen, positiv verändert.

Vorläufige Ergebnisse

Die nachfolgende Tabelle zeigt die Veränderungen der Differenzen zwischen dem Durchschnitt der ersten drei und dem Durchschnitt der weiteren acht Messungen auf dem Fragebogen zur Erfassung der Lebensqualität unter Einfluss von Cellagon Aurum und den Effekten der Mehrfachmessungen (Datenerfassung: Juli 2000 – Mai 2002):

Die Tabelle zeigt folgende Ergebnisse:

1. Die Konsumenten von Cellagon Aurum steigern ihre Punktzahl von Minus- in Pluswerte wesentlich häufiger als die Kontrollgruppen. Auch der Rückfall in höhere

Personen schwach oder stark im Minus oder leicht im Plus	Durchschnittswerte nach acht Messungen in 20 Monaten (Messung im Abstand von 2,5 Monaten)					Anteil Männer Anteil Frauen
Durchschnitt der Punktzahl nach den ersten drei Messungen im monatlichen Abstand	N	Hoch im Minus	Mittelhoch im Minus	Mittelhoch im Plus	Hoch im Plus	
Cellagon-Aurum-Konsumenten stark im Minus (−2,5 bis −5) Durchschnitt: 3,8	40	11 (27,5%) d. P.: −3,5 d. Td.: 8 ml	8 (20%) d. P.: −2,2 d. Td.: 10 ml	15 (37,5%) d. P.: +3,2 d. Td.: 18 ml	6 (15%) d. P.: +3,6 d. Td.: 30 ml	17 23
Cellagon-Aurum-Konsumenten mittelstark im Minus (−1 bis −2,5) Durchschnitt: −2,1	43	2 (4,6%) d. P.: −2,6 d. Td.: 7 ml	12 (27,9%) d. P.: −2,1 d. Td.: 9 ml	18 (41,9%) d. P.: +2,3 d. Td.: 12 ml	11 (25,6%) d. P.: +3,9 d. Td.: 25 ml	22 21
Cellagon-Aurum-Konsumenten schwach im Plus (0 bis +1,5) Durchschnitt: 0,9	41	0 (0%) d. P.: 0 d. Td.: 0	1 (2,4%) d. P.: −1,0 d. Td.: 10 ml	15 (36,6%) d. P.: +2,3 d. Td.: 10 ml	25 (61%) d. P.: +4,5 d. Td.: 20 ml	18 23
Kontrollgruppe stark im Minus (−2,5 bis −5) Durchschnitt: −3,5	41	23 (56,1%) d. P.: −3,9	11 (26,8%) d. P.: −2,4	4 (9,8%) d. P.: +1,2	3 (7,3%) d. P.: +3,6	20 21
Kontrollgruppe mittelstark im Minus (−1 bis −2,5) Durchschnitt: −2,2	42	5 (11,9%) d. P.: −2,5	26 (61,9%) d. P.: −1,8	7 (16,7%) d. P.: +2,2	4 (9,5%) d. P.: +4,0	20 22
Kontrollgruppe schwach im Plus (0 bis +1,5) Durchschnitt: 1,0	41	2 (4,9%) d. P.: −2,8	4 (9,7%) d. P.: −2,4	28 (68,3%) d. P.: +1,1	7 (17,1%) d. P.: +3,6	18 23
Kontrollgruppe mit nur drei Anfangsmesungen stark im Minus (−2,5 bis −5) Durchschnitt: −3	40	37 (92,5%) d. P.: −3,6	2 (5%) d. P.: −2,4	1 (2,5%) d. P.: +1,5	0	20 20
Kontrollgruppe mit nur drei Anfangsmesungen Mittelstark im Minus (−1 bis −2,5) Durchschnitt: −2,1	43	17 (39,5%) d. P.: −3,3	24 (55,8%) d. P.: −2,4	2 (4,6%) d. P.: +1,3	0	20 23
Kontrollgruppe mit nur drei Anfangsmesungen schwach im Plus (0 bis +1,5) Durchschnitt: 1,1	41	6 (14,6%) d. P.: −3,7	10 (24,4%) d. P.: −2,3	24 (58,0%) d. P.: +0,9	1 (2,4%) d. P.: +3,6	19 22

Erläuterung: d. P. = durchschnittliche Punktzahl d. Td. = durchschnittliche Tagesdosis

Alle Gruppen sind hinsichtlich des Alters vergleichbar

Minuswerte ist in der Cellagon-Gruppe geringer als in der Kontrollgruppe.

2. In der Gruppe der Cellagon-Konsumenten besteht in Bezug auf die Effektivität der Veränderung (d. h. der Punktzahlverbesserung) eine deutliche Dosis-Wirkungsbeziehung. D. h., die durchschnittliche Tagesdosis ist bei stärksten Veränderungen auch die höchste.

3. Bei der optimalen Veränderung aus der schlechtesten Ausgangsposition wurde eine höhere Tagesdosis benutzt als bei der optimalen Veränderung bei Personen, die nach den ersten drei Messungen durchschnittlich im Minus standen.

4. Kontrollgruppen, bei denen nur drei Messungen durchgeführt wurden, bleiben wesentlich häufiger in den Minusgruppen und verschlechtern sich häufiger in einer Nachuntersuchung von 20 Monaten, d. h., sie haben dann mehr Minuspunkte als im Durchschnitt der ersten drei Messungen.

5. Wenn die Kontrollgruppen mit achtfachen Nachmessungen mit den Kontrollgruppen, in denen nur drei Messungen im Abstand von einem Monat durchgeführt wurden, verglichen werden, zeigt sich, dass die achtfachen Nachmessungen einen deutlichen Lerneffekt ausüben.

6. Die Ergebnisse zeigen also, dass sowohl der Lerneffekt und auch Cellagon Aurum Wirkungen zur Verbesserungen der Lebensqualität entfalten.

7. Betrachtet man die höchste Effektivität, nämlich den Übergang von Minus- oder leichten Pluswerten in hohe Pluswerte, dann zeigt sich, dass Cellagon Aurum in allen drei Gruppen (124 Personen) diesen Effekt in 42 Fällen (33,9 %) erreicht, während die Kontrollgruppe, in der nur weitere achtfache Messungen durchgeführt wurden, dieses „Ziel" vierzehnmal erreicht (11,3 %). Also erzielt Cellagon Aurum etwa einen dreifach stärkeren Effekt. Betrachtet man nun die zweite Kontrollgruppe, in der ursprünglich nur dreifache Messungen im Abstand von zwei Monaten durchgeführt wurden, aber nicht weitere acht Messungen in größeren Zeiträumen (Abstand von zweieinhalb Monaten), dann zeigt sich, dass in dieser Gruppe nur 0,8 % das Ziel, von negativen in hohe Pluswerte zu gelangen, erreicht (1 : 124). Die Wirkung ist hier zugunsten von Cellagon Aurum also um das zweiundvierzigfache höher. Offensichtlich wird beim mehrfachen Beantworten der Fragebögen ein Lerneffekt erzielt, z. B. aufgrund der Frage *„Wie reguliere ich mich selbst?"*. Cellagon Aurum wirkt möglicherweise auf die Zellen, also rein biologisch, und erzielt auf diesem Wege eine gewissen Effekt. Die verbesserte Selbstregulation verläuft über soziale Lernprozesse und eine Modifikation des Verhaltens und erzielt ebenfalls einen gewissen Effekt. Wenn beides zusammentrifft, also eine verbesserte Selbstregulation und eine Wirkung auf die Zelle, scheinen sich synergistische Effekte einzustellen.

8.4.2 Eunova Forte und gesundes Altern: eine prospektive Interventionsstudie

Wir haben eine prospektive 10-Jahres-Studie an sehr alten, aber noch aktiven und gesunden Bürgern durchgeführt, die schon retrospektiv über viele Jahre das Multivitamin- und Mineralpräparat Eunova Forte einnahmen. Unter Berücksichtigung des Grads der

Selbstregulationsfähigkeit, der Ernährungsqualität sowie des täglichen Konsums von Zigaretten und Alkohol konnte gezeigt werden, dass die Personen, die regelmäßig oder hoch dosiert nach Bedarf Eunova Forte einnahmen, signifikant länger lebten. Die Wirkungen scheinen besonders über zwei Bahnen zu laufen: a) Reduktion von seelisch-körperlicher Erschöpfung und b) Hilfe bei der Überwindung von Erkältungs- und Infektionskrankheiten. Die Ergebnisse wurden bereits publiziert [29].

8.5 Langzeiteffekte der Psychotherapie und psychologischen Beratung

In unterschiedlichen Studien wurden psychotherapeutische Effekte in der Regel kurzfristig gemessen. Es fehlt die Erfassung von Langzeiteffekten, die sich auf einen Zeitraum von über 10, 20 oder 30 Jahren nach der Therapie beziehen und Daten wie beispielsweise die Mortalität. Zur Überprüfung der Langzeiteffekte des Autonomietrainings wurde u. a. der hier dargestellte Fragebogen 1–6 Monate nach dem Training eingesetzt. Nach zehn und mehr Jahren nach dem Training wurden die Todesursachen und Krankheitsinzidenzen ebenso erfasst wie Daten der noch relativ gesund gebliebenen Personen. Es zeigte sich ein deutlicher Zusammenhang zwischen der angegebenen Bewertung der Intervention und den später aufgetretenen Erkrankungen. Je geringer die positive Bewertung gewesen ist, desto häufiger traten chronische Erkrankungen auf. Die Güte der Bewertung wurde in drei Kategorien erfasst: 0–3 äußerst schwache bis schwache Bewertung; 4–5 eher schwache Bewertung; 6–7 starke bis äußerst starke Bewertung. Anhand dieser Ergebnisse kann die Langzeitwirkung von unterschiedlichen psychotherapeutischen Methoden unter der Annahme diskutiert werden, dass die angegebene Bewertungen von unterschiedlichen Interventionsmaßnahmen ähnliche Langzeitwirkungen aufweisen. Die Ergebnisse (siehe erste Tabelle mit den Durchschnittswerten) zeigen, dass Personen mit abgeschlossenen psychoanalytischen Interventionen die relativ besten Ergebnisse aufweisen, gefolgt von der Verhaltenstherapie. Andere Psychotherapien scheinen weniger effektiv zu sein, ebenso wie unterschiedliche Persönlichkeitstrainingsmaßnahmen in Managementfortbildungen. Ganz am Ende der Palette der Wirksamkeit steht das sogenannte Motivationstraining, das in der Regel in großen Gruppen durchgeführt wird. Dabei redet in der Regel ein Motivationstrainer auf die Gruppe permanent ein, um bei den Personen eine Einstellungsänderung herbeizuzwingen.

Das Autonomietraining weist die größten positiven Veränderungen auf. Da alle Befragungen nach der Beendigung der Therapie erfasst wurden, liegt hier möglicherweise ein Bias zugunsten des Autonomietrainings vor, weil das Autonomietraining am kürzesten dauert, so dass die positiven Erfahrungen in der einen Therapiesitzung keine Chance haben, in der nächsten Sitzung zu desillusioniert zu werden. Dagegen spricht aber die Erfahrung mit den Motivationstrainings, die in der Regel auch nur ein Wochenende dauerten und äußerst schlechte Ergebnisse aufwiesen.

Offensichtlich gibt es auch große Qualitätsunterschiede hinsichtlich des Persönlichkeitstrainings bei Managementkursen. So haben wir beispielsweise die erlebten Effekte des von Walter Kauffmann aus München entwickelten *Blocktrainings* (die Kurse werden am österreichischen Mondsee durchgeführt) an über 900 Personen mit dem *Fragebogen zur Überprüfung der Langzeiteffekte von psychotherapeutischen Interventionen und Therapiemaßnahmen* (siehe unten) schriftlich untersucht. Die Ergebnisse des einwöchigen Seminars, das als Persönlichkeitstraining durchgeführt wird, waren hervorragend, durchaus vergleichbar mit dem Autonomietraining und in einigen Punkten auch besser.

Fragebogen zur Überprüfung der Langzeiteffekte von psychotherapeutischen Interventionen und Therapiemaßnahmen

Der Fragebogen dient zur Erforschung der Langzeiteffekte von psychotherapeutischen Interventionen und Trainingsmaßnahmen. Die Probanden werden gebeten, alle Fragen so weit wie möglich wahrheitsgemäß zu beantworten. Es soll nur ein Kreuz pro Zeile gemacht werden.

1. Alter

2. Geschlecht

3. Beruf

4. In welchem Jahr war das Training/die Therapie?

5. Wie beurteilen Sie die Qualität des Trainings insgesamt?

   0 = äußerst schlecht, 1 = sehr schlecht, 2 = schlecht, 3 = eher schlecht als gut, 4 = eher gut als schlecht, 5 = gut, 6 = sehr stark, 7 = ausgezeichnet

6. Erleben Sie nach dem Training bis heute nachhaltige positive Wirkungen? Wie stark ausgeprägt sind diese?

   0 = äußerst schlecht, 1 = sehr schlecht, 2 = schlecht, 3 = eher schlecht als gut, 4 = eher gut als schlecht, 5 = gut, 6 = sehr stark, 7 = ausgezeichnet

In welchen Bereichen wurde nachhaltig positive Wirkung des Trainings erlebt?

7. Stärkung des Selbstvertrauens: Wie stark ausgeprägt?

   0 = äußerst schlecht, 1 = sehr schlecht, 2 = schlecht, 3 = eher schlecht als gut, 4 = eher gut als schlecht, 5 = gut, 6 = sehr stark, 7 = ausgezeichnet

8. Besserer Zugang zu Gefühlen: Wie stark ausgeprägt?

   0 = äußerst schlecht, 1 = sehr schlecht, 2 = schlecht, 3 = eher schlecht als gut, 4 = eher gut als schlecht, 5 = gut, 6 = sehr stark, 7 = ausgezeichnet

9. Erfolgreichere Problemlösung im Berufsleben. Wie stark ausgeprägt?

   0 = äußerst schlecht, 1 = sehr schlecht, 2 = schlecht, 3 = eher schlecht als gut, 4 = eher gut als schlecht, 5 = gut, 6 = sehr stark, 7 = ausgezeichnet

10. Erfolgreichere Problemlösung im zwischenmenschlichen Bereich: Wie stark ausgeprägt?

    0 = äußerst schlecht, 1 = sehr schlecht, 2 = schlecht, 3 = eher schlecht als gut, 4 = eher gut als schlecht, 5 = gut, 6 = sehr stark, 7 = ausgezeichnet

11. Erfolgreiche Lösung persönlicher Probleme: Wie stark ausgeprägt?

    0 = äußerst schlecht, 1 = sehr schlecht, 2 = schlecht, 3 = eher schlecht als gut, 4 = eher gut als schlecht, 5 = gut, 6 = sehr stark, 7 = ausgezeichnet

12. Steigerung des Wohlbefindens: Wie stark ausgeprägt?

    0 = äußerst schlecht, 1 = sehr schlecht, 2 = schlecht, 3 = eher schlecht als gut, 4 = eher gut als schlecht, 5 = gut, 6 = sehr stark, 7 = ausgezeichnet

13. Verringerung von Symptomen wie z. B. Angst, Depressionen, Schmerzzustände usw.: Wie stark ausgeprägt?

    0 = äußerst schlecht, 1 = sehr schlecht, 2 = schlecht, 3 = eher schlecht als gut, 4 = eher gut als schlecht, 5 = gut, 6 = sehr stark, 7 = ausgezeichnet

14. Anregung der Eigenverantwortung, Eigeninitiative und Eigenkompetenz in der alltäglichen Problemlösung: Wie stark ausgeprägt?

    0 = äußerst schlecht, 1 = sehr schlecht, 2 = schlecht, 3 = eher schlecht als gut, 4 = eher gut als schlecht, 5 = gut, 6 = sehr stark, 7 = ausgezeichnet

15. Haben Sie nach dem Training nachhaltig negative Wirkungen erlebt (Angstzustände, Depressionen, innere Verzweiflung, Hilflosigkeit usw.): Wie stark ausgeprägt?

    0 = äußerst schlecht, 1 = sehr schlecht, 2 = schlecht, 3 = eher schlecht als gut, 4 = eher gut als schlecht, 5 = gut, 6 = sehr stark, 7 = ausgezeichnet

Durchschnittswerte für 11 Kriterien der psychotherapeutischen Wirkung im Vergleich unterschiedlicher Interventionsmaßnahmen

Bezieht sich auf Frage Nr.	Psychoanalyse	Verhaltenstherapie	andere Psychotherapien	Motivationstraining	Persönlichkeitstraining/Managementtraining	Autonomietraining
[N]	998	526	839	696	752	764
5	4,1	3,0	3,3	2,8	3,2	6,0
6	3,9	1,7	3,1	1,2	2,4	5,5
7	4,7	1,8	3,5	1,4	2,0	4,9
8	4,1	3,0	2,4	2,9	3,5	4,8
9	3,2	4,3	2,7	2,0	3,4	4,9
10	3,8	3,2	3,4	1,3	2,5	5,6
11	4,9	3,7	2,1	2,6	2,7	6,1
12	3,1	3,6	2,9	1,1	1,1	5,8
13	3,6	2,9	2,3	3,6	3,0	5,5
14	4,7	4,3	2,9	3,6	3,1	6,0
15	2,3	4,7	3,0	1,8	3,5	6,8

8.5 Langzeiteffekte der Psychotherapie und psychologischen Beratung

Angegebene Intensität der Beurteilung psychotherapeutischer Wirkung

	Psycho-analyse	Verhaltens-Therapie	andere Psycho-therapien	Motivations-training	Persönlichkeits-training/Manage-menttraining	Autonomie-training
N	998	526	839	696	752	764
Intensität der angegeben Wirkung der therapeutischen Intervention						
0–3	10,2 %	83,6 %	89,3 %	94,4 %	90,7 %	5,6 %
4–5	81,1 %	13,3 %	8,2 %	4,9 %	7,7 %	25,1 %
6–7	8,7 %	3 %	2,5 %	0,7 %	1,6 %	69,2 %
Geschlecht: männlich	49,2 %	61,5 %	34,5 %	60,9 %	56,1 %	51,1 %
Durchschnittsalter zum Zeitpunkt der Befragung (80 % zwischen 35 und 60 Jahre)	45,8	46,3	46,2	47,1	56,1	44,4
Angestellte	70 %	65 %	69 %	65 %	56,3 %	73 %
Selbständige	21 %	14 %	13 %	18 %	16,2 %	17,2 %

Intensität der angegeben Wirkung der therapeutischen Intervention: 0–3 äußerst schwache bis schwache Veränderung; 4–5 eher schwache Veränderung ; 6–7 starke bis äußerst starke Veränderung

Wie bereits erwähnt, schneidet das Autonomietraining in der Bewertung 1–6 Monate nach der Beendigung der Intervention am besten ab, gefolgt von der Psychoanalyse.

Aus den Ergebnisse lässt sich schlussfolgern:
1. Die These, dass Psychotherapie unabhängig von der therapeutischen Schule wirksam ist, kann nicht aufrecht erhalten werden.
2. Für die Effektivität der Langzeitwirkung ist offensichtlich ein Bündel von interaktiven Faktoren notwendig, die am ehesten im Autonomietraining vorkommen (aber offensichtlich auch in anderen Trainingsmaßnahmen, wie z. B. in Walter Kaufmanns Blocktraining).

Als wirksames Interaktionsbündel von Faktoren im Autonomietraining erweist sich die zeitlich enge Verknüpfung von Analyse, Diagnose und der Anregung von alternativem Verhalten auf der Kompetenzebene des Individuums, die starke Berücksichtigung der individuellen Psychodynamik, der einmaligen Bedürfnisstruktur sowie der individuellen Fähigkeiten, ein alternatives Verhalten kompetent verwirklichen zu können.

Wie wichtig es ist, die individuellen Fähigkeiten für die kompetente Ausübung von Trainingsmaßnahmen zu berücksichtigen, zeigen die Ergebnisse der Visualisierungstechniken nach Simenton. Personen, die eine hohe Gabe haben, sich die Bilder, die im Simenton-Training vorgeschlagen werden, erlebnis- oder realitätsnah vorzustellen, erzielen ein weitgehend besseres Ergebnis, als Personen, die keine Fähigkeit zur Visualisierung haben, aber sich dazu zwingen wollen. Das negative Ergebnis verschlechtert alle Ergebnisse von Simenton. Würden nur Personen trainieren, die eine Gabe zur Visualisierung besitzen, dann wären die Effekte weitgehend besser.

Zusammenhang zwischen Erlebnis- und Imaginationsfähigkeit und dem Krankheitsverlauf bei angewandten Visualisierungstechniken gegen Krebs nach Simenton

	Visualisierungstechnik gegen Krebs nach Simenton	Kontrollgruppe
Gruppe 1: Die Personen glaubten vor dem Training, keine Krebszellen im Körper zu haben bzw. solche hervorragend kontrollieren zu können. Beim als Prophylaxe gedachtem Training kam das schockartige Erwachen, im Körper seien doch bösartige Krebszellen, gegen die man gewaltsam angehen muss.	durchschnittliche Überlebenszeit in Jahren: 8,3	durchschnittliche Überlebenszeit in Jahren: 12,9
Gruppe 2: Die Personen erfahren in der Visualisierung, die mit der Absicht durchgeführt wird, die bösartigen Krebszellen zu bekämpfen, dass die Krebszellen in der Vorstellung mächtiger sind, z. B. als das Immunsystem. Diese Erfahrung führt zu Hilflosigkeit.	durchschnittliche Überlebenszeit in Jahren: 4,5	durchschnittliche Überlebenszeit in Jahren: 7,9
Gruppe 3: Die Personen erleben Erfolg in der Vorstellung, dass die Krebszelle besiegt und kontrolliert werden könne.	durchschnittliche Überlebenszeit in Jahren: 14,7	durchschnittliche Überlebenszeit in Jahren: 8,2
Gruppe 4: Die Personen haben trotz intensiver Übung keine Fähigkeit, ihre Vorstellungskraft anzuregen.	durchschnittliche Überlebenszeit in Jahren: 7,6	durchschnittliche Überlebenszeit in Jahren: 7,8
Gruppen 1 bis 4	durchschnittliche Überlebenszeit in Jahren: 8,8	durchschnittliche Überlebenszeit in Jahren: 9,2

Die jeweiligen Vergleichsgruppen sind nach Alter, Geschlecht, Tumorart, Tumorausbreitung, medizinischer sowie alternativer Behandlung vergleichbar. Anzahl der Teilnehmer, jeweils in Visualisierungs-/Kontrollgruppe: Gruppe 1: 65/65, Gruppe 2: 53/53, Gruppe 3: 108/108, Gruppe 4: 47/47.

Die Ergebnisse zeigen, wie wichtig es ist, bestimmte psychologische Behandlungsweisen nicht einfach unkritisch in dem naiven Glauben anzubieten, dass die Behandlung bei allen Wahrnehmungs- und Erlebnisstrukturen gleich wirken müsste. Die zwei ersten Gruppen lebten bedeutend kürzer nach der Simentonschen Visualisierungstherapie, weil sie bei ihnen offenbar streng kontraindiziert ist. Dem Visualisierungstraining können nur diejenigen Personen zugeführt werden, die bezüglich ihrer Erlebnisstruktur und Vorstellungskraft die angemessene Disposition mitbringen, und das waren insgesamt 39,6 % aller Krebspatienten, die sich für die Simentonsche Methode interessierten. Die anderen 60 % waren absolut ungeeignet.

8.6 Zur Psychodynamik der erlebten Gottesbeziehung

Es scheint im menschlichen Geist einerseits ein fest verankertes Bedürfnis nach einer beziehungsreichen Nähe zu Gott zu geben, andererseits aber auch ein ausgeprägtes Bedürfnis nach der Negation Gottes, der im Denken und Erleben als überflüssig und als die menschliche Autonomie einengend angesehen wird. Zwischen diesen zwei Erlebnispolen des menschlichen Geistes scheint ein dialektisches Verhältnis zu bestehen, dass sich in der Form von These, Antithese und Synthese entwickeln könnte. Die These könnte beispielsweise lauten: „Der Mensch ist Teil des universellen göttlichen Systems, hat ein Bedürfnis nach Gottes Liebe und verbessert sein Wohlbefinden, seine Problemlösungsfähigkeit und universelle Liebesfähigkeit im engen Kontakt zu Gott. Dabei bleibt der Mensch autonom, gewinnt aber mehr Energie." Die Antithese könnte lauten: „Der Mensch kann erst dann autonom und frei sein, wenn er Abstand von der Gottesillusion nimmt und der Realität ins Auge schauen lernt. Wenn sich der Mensch auf seine eigenen Kräfte besinnt, wird er viel kreativer und effektiver in der Problemlösung sein, als wenn er in illusionärer Gottesabhängigkeit bleibt." Das Widerspiel von These und Antithese kann historisch und individuell analysiert werden. Durch unterschiedliche individuelle und soziale Erlebnisse könnten gegenseitige Korrekturen und dadurch eine Synthese entstehen. Letztlich wird die Geschichte zeigen, ob eine materialistische Welt, die Gott negiert und selbst die absolute Intelligenz anstrebt, überlebensfähig ist, oder eine Welt, die glaubt, in der Gottesbeziehung mehr evolutionäre Vorteile zu erlangen. Unsere empirischen Beobachtungen im Rahmen der Gesundheitsmedizin sprechen jedenfalls gegen die atheistische Antithese.

Wir untersuchten, ob zwischen spontaner Religiosität bzw. überzeugtem Atheismus und der Realisierung individueller Lebensziele ein Zusammenhang besteht. Zu dem Zeitpunkt, als wir die Fragen für die nachfolgende Statistik stellten, waren alle Probanden älter als 75 Jahre. Die Einordnung nach den Kriterien religiös/atheistisch wurde jedoch 20 Jahre zuvor vorgenommen.

Die Ergebnisse zeigen eindeutig, dass das Gefühl einer Lebenserfüllung häufiger bei spontan religiösen Personen ausgeprägt ist.

Bei der Befragung von spontan religiösen Christen nach ihrem erlebten Gottesbild werden die folgenden sieben Kriterien immer wieder angegeben:

Gott ist die Quelle.

1. der absoluten Liebe,
2. der absoluten Gerechtigkeit,
3. der absoluten Intelligenz, mit absolutem Bewusstsein,
4. der absoluten Energie,
5. der absoluten funktionalen und strukturellen Konstruktion (der Fähigkeit,

		spontan Religiöse mit ausgeprägtem Gefühl, Gott zu lieben und von Gott geliebt zu werden		materialistische Atheisten mit ausgeprägter Gottesverachtung	
		Jugoslawien N = 131	Deutschland N = 681	Jugoslawien N = 503	Deutschland N = 2794
gesund bis zum 75. Lebensjahr		80,9 %	86,8 %	2,2 %	6,9 %
Alle Ziele, die die Person wirklich anstrebte, wurden bis jetzt erreicht.	Selbstbeurteilung	89,3 %	67,8 %	6,8 %	2,9 %
	Befragung der Angehörigen*	90,8 %	68,9 %	7,8 %	2,9 %
Im Leben kam fast immer alles anders, als die Person es erwartet und geplant hatte und meistens in negativer, unerwartet ungünstiger Richtung.	Selbstbeurteilung	9,9 %	10,6 %	80,7 %	70,2 %
	Befragung der Angehörigen*	8,4 %	3,8 %	80,9 %	82,9 %
Alles Zufällige, Schicksalhafte, Spontane im Leben der Person ging in eine positive Richtung und entsprach ihrem Wesen und tiefsten Bedürfnissen.	Selbstbeurteilung	88,5 %	87,2 %	3,4 %	7,7 %
	Befragung der Angehörigen*	90,8 %	85,7 %	3,8 %	9,4 %
Die Person entwickelte innere Zufriedenheit, sowohl gefühls-, als auch erkenntnismäßig.	Selbstbeurteilung	95,4 %	90,5 %	3,6 %	3,7 %
	Befragung der Angehörigen*	87 %	89,4 %	3,2 %	4,6 %

*Befragt wurden Angehörige, die lange mit der Person zusammengelebt hatten.

Funktionen zu beeinflussen und materielle Strukturen zu bilden),

6. der absoluten Freiheit (also auch der Freiheit des Menschen, sich für unterschiedliche Denk- und Verhaltensweisen entscheiden zu können, sowohl für Individuen als auch für gesellschaftliche Gruppen),

7. der Garant für sinnhaft gesteuerte Entwicklung.

Wir sind zu folgender Auffassung gelangt: Je größer die Neigung einer Person ist, von physischen Faktoren oder in sozialen Beziehungen langfristig abhängig zu sein, desto instabiler ist ihre subjektiv erlebte Beziehung zu Gott. Unterschiedliche Menschen und soziale Organisationen gehen unterschiedliche Mensch-Gott-Beziehungen ein, die vom materialistischen Atheismus über dogmatische oder fanatische Religiosität bis hin zu spontan erlebten, intelligenten Religiosität reichen. Auf die unterschiedlichen Formen der Mensch-Gott-Beziehung folgen im System vorprogrammierte Konsequenzen. Wir meinen, dass je nachdem, wie die Konsequenzen begriffen und verarbeitet werden, entweder eine dialektische Entwicklung des Menschen und der Gesellschaft hin zu den Idealen, die Gott zugeschrieben werden, erfolgt oder eine weitere Stabilisierung von Verhaltensweisen mit negativen Folgen, die möglicherweise bis hin zur Systemzerstörung führen können. Wir haben die starke Vermutung, dass davon das individuelle biographische Schicksal als auch die menschliche Geschichte im Ganzen abhängt.

Das Autonomietraining hat unter anderem die Aufgabe, menschliche Abhängigkeiten aufzulösen und die Nachwirkungen von Erlebnissen, die die Selbstregulation nachhaltig verhindern, aufzuheben. Darüberhinaus soll es Bedingungen für eine Wohlbefinden erzeugende und Sinnerfüllung ermöglichende Entwicklung kreieren. Solche Maßnahmen können der erste Schritt sein für eine individuelle Befreiung: Energiezuwachs, positive Anregung der Gesundheit, Wachstum der Intelligenz durch Aktivierung des Unbewussten und Steigerung der Fähigkeit, sinnvolle Zusammenhänge zu finden. Und zur Annäherung der eigenen Verhaltensziele an als göttlich empfundene Ideale: Freiheitsliebe, Toleranz, Gerechtigkeit und Liebesfähigkeit.

Hinsichtlich der Mensch-Gott-Beziehung konnten wir vier interaktive Verhaltensmuster unterscheiden und deren Auswirkung auf die Lebenszeit feststellen:

1. Personen, die spontan religiös sind und das Leben nach dem Tod überaus hoch bewerten, doch deren Wohlbefinden und die Motivation, im Hier und Jetzt zu leben, gering ausgeprägt ist, erreichen durchschnittlich ein Alter von 56 Jahren (Schwankung zwischen 41 und 64 Jahren). Dies beobachteten wir bei 356 Personen.

2. Personen, die ebenfalls eine spontane Gottesbeziehung mit einer ausgeprägten Liebe zu Gott haben, aber auch im Hier und Jetzt hochmotiviert und sehr gerne leben, erreichen ein Durchschnittsalter von 87 Jahren. Dies stellten wir bei 183 Personen fest.

3. Atheistische Personen, die Gott verachten, aber sich auch im Hier und Jetzt schlecht regulieren und ungern leben, erreichen ein Durchschnittsalter von 57 Jahren. Dies konnten wir bei 95 Personen beobachten.

4. Atheistische Personen, die sich gut regulieren und gerne leben, erreichten ein Durchschnittsalter von 76 Jahren. Dies konnten wir bei 350 Personen feststellen.

Die Ergebnisse unserer Studie zeigen, dass eine deutliche Interaktion zwischen spontaner Religiosität, guter Selbstregulation und einem hohen Lebensmotiv besteht. In der Interaktion von Lebensmotiv und Gottesbeziehung werden offensichtlich Gesundheitsprozesse gesteuert. Ebenso steuern sich religiöse Menschen, die im Hier und Jetzt nicht gerne leben, hin zu einer kurzen Überlebenszeit.

9. Schlusswort

Dieses Buch bildet mit den zwei Büchern *Systemische Epidemiologie und präventive Verhaltensmedizin chronischer Erkrankungen. Strategien zur Aufrechterhaltung der Gesundheit* und *Autonomietraining. Gesundheit und Problemlösungen durch Anregung der Selbstregulation* (beide bei Walter de Gruyter, Berlin, erschienen) eine Einheit. Mit diesen Arbeiten wird der Versuch unternommen, ein neues und längst fälliges Fach zu begründen: die systemische Gesundheitsmedizin. Eine solche ist dazu verpflichtet, eine tragbare Theorie zu entwerfen, eine Methode zu finden, mit der mitursächliche Zusammenhänge bewiesen werden können, und eine effektive Intervention zu entwickeln, mit der unerwünschte, störende, gesundheitsschädigende Einflüsse in Richtung Wohlbefinden und Aufrechterhaltung der Gesundheit umgelenkt werden können. Die Ergebnisse unserer Studien zeigen, dass alle drei Aspekte soweit gediehen sind, dass tatsächlich von einem neuen Fach Gesundheitsmedizin die Rede sein kann. Die Gesundheitsmedizin erforscht die pathogenetischen Ursachen und v. a. ihre Wechselwirkungen und Synergieeffekte – sonst könnte nicht von einer systemischen Medizin die Rede sein. Gleichzeitig werden die Bedingungen für gesundes und erfolgreiches Altern und die Bedingungen für Genesung erforscht.

Somit kann eine Brücke im medizinischen Wissen und in der therapeutischen Intervention zwischen Krankheit und Gesundheit, zwischen dem Ist- und dem alternativ erwünschten Zustand geschlagen werden. Dies geschieht im Autonomietraining, und zwar immer auf der Kompetenzebene des Individuums, im Wissen, dass die Anregung zu mehr Selbstregulation am ehesten dort geschehen kann, wo die Eigenkompetenz und Selbstreflexion am stärksten gefordert sind.

Der Mensch ist nicht nur ein individueller Organismus, der denkt, handelt und fühlt, sondern er ist auch Teil eines ebenso komplexen sozialen Interaktionssystems. Auch soziale Gruppen und ganze Gesellschaftsformationen regulieren sich in der Interaktion mit einzelnen Menschen und erzielen dabei wünschenswerte oder katastrophale Ergebnisse. Aus diesem Grund haben wir einen erweiterten Begriff von Gesundheitsmedizin, der sich nicht nur auf die Krankheiten und Gesundheit des Individuums bezieht, sondern sich auch auf die interaktive Funktionshemmung und Problemlösungsunfähigkeit von gesellschaftlichen Gruppen und Institutionen konzentriert. Es ist schwer, sich ein völlig gesundes Individuum vorzustellen, das in kranken institutionellen Verhältnissen arbeitet.

Die Gesundheitsmedizin und das von ihr entwickelte Autonomietraining ist eine Aufforderung an jedes Mitglied der Gesellschaft und an alle gesellschaftlichen Institutionen, sich hinsichtlich Autonomie, Flexibilität, und der zu Wohlbefinden und Problemlösung nötigen Selbstregulationsfähigkeit zu überprüfen und dies mit einer permanenten

Übungs- und Weiterentwicklungsbereitschaft zu verbinden. Komplexe Systeme funktionieren einfach nicht so, dass ein einmal erreichtes Ziel für immer Wohlbefinden und Sicherheit garantiert. Eine ständiges Weiterentwickeln und Weiterarbeiten ist dringend notwendig.

Weil ich in so vielen Bereichen Missstände beobachtet habe, einerlei ob bei häufig unnötigen krankmachenden Konflikten oder beim Leistungsversagen von Fußmallmannschaften oder beim unkreativen und krankmachenden Leistungsdruck in Unternehmen, entwickle ich systemische Analysen und Interventionen, um soweit wie möglich Abhilfe zu schaffen. Warum durch wissenschaftliches Arbeiten und nicht durch bloßen Humanismus und Altruismus? Einfach deswegen, weil die Probleme in hoch komplexen Systemen so schwer zu analysieren und zu beeinflussen sind, dass es zu Problemerkennung und mindestens partiellen Verbesserung der Problemlösefähigkeit einer wissenschaftlichen Anstrengung bedarf. Ohne ein höchstes Differenzierungsniveau bleiben erkennbare Probleme und Lösungen verborgen. Die von uns entwickelte systemische interaktive, interdisziplinäre Medizin ist kein Dogma, sondern ein Denkmodell und Denkanstoß, in dem der selektive, autonome und sich selbst regulierende Leser – einerlei ob Wissenschaftler, Praktiker oder an medizinischen Themen interessierter Leser – für sich Wissen und Anregungen annimmt oder als unbrauchbar liegen lässt.

Ich glaube, dass in den drei Büchern viel Wissen aus der Wechselwirkungsforschung und systemischen Intervention dem Leser vermittelt wird, weiß aber auch, dass – aus meiner Sicht nötige – Wiederholungen stattfanden, die den Lernprozess aus unterschiedlichen Aspekten anstoßen und damit stabilisieren. Das Buch ist nicht nur als Fundus von Informationen gedacht, es soll für den Leser auch eine Art persönlicher Autonomietrainer werden. Viele Leser der ersten zwei Bücher berichteten mir, dass sie nach der Lektüre der Bücher ein sehr verlässliches Wissen über die Anregung der eigenen Selbstregulation erhalten haben. In einer Zeit, in der die Einzeldisziplinen eine immer größere Spezialisierung erfahren und sich damit Chancen und Risiken eröffnen, kann eine interdiziplinäre Integration nicht hoch genug eingeschätzt werden. Zu einer solchen Integrationsfähigkeit gehört natürlich nicht nur eine fundierte Ausbildung in unterschiedlichen Fachbereichen, sondern auch ein Gefühl für wesentliche Zusammenhänge und entscheidende Schnittpunkte.

Ich würde mich freuen, wenn es gelungen sein sollte, so unterschiedliche Bereiche des menschlichen Lebens wie medizinische Ursachenforschung, Gesundheitsforschung, Religiösität, Sport, Wirtschaft, Politik, Psychologie, Psychotherapie oder moderne Methodenlehre der Sozialforschung derart integriert zu haben, dass dies sowohl einen Gewinn für die geistige und kulturelle Orientierung bedeutet, als auch eine Anregung für die wissenschaftliche Theoriebildung gibt. Ich wünsche dem Leser viel Freude und vor allem Gewinn für seine Gesundheit und seine Kompetenz, individuelle und gesellschaftliche Probleme zu lösen.

10. Literatur

[1] Antonovsky, A.: Health, stress, and coping. San Francisco: Jossey Bass 1979

[2] Antonovsky, A.: Unraveling the mystery of health. San Francisco: Jossey Bass 1987

[3] Antonowsky, A.: Salutogenese. Tübingen: dgvt 1997

[4] Bischof, N.: Das Kraftfeld der Mythen. München: Piper 1996

[5] Eberhardt, R.: Monitoring klinischer Studien nach GCP. In: Pharm. Ind. 57 (1995) 295

[6] Eberhardt, R., M. Söhngen: Monitoring und Management klinischer Studien. Ein Handbuch für die Praxis, 2. Auflage. Aulendorf: Editio-Cantor Verlag 1999

[7] Eberspächer, H.: Motivation. Referat, gehalten auf dem 6. Europäischen Kongress für Ganzheitliche Zahnmedizin in Berlin 2001

[8] Ellis, E.: Humanistic Psychotherapy: the rational-emotive approach. New York: Julian Press 1973

[9] Ermer, W., M. Honer, H. Kley: Audit 2000. I: Qualitätssicherung in der klinischen Forschung – eine Standortbestimmung. In: Pharm. Ind. 62 (7) (2000) 486–491

[10] Ertel, M., G. Junghans, P. Ullsperger: Anforderungsbewältigung und Gesundheit bei computergestützter Büroarbeit. Forschungsbericht Fb 787 der Bundesanstalt für Arbeitsschutz und Arbeitsmedizin. Bremerhaven: Wirtschaftsverlag NW 1998

[11] Eysenck, H.-J., R. Grossarth-Maticek: Creative novation behaviour therapy as a prophylactic treatment for cancer and coronary heart disease: Part II – Effects of treatment. In: Behaviour Research and Therapy 29 (1991) 17–31

[12] Eysenck, H.-J.: Prediction of cancer and coronary heart disease mortality by means of a personality inventory: results of a 15-years follow-up study. In: Psychological Reports 72 (1993) 499–516

[13] Faltermeier, T., I. Kühnlein, M. Burda-Viering: Gesundheit im Alltag. Laienkompetenz in Gesundheitshandeln und Gesundheitsförderung. Weinheim: Juventa 1998

[14] Franke, A., M. Broda: Psychosomatische Gesundheit. Versuch einer Abkehr vom Pathogenese-Konzept. Tübingen: dgvt 1993

[15] French, J. R. P., R. D. Caplan, R. van Harrison: The mechanisms of job stress and strain. New York: Wiley 1982

[16] Frentzel-Beyme, R., R. Grossarth-Maticek: The interaction between risk factors and self-regulation in the development of chronic diseases. In: International Journal of Hygiene and Environmental Health 204 (2001) 81–88

[17] Gerken, G.: Manager – Die Helden des Chaos. Düsseldorf: Econ-Verlag 1992

[18] Grossarth-Maticek, R., H.-J. Eysenck, H. Rieder, L. Rakic: Psychological Factors as Determinants of Success in Football and Boxing: The Effects of Behaviour Therapy. International Journal of Sport Psychology 21 (3) (1980) 237–255

[19] Grossarth-Maticek, R.: Synergetic effects of cigarette smoking, systolic blood pressure, and psychosocial risk factors for lung cancer, cardiac infarct and apoplexy cerebri. In:

Psychotherapy and Psychosomatics 34 (1980) 267–272

[20] Grossarth-Maticek, R., P. Schmidt, H. Vetter, S. Arndt: Psychotherapy research in oncology. In: Steptoe, A., A. Matthews (Hg.), Health care and human behavior. New York: Academic Press 1984, 325–341

[21] Grossarth-Maticek, R., H.-J. Eysenck: Creative novation behaviour therapy as a prophylactic treatment for cancer and coronary heart disease: Part I – Description of treatment. In: Behaviour Research and Therapy 29 (1991) 1–16

[22] Grossarth-Maticek, R., H.-J. Eysenck: Personality, stress, and motivational factors in drinking as determinants of risk for cancer and coronary heart disease. In: Psychological Reports 69 (1991) 1027–1043

[23] Grossarth-Maticek, R., H.-J. Eysenck, P. Barret: Prediction of cancer and coronary heart disease as a function of method of questionnaire aministration. In: Psychological Reports 73 (1993) 943–959

[24] Grossarth-Maticek, R., H.-J. Eysenck, A. Pfeifer, P. Schmidt, G. Koppel: The specific action of different personlaity risk factors of cancer of the breast, cervix, corpus uteri and other types of cancer. A prospective investigation. In: Personality and Individual Differences 23 (1997) 949–960

[25] Grossarth-Maticek, R.: Systemische Epidemiologie und präventive Verhaltensmedizin chronischer Erkrankungen. Berlin: Walter de Gruyter 1999

[26] Grossarth-Maticek, R., H.-J. Eysenck, G. J. Boyle, J. Heep, S. D. Costa, I. J. Diel: Interaction of psycholgical and physical risk factors in the causation of mammary cancer, and ist prevention through psychological methods of treament. In: Journal of Clinical Psychology 56 (2000) 33–50

[27] Grossarth-Maticek, R.:. Autonomietraining. Berlin: Walter de Gruyter 2000.

[28] Grossarth-Maticek, R., H. Kiene, S. Baumgartner, R. Ziegler: Verlängerung der Überlebenszeit von Krebspatienten unter Misteltherapie (Iscador). In: Schweizerische Zeitung für Ganzheitsmedizin 13 (2001) 217–225

[29] Grossarth-Maticek, R., H. Vetter, B. Patz, A. Müller: Effekte der Langzeitsupplementierung mit einem Multivitamin/Mineralstoff/Spurenelement-Präparat auf Lebensalter und Gesundheitszustand. In: VitaMinSpur 2 (2001) 77–82

[30] Haken, H.: Erfolgsgeheimnisse der Natur. Synergetik: die Lehre vom Zusammenwirken, 4. Auflage. Stuttgart: Deutsche Verlags AG 1986

[31] Hellinger, B.: Ordnungen der Liebe, 2. Auflage. Heidelberg: Carl Auer Verlag 2000

[32] Hellrigl, M.: Es geht um alles. Aktivum – das Umweltmagazin. Oberösterreichische Akademie für Umwelt und Natur. Linz: Amt der oberösterreichischen Landesregierung, 31, 2001

[33] Heuft, G., A. Kruse, H. Radebold: Lehrbuch der Gerontopsychosomatik und Alterspsychologie. München: UTB 2000

[34] Hüther, G. et al.: Psychische Belastungen und neuronale Plastizität. Zeitschrift für Psychosomatische Medizin 42 (1996) 107–127

[35] Karasek, R. A., T. Theorell: Healthy Work: Stress, productivity, and reconstruction of working life. New York: BasicBooks 1990

[36] Knekt, P. et al.: Elevated lung cancer risk among persons with depressed mood. In: American Journal of Epidemiology 144 (1996) 1096–1102

[37] Lachuer, J. et al.: Differential early time course activation of the brain stem. Neuroendocrinology 53 (1991) 589–596

[38] Lehr, U., H. Thomae: Psychologie des Alterns. Wiesbaden: Quelle & Mayer 2000

[39] Marmot, M., J. Siegrist, T. Theorell, A. Feeney: Health and the psychosocial environment at work. In: Marmot, M., R. Wil-

kinson (Hg.): Social determinants of health. Oxford: Oxford University Press 1999, 105–131

[40] Meerwein, F.: Einführung in die Psychoonkologie. Bern: Huber 1981

[41] Moore, R.Y., F.E. Bloom: Central catecholaminergic neuron systems. Annual Review of Neuroscience 2 (1979) 113–168

[42] Mussmann, C., U. Kraft, K. Thalmann, M. Muheim: Die Gesundheit gesunder Personen. Einen qualitative Studie. SALUTE Forschungsprojekt (Personale und organisationale Ressourcen der Salutogenese). Zürich: Eidgenössische Technische Hochschule, Institut für Arbeitspsychologie, Bericht Nr. 2, 1993

[43] Pröll, U., D. Gude, M. Ertel: Gesundheitliche Auswirkungen flexibler Arbeitsformen – Theoretisch-methodisches Rahmenkonzept und Leithypothesen der Risikoabschätzung. Werkstattbericht aus dem Forschungsprojekt F5160 der Bundesanstalt für Arbeitsschutz und Arbeitsmedizin. Dortmund: sfs 2001

[44] Putnam, R. D.: Making democracy work: Civic traditions in modern Italy. Princeton: Princeton University Press 1992

[45] Putnam, R. D.: Bowling alone. The Collapse and revival of American Community. New York: Simon & Schuster 2000

[46] Rad, M. von: Karzinomerkrankungen – Grundfragen psychosomatischer Krebsforschung. In: Hahn, P.: Psychosomatik. Kindlers Psychosomatik des 20. Jahrhunderts. Zürich: Kindler 1979

[47] Richter, P., M. Rudolph, C. F. Schmidt: FABA: Fragebogen zur Analyse belastungsrelevanter Anforderungsbewältigung. Dresden: Technische Universität, Institut für Arbeits-, Organisations- und Sozialpsychologie 1995

[48] Rimann, M., I. Udris: Kohärenzerleben (sense of coherence): Zentraler Bestandteil von Gesundheit oder Gesundheitsressource? In: Schüffel, W. et al. (Hg.): Handbuch der Salutogenese. Konzept und Praxis. Wiesbaden: Ullstein 1998, 351–373

[49] Rossi, E.: Die Psychobiologie der Seele-Körper-Heilung. Essen: Synthesis 1986, 1991

[50] Rubin, D. B.: Estimating causal effects from large data sets using propensity scores. In: Annals of Internal Medicine 127 (1997) 757–763

[51] Schauenstein, K.: Psychoneuroimmunologie. Der Dialog zwischen Gehirn und Immunsystem. Referat im Rahmen der Veldener Ärztetage 2000

[52] Schmal, F. W., C. F. v. Weizsäcker: Moderne Physik und Grundfragen der Medizin. In: Deutsches Ärzteblatt 97 (2000) A-165

[53] Schneider, B.: Methoden der Planung und Auswertung klinischer Studien. In: D. Rasch, Anwendungen der Biometrie in Medizin, Landwirtschaft und Mikrobiologie. Rostock: BioMath GmbH 2001

[54] Schüffel, W. et al.: Handbuch der Salutogenese. Konzept und Praxis. Wiesbaden: Ullstein 1998

[55] Schwarz, R.: Die Bedeutung der psychosozialen Onkologie in der Behandlung von Krebskranken. In: Z. Psychosom. Med. 39 (1993) 14–25

[56] Schwarz, R.: Die Krebspersönlichkeit. Stuttgart: Schattauer 1994

[57] Schwarz, R.: Über das Subjektive im Objektiven – am Beispiel der Theorie einer psychosozialen Krebsgenese. Berlin: Pabst 2000

[58] Sellschopp, A.: Die gegenwärtige Lage der Psychoonkologie. In: Verres, R. (Hg.): Jahrbuch der medizinischen Psychologie, Bd. 3, Psychosoziale Onkologie. Berlin: Springer 1989, 3–18

[59] Selye, H.: Stress without distress. New York: Signet 1974. Deutsche Ausgabe: Stress – Bewältigung und Lebensgewinn. München: Piper 1988

[60] Siegrist, J., R. Peter: Threat to occupational status control and cardiovasular risk. In: Israel Journal of Medical Science 32 (1996) 179–184

[61] Siegrist, J.: Soziale Krisen und Gesundheit: Eine Theorie der Gesundheitsförderung am Beispiel von Herz-Kreislauf-Risiken im Erwerbsleben. Band 5. Göttingen: Hogrefe 1996

[62] Siegrist, J. et al.: Chronic work stress is associated with atherogenic lipids and elevated fibrinogen in middle-aged men. In: Journal of Internal Medicine 242 (1997) 149–156

[63] Siegrist, J.: Place, social exchange and health: proposed sociological framework. In: Social Science and Medicine 51 (2000) 1283–1293

[64] Siegrist, J.: Longterm stress in daily life in a social epidemiologic prospective. In: Theorell, T. (Hg.): Everyday biological stress mechanisms. Advances of Psychosomatic Medicine, Volume 22. Basel: Karger, 2001, 91–103

[65] Siegrist, J.: Distributive Gerechtigkeit und Gesundheit: Eine medizinsoziologische Perspektive. In: Ethik in der Medizin 13 (2001) 33–44

[66] Stierlin, H., R. Grossarth-Maticek: Krebsrisiken und Überlebenschancen. Wie Seele, Körper und soziale Umwelt zusammenwirken. Heidelberg: Carl Auer Systeme Verlag 1999, 2000

[67] Theorell, T., R. A. Karasek: Current methodological issues relating to psychological job strain and cardiovascular disease research. In: Journal of Occupational health Psychology 1 (1996) 9–26

[68] Tsuda, A., M. Tanaka: Differential changes in noradrenaline turnover. Behavioural Neuroscience 99 (1985) 802–817

[69] Uexküll, T. von: Lehrbuch der Psychosomatischen Medizin. München, Wien, Baltimore: Urban & Schwarzenberg 1979

[70] Vester, F.: Neuland des Denkens. Stuttgart: Deutsche Verlags AG 1985

[71] Weber, G.: Zweierlei Glück, Heidelberg: Carl Auer Verlag 2000

[72] Wirsching, M.: Psychosomatische Medizin. München: Beck, 1996

[73] Wydler, H., P. Kolip, T. Abel: Salutogenese und Kohärenzgefühl. Grundlagen, Empirie und Praxis eines gesundheitswissenschaftlichen Konzeptes. Weinheim: Juventa 2000

[74] Zettl, S.: Ist Krebs eine Botschaft der Liebe – die zunehmende Verwirrung des Psychoonkologen Stefan Z. Berlin: Pabst 2000

11. Anhang: Fragebögen

Liebe Leser,

in diesem Anhang befindet sich eine große Anzahl unterschiedlicher Fragebögen, in der Regel zum Thema Selbstregulation und psychosoziale Positiv- und Risikofaktoren. Im Buch haben Sie viel über Theorie und Methode der Forschung erfahren, ebenso über das Autonomietraining. Sie wurden in die Welt der interaktiven synergistischen Medizin eingeführt. Sie haben erfahren, dass nicht nur ein Faktor, sondern mehrere Faktoren in Wechselwirkungen bestimmte Erscheinungen hervorrufen. Wir konnten in unterschiedlichen Studien zeigen, dass die Beantwortung unserer Fragebögen sehr positive Gesundheitseffekte auslöst, z. B. weil die Person dabei intuitiv spürt, was für sie richtig und falsch ist und in welche Richtung sie ihre Kommunikation verbessern kann. Aus diesem Grund kann es nützlich sein, wenn Sie unterschiedliche Fragebögen mehrfach beantworten und sich dabei testen. Stören Sie sich nicht daran, dass bestimmte Themen immer wieder vorkommen. Es ist gut, wenn Sie relevante Themen aus unterschiedlichen Aspekten und in unterschiedlichen Zusammenhängen betrachten.

11.1 Fragebogen zur Arzt-Patient-Beziehung

1. *Mein wichtigster behandelnder Arzt geht auf meine Person ein. D. h., er unterstützt einerseits meine Eigenständigkeit, andererseits hilft er mir aber auch in der Überwindung meiner Schwächen und Ängste.*

   Wie stark trifft diese Aussage auf Sie zu?

   0 = überhaupt nicht, 1 = sehr schwach, 2 = schwach, 3 = mittelmäßig, eher schwach, 4 = mittelmäßig, eher stark, 5 = stark, 6 = sehr stark, 7 = absolut

2. *Mein Arzt erklärt mir in vielen Einzelheiten den Sinn und die Absicht seiner Behandlung und führt die Therapie nur dann durch, wenn er meine völlige gefühlsmäßige und vernunftgeleitete Unterstützung erfährt.*

   Wie stark trifft diese Aussage auf Sie zu?

   0 = überhaupt nicht, 1 = sehr schwach, 2 = schwach, 3 = mittelmäßig, eher schwach, 4 = mittelmäßig, eher stark, 5 = stark, 6 = sehr stark, 7 = absolut

3. *Wenn ich während der Behandlung Fragen habe oder Ängste in Bezug auf die Behandlung äußere, dann geht mein Arzt in der Regel auf mich mit viel Einfühlungsvermögen ein.*

   Wie stark trifft diese Aussage auf Sie zu?

   0 = überhaupt nicht, 1 = sehr schwach, 2 = schwach, 3 = mittelmäßig, eher schwach, 4 = mittelmäßig, eher stark, 5 = stark, 6 = sehr stark, 7 = absolut

4. *Ich äußere meinem Arzt gegenüber immer wieder Vorschläge, die er sehr ernst nimmt.*

   Wie stark trifft diese Aussage auf Sie zu?

   0 = überhaupt nicht, 1 = sehr schwach, 2 = schwach, 3 = mittelmäßig, eher schwach,

4 = mittelmäßig, eher stark, 5 = stark, 6 = sehr stark, 7 = absolut

5. *Ich finde während der Behandlung immer wieder selbständig bestimmte Ansichten oder Verhaltensweisen, die mein Vertrauen in die eigenen Fähigkeiten, die Krankheit zu bewältigen, verstärken.*

   Wie stark trifft diese Aussage auf Sie zu?

   0 = überhaupt nicht, 1 = sehr schwach, 2 = schwach, 3 = mittelmäßig, eher schwach, 4 = mittelmäßig, eher stark, 5 = stark, 6 = sehr stark, 7 = absolut

6. *Ich spüre, dass mir die Behandlung durch meinen Arzt hilft, die Krankheit positiv zu bewältigen.*

   Wie stark trifft diese Aussage auf Sie zu?

   0 = überhaupt nicht, 1 = sehr schwach, 2 = schwach, 3 = mittelmäßig, eher schwach, 4 = mittelmäßig, eher stark, 5 = stark, 6 = sehr stark, 7 = absolut

7. *Das Vertrauen in meinen Arzt steigt von Tag zu Tag, etwa weil ich das Gefühl habe, dass er mich nie im Stich lässt und für mich das Beste will.*

   Wie stark trifft diese Aussage auf Sie zu?

   0 = überhaupt nicht, 1 = sehr schwach, 2 = schwach, 3 = mittelmäßig, eher schwach, 4 = mittelmäßig, eher stark, 5 = stark, 6 = sehr stark, 7 = absolut

Auswertung

Zählen Sie alle Punkte zusammen und dividieren Sie sie durch 7. 0 – 2 Punkte: sehr schlechte Arzt-Patienten Kommunikation

2 – 3,5 Punkte: schlechte Arzt-Patienten Kommunikation

3,5 – 5 Punkte: gute Arzt-Patienten Kommunikation

5 – 7 Punkte: sehr gute Arzt-Patienten Kommunikation

11.2 Recherchenkatalog zur Differenzierung zwischen gynäkologischen Karzinomen

Bitte ordnen Sie sich in diejenige Kategorie des hier beschriebenen Verhaltens ein, in die Sie nach Ihrer Einschätzung aufgrund Ihrer Erlebnisse und Gefühle am ehesten passen.

1. Mehrfach erlebte, die Selbstregulation hemmende, leidvolle Abweisung

   a) *Meine Mutter hat mich in der Kindheit und im Erwachsenenalter häufig und für mich äußerst schmerzlich abgewiesen und entwertet.*

   Wie stark trifft diese Aussage auf Sie zu?

   0 = überhaupt nicht, 1 = nur sehr schwach, 2 = schwach, 3 = mittelmäßig, eher schwach, 4 = mittelmäßig, eher stark, 5 = stark, 6 = sehr stark, 7 = absolut

   b) *Ich habe immer wieder, aber in der Regel erfolglos, versucht, eine innerlich erstrebte gefühlsmäßige Nähe zur Mutter herzustellen.*

   Wie stark trifft diese Aussage auf Sie zu?

   0 = überhaupt nicht, 1 = nur sehr schwach, 2 = schwach, 3 = mittelmäßig, eher schwach, 4 = mittelmäßig, eher stark, 5 = stark, 6 = sehr stark, 7 = absolut

   c) *Auch andere Personen haben mich in meinem Leben schmerzlich abgewiesen und entwertet (z. B. Vater, Partner, Kinder).*

   Wie stark trifft diese Aussage auf Sie zu?

   0 = überhaupt nicht, 1 = nur sehr schwach, 2 = schwach, 3 = mittelmäßig, eher schwach, 4 = mittelmäßig, eher stark, 5 = stark, 6 = sehr stark, 7 = absolut

   d) *Die häufig schockartig erlebten Abweisungen und Entwertungen verbunden mit Liebesentzug von Personen, die für mich von größter gefühlsmäßiger Bedeutung waren, beschäftigen mich bis heute derart, dass es mir nur selten gelingt, Wohlbefinden, innere*

11.2 Recherchenkatalog zur Differenzierung zwischen gynäkologischen Karzinomen

Sicherheit, Entspannung und Sinnerfüllung im Leben zu finden.

Wie stark trifft diese Aussage auf Sie zu?

0 = überhaupt nicht, 1 = nur sehr schwach, 2 = schwach, 3 = mittelmäßig, eher schwach, 4 = mittelmäßig, eher stark, 5 = stark, 6 = sehr stark, 7 = absolut

2. Innere Verzweiflung mit chronischer Hemmung der Selbstregulation nach dem Tod oder der Trennung von einem Kind

a) *Ich habe durch Tod und/oder endgültige Trennung (z. B. nach Streit oder Bindung an einen Partner) ein geliebtes und für mich äußerst wichtiges Kind verloren.*

Wie stark trifft diese Aussage auf Sie zu?

0 = überhaupt nicht, 1 = nur sehr schwach, 2 = schwach, 3 = mittelmäßig, eher schwach, 4 = mittelmäßig, eher stark, 5 = stark, 6 = sehr stark, 7 = absolut

b) *Der Verlust meines Kindes war für mich ein derart intensives Schockerlebnis, dass ich über lange Zeiträume nicht mehr in der Lage war, Wohlbefinden, innere Sicherheit und Entspannung zu erreichen, so dass ich immer wieder niedergeschlagen und niedergedrückt war.*

Wie stark trifft diese Aussage auf Sie zu?

0 = überhaupt nicht, 1 = nur sehr schwach, 2 = schwach, 3 = mittelmäßig, eher schwach, 4 = mittelmäßig, eher stark, 5 = stark, 6 = sehr stark, 7 = absolut

c) *Ich fühlte mich von gefühlsmäßig wichtigen Personen zwar immer wieder abgewiesen, entwertet und zurückgestellt (z. B. von der Mutter, vom Partner oder im Beruf), aber ich konnte mich trotzdem gut anpassen und diesen Personen mit Liebe, Fürsorge und Toleranz begegnen.*

Wie stark trifft diese Aussage auf Sie zu?

0 = überhaupt nicht, 1 = nur sehr schwach, 2 = schwach, 3 = mittelmäßig, eher schwach, 4 = mittelmäßig, eher stark, 5 = stark, 6 = sehr stark, 7 = absolut

3. Nicht erfüllter, die Selbstregulation hemmender Kinderwunsch

a) *Der größte, aber unerfüllte Wunsch in meinem Leben war es, ein oder mehrere Kinder zu bekommen.*

Wie stark trifft diese Aussage auf Sie zu?

0 = überhaupt nicht, 1 = nur sehr schwach, 2 = schwach, 3 = mittelmäßig, eher schwach, 4 = mittelmäßig, eher stark, 5 = stark, 6 = sehr stark, 7 = absolut

b) *Die Tatsache, dass ich keine Kinder bekommen konnte, machte mich traurig und ich fühlte mich als Frau völlig entwertet, überflüssig und von meinen Gefühlen und Wünschen entfremdet.*

Wie stark trifft diese Aussage auf Sie zu?

0 = überhaupt nicht, 1 = nur sehr schwach, 2 = schwach, 3 = mittelmäßig, eher schwach, 4 = mittelmäßig, eher stark, 5 = stark, 6 = sehr stark, 7 = absolut

c) *In der Phantasie wollte ich immer Kinder bekommen, die für mich unerreichbar waren. Dieser Zustand erzeugte bei mir zusätzliches Leid.*

Wie stark trifft diese Aussage auf Sie zu?

0 = überhaupt nicht, 1 = nur sehr schwach, 2 = schwach, 3 = mittelmäßig, eher schwach, 4 = mittelmäßig, eher stark, 5 = stark, 6 = sehr stark, 7 = absolut

d) *Möglicherweise hatte ich eher Angst vor und Abneigung gegen Sexualität, was meinem großen Kinderwunsch entgegen gewirkt hat.*

Wie stark trifft diese Aussage auf Sie zu?

0 = überhaupt nicht, 1 = nur sehr schwach, 2 = schwach, 3 = mittelmäßig, eher schwach, 4 = mittelmäßig, eher stark, 5 = stark, 6 = sehr stark, 7 = absolut

4. Häufige, Unlust erzeugende Sexualität.

a) *Ich hatte häufig mit unterschiedlichen Männern geschlechtliche Beziehungen, die in der Regel weitgehend mehr Unlust, Unwohlsein und negative psychische Symptome wie Angst oder Depression als Lust und Wohlbefinden erzeugten.*

Wie stark trifft diese Aussage auf Sie zu?

0 = überhaupt nicht, 1 = nur sehr schwach, 2 = schwach, 3 = mittelmäßig, eher schwach, 4 = mittelmäßig, eher stark, 5 = stark, 6 = sehr stark, 7 = absolut

b) *Vor dem sexuellen Kontakt waren meine Hoffnungen groß, mit dem Partner eine gute gefühlsmäßige Beziehung erreichen zu können. Nach dem sexuellen Kontakt waren sie regelmäßig enttäuscht und hatten sich in Unwohlsein und Unlust verwandelt.*

Wie stark trifft diese Aussage auf Sie zu?

0 = überhaupt nicht, 1 = nur sehr schwach, 2 = schwach, 3 = mittelmäßig, eher schwach, 4 = mittelmäßig, eher stark, 5 = stark, 6 = sehr stark, 7 = absolut

c) *Wenn ich mich in Männer verliebte, dann regelmäßig in solche, die mich letztlich abgewiesen, alleine gelassen und entwerteten.*

Wie stark trifft diese Aussage auf Sie zu?

0 = überhaupt nicht, 1 = nur sehr schwach, 2 = schwach, 3 = mittelmäßig, eher schwach, 4 = mittelmäßig, eher stark, 5 = stark, 6 = sehr stark, 7 = absolut

5. Nicht-traumatisierte, autonome, sich selbst regulierende Frau

a) *Ich habe ein gutes, Wohlbefinden, Lust und Sicherheit erzeugendes Verhältnis zu meinen Eltern, Partnern, Ehegatten, Kindern, Arbeitskollegen usw.*

Wie stark trifft diese Aussage auf Sie zu?

0 = überhaupt nicht, 1 = nur sehr schwach, 2 = schwach, 3 = mittelmäßig, eher schwach, 4 = mittelmäßig, eher stark, 5 = stark, 6 = sehr stark, 7 = absolut

b) *Ich bin in meinem Leben nie derart abgewiesen oder entwertet worden, dass ich über lange Zeiträume unter derartigen Schockerlebnissen leiden musste.*

Wie stark trifft diese Aussage auf Sie zu?

0 = überhaupt nicht, 1 = nur sehr schwach, 2 = schwach, 3 = mittelmäßig, eher schwach, 4 = mittelmäßig, eher stark, 5 = stark, 6 = sehr stark, 7 = absolut

c) *Ich bin innerlich trotz guter Beziehungen zu meinen Mitmenschen selbstständig und erreiche durch mein eigenes Verhalten immer wieder Zustände, die bei mir Wohlbefinden und Sicherheit auslösen.*

Wie stark trifft diese Aussage auf Sie zu?

0 = überhaupt nicht, 1 = nur sehr schwach, 2 = schwach, 3 = mittelmäßig, eher schwach, 4 = mittelmäßig, eher stark, 5 = stark, 6 = sehr stark, 7 = absolut

Auswertungsschlüssel

Die Person gehört in die Gruppe (von I bis V), in der sie die höchste durchschnittliche Punktzahl erzielt hat.

11.3 Fragebogen zur Erfassung der Lebensqualität

Bitte ordnen Sie sich hinsichtlich Ihres gegenwärtigen Befindens nach den folgenden Kriterien auf der Skala von −5 bis +5 selbst ein. Kreuzen sie nur die eine Ziffer an, die auf Sie am ehesten zutrifft.

Erklärung der Skala

1 bzw. −1 = sehr schwach
2 bzw. −2 = schwach
3 bzw. −3 = mittelmäßig
4 bzw. −4 = stark
5 bzw. −5 = sehr stark

1. Vitalität

   geringe Vitalität = seelisch-körperlich erschöpft, anhaltende müde, antriebslos, kraftlos, unfähig zur Erholung, leistungs- und konzentrationsgehemmt, nicht belastbar, überreizt, intensives Erleben von seelisch-körperlichen Gebrechen, wenig Lebensfreude.

   −5 = sehr stark, −4 = stark, −3 = mittelmäßig, −2 = schwach, −5 = sehr sschwach

   ausgeprägte Vitalität = konstant ausgeruht, erholt, kraftvoll, seelisch-körperlich belastbar, leistungs- und konzentrationsfähig, antriebsstark, erlebte Lebensfreude, Lebenslust.

   +1 = sehr schwach, +2 = schwach, +3 = mittelmäßig, +4 = stark, +5 = sehr stark

2. inneres Gleichgewicht

   inneres Ungleichgewicht = anhaltende Hemmung, Übererregung (z. B. durch Angst, Aufregung), sowie Hemmungs-Übererregungsspirale, d. h. Hemmung ruft Übererregung hervor, die Übererregung ruft wieder die extreme Hemmung hervor, wobei sich kein Gleichgewicht einstellt.

   −5 = sehr stark, −4 = stark, −3 = mittelmäßig, −2 = schwach, −5 = sehr sschwach

   inneres Gleichgewicht = Hemmung und Übererregung halten sich die Waage und stimulieren sich gegenseitig zu einem inneren Gleichgewicht, das z. B. mit erlebter Ruhe und Stabilität Hand in Hand geht.

   +1 = sehr schwach, +2 = schwach, +3 = mittelmäßig, +4 = stark, +5 = sehr stark

3. Stress

   Stressanfälligkeit = Die Person fällt leicht, intensiv und anhaltend in Zustände der hilflosen Überforderung durch unterschiedliche Ereignisse oder Situationen.

   −5 = sehr stark, −4 = stark, −3 = mittelmäßig, −2 = schwach, −5 = sehr sschwach

   Stressresistenz = Die Person ist schwer aus der inneren Ruhe zu bringen, auch in ungünstigen Situationen, z. B. bei Bedrohung, Belastung oder unerwarteter negativer Veränderung.

   +1 = sehr schwach, +2 = schwach, +3 = mittelmäßig, +4 = stark, +5 = sehr stark

4. allgemeines seelisches Befinden

   seelische Beschwerden = Die Person leidet unter seelischem Unwohlsein und Beschwerden.

   −5 = sehr stark, −4 = stark, −3 = mittelmäßig, −2 = schwach, −5 = sehr sschwach

   Freiheit von seelischen Beschwerden = Die Person leidet an keinen psychischen Beschwerden.

   +1 = sehr schwach, +2 = schwach, +3 = mittelmäßig, +4 = stark, +5 = sehr stark

5. körperliches Befinden

   körperliche Beschwerden = Die Person leidet an körperlichen Beschwerden.

   −5 = sehr stark, −4 = stark, −3 = mittelmäßig, −2 = schwach, −5 = sehr sschwach

   Freiheit von körperlichen Beschwerden = Die Person fühlt sich frei von körperlichen Beschwerden.

   +1 = sehr schwach, +2 = schwach, +3 = mittelmäßig, +4 = stark, +5 = sehr stark

6. allgemeines Befinden (seelisch, körperlich, sozial)

   ausgeprägtes Unwohlsein = ausgeprägte Gefühle der Unlust, Unwohlsein, Unzufriedenheit

   −5 = sehr stark, −4 = stark, −3 = mittelmäßig, −2 = schwach, −5 = sehr sschwach

   ausgeprägtes Wohlbefinden = innere Zufriedenheit, Lustfähigkeit

   +1 = sehr schwach, +2 = schwach, +3 = mittelmäßig, +4 = stark, +5 = sehr stark

7. Erholung

   Erholungsfähigkeit (z. B. nach seelisch-körperlicher Erschöpfung, Übermüdung, nach Überbelastung)

   −5 = sehr stark, −4 = stark, −3 = mittelmäßig, −2 = schwach, −5 = sehr sschwach

   Schwierigkeiten bei der Erholung

   +1 = sehr schwach, +2 = schwach, +3 = mittelmäßig, +4 = stark, +5 = sehr stark

8. Selbstregulation

   Selbstregulationsfähigkeit (eigenaktive Herstellung und Aufrechterhaltung von Wohlbefinden, Lust und Sicherheit)

   −5 = sehr stark, −4 = stark, −3 = mittelmäßig, −2 = schwach, −5 = sehr sschwach

   ausgeprägte Blockade der Selbstregulationsfähigkeit (hilflose Auslieferung an Unwohlsein und Unsicherheit hervorrufende Zustände ohne aktive Veränderungsmöglichkeit)

   +1 = sehr schwach, +2 = schwach, +3 = mittelmäßig, +4 = stark, +5 = sehr stark

Auswertungsschlüssel

Addieren Sie alle Positivpunkte und Negativpunkte separat. Ziehen Sie von der größeren Punktzahl die kleinere ab und behalten Sie das resultierende Vorzeichen bei. Dividieren Sie die Zahl durch 8. Somit erhalten Sie den durchschnittlichen Punktwert.

Ergebnisse einer prospektiven Studie

Wir untersuchten von 1973/74 bis 2001 den Zusammhang zwischen Mortalität, Inzidenz chronischer Erkrankungen und Gesundheit bis ins hohe Alter mit der auf dem Fragebogen zur Erfassung der Lebensqualität bei 12 Messungen im Zeitraum von 23 Monaten erzielten Punktzahl:

Die Tabelle zeigt folgende Ergebnisse:

1. Je höher die positive Punktzahl, desto geringer die Mortalität an Krebs, Herzinfarkt, Hirnschlag und anderen Todesursachen (und umgekehrt).

2. Bei Personen, die bis zum 85. Lebensjahr am Leben bleiben, steigt der Durchschnittswert der positiven Punktzahl der letzten sechs Messungen im Vergleich zu den ersten sechs Messungen an und umgekehrt.

3. Je höher die positive Punktzahl, desto höher die durchschnittliche Überlebenszeit.

11.3 Fragebogen zur Erfassung der Lebensqualität

Mittelwert der Punktzahl aus 12 Messungen	Ca-Mortalität	Mortalität Herzinfarkt/ Hirnschlag	Andere Todesursachen	Lebt bis 85 Jahre chronisch krank vor dem 80. Lebensj.	Lebt bis 85 Jahre chronisch krank nach dem 80. Lebensj.	Lebt gesund bis zum 85. Lebensj.	Männlich/ weiblich
Hoch im Minus (−2,5 bis −5) N = 164	a) 51 (31 %) b) 69,2 J. c) −3,9 d) −3,6 −4,2	a) 49 (29,9 %) b) 68,6 J. c) −4,0 d) −3,8 −4,2	a) 63 (38,0 %) b) 70,8 J. c) −3,8 d) −3,7 −3,9	a) 1 (0,6 %) b) 85 J. c) −3,7 d) −3,9 −3,5	0	0	83 (50,6 %) 81 (49,4 %)
Mittel im Minus (−1 bis −2,5) N = 177	a) 49 (27,7 %) b) 71,8 J. c) +2,2 d) +2,4 +2,0	a) 48 (27,1 %) b) 71,9 J. c) −2,3 d) −2,0 −2,6	a) 67 (37,8 %) b) 72,4 J. c) −2,1 d) −2,0 −2,2	a) 10 (5,6 %) b) 85 J. c) −2,1 d) −2,6 −1,6	a) 3 (1,7 %) b) 85 J. c) −1,5 d) −1,7 −1,3	0	89 (50,3 %) 88 (49,7 %)
Mittel im Plus (0 bis 2,5) N = 276	a) 66 (23,9 %) b) 73,2 J. c) +2,2 d) +2,4 +2,0	a) 60 (21,7 %) b) 72,6 J. c) +2,4 d) +2,7 +2,1	a) 102 (36,9 %) b) 73,5 J. c) +2,3 d) +2,5 +2,1	a) 29 (10,5 %) b) 85 J. c) +2,0 d) +1,3 +2,8	a) 17 (23,9 %) b) 73,2 J. c) +2,2 d) +2,4 +2,0	a) 2 (0,7 %) b) 85 J. c) +2,4 d) +2,4 +2,4	144 (52,2 %) 132 (47,8 %)
Hoch im Plus (2,5 bis 5) N = 183	a) 27 (14,7 %) b) 79,9 J. c) +3,1 d) +3,3 +2,9	a) 19 (10,4 %) b) 78,6 J. c) +2,9 d) +3,1 +2,8	a) 52 (28,4 %) b) 79,5 J. c) +2,7 d) +2,9 +2,5	a) 31 (16,9 %) b) 85 J. c) +3,2 d) +3,0 +3,4	a) 28 (15,3 %) b) 85 J. c) +3,6 d) +3,4 +3,8	a) 26 (14,2 %) b) 85 J. c) +4,2 d) +3,8 +4,6	96 (52,4 %) 87 (47,5 %)
Ca-Mortalität insgesamt N = 800	193 (24,1 %)	176 (22,2 %)	284 (27,9 %)	71 (8,9 %)	48 (6,6 %)	28 (3,5 %)	412 (51,5 %) 388 (48,5 %)

Erläuterung:

a) = Anzahl der Personen in der jeweiligen Gruppe mit Prozentsatz in Klammern
b) = durchschnittliches Lebensalter der jeweiligen Gruppe
c) = Mittelwert der Punktzahlen bei 12 Messungen
d) = Mittelwert der Punktzahlen bei den ersten sechs Messungen im Vgl. zum Mittelwert der Punktzahlen bei den zweiten sechs Messungen

Alle Personen gehören zum Geburtsjahrgang 1916, waren also bei der ersten Messung im Jahr 1973 57 Jahre alt. Da die Messung bis Ende 1974 dauerte, wurde die Mortalität ab Januar 1975 bis Dezember 2001 berücksichtigt (im Zeitraum von 1973−75 sind 11 Personen verstorben und somit nicht berücksichtigt.)

4. Gesundheit bis zum 85. Lebensjahr (ohne diagnostizierte schwere chronische Erkrankungen, mit ausgeprägter geistig-körperlicher Bewegungsfähigkeit) wird nur in der Gruppe mit positiven Punktzahlen im Test erreicht.

11.4 Kurzfragebogen zur Erfassung von gesundheitsfördernden Verhaltensweisen

Streichen Sie bitte einen Wert sowohl auf der linken (Minuswerte) als auch auf der rechten Seite (Pluswerte) an:

Wie stark ist bei Ihnen das folgende Gefühl, Bedürfnis oder Verhalten ausgeprägt?

1. Immer wiederkehrendes Unwohlsein

   -5 = äußerst stark, -4 = sehr stark, -3 = stark, -2 = eher schwach, -1 = sehr schwach

   Immer wiederkehrendes Wohlbefinden

   $+1$ = sehr schwach, $+2$ = eher schwach, $+3$ = stark, $+4$ = sehr stark, $+5$ = äußerst stark

2. Immer wiederkehrende Unlust

   -5 = äußerst stark, -4 = sehr stark, -3 = stark, -2 = eher schwach, -1 = sehr schwach

   Immer wiederkehrende Lusterlebnisse

   $+1$ = sehr schwach, $+2$ = eher schwach, $+3$ = stark, $+4$ = sehr stark, $+5$ = äußerst stark

3. Gefühl der inneren Unsicherheit

   -5 = äußerst stark, -4 = sehr stark, -3 = stark, -2 = eher schwach, -1 = sehr schwach

   Gefühl der inneren Sicherheit

   $+1$ = sehr schwach, $+2$ = eher schwach, $+3$ = stark, $+4$ = sehr stark, $+5$ = äußerst stark

4. Inneres Ungleichgewicht

   -5 = äußerst stark, -4 = sehr stark, -3 = stark, -2 = eher schwach, -1 = sehr schwach

   Inneres Gleichgewicht

   $+1$ = sehr schwach, $+2$ = eher schwach, $+3$ = stark, $+4$ = sehr stark, $+5$ = äußerst stark

5. Tendenz, nicht mehr leben zu wollen

   -5 = äußerst stark, -4 = sehr stark, -3 = stark, -2 = eher schwach, -1 = sehr schwach

   Bedürfnis, leben zu wollen

   $+1$ = sehr schwach, $+2$ = eher schwach, $+3$ = stark, $+4$ = sehr stark, $+5$ = äußerst stark

6. Anhaltende seelisch-körperliche Erschöpfung

   -5 = äußerst stark, -4 = sehr stark, -3 = stark, -2 = eher schwach, -1 = sehr schwach

   Wohlbefinden und Lust erzeugende Erholungsfähigkeit

   $+1$ = sehr schwach, $+2$ = eher schwach, $+3$ = stark, $+4$ = sehr stark, $+5$ = äußerst stark

Wie kann Ihr Verhalten beschrieben werden?

7. Rigide:

   Langes Festhalten an Verhaltensweisen, die zu negativen Folgen führen, so dass sich Unwohlsein, Unsicherheit und ungelöste Probleme anhäufen.

   -5 = äußerst stark, -4 = sehr stark, -3 = stark, -2 = eher schwach, -1 = sehr schwach

   Flexibel:

   Das Verhalten wird anhand den eingetretenen Folgen immer wieder verändert in Richtung Problemlösung, Wohlbefinden und Sicherheit.

   $+1$ = sehr schwach, $+2$ = eher schwach, $+3$ = stark, $+4$ = sehr stark, $+5$ = äußerst stark

8. Inkompetent:

    Ich fühle mich mit meinem Verhaltenspotenzial nicht in der Lage, meine Ziele zu verwirklichen, Probleme zu lösen, Wohlbefinden, Sicherheit und Entwicklung zu erreichen.

    −5 = äußerst stark, −4 = sehr stark, −3 = stark, −2 = eher schwach, −1 = sehr schwach

    Kompetent:

    Ich fühle mich befähigt, mit meinem Verhaltenspotenzial die alltäglichen Probleme erfolgreich zu lösen und Wohlbefinden, Sicherheit und Entwicklung zu erreichen.

    +1 = sehr schwach, +2 = eher schwach, +3 = stark, +4 = sehr stark, +5 = äußerst stark

9. Sinnentleertes Verhalten:

    Ich erkenne den Sinn meines Verhaltens nicht, z. B. weil ich negativen Bedingungen hilflos ausgeliefert bin oder keine hilfreiche geistige Orientierung habe.

    −5 = äußerst stark, −4 = sehr stark, −3 = stark, −2 = eher schwach, −1 = sehr schwach

    Sinnhaft gesteuertes Verhalten:

    Ich bin stets in der Lage, den Sinn meines Verhaltens zu erkennen und es so zu steuern, dass ich eine sinnvolle Entwicklung erreiche.

    +1 = sehr schwach, +2 = eher schwach, +3 = stark, +4 = sehr stark, +5 = äußerst stark

10. Unwohlsein erzeugende Strukturierung durch das Verhalten:

    Ich erreiche durch mein Verhalten im Körper Bedingungen und Zustände, die zu Unwohlsein führen (z. B. durch Fehlernährung, Bewegungs- und Schlafmangel).

    −5 = äußerst stark, −4 = sehr stark, −3 = stark, −2 = eher schwach, −1 = sehr schwach

    Wohlbefinden erzeugende Strukturierung durch das Verhalten:

    Ich gestalte durch mein Verhalten im Körper Bedingungen und Zustände, die Wohlbefinden auslösen (z. B. durch richtige Ernährung und regelmäßige Bewegung)

    +1 = sehr schwach, +2 = eher schwach, +3 = stark, +4 = sehr stark, +5 = äußerst stark

11. Ich erreiche durch mein Verhalten in mitmenschlichen Beziehungen Bedingungen und Zustände, die zu Unwohlsein führen.

    −5 = äußerst stark, −4 = sehr stark, −3 = stark, −2 = eher schwach, −1 = sehr schwach

    Ich gestalte durch mein Verhalten in mitmenschlichen Beziehungen Bedingungen und Zustände, die Wohlbefinden auslösen

    +1 = sehr schwach, +2 = eher schwach, +3 = stark, +4 = sehr stark, +5 = äußerst stark

12. Ich erreiche durch mein Verhalten in Bezug auf das erlebte Gottesbild Bedingungen und Zustände, die zu Unwohlsein führen.

    −5 = äußerst stark, −4 = sehr stark, −3 = stark, −2 = eher schwach, −1 = sehr schwach

    Ich gestalte durch mein Verhalten in Bezug auf das erlebte Gottesbild Bedingungen und Zustände, die Wohlbefinden auslösen

    +1 = sehr schwach, +2 = eher schwach, +3 = stark, +4 = sehr stark, +5 = äußerst stark

13. Im Kontakt mit meiner physischen Umwelt leide ich immer wieder an Unwohlsein.

    −5 = äußerst stark, −4 = sehr stark, −3 = stark, −2 = eher schwach, −1 = sehr schwach

    Ich erreiche durch mein Verhalten der physischen Umwelt gegenüber immer wieder Zustände, die Wohlbefinden auslösen (angenehme Wohngestaltung, Aktivitäten in der Natur usw.)

    +1 = sehr schwach, +2 = eher schwach, +3 = stark, +4 = sehr stark, +5 = äußerst stark

14. Hemmung und Blockade in der Äußerung und Befriedigung wichtigster emotionaler Bedürfnisse:

    Ich bin nicht in der Lage, durch mein Verhalten meine wichtigsten emotionalen Bedürfnisse zu befriedigen.

    −5 = äußerst stark, −4 = sehr stark, −3 = stark, −2 = eher schwach, −1 = sehr schwach

    Äußerung und Befriedigung wichtigster emotionaler Bedürfnisse:

    Durch mein Verhalten erreiche ich Zustände, durch die meine wichtigsten emotionalen Bedürfnisse befriedigt werden.

    +1 = sehr schwach, +2 = eher schwach, +3 = stark, +4 = sehr stark, +5 = äußerst stark

15. Ich verspüre eine Unfähigkeit, bedrohlichen, als negativ erlebten Bedingungen auszuweichen und diese in angenehme Situationen zu verwandeln.

    −5 = äußerst stark, −4 = sehr stark, −3 = stark, −2 = eher schwach, −1 = sehr schwach

    Ich habe die Fähigkeit, als negativ erlebten Bedingungen auszuweichen, z. B. Überforderungen und Bedrohungssituationen, und diese in positive, bedürfnisbefriedigende Zustände zu verwandeln.

    +1 = sehr schwach, +2 = eher schwach, +3 = stark, +4 = sehr stark, +5 = äußerst stark

16. Mein Verhalten ist eher passiv (z. B. durch Erwartungen, die nicht erfüllt werden, gekennzeichnet) und ich erreiche eher Bedingungen, die mich hemmen und hindern, als solche, die meine Bedürfnisse befriedigen.

    −5 = äußerst stark, −4 = sehr stark, −3 = stark, −2 = eher schwach, −1 = sehr schwach

    Mein Verhalten ist aktiv gestaltend, d. h. ich gestalte durch mein Verhalten Bedingungen und Zustände, die meine Bedürfnisse befriedigen, genieße das Gefühle der Befriedigung und Zielerreichung und bin dadurch erneut zu gestalterischem Verhalten positiv angeregt.

    +1 = sehr schwach, +2 = eher schwach, +3 = stark, +4 = sehr stark, +5 = äußerst stark

17. Ich lebe eher in einem Alltag, in dem ich weder eindeutig ein Ziel verfolge, noch dafür kämpfe.

    −5 = äußerst stark, −4 = sehr stark, −3 = stark, −2 = eher schwach, −1 = sehr schwach

    Ich verfolge ein Ziel, für das ich kämpfe und von dem ich glaube, dass es wichtig ist.

    +1 = sehr schwach, +2 = eher schwach, +3 = stark, +4 = sehr stark, +5 = äußerst stark

18. Die meiste Zeit in meinem Leben war ich weder verliebt, noch besonders sexuell angeregt.

    −5 = äußerst stark, −4 = sehr stark, −3 = stark, −2 = eher schwach, −1 = sehr schwach

    Ich war in meinem Leben meistens verliebt und sexuell positiv angeregt.

    +1 = sehr schwach, +2 = eher schwach, +3 = stark, +4 = sehr stark, +5 = äußerst stark

Auswertungsschlüssel

Zählen Sie alle Pluspunkte und alle Minuspunkte gesondert zusammen. Dividieren Sie die Summe der Plus- und Minuspunkte jeweils gesondert durch die Anzahl der Fragen (18). Dann können Sie feststellen, wie stark Ihr Gesundheits- bzw. Krankheitsverhalten ausgeprägt ist (z. B.: Gesundheitsverhalten 4,3; Krankheitsverhalten 2,7). Subtrahieren Sie von der größeren Zahl die kleinere Zahl. Die resultierende Zahl ist der Gesamtwert im Verhältnis vom Gesundheits- zum Krankheitsverhalten.

+3 bis +4: äußerst stark ausgeprägtes Gesundheitsverhalten

+2 bis +3: sehr stark ausgeprägtes Gesundheitsverhalten
+1 bis +2: stark ausgeprägtes Gesundheitsverhalten
>0 bis +1: schwach ausgeprägtes Gesundheitsverhalten
0 bis −1: schwach ausgeprägtes Krankheitsverhalten

−1 bis −2: stark ausgeprägtes Krankheitsverhalten
−2 bis −3: sehr stark ausgeprägtes Krankheitsverhalten
−4 bis −4: äußerst stark ausgeprägtes Krankheitsverhalten

11.5 Kurzer Beobachtungs- und Recherchenkatalog Gesundheits- und Krankheitsverhalten

interaktive Gesundheitsfaktoren	interaktive Krankheitsfaktoren
1. Geistige Orientierung: Bewertung, Informationsverarbeitung und Verhaltenssteuerung in Richtung der Erreichung einer sinnerfüllten und Sicherheit vermittelnden Ordnung.	Geistige Desorientierung: widersprüchliche Bewertung, das Verhalten blockierende Informationsverarbeitung und Verhaltenssteuerung in Richtung einer Unsicherheit vermittelnden Ordnung.
2. Bedürfnisäußerung und -befriedigung, besonders in Bezug auf Bedürfnisse höchster emotionaler Bedeutung.	Hemmungen und Blockaden in der Bedürfnisäußerung und −befriedigung, besonders von Bedürfnissen höchster emotionaler Bedeutung.
3. Ausgeprägte Motivation zur Erreichung bedürfnisbefriedigender und Sicherheit spendender Situationen.	Nicht erkennbare oder blockierte Motivation zur Erreichung bedürfnisbefriedigender und Sicherheit spendender Situationen.
4. Eigenaktive Herstellung von Anregungen, Bedingungen und Wirkungen, die für die Bedürfnisbefriedigung relevant sind.	Hemmungen und Blockaden in der Eigenaktivität, passive Hinnahme von negativ erlebten Wirkungen.
5. Interaktive soziale Funktionen, die zur Bedürfnisbefriedigung und Sicherheit führen (z. B. Anerkennung im Familienverband, lustbetonte Funktion im Berufsleben usw.).	Interaktive soziale Funktionen, die zu Hemmungen und Blockaden in der Äußerung und Befriedigung wichtigster emotionaler Bedürfnisse führen (z. B. Überforderung im Arbeitsleben, Ausstoßung aus einer Beziehung).
6. Subjektive organische Funktionen, die körperliche Gesundheit ermöglichen und aufrechterhalten, etwa harmonisches Zusammenwirken aller körperlichen Funktionen, so dass Leistungsfähigkeit und Wohlbefinden entsteht.	Subjektive Störungen in organischen Funktionen, so dass Leistungsbeeinträchtigung und Unwohlsein entstehen (z. B. Bluthochdruck mit Schwindelgefühlen usw.).

7. Subjektive organische Strukturen, die gesundheitserhaltende körperliche, geistige und soziale Funktionen ermöglichen (z. B. gesunde Lunge).

Subjektive Störungen in organischen Strukturen, so dass Leistungsbeeinträchtigung und Unwohlsein entstehen (z. B. krankheitsbedingte Organstörungen wie Tumorerkrankungen oder Diabetes mellitus).

8. Interaktive soziale Struktur, die zu Wohlbefinden und Sicherheit führt (z. B. Zugehörigkeit zu einem sozialökonomisch florierenden Unternehmen, wohltuende soziale Zugehörigkeit zu einer Gruppe, Arbeitsbelohnung von einer relevanten Organisation, soziale Eingliederung).

Interaktive soziale Struktur, die Unwohlsein und Unsicherheit hervorruft (z. B. Nichtanerkennung, Ausstoßung, mangelhafte Belohnung für erbrachte Leistung).

9. Eigenkompetenz in der Herstellung bedürfnisgerechter Bedingungen und Erreichung von Zielen (z. B. erfolgreicher Einsatz von Kreativität, Flexibilität und Lebenserfahrung bei der Überwindung einer konflikterzeugenden Situation).

Inkompetenz in der erstrebten Herstellung bedürfnisgerechter Bedingungen und Erreichung von Zielen (z. B. mangelhafte Qualifikation im Berufsleben, keine erlernten Handlungsalternativen zur Überwindung von Schockerlebnissen).

10. Ausgeprägte Motivation, Wohlbefinden, Lust und Sicherheit zu erreichen.

Ausgeprägte Hoffnungslosigkeit, verbunden mit dem Gefühl der Unfähigkeit, Wohlbefinden, Lust und Sicherheit zu erreichen.

11. Ausgeprägtes Gefühl von Wohlbefinden, Lust und Sicherheit.

Ausgeprägtes Gefühl von Unlust, Unwohlsein und Unsicherheit.

12. Hohe Selbsteinschätzung und hoher Selbstschutz.

Geringe Selbsteinschätzung und mangelhafter Selbstschutz.

13. Positive Lustdifferenz: Objekte aus der Gegenwart haben eine hohe emotionale Bedeutung.

Negative Lustdifferenz: Objekte aus der Vergangenheit haben eine höhere emotionale Bedeutung als die der Gegenwart.

14. Frei zirkulierende Liebesenergie: erlebte Liebe zu Mitmenschen, Gott und der eigenen Person.

Blockade der frei zirkulierenden Liebesenergie: im Leben herrschen Hass, Verbitterung, Rachegefühle oder emotionslose Apathie vor.

15. Sinnhaft gesteuerte und als angenehm und energiespendend erlebte Gottesbeziehung.

Schuldbetonte und sinnzerstörende Gottesbeziehung, atheistischer Nihilismus, neurotischer Atheismus oder atheistischer Rationalismus mit zunehmendem Energieverlust.

16. Kontinuierliche Befähigung zur Selbstregulation und eigenaktiven Zielerreichung.

Schock- und traumabedingte Unterbrechung der Selbstregulationsfähigkeit, also der eigenaktiven Bedürfnisbefriedigung und Zielerreichung.

17. Die körperlichen Funktionen stimulierende und organische Strukturen schonende Wirkungen (etwa gesunde Ernährung, regelmäßige Bewegung).

Die körperlichen Funktionen störende und organische Strukturen schädigende Wirkungen (ungesunde Ernährung, Bewegungsmangel oder Überbewegung, Zigarettenrauchen, Alkoholkonsum usw.).

18. Ausgeprägte Lebenstendenz (Bedürfnis, leben zu wollen).

Au dem Konflikt und dem Unwohlsein resultierende Todestendez.

Zunächst wird ein einstündiges, halbstandardisiertes Interview durchgeführt, in dem die einzelnen Punkte angesprochen werden. Im Anschluss bewertet der Interviewer jedes Kriterium danach, ob eher ein Gesundheits- oder Krankheitsfaktor vorliegt. Somit kann auf der Skala „Gesundheitsfaktoren" eine Punktzahl zwischen 0 und 18 erreicht werden.

11.6 Großer Recherchenkatalog zur Erfassung von gesundheits- und krankheitsfördernden Verhaltensweisen: Krankheit – Gesundheit – Selbstregulation

Wenn der Recherchenkatalog von der Person selbst beantwortet wird, soll diese die Kriterien auf sich und ihr Leben beziehen. Die Kriterien können auch in Bezug auf Angehörige oder untersuchte Personen angewandt werden.

Die folgenden Variablen werden mit der unten stehenden Skala erfasst: Streichen Sie bitte einen Wert sowohl auf der linken (Minuswerte) als auch auf der rechten Seite (Pluswerte) an.

1. Soziale Desintegration

Soziale Integration

a) Fehlendes soziales Zugehörigkeitsgefühl (soziale Isolation).

Soziales Zugehörigkeitsgefühl (besonders zu Personen von hoher gefühlsmäßiger Bedeutung).

-5 = äußerst stark, -4 = sehr stark, -3 = stark, -2 = eher schwach, -1 = sehr schwach

$+1$ = sehr schwach, $+2$ = eher schwach, $+3$ = stark, $+4$ = sehr stark, $+5$ = äußerst stark

b) Sozioökonomische Unsicherheit (z. B. Geldnot)

Sozioökonomische Sicherheit

-5 = äußerst stark, -4 = sehr stark, -3 = stark, -2 = eher schwach, -1 = sehr schwach

$+1$ = sehr schwach, $+2$ = eher schwach, $+3$ = stark, $+4$ = sehr stark, $+5$ = äußerst stark

c) Gefühl mangelnder Belohnung.

Erlebte soziale Belohnung (z. B. im Berufsleben, in der Familie).

-5 = äußerst stark, -4 = sehr stark, -3 = stark, -2 = eher schwach, -1 = sehr schwach

$+1$ = sehr schwach, $+2$ = eher schwach, $+3$ = stark, $+4$ = sehr stark, $+5$ = äußerst stark

d) Soziale Unzufriedenheit mit der eigenen Stellung in Familie, Beruf und Gesellschaft.

Soziale Zufriedenheit mit der eigenen Stellung in Familie, Beruf und Gesellschaft.

−5 = äußerst stark, −4 = sehr stark, −3 = stark, −2 = eher schwach, −1 = sehr schwach

+1 = sehr schwach, +2 = eher schwach, +3 = stark, +4 = sehr stark, +5 = äußerst stark

2. Desintegration in der physischen Umwelt

a) Unangenehm erlebte Wohnlage.

−5 = äußerst stark, −4 = sehr stark, −3 = stark, −2 = eher schwach, −1 = sehr schwach

b) Schlechte und als unangenehm erlebte Luft am Arbeitsplatz und der Wohnlage.

c) Starke und als unangenehm erlebte Lärmbelästigung am Arbeitsplatz und der Wohnlage.

d) Innere Unzufriedenheit mit und Unwohlsein in der physischen Umwelt.

Integration in die physische Umwelt

Angenehm erlebte Wohnlage.

+1 = sehr schwach, +2 = eher schwach, +3 = stark, +4 = sehr stark, +5 = äußerst stark

Gute und als angenehm erlebte Luft am Arbeitsplatz und der Wohnlage.

Keine oder geringe Lärmbelästigung am Arbeitsplatz und der Wohnlage.

Innere Zufriedenheit mit und Wohlempfinden in der physischen Umwelt (z. B. der eigenen Stadt, der Natur).

3. Meditativ/göttliche Desintegration

a) Keine erlebte Liebesbeziehung zu Gott („weder liebe ich Gott noch liebt mich Gott"/"ich kenne Gott nicht").

−5 = äußerst stark, −4 = sehr stark, −3 = stark, −2 = eher schwach, −1 = sehr schwach

b) Keine positiven emotionalen Erlebnisse mit Gott oder negative Emotionen gegenüber Gott (z. B. „wie könnte er eine solch schlechte Welt zulassen, wenn er existieren würde").

−5 = äußerst stark, −4 = sehr stark, −3 = stark, −2 = eher schwach, −1 = sehr schwach

c) Keine Erkenntnis eines Sinnzusammenhanges zwischen Gott und individuellen bzw. gesellschaftlichen Entwicklungen.

−5 = äußerst stark, −4 = sehr stark, −3 = stark, −2 = eher schwach, −1 = sehr schwach

d) Kein Gefühl, in der Gottesbeziehung aufgehoben, beschützt und zum Erfolg gesteuert zu sein.

−5 = äußerst stark, −4 = sehr stark, −3 = stark, −2 = eher schwach, −1 = sehr schwach

Meditativ/göttliche Integration

Eine als gegenseitig erlebte Liebesbeziehung zu Gott („ich liebe Gott, Gott liebt mich"/„ich kenne Gott").

+1 = sehr schwach, +2 = eher schwach, +3 = stark, +4 = sehr stark, +5 = äußerst stark

Positive emotionale Erlebnisse mit Gott, z. B. Faszination.

+1 = sehr schwach, +2 = eher schwach, +3 = stark, +4 = sehr stark, +5 = äußerst stark

Erkenntnis eines Sinnzusammenhanges zwischen Gott und individuellen bzw. gesellschaftlichen Entwicklungen.

+1 = sehr schwach, +2 = eher schwach, +3 = stark, +4 = sehr stark, +5 = äußerst stark

Gefühl, in der Gottesbeziehung aufgehoben, beschützt und zum Erfolg gesteuert zu sein.

+1 = sehr schwach, +2 = eher schwach, +3 = stark, +4 = sehr stark, +5 = äußerst stark

e) An Gott werden keine Hoffnungen geknüpft oder mit ihm Erfüllungsfreuden erlebt.

−5 = äußerst stark, −4 = sehr stark, −3 = stark, −2 = eher schwach, −1 = sehr schwach

Gelebte Hoffnungen und erlebte Erfüllungsfreuden in der Gottesbeziehung.

+1 = sehr schwach, +2 = eher schwach, +3 = stark, +4 = sehr stark, +5 = äußerst stark

f) Kein Gebet zu Gott.

−5 = äußerst stark, −4 = sehr stark, −3 = stark, −2 = eher schwach, −1 = sehr schwach

Wohlbefinden erzeugendes Beten, z. B. für Genesung, Aufrechterhaltung der Gesundheit, berufliche Zielerreichung und Erkenntnis.

+1 = sehr schwach, +2 = eher schwach, +3 = stark, +4 = sehr stark, +5 = äußerst stark

g) Ausgeprägtes Bedürfnis, die Existenz Gottes zu widerlegen.

−5 = äußerst stark, −4 = sehr stark, −3 = stark, −2 = eher schwach, −1 = sehr schwach

Ausgeprägtes Bedürfnis, die Existenz Gottes zu beweisen.

+1 = sehr schwach, +2 = eher schwach, +3 = stark, +4 = sehr stark, +5 = äußerst stark

h) Ausgeprägtes Bedürfnis, die Existenz Gottes zu verneinen und nicht zu erfahren.

−5 = äußerst stark, −4 = sehr stark, −3 = stark, −2 = eher schwach, −1 = sehr schwach

Ausgeprägtes Bedürfnis, die Existenz Gottes zu bejahen und zu erfahren.

+1 = sehr schwach, +2 = eher schwach, +3 = stark, +4 = sehr stark, +5 = äußerst stark

i) Überzeugung, dass das Individuum, die Gesellschaft und der Kosmos rein materiell bedingt und in keiner Weise göttlich gesteuert sind.

−5 = äußerst stark, −4 = sehr stark, −3 = stark, −2 = eher schwach, −1 = sehr schwach

Glaube, dass das Individuum, die Gesellschaft und der Kosmos göttlich gesteuert sind.

+1 = sehr schwach, +2 = eher schwach, +3 = stark, +4 = sehr stark, +5 = äußerst stark

j) Gott wird erlebt als objektiv inexistent und als subjektive Stütze für schwache Menschen (z. B. für solche, die Angst vor dem Tod haben); kein erlebter Zusammenhang zwischen Gottesexistenz, Intelligenz, Energie, Liebe und Steuerung der biologischen, kosmischen und sozialen Zusammenhänge.

−5 = äußerst stark, −4 = sehr stark, −3 = stark, −2 = eher schwach, −1 = sehr schwach

Gott wird erlebt als absolute Quelle der Intelligenz, Energie, Liebe und der Steuerung von biologischen, kosmischen und sozialen Zusammenhängen.

+1 = sehr schwach, +2 = eher schwach, +3 = stark, +4 = sehr stark, +5 = äußerst stark

k) Der Mensch wird als ein sich selbst regulierendes Wesen erlebt, das um so unabhängiger ist, je mehr er sich von einem eingebildeten Gott distanziert.

−5 = äußerst stark, −4 = sehr stark, −3 = stark, −2 = eher schwach, −1 = sehr schwach

Der Mensch wird als ein eigenverantwortliches, sich selbst bestimmendes Individuum erlebt, das trotzdem in vielfältigster Weise mit der göttlichen Energie in Wechselwirkung steht.

+1 = sehr schwach, +2 = eher schwach, +3 = stark, +4 = sehr stark, +5 = äußerst stark

l) Kein Gefühl, dass die eigene Energie im Zusammenhang mit Gott vergrößert werden kann.

−5 = äußerst stark, −4 = sehr stark, −3 = stark, −2 = eher schwach, −1 = sehr schwach

Gefühl des permanenten Energiezuwachses im Laufe der Jahre durch eine emotional positive Gottesbeziehung.

+1 = sehr schwach, +2 = eher schwach, +3 = stark, +4 = sehr stark, +5 = äußerst stark

4. Chronische Verhaltenseinengung durch Schockerlebnisse

Schockfreies Verhalten

Unter chronischer Schockeinwirkung und Verhaltenseinengung wird folgendes verstanden:

a) Unterbrechung eines Zustandes des inneren Gleichgewichts durch eine plötzliche Einwirkung von außen, die
b) eine für den Menschen unerträgliche Unlust, Unsicherheit, Bedrohung, Entwertung und Isolation hervorruft, wobei
c) die Person keine Fähigkeit (z. B. Verständnis für die Situation, erlernte Ausweichmöglichkeiten oder Verteidigungsfähigkeit) aufweist, die negative Einwirkung abzuwehren oder zu verändern, so dass sie dieser im Erlebnis direkt ausgesetzt ist.
d) Das Schockerlebnis war derart schädigend, dass die Person über lange Zeiträume das Ereignis nicht bewältigen und überwinden kann.
e) Dieser Zustand führt zu einer langfristigen Verhaltenseinengung und negativer Nachwirkung der Schockerlebnisse (z. B. konstante Wiederholung von intensiven Angst- oder Verlassenheitsgefühlen).
f) Es kommt zur Verselbstständigung und Generalisierung des Schockerlebnisses auf andere Lebensbereiche und somit zu einer Einengung des Verhaltensrepertoires und zur Behinderung der Selbstregulation.

a) Schockerlebnisse durch Krankenhausaufenthalte in der Kindheit, daraus z. B. resultierend die chronische Angst, alleine gelassen zu werden.

−5 = äußerst stark, −4 = sehr stark, −3 = stark, −2 = eher schwach, −1 = sehr schwach

Keine Schockerlebnisse aufgrund der Unterbrechung empfundener Sicherheit durch Krankenhausaufenthalte.

+1 = sehr schwach, +2 = eher schwach, +3 = stark, +4 = sehr stark, +5 = äußerst stark

b) Schockerlebnisse durch Bombardierung.

−5 = äußerst stark, −4 = sehr stark, −3 = stark, −2 = eher schwach, −1 = sehr schwach

Keine Schockerlebnisse durch Bombardierung.

+1 = sehr schwach, +2 = eher schwach, +3 = stark, +4 = sehr stark, +5 = äußerst stark

c) Schockerlebnisse durch Aufenthalt im Konzentrationslager, Kriegsgefangenschaft oder Gefängnis.

−5 = äußerst stark, −4 = sehr stark, −3 = stark, −2 = eher schwach, −1 = sehr schwach

Keine Schockerlebnisse durch Aufenthalt im Konzentrationslager, Kriegsgefangenschaft oder Gefängnis.

+1 = sehr schwach, +2 = eher schwach, +3 = stark, +4 = sehr stark, +5 = äußerst stark

d) Schockartige Angsterlebnisse.

Keine schockartigen Angsterlebnisse.

−5 = äußerst stark, −4 = sehr stark, −3 = stark, −2 = eher schwach, −1 = sehr schwach

+1 = sehr schwach, +2 = eher schwach, +3 = stark, +4 = sehr stark, +5 = äußerst stark

e) Chronischer Schock durch Trennungserlebnisse (z. B. vom Partner, Ausstoßung aus der Familie, Tod einer nahestehenden Person)

Keine chronischer Schock durch Trennungserlebnisse.

−5 = äußerst stark, −4 = sehr stark, −3 = stark, −2 = eher schwach, −1 = sehr schwach

+1 = sehr schwach, +2 = eher schwach, +3 = stark, +4 = sehr stark, +5 = äußerst stark

f) Schock im Berufsleben (Enttäuschungen, Entwertungen).

Keine Schock im Berufsleben.

g) Nachhaltige Schockerlebnisse aufgrund von Unfällen, Überfällen, Übergriffen.

Keine nachhaltigen Schockerlebnisse aufgrund von Unfällen, Überfällen, Übergriffen.

−5 = äußerst stark, −4 = sehr stark, −3 = stark, −2 = eher schwach, −1 = sehr schwach

+1 = sehr schwach, +2 = eher schwach, +3 = stark, +4 = sehr stark, +5 = äußerst stark

5. Seelisch-körperliche Erschöpfung

Seelisch-körperliche Erholungsfähigkeit

a) Schlechter, flacher und zermürbender Schlaf.

Tiefer, erholsamer, regenerierender Schlaf.

−5 = äußerst stark, −4 = sehr stark, −3 = stark, −2 = eher schwach, −1 = sehr schwach

+1 = sehr schwach, +2 = eher schwach, +3 = stark, +4 = sehr stark, +5 = äußerst stark

b) Kein tägliches Ausruhen bei Übermüdungserscheinungen.

Lustbetontes, tägliches Ausruhen.

−5 = äußerst stark, −4 = sehr stark, −3 = stark, −2 = eher schwach, −1 = sehr schwach

+1 = sehr schwach, +2 = eher schwach, +3 = stark, +4 = sehr stark, +5 = äußerst stark

c) Keine aktive Erholungsfähigkeit.

Aktive, lustbetonte Erholungsfähigkeit (z. B. beim Spazieren, Sporttreiben).

−5 = äußerst stark, −4 = sehr stark, −3 = stark, −2 = eher schwach, −1 = sehr schwach

+1 = sehr schwach, +2 = eher schwach, +3 = stark, +4 = sehr stark, +5 = äußerst stark

d) Chronisch müde, ausgelaugt, kraftlos.

Innerlich kraftvoll, gut ausgeruht.

−5 = äußerst stark, −4 = sehr stark, −3 = stark, −2 = eher schwach, −1 = sehr schwach

+1 = sehr schwach, +2 = eher schwach, +3 = stark, +4 = sehr stark, +5 = äußerst stark

6. Hemmung in der erstrebten Bedürfnisbefriedigung mit erlebter Unlust, Unwohlsein und Unsicherheit

Wohlbefinden, Lust und Sicherheit erzeugende Bedürfnisbefriedung

a) Erleben von Unlust, Unwohlsein und Unsicherheit nach Erlebnissen der Verhinderung der Befriedigung von Bedürfnissen (Spannungen zwischen einem negativ erlebten Ist- und einem negativ erlebten Soll-Zustand).

Erlebnisse von Lust, Wohlbefinden und Sicherheit nach erlebter Bedürfnisbefriedigung (z. B. durch Zielerreichung).

−5 = äußerst stark, −4 = sehr stark, −3 = stark, −2 = eher schwach, −1 = sehr schwach

+1 = sehr schwach, +2 = eher schwach, +3 = stark, +4 = sehr stark, +5 = äußerst stark

b) Hoffnungslosigkeit und Pessimismus hinsichtlich zukünftiger Bedürfnisbefriedigung.

−5 = äußerst stark, −4 = sehr stark, −3 = stark, −2 = eher schwach, −1 = sehr schwach

Hoffnungen und Zuversicht hinsichtlich zukünftiger Bedürfnisbefriedigung.

+1 = sehr schwach, +2 = eher schwach, +3 = stark, +4 = sehr stark, +5 = äußerst stark

c) Gehemmte Phantasie in der Bedürfnisbildung, gedanklich rigide Orientierung an einer vermeintlich bedürfnisverhindernden Realität.

−5 = äußerst stark, −4 = sehr stark, −3 = stark, −2 = eher schwach, −1 = sehr schwach

Phantasien, Tagträume und gedankliche Flexibilität, die die Bedürfnisbildung anregen.

+1 = sehr schwach, +2 = eher schwach, +3 = stark, +4 = sehr stark, +5 = äußerst stark

7. Gehemmte Selbstregulation: Blockade der eigenen gestalterischen Aktivität

Aktivierte Selbstregulation: aktive Gestaltung von bedürfnisbefriedigenden Bedingungen

a) Herstellung von Bedingungen und Zuständen im Organismus und der sozialen Umwelt, die den Bedürfnissen und Wünschen nicht entsprechen und die Bedürfnisbefriedigung verhindern.

−5 = äußerst stark, −4 = sehr stark, −3 = stark, −2 = eher schwach, −1 = sehr schwach

Kreation bedürfnisadäquater Anregung, Herstellung von Bedingungen und Zuständen durch das eigene Verhalten, die den vorhandenen Bedürfnissen und Wünschen optimal entsprechen.

+1 = sehr schwach, +2 = eher schwach, +3 = stark, +4 = sehr stark, +5 = äußerst stark

b) Herstellung von Zuständen und Bedingungen, die zu langfristig negativen Folgen führen ohne Fähigkeit, diese zu inaktivieren.

−5 = äußerst stark, −4 = sehr stark, −3 = stark, −2 = eher schwach, −1 = sehr schwach

Fähigkeit, durch Eigenaktivität Bedingungen, Zuständen und Verhaltensweisen, die zu langfristig negativen Folgen führen, auszuweichen.

+1 = sehr schwach, +2 = eher schwach, +3 = stark, +4 = sehr stark, +5 = äußerst stark

c) Unfähigkeit, die eigenen Bedürfnissen entsprechende Nähe und Distanz zu Mitmenschen zu erreichen: etwa Leid über große Distanz bei erstrebter Nähe oder Leid in unerträgliche Nähe ohne Distanzierungsfähigkeit.

−5 = äußerst stark, −4 = sehr stark, −3 = stark, −2 = eher schwach, −1 = sehr schwach

Fähigkeit, eine optimale, den Bedürfnissen entsprechende Nähe und Distanz zu den Mitmenschen zu erreichen.

+1 = sehr schwach, +2 = eher schwach, +3 = stark, +4 = sehr stark, +5 = äußerst stark

8. Blockierte Liebesenergie

Frei zirkulierende Liebesenergie

a) Selbstmissachtung und Selbsthass, kein Selbstschutz.

−5 = äußerst stark, −4 = sehr stark, −3 = stark, −2 = eher schwach, −1 = sehr schwach

Ausgeprägte Selbstliebe, Selbstachtung und hoher Selbstschutz.

+1 = sehr schwach, +2 = eher schwach, +3 = stark, +4 = sehr stark, +5 = äußerst stark

b) Ausgeprägte Ablehnung und Hass von emotional wichtigen Mitmenschen, eher Hass und Intoleranz gegenüber anderen Menschen.

Ausgeprägte Liebe zu emotional wichtigen Mitmenschen, Liebe und Toleranz gegenüber anderen Menschen.

11.6 Großer Recherchenkatalog zur Erfassung von Verhaltensweisen

−5 = äußerst stark, −4 = sehr stark, −3 = stark, −2 = eher schwach, −1 = sehr schwach

+1 = sehr schwach, +2 = eher schwach, +3 = stark, +4 = sehr stark, +5 = äußerst stark

c) Ablehnung Gottes bzw. Hass auf Gott.

Liebe zu Gott und Freude an Gott.

−5 = äußerst stark, −4 = sehr stark, −3 = stark, −2 = eher schwach, −1 = sehr schwach

+1 = sehr schwach, +2 = eher schwach, +3 = stark, +4 = sehr stark, +5 = äußerst stark

d) Kein innerer Bezug zu Pflanzen und Tieren, zur Natur im Allgemeinen.

Liebe und Begeisterungsfähigkeit für Pflanzen und Tiere, gegenüber der Natur im Allgemeinen.

−5 = äußerst stark, −4 = sehr stark, −3 = stark, −2 = eher schwach, −1 = sehr schwach

+1 = sehr schwach, +2 = eher schwach, +3 = stark, +4 = sehr stark, +5 = äußerst stark

e) Gefühl, von wichtigen Menschen abgelehnt und lieblos behandelt zu werden.

Gefühl, von wichtigen Menschen angenommen und geliebt zu werden.

−5 = äußerst stark, −4 = sehr stark, −3 = stark, −2 = eher schwach, −1 = sehr schwach

+1 = sehr schwach, +2 = eher schwach, +3 = stark, +4 = sehr stark, +5 = äußerst stark

f) Gefühl, von Gott abgelehnt und lieblos behandelt zu werden.

Gefühl, von Gott angenommen und liebevoll getragen zu werden.

−5 = äußerst stark, −4 = sehr stark, −3 = stark, −2 = eher schwach, −1 = sehr schwach

+1 = sehr schwach, +2 = eher schwach, +3 = stark, +4 = sehr stark, +5 = äußerst stark

g) Kein Gefühl, dass sich Selbstliebe, Menschenliebe, Liebe zur Natur und zu Gott gegenseitig anregen und verstärken.

Gefühl, dass sich Selbstliebe, Menschenliebe, Liebe zur Natur und zu Gott gegenseitig anregen und verstärken, so dass die Liebe zu dem einen als Bedingung für die Liebe zum dem anderen erscheint.

−5 = äußerst stark, −4 = sehr stark, −3 = stark, −2 = eher schwach, −1 = sehr schwach

+1 = sehr schwach, +2 = eher schwach, +3 = stark, +4 = sehr stark, +5 = äußerst stark

9. Aus dem Konflikt resultierende Todestendenz

Lebensbedürfnis

Die Person äußert ein Bedürfnis, eher sterben zu wollen, etwa weil sie bestimmte negative Zustände oder Konflikte nicht mehr ertragen kann.

Die Person zeigt ein stark ausgeprägtes Bedürfnis, leben zu wollen.

−5 = äußerst stark, −4 = sehr stark, −3 = stark, −2 = eher schwach, −1 = sehr schwach

+1 = sehr schwach, +2 = eher schwach, +3 = stark, +4 = sehr stark, +5 = äußerst stark

10. Rigides und hilfloses Ausgeliefertsein an ungelöste Probleme

Kompetente und kreative Strategien beim Problemlösen

Beim Auftauchen von Problemen zeigt die Person rigide und sich stereotyp wiederholende Verhaltensweisen, durch die sie Zielverwirklichung und Problemlösung nicht er-

Beim Auftauchen von Problemen entwickelt die Person in der Regel durch Kreativität und Einfühlungsvermögen Verhaltensstrategien, die auf lange Sicht zur Problemlösung und Zieleverwirk-

reichen kann, so dass sie sich der negativen Wirkung direkt ausgeliefert fühlt.

−5 = äußerst stark, −4 = sehr stark, −3 = stark, −2 = eher schwach, −1 = sehr schwach

lichung beitragen, so dass sich Sicherheit und Wohlbefinden einstellen.

+1 = sehr schwach, +2 = eher schwach, +3 = stark, +4 = sehr stark, +5 = äußerst stark

11. Von außen orientiert und gesteuert

Die Person ist an den Erwartungen von Außenobjekten (Personen, Gruppen, Bilanzen usw.) primär orientiert und in ihrem Verhalten derart gesteuert, dass sie die eigenen Bedürfnisse und Wünsche zurückstellt.

−5 = äußerst stark, −4 = sehr stark, −3 = stark, −2 = eher schwach, −1 = sehr schwach

Von innen orientiert und gesteuert

Die Person ist an den eigenen positiven und negativen Erlebnissen, den eigenen wahrgenommenen Fähigkeiten, Bedürfnissen und Zielsetzungen ausgerichtet und von diesen in ihrem Verhalten primär gesteuert.

+1 = sehr schwach, +2 = eher schwach, +3 = stark, +4 = sehr stark, +5 = äußerst stark

12. Objektabhängig

Die Person ist von anderen Mitmenschen, Gruppen oder Gegenständen auf lange Sicht zum eignen Nachteil mit langfristigen negativen Folgen abhängig.

−5 = äußerst stark, −4 = sehr stark, −3 = stark, −2 = eher schwach, −1 = sehr schwach

Autonom

Die Person ist von keinen Mitmenschen, Gruppen oder Gegenständen auf lange Sicht mit langfristigen negativen Folgen zum eignen Nachteil abhängig.

+1 = sehr schwach, +2 = eher schwach, +3 = stark, +4 = sehr stark, +5 = äußerst stark

13. Inneres Ungleichgewicht

Die Person ist chronisch innerlich übererregt (z. B. aufgeregt, überreizt) und/oder gehemmt (z. B. depressiv, überruhig, leblos).

−5 = äußerst stark, −4 = sehr stark, −3 = stark, −2 = eher schwach, −1 = sehr schwach

Inneres Gleichgewicht

Die Person lebt meistens in innerem Gleichgewicht, in dem sich Hemmung und Übererregung gegenseitig ausgleichen.

+1 = sehr schwach, +2 = eher schwach, +3 = stark, +4 = sehr stark, +5 = äußerst stark

14. Negative Lustdifferenz

Die Person erlebte und erwartete die größten Quellen von Lust, Wohlbefinden, Sicherheit und Sinnerfüllung in der Vergangenheit und verbindet dies mit dem Gefühl, diese in Gegenwart und Zukunft nicht mehr erreichen zu können.

−5 = äußerst stark, −4 = sehr stark, −3 = stark, −2 = eher schwach, −1 = sehr schwach

Positive Lustdifferenz

Die Person erlebt in der Gegenwart und erwartet in der Zukunft noch größere Quellen von Lust, Wohlbefinden, Sicherheit und Sinnerfüllung als in der Vergangenheit.

+1 = sehr schwach, +2 = eher schwach, +3 = stark, +4 = sehr stark, +5 = äußerst stark

15. Negativ erlebte Sinnlosigkeit

Die Person erlebt negative Gefühle aufgrund erkannter Sinnlosigkeit des Lebens.

−5 = äußerst stark, −4 = sehr stark, −3 = stark, −2 = eher schwach, −1 = sehr schwach

Positiv erlebte Sinnzusammenhänge

Die Person erlebt positive Gefühle aufgrund erkannter Sinnhaftigkeit des Lebens.

+1 = sehr schwach, +2 = eher schwach, +3 = stark, +4 = sehr stark, +5 = äußerst stark

16. Gefühl der Inkompetenz in der Problemlösung

    Die Person hat das Gefühl, persönliche und soziale Probleme nicht lösen zu können und somit negativen und bedrohlichen Bedingungen hilflos ausgeliefert zu sein.

    −5 = äußerst stark, −4 = sehr stark, −3 = stark, −2 = eher schwach, −1 = sehr schwach

    Gefühl der Kompetenz in der Problemlösung

    Die Person hat das Gefühl, persönliche und soziale Probleme auf kurze oder lange Sicht lösen zu können und somit die erstrebten Zielzustände zu erreichen.

    +1 = sehr schwach, +2 = eher schwach, +3 = stark, +4 = sehr stark, +5 = äußerst stark

17. Durch Konflikte und Ambivalenzen gehemmte Eindeutigkeit des Verhaltens

    Die Person ist durch ambivalentes und konfliktbedingtes Verhalten innerlich blockiert, Zustände zu erreichen, die zur Bedürfnisbefriedigung führen, so dass sie weder mit noch ohne ein Objekt Zufriedenheit erreichen kann.

    −5 = äußerst stark, −4 = sehr stark, −3 = stark, −2 = eher schwach, −1 = sehr schwach

    Eindeutiges bedürfnisäußerndes und bedürfnisbefriedigendes Verhalten

    Die Person erreicht es, durch eindeutiges Verhalten Bedingungen und Zustände herzustellen, die zur Bedürfnisbefriedigung und Zielerreichung führen.

    +1 = sehr schwach, +2 = eher schwach, +3 = stark, +4 = sehr stark, +5 = äußerst stark

18. Geistige Inaktivität

    Die Person zeigt eine ausgeprägte geistige Inaktivität, die sich z. B. in rigiden, sich stereotyp wiederholenden Denkmustern zeigt.

    −5 = äußerst stark, −4 = sehr stark, −3 = stark, −2 = eher schwach, −1 = sehr schwach

    Geistige Aktivität

    Die Person zeigt eine stark ausgeprägte, wohltuende und Zufriedenheit erreichende geistige Aktivität.

    +1 = sehr schwach, +2 = eher schwach, +3 = stark, +4 = sehr stark, +5 = äußerst stark

19. Schwach ausgeprägtes Motiv zu geistiger und körperlicher Entwicklung

    Geistige und körperliche Aktivitäten sind auf den Erhalt des gegenwärtigen Zustandes ausgerichtet ohne erkennbare Motivation zur Weiterentwicklung.

    −5 = äußerst stark, −4 = sehr stark, −3 = stark, −2 = eher schwach, −1 = sehr schwach

    Ausgeprägte Motivation zu geistiger und körperlicher Entwicklung durch regelmäßige Aktivität

    Die geistige und körperliche Aktivität ist permanent auf Weiterentwicklung und Verbesserung ausgerichtet.

    +1 = sehr schwach, +2 = eher schwach, +3 = stark, +4 = sehr stark, +5 = äußerst stark

20. Unlust, Unwohlsein, Unsicherheit und erlebte Sinnlosigkeit

    Die Person lebt in einer negativ empfundenen Welt, in der sie Unsicherheit und Unlust erfährt, verbunden mit dem Gefühl der völligen Sinnlosigkeit ihres Daseins.

    −5 = äußerst stark, −4 = sehr stark, −3 = stark, −2 = eher schwach, −1 = sehr schwach

    Lust, Wohlbefinden, Sicherheit und Sinnerfüllung

    Die Person lebt in einer Welt, in der sie Lust, Wohlbefinden, Sicherheit und Sinnerfüllung erfährt und motiviert ist, solche Zustände weiterhin zu erreichen und aufrecht zu erhalten.

    +1 = sehr schwach, +2 = eher schwach, +3 = stark, +4 = sehr stark, +5 = äußerst stark

21. Stagnation

    Die Person zeigt keine Anzeichen einer Entwicklungsfähigkeit, im Gegenteil: Sie stagniert und verringert ihre Motivation zu lernen und nach problemlösenden Verhaltensweisen zu suchen. Sie ist resigniert.

    −5 = äußerst stark, −4 = sehr stark, −3 = stark, −2 = eher schwach, −1 = sehr schwach

    Entwicklung

    Die Person entwickelt sich, indem sie permanent lernt, Problemen auf neue Weisen zu begegnen, gute Zustände zu erreichen, Hemmungen und Barrieren für sich und andere abzubauen usw.

    +1 = sehr schwach, +2 = eher schwach, +3 = stark, +4 = sehr stark, +5 = äußerst stark

22. Geringe Vitalität

    Leistungsschwach, wenig belastbar, innerlich wenig lebendig.

    −5 = äußerst stark, −4 = sehr stark, −3 = stark, −2 = eher schwach, −1 = sehr schwach

    Hohe Vitalität

    Hohe seelisch-körperliche Leistungsfähigkeit, Belastbarkeit, das Lebendige wird stark erlebt.

    +1 = sehr schwach, +2 = eher schwach, +3 = stark, +4 = sehr stark, +5 = äußerst stark

23. Stressanfälligkeit

    Die Person fällt leicht und schell in Zustände der seelisch-körperlichen Überforderung, verbunden mit dem Gefühl der völligen Hilflosigkeit.

    −5 = äußerst stark, −4 = sehr stark, −3 = stark, −2 = eher schwach, −1 = sehr schwach

    Stressresistenz

    Die Person ist schwer aus der Ruhe und dem inneren Gleichgewicht zu bringen, sie reagiert in Stresssituationen aktiv und problemlösend.

    +1 = sehr schwach, +2 = eher schwach, +3 = stark, +4 = sehr stark, +5 = äußerst stark

24. Ausgeprägte psychische Symptome

    Die Person leidet an chronischen psychischen Symptomen, die Unwohlsein, Bedrohung und Ungleichgewicht hervorrufen, z. B. unkontrollierbare Angst oder anhaltende depressive Zustände.

    −5 = äußerst stark, −4 = sehr stark, −3 = stark, −2 = eher schwach, −1 = sehr schwach

    Keine belastete psychische Gesundheit

    Die Person weist keine sie störenden psychischen Symptome auf.

    +1 = sehr schwach, +2 = eher schwach, +3 = stark, +4 = sehr stark, +5 = äußerst stark

25. Hemmung der Verbalisierung

    a) Die Person hat erhebliche Probleme, ihre Gefühle, Konflikte, Ziele und Erwartungen in Worte zu fassen und zu beschreiben.

    −5 = äußerst stark, −4 = sehr stark, −3 = stark, −2 = eher schwach, −1 = sehr schwach

    Fähigkeit zur Verbalisierung

    Die Person ist fähig, ihre Gefühle, Konflikte, Ziele und Erwartungen in Worte zu fassen und zu beschreiben.

    +1 = sehr schwach, +2 = eher schwach, +3 = stark, +4 = sehr stark, +5 = äußerst stark

26. Konstante Wiederholung von Verhaltensweisen mit langfristig negativen Folgen

    Die Person wiederholt anhaltend und über lange Zeiträume Verhaltensweisen mit nega-

    Fähigkeit, Verhaltensweisen mit negativen Folgen aufzugeben

    Die Person ist ausgesprochen fähig, Verhaltensweisen mit negativen Folgen aufzugeben und

tiven Folgen und ist nicht in der Lage, diese aufzugeben.

−5 = äußerst stark, −4 = sehr stark, −3 = stark, −2 = eher schwach, −1 = sehr schwach

durch alternatives Verhalten mit positiven Folgen zu ersetzen

+1 = sehr schwach, +2 = eher schwach, +3 = stark, +4 = sehr stark, +5 = äußerst stark

27. Exponierendes, sich selbst schädigendes Verhalten

Die Person zeigt extreme Härte gegen sich selbst, z. B. setzt sie sich ungünstigen Bedingungen und Zuständen aus, achtet nicht auf seelisch-körperliche Überforderung, missachtet Krankheitszeichen usw. Sie duldet solche Zustände über lange Zeiträume, bevor sie Gegenmaßnahmen trifft.

−5 = äußerst stark, −4 = sehr stark, −3 = stark, −2 = eher schwach, −1 = sehr schwach

Sich extrem schützendes Verhalten

Die Person zeigt ein extrem ausgeprägtes, sich schützendes Verhalten, z. B. achtet sie auf geringste Krankheitszeichen, negative Umwelteinflüsse, Anzeichen seelisch-körperlicher Überforderung und unternimmt sofort intensive Gegenmaßnahmen, z. B. Entzug, Konsultation eines Arztes usw.

+1 = sehr schwach, +2 = eher schwach, +3 = stark, +4 = sehr stark, +5 = äußerst stark

28. Desintegratives, deregulierendes Motiv im dynamischen Erlebnisbild

Die Person wird über lange Zeiträume in ihrem gesamten Verhalten von einem Motiv (z. B. Erlebnis, Annahme, Überzeugung) gesteuert und beeinflusst (z. B. „Die Mutter hat mich nie geliebt", „Meine perfekten Vorstellungen kann ich nie umsetzen"), das ihre Selbstregulationsfähigkeit systematisch behindert und die Integration unterschiedlicher Verhaltensweisen in ein problemlösendes Gesamtkonzept stört oder blockiert.

−5 = äußerst stark, −4 = sehr stark, −3 = stark, −2 = eher schwach, −1 = sehr schwach

Integrierendes, die Selbstregulation unterstützendes und organisierendes Motiv im dynamischen Erlebnisbild

Die Person wird über lange Zeiträume in ihrem gesamten Verhalten von einem Motiv (z. B. Erlebnis, Annahme, Überzeugung) bestimmt, das ihre Selbstregulationsfähigkeit systematisch anregt und die Integration unterschiedlicher Verhaltensweisen in ein problemlösendes Gesamtkonzept unterstützt.

+1 = sehr schwach, +2 = eher schwach, +3 = stark, +4 = sehr stark, +5 = äußerst stark

29. Fixierung in der Objektabhängigkeit

Die Person befindet sich chronisch in einer massiven Objektabhängigkeit und ist trotz negativer Folgen nicht in der Lage, eine innere Autonomie zu erreichen.

−5 = äußerst stark, −4 = sehr stark, −3 = stark, −2 = eher schwach, −1 = sehr schwach

Übergang von Objektabhängigkeit zur Autonomie

Die Person erlebt einen Wohlbefinden erzeugenden Übergang von starker Objektabhängigkeit zu innerer Autonomie: Abbau von negativ erlebten Abhängigkeiten in erdrückender und leidvoll empfundener Nähe.

+1 = sehr schwach, +2 = eher schwach, +3 = stark, +4 = sehr stark, +5 = äußerst stark

30. Außensteuerung

Die Person ist in ihrem Selbstwertgefühl extrem abhängig von der Anerkennung, Be-

Innensteuerung

Die Person neigt zu konstant hoher Selbstanerkennung und -bewertung und zum Selbstschutz.

lohnung und Zuwendung anderer Personen (z. B. am Arbeitsplatz oder in der Partnerbeziehung). Ohne die äußere Anerkennung kann sie die eigene Person nicht akzeptieren bzw. positiv erleben.

−5 = äußerst stark, −4 = sehr stark, −3 = stark, −2 = eher schwach, −1 = sehr schwach

Sie sucht sich Personen, die sie anerkennen und belohnen, ist von diesen aber nicht innerlich abhängig. Bei Abweisung und Nichtanerkennung verstärkt sich der Selbstschutz und die Selbstanerkennung.

+1 = sehr schwach, +2 = eher schwach, +3 = stark, +4 = sehr stark, +5 = äußerst stark

31. Erlebte Perspektivenlosigkeit

Die Person ist hoffnungslos und fühlt sich chancenlos, ihre wichtigsten Ziele zu erreichen und ihre Bedürfnisse zu befriedigen.

−5 = äußerst stark, −4 = sehr stark, −3 = stark, −2 = eher schwach, −1 = sehr schwach

Erlebte Zuversicht

Die Person ist zuversichtlich, in der Zukunft ihre wichtigsten Ziele zu erreichen und ihre Bedürfnisse zu befriedigen.

+1 = sehr schwach, +2 = eher schwach, +3 = stark, +4 = sehr stark, +5 = äußerst stark

32. Seelisch-körperliche Überforderung in der Gegenwart

Die Person fühlt sich auf Dauer durch die Erwartungen und Verhaltensweisen wichtiger Personen und Gruppen seelisch und körperlich überfordert, indem sie einerseits den Anforderungen gerecht werden will und sich andrerseits diesen nicht gewachsen fühlt.

−5 = äußerst stark, −4 = sehr stark, −3 = stark, −2 = eher schwach, −1 = sehr schwach

Überforderungsfreie Kommunikation in der Gegenwart

Die Person fühlt sich auf Dauer durch die Erwartungen und Verhaltensweisen wichtiger Personen und Gruppen seelisch und körperlich nicht überfordert und ist in der Lage, eine wohltuende Kommunikation aufzubauen.

+1 = sehr schwach, +2 = eher schwach, +3 = stark, +4 = sehr stark, +5 = äußerst stark

33. Seelisch-körperliche Überforderung in der Kindheit

Die Person fühlte sich immer wieder durch die Erwartungen und Verhaltensweisen wichtiger Personen seelisch und körperlich überfordert, indem sie einerseits den Anforderungen gerecht werden wollte und sich andererseits diesen nicht gewachsen fühlte.

−5 = äußerst stark, −4 = sehr stark, −3 = stark, −2 = eher schwach, −1 = sehr schwach

Überforderungsfreie Kommunikation in der Kindheit

Die Person fühlte sich auf Dauer durch die Erwartungen und Verhaltensweisen wichtiger Personen und Gruppen seelisch und körperlich nicht überfordert und war in der Lage, eine wohltuende Kommunikation aufzubauen.

+1 = sehr schwach, +2 = eher schwach, +3 = stark, +4 = sehr stark, +5 = äußerst stark

34. Hilflose Auslieferung gegenüber negativen Erlebnissen

Die Person fühlt sich anhaltend der Wirkung negativer Erlebnisse ausgeliefert und hat keine Bewältigungs- bzw. Ausweichstrategie. So kann sie beispielsweise die Verursacher nicht verändern oder beeinflussen (z. B. durch Strafe oder Belohnung).

Eigenaktive Überwindung von Bedingungen, die zu negativen Erlebnissen führen

Die Person ist in der Regel durch ihre Eigenaktivität fähig, negative Erlebnisse durch Herstellung neuer problemlösender Bedingungen zu überwinden, so dass sie sich diesen nicht anhaltend und dauerhaft ausgeliefert fühlt.

−5 = äußerst stark, −4 = sehr stark, −3 = stark, −2 = eher schwach, −1 = sehr schwach

+1 = sehr schwach, +2 = eher schwach, +3 = stark, +4 = sehr stark, +5 = äußerst stark

35. Nicht stabilisiertes Vertrauen in der Kindheit

   Die Person fühlte sich von den Eltern nicht konstant angenommen und geliebt, etwa weil schmerzliche Abweisungen nachhaltig das Vertrauen erschütterten.

   −5 = äußerst stark, −4 = sehr stark, −3 = stark, −2 = eher schwach, −1 = sehr schwach

   Stabilisiertes Vertrauen in der Kindheit

   Die Person fühlte sich von den Eltern meistens angenommen und geliebt.

   +1 = sehr schwach, +2 = eher schwach, +3 = stark, +4 = sehr stark, +5 = äußerst stark

36. Nicht stabilisiertes Vertrauen in der Gegenwart

   Die Person fühlt sich von Personen oder Gruppen nicht konstant angenommen und geliebt, etwa weil schmerzliche Abweisungen das Vertrauen nachhaltig erschüttern.

   −5 = äußerst stark, −4 = sehr stark, −3 = stark, −2 = eher schwach, −1 = sehr schwach

   Stabilisiertes Vertrauen in der Gegenwart

   Die Person fühlt sich von emotional wichtigen Personen und Gruppen meistens angenommen und geliebt.

   +1 = sehr schwach, +2 = eher schwach, +3 = stark, +4 = sehr stark, +5 = äußerst stark

37. Stagnation im Erlebnisbild der eigenen Person

   Die Person erlebt sich von Jahr zu Jahr als kränker, gebrechlicher und zur seelischen und körperlichen Entwicklung nicht mehr fähig.

   −5 = äußerst stark, −4 = sehr stark, −3 = stark, −2 = eher schwach, −1 = sehr schwach

   Entwicklung im Erlebnisbild der eigenen Person

   Die Person erlebt sich von Jahr zu Jahr als gesünder und in angenehmer seelischer und körperlicher Entwicklung.

   +1 = sehr schwach, +2 = eher schwach, +3 = stark, +4 = sehr stark, +5 = äußerst stark

38. Unangenehme Erlebnisbilder

   Die Person fühlt sich unangenehmen, bedrohlichen, erschütternden Erlebnissen ausgesetzt, z. B. im Schlaf oder in der Erinnerung.

   −5 = äußerst stark, −4 = sehr stark, −3 = stark, −2 = eher schwach, −1 = sehr schwach

   Angenehme Erlebnisbilder

   Die Person erlebt angenehme, Wohlbefinden und Lust erzeugende Erlebnisbilder, z. B. im Traum oder in der Phantasie.

   +1 = sehr schwach, +2 = eher schwach, +3 = stark, +4 = sehr stark, +5 = äußerst stark

39. An Hemmungen und Barrieren ausgerichtetes Verhalten

   Die Person ist konsequent und anhaltend hilflos ausgerichtet an erlebten inneren und/oder äußeren Hindernissen ihrer erstrebten Zielverwirklichung.

   Bedürfnisgeleitetes, Wohlbefinden erstrebendes Verhalten

   Die Person ist zielgerichtet auf die erstrebte Bedürfnisbefriedigung und die Herstellung angenehmer Anregung ausgerichtet.

−5 = äußerst stark, −4 = sehr stark, −3 = stark, −2 = eher schwach, −1 = sehr schwach

+1 = sehr schwach, +2 = eher schwach, +3 = stark, +4 = sehr stark, +5 = äußerst stark

40. Unwohlsein erzeugendes Körpergefühl

    Die Person erreicht durch ihr Verhalten Unlust, Unwohlsein und Unsicherheit im Körpergefühl.

    −5 = äußerst stark, −4 = sehr stark, −3 = stark, −2 = eher schwach, −1 = sehr schwach

    Wohlbefinden erzeugendes Körpergefühl

    Die Person erreicht durch ihr Verhalten ein Körpergefühl, dass Wohlbefinden, Lust und innere Sicherheit ausdrückt.

    +1 = sehr schwach, +2 = eher schwach, +3 = stark, +4 = sehr stark, +5 = äußerst stark

41. Durch Ambivalenz blockierte Eindeutigkeit im Wohlbefinden erstrebenden Verhalten

    Die Person ist durch sich gegenseitig ausschließende Motive, Ziele und Verhaltensweisen in ihrem Streben nach Lust, Wohlbefinden und Sicherheit blockiert.

    −5 = äußerst stark, −4 = sehr stark, −3 = stark, −2 = eher schwach, −1 = sehr schwach

    Eindeutiges, auf Lust, Wohlbefinden und Sicherheit ausgerichtetes Verhalten

    Die Person ist in ihrem Verhalten eindeutig auf Lust, Wohlbefinden, und Sicherheit erzeugende Problemlösung ausgerichtet.

    +1 = sehr schwach, +2 = eher schwach, +3 = stark, +4 = sehr stark, +5 = äußerst stark

42. Unlust und Unsicherheit erzeugender Pessimismus durch erkannte Sinnlosigkeit in unterschiedlichen Lebensbereichen

    Die Person erkennt in den meisten Lebensbereichen keinen Sinn und die erlebte Sinnlosigkeit führt zu Unlust, Unwohlsein und Unsicherheit.

    −5 = äußerst stark, −4 = sehr stark, −3 = stark, −2 = eher schwach, −1 = sehr schwach

    Wohlbefinden und Sicherheit erzeugender Optimismus durch erkannte Sinnzusammenhänge in unterschiedlichen Lebensbereichen.

    Die Person erkennt in unterschiedlichen Bereichen ihres Lebens Sinnzusammenhänge, die zu Wohlbefinden und innerer Sicherheit führen (z. B. bei der Arbeit, in den sozialen Beziehungen und der eigenen Entwicklung).

    +1 = sehr schwach, +2 = eher schwach, +3 = stark, +4 = sehr stark, +5 = äußerst stark

43. Ausprägungsgrad von Unlust, Unwohlsein und Unsicherheit in unterschiedlichen Lebensbereichen

    Die Person fühlt sich in unterschiedlichen Lebensbereichen und Aktivitäten (z. B. Ernährung, Bewegung, Beruf, Partnerbeziehung, Hobbies, Religion, Umwelteinflüsse, Anregungsqualitäten) generell äußerst unwohl, unsicher und lustlos.

    −5 = äußerst stark, −4 = sehr stark, −3 = stark, −2 = eher schwach, −1 = sehr schwach

    Ausprägungsgrad von Lust, Wohlbefinden und Sicherheit in unterschiedlichen Lebensbereichen

    Die Person fühlt sich in unterschiedlichen Lebensbereichen und Aktivitäten (z. B. Ernährung, Bewegung, Beruf, Partnerbeziehung, Hobbies, Religion, Umwelteinflüsse, Anregungsqualitäten) generell äußerst wohl, sicher und lustbetont.

    +1 = sehr schwach, +2 = eher schwach, +3 = stark, +4 = sehr stark, +5 = äußerst stark

44. Deregulative soziale Kommunikation

    a) Deregulative (die Selbstregulation störende) Kommunikation am Arbeitsplatz.

    Die Selbstregulation stimulierende soziale Kommunikation

    Die Selbstregulation anregende Kommunikation am Arbeitsplatz.

−5 = äußerst stark, −4 = sehr stark, −3 = stark, −2 = eher schwach, −1 = sehr schwach

+1 = sehr schwach, +2 = eher schwach, +3 = stark, +4 = sehr stark, +5 = äußerst stark

b) Deregulative Implantation im dynamischen Erlebnisbild: Die Person orientiert sich an einem negativ erlebten oder sich ihr entziehenden Objekt, was die Selbstregulation langfristig und intensiv behindert. Sie fühlt sich nicht in der Lage, dem negativ erlebten Objekt auszuweichen oder es wunschgemäß zu verändern oder es im Erleben zu inaktivieren.

Regulative soziale Kommunikation im dynamischen Erlebnisbild: Die Person erlebt eine wohltuende soziale Kommunikation und ist in der Lage, soziale Störfaktoren und Bedrohungen zu inaktivieren, so dass es zu keiner lang anhaltenden deregulativen Implantation kommt.

−5 = äußerst stark, −4 = sehr stark, −3 = stark, −2 = eher schwach, −1 = sehr schwach

+1 = sehr schwach, +2 = eher schwach, +3 = stark, +4 = sehr stark, +5 = äußerst stark

c) Deregulativ internalisiertes Selbstbild im Selbsterlebnis: Die Person erlebt sich selbst als negativ, gehemmt, unfähig und abhängig.

Regulativ internalisiertes Selbstbild im Selbsterlebnis: Die Person erlebt sich selbst als angenehm, anregend, gesund, kompetent und positiv.

−5 = äußerst stark, −4 = sehr stark, −3 = stark, −2 = eher schwach, −1 = sehr schwach

+1 = sehr schwach, +2 = eher schwach, +3 = stark, +4 = sehr stark, +5 = äußerst stark

Auswertungsschlüssel

Zählen Sie alle Pluspunkte und alle Minuspunkte gesondert zusammen. Dividieren Sie jeweils die Summe der Plus- und Minuspunkte gesondert durch die Anzahl der Fragen (79). Dann können Sie feststellen, wie stark Ihr Gesundheits- bzw. Krankheitsverhalten ausgeprägt ist. Subtrahieren Sie von der größeren Zahl die kleinere Zahl. Die resultierende Zahl ist der Gesamtwert im Verhältnis vom Gesundheits- zum Krankheitsverhalten.

+3 bis +4: äußerst stark ausgeprägtes Gesundheitsverhalten

+2 bis +3: sehr stark ausgeprägtes Gesundheitsverhalten

+1 bis +2: stark ausgeprägtes Gesundheitsverhalten

>0 bis +1: schwach ausgeprägtes Gesundheitsverhalten

0 bis −1: schwach ausgeprägtes Krankheitsverhalten

−1 bis −2: stark ausgeprägtes Krankheitsverhalten

−2 bis −3: sehr stark ausgeprägtes Krankheitsverhalten

−3 bis −4: äußerst stark ausgeprägtes Krankheitsverhalten

11.7 Recherchenkatalog zur Erfassung interaktiver Systemindikatoren für gesundheitsförderndes Verhalten

1. Eigenaktive Herstellung von immer wiederkehrendem körperlichen Wohlbefinden

Passives Erleiden von anhaltendem körperlichen Unwohlsein

+5 = äußerst stark, +4 = sehr stark, +3 = stark, +2 = eher schwach, +1 = sehr schwach

−1 = sehr schwach, −2 = eher schwach, −3 = stark, −4 = sehr stark, −5 = äußerst stark

2. Immer wiederkehrende eigenaktive Herstellung von Wohlbefinden erzeugender sozialer Kommunikation (z. B. in Familie, Beruf, mitmenschlichen Beziehungen)

   +5 = äußerst stark, +4 = sehr stark, +3 = stark, +2 = eher schwach, +1 = sehr schwach

   Anhaltendes Unwohlsein aufgrund negativ erlebter mitmenschlicher Beziehungen

   −1 = sehr schwach, −2 = eher schwach, −3 = stark, −4 = sehr stark, −5 = äußerst stark

3. Eigenaktive Herstellung von immer wiederkehrendem Wohlbefinden in der physischen Umwelt (z. B. Natur, Wohnlage)

   +5 = äußerst stark, +4 = sehr stark, +3 = stark, +2 = eher schwach, +1 = sehr schwach

   Anhaltendes Unwohlsein in der physischen Umwelt (z. B. schlechte Wohnlage, Lärmbelästigung, schlechte Luft)

   −1 = sehr schwach, −2 = eher schwach, −3 = stark, −4 = sehr stark, −5 = äußerst stark

4. Immer wiederkehrendes Wohlbefinden in der Gottesbeziehung

   +5 = äußerst stark, +4 = sehr stark, +3 = stark, +2 = eher schwach, +1 = sehr schwach

   Keine erlebte Gottesbeziehung, neutrale oder negative Assoziationen zum Gottesbild

   −1 = sehr schwach, −2 = eher schwach, −3 = stark, −4 = sehr stark, −5 = äußerst stark

5. Ausgeprägtes Bedürfnis, leben zu wollen

   +5 = äußerst stark, +4 = sehr stark, +3 = stark, +2 = eher schwach, +1 = sehr schwach

   Ausgeprägtes Bedürfnis, eher sterben als leben zu wollen

   −1 = sehr schwach, −2 = eher schwach, −3 = stark, −4 = sehr stark, −5 = äußerst stark

6. Äußerung und Befriedigung von gefühlsmäßig wichtigen Bedürfnissen und Wünschen

   +5 = äußerst stark, +4 = sehr stark, +3 = stark, +2 = eher schwach, +1 = sehr schwach

   Chronisch anhaltende Hemmung (durch innere oder äußere Ursachen) in der Äußerung und Befriedigung wichtigster emotionaler Bedürfnisse

   −1 = sehr schwach, −2 = eher schwach, −3 = stark, −4 = sehr stark, −5 = äußerst stark

7. Ausgeprägtes Suchmotiv nach Wohlbefinden, Lust, Sicherheit, Sinnerfüllung, Erkenntnis und Entwicklung

   +5 = äußerst stark, +4 = sehr stark, +3 = stark, +2 = eher schwach, +1 = sehr schwach

   Kein erkennbares und subjektiv erlebtes Suchmotiv nach Wohlbefinden, eher resignative Ausrichtung an Quellen von Unwohlsein

   −1 = sehr schwach, −2 = eher schwach, −3 = stark, −4 = sehr stark, −5 = äußerst stark

8. Innere Autonomie, d. h. Unabhängigkeit von Objekten und Gedanken, die negative Gefühle und Folgen auslösen

   +5 = äußerst stark, +4 = sehr stark, +3 = stark, +2 = eher schwach, +1 = sehr schwach

   Lang anhaltende und intensive Abhängigkeit von Objekten, die Hemmungen, Unlust, Unwohlsein und Unsicherheit hervorrufen

   −1 = sehr schwach, −2 = eher schwach, −3 = stark, −4 = sehr stark, −5 = äußerst stark

11.7 Recherchenkatalog zur Erfassung interaktiver Systemindikatoren

9. Ausrichtung des Verhaltens an erlebten Folgen, indem eine Distanzierung von Unlust und Unwohlsein erzeugenden Quellen erfolgt und eine Annäherung an Lust und Wohlbefinden erzeugende Quellen stattfindet

   +5 = äußerst stark, +4 = sehr stark, +3 = stark, +2 = eher schwach, +1 = sehr schwach

   Paradoxe Ausrichtung des Verhaltens an Konsequenzen, indem Verhaltensweisen mit negativen Folgen aufrechterhalten und Verhaltensweisen mit positiven Folge eher gehemmt werden (z. B. indem die Person permanent Verhaltensweisen mit negativen Folgen bis zur Selbstdestruktion wiederholt)

   −1 = sehr schwach, −2 = eher schwach, −3 = stark, −4 = sehr stark, −5 = äußerst stark

10. Erfolgreiche Regulation von Nähe und Distanz, indem die Person die erstrebte Nähe zu wohltuenden Objekten ebenso erreicht wie die Distanzierung von störenden Objekten

    +5 = äußerst stark, +4 = sehr stark, +3 = stark, +2 = eher schwach, +1 = sehr schwach

    Erfolglose Regulation von Nähe und Distanz, indem die Person die erstrebte Nähe zu wohltuenden Objekten nicht erreicht und/oder die Distanzierung von störenden Objekten nicht realisiert

    −1 = sehr schwach, −2 = eher schwach, −3 = stark, −4 = sehr stark, −5 = äußerst stark

11. Innerlich ausgeglichen, zufrieden, im Gleichgewicht

    +5 = äußerst stark, +4 = sehr stark, +3 = stark, +2 = eher schwach, +1 = sehr schwach

    Innerlich gehemmt, überruhig, blockiert und/oder aufgeregt, hilflos übererregt, überreizt

    −1 = sehr schwach, −2 = eher schwach, −3 = stark, −4 = sehr stark, −5 = äußerst stark

12. Optimale Anregung durch bestimmte Zustände, die den persönlichen Bedürfnissen optimal entsprechen

    +5 = äußerst stark, +4 = sehr stark, +3 = stark, +2 = eher schwach, +1 = sehr schwach

    Fehlende Anregung z. B. durch Monotonie oder Anpassung an soziale Normen, die keinen Bezug zu den bestehenden Bedürfnissen aufweisen

    −1 = sehr schwach, −2 = eher schwach, −3 = stark, −4 = sehr stark, −5 = äußerst stark

13. Positive Lustdifferenz: Die Person glaubt, an Zielen und Objekten in der Gegenwart stärker und intensiver emotional ausgerichtet zu sein als an Objekten aus der Vergangenheit.

    +5 = äußerst stark, +4 = sehr stark, +3 = stark, +2 = eher schwach, +1 = sehr schwach

    Negative Lustdifferenz: Die Person ist anhaltend an Bedürfnisse und Sehnsüchte aus der Vergangenheit derart gebunden, dass sie die Gegenwart eher leidend erträgt als genießt.

    −1 = sehr schwach, −2 = eher schwach, −3 = stark, −4 = sehr stark, −5 = äußerst stark

14. Die Person zeigt eine ausgeprägte Fähigkeit, durch Eigenaktivität im Körper, in der sozialen Beziehung und physischen Umwelt und in der Gottesbeziehung Zustände zu erreichen, die Wohlbefinden, Lust, Sicherheit und Sinnerfüllung auslösen.

    +5 = äußerst stark, +4 = sehr stark, +3 = stark, +2 = eher schwach, +1 = sehr schwach

    Die Person ist anhaltend blockiert und gehemmt, durch Eigenaktivität Quellen von Wohlbefinden, Lust und Sicherheit zu erschließen und fühlt sich negativen Bedingungen hilflos ausgeliefert.

    −1 = sehr schwach, −2 = eher schwach, −3 = stark, −4 = sehr stark, −5 = äußerst stark

15. **Lustbetonte Autonomisierung:** Die Person befreit sich im Laufe der Jahre von intensiven Objektabhängigkeiten und Ansprüchen in einer Wohlbefinden erzeugenden Weise.
    +5 = äußerst stark, +4 = sehr stark, +3 = stark, +2 = eher schwach, +1 = sehr schwach

    Intensivierung der Abhängigkeit: Die Person verstärkt im Laufe der Jahre eine unerfüllte und Unwohlsein erzeugende Abhängigkeit.
    −1 = sehr schwach, −2 = eher schwach, −3 = stark, −4 = sehr stark, −5 = äußerst stark

16. Die Person ist sowohl an physischen und sozialen Quellen für Wohlbefinden, als auch an geistigen Quellen bedürfnisorientiert ausgerichtet.
    +5 = äußerst stark, +4 = sehr stark, +3 = stark, +2 = eher schwach, +1 = sehr schwach

    Die Person ist weder an physischen oder sozialen Quellen für Wohlbefinden oder an geistigen Interessen ausgerichtet (z. B. Meditation, Religion).
    −1 = sehr schwach, −2 = eher schwach, −3 = stark, −4 = sehr stark, −5 = äußerst stark

17. Die Person setzt mit ihrer Eigenaktivität ihre eigenen Fähigkeiten und Interessen durch und verbindet diese mit beruflichen Anforderungen.
    +5 = äußerst stark, +4 = sehr stark, +3 = stark, +2 = eher schwach, +1 = sehr schwach

    Die Person ist nicht in der Lage, ihre eigenen Fähigkeiten und Interessen durchzusetzen, so dass sie sich im Berufsleben und ihrer sozialen Aktivität eher bedürfnisfremd anpasst.
    −1 = sehr schwach, −2 = eher schwach, −3 = stark, −4 = sehr stark, −5 = äußerst stark

18. Die Person lebt in sozialen Gruppen, in denen ihre persönlichen Fähigkeiten anerkannt und belohnt werden und sie selbst in der Lage ist, die Fähigkeiten anderer zu unterstützen.
    +5 = äußerst stark, +4 = sehr stark, +3 = stark, +2 = eher schwach, +1 = sehr schwach

    Die Person lebt in sozialen Gruppen, die ihre Fähigkeiten und Interessen nicht anerkennen und unterstützen, so dass es zu keiner gegenseitigen Förderung von Fähigkeiten und Interessen kommt.
    −1 = sehr schwach, −2 = eher schwach, −3 = stark, −4 = sehr stark, −5 = äußerst stark

Auswertungsschlüssel

Zählen Sie alle Pluspunkte und alle Minuspunkte gesondert zusammen. Dividieren Sie jeweils die Summe der Plus- und Minuspunkte gesondert durch die Anzahl der Fragen (18). Dann können Sie feststellen, wie stark Ihr Gesundheits- bzw. Krankheitsverhalten ausgeprägt ist. Subtrahieren Sie von der größeren Zahl die kleinere Zahl. Die resultierende Zahl ist der Gesamtwert im Verhältnis vom Gesundheits- zum Krankheitsverhalten.

+3 bis +4: äußerst stark ausgeprägtes Gesundheitsverhalten
+2 bis +3: sehr stark ausgeprägtes Gesundheitsverhalten
+1 bis +2: stark ausgeprägtes Gesundheitsverhalten
>0 bis +1: schwach ausgeprägtes Gesundheitsverhalten
0 bis −1: schwach ausgeprägtes Krankheitsverhalten
−1 bis −2: stark ausgeprägtes Krankheitsverhalten
−2 bis −3: sehr stark ausgeprägtes Krankheitsverhalten
−3 bis −4: äußerst stark ausgeprägtes Krankheitsverhalten

Alle Kriterien der 18 Fragen korrelieren statistisch sehr hoch miteinander. Die Gesamtpunktzahl ist relevant für die interaktive Gesundheits- oder Krankheitsentstehung. Im Autonomietraining können die gesundheits-

11.7 Recherchenkatalog zur Erfassung interaktiver Systemindikatoren

	Nur geistige Ausrichtung (z. B. Meditation) mit Vernachlässigung von physischen Bedürfnissen	Nur Befriedigung physischer Bedürfnisse mit Vernachlässigung geistig-meditativer Interessen	Sowohl Äußerung von physischen und sozialen Interessen, als auch meditativ geistige Einstellung	Weder Äußerung von physischen und sozialen Interessen, noch meditativ-geistige Einstellung
N	152	986	615	445
durchschnittliches Alter	67,8	67,1	84,5	62,9

relevanten Faktoren entscheidend verbessert und die krankheitsrelevanten Faktoren entscheidend verringert werden. Auch jedes einzelne Kriterium korreliert mit Krankheit oder Gesundheit, ist also ein signifikanter Prädiktor. Dabei darf aber keineswegs vergessen werden, dass die Interaktion der Faktoren im System eher entscheidend ist. Die monokausale Fixierung auf einen Faktor gehört zur Tragödie des Denkens in der modernen Zivilisation und erscheint als Hemmungsfaktor der menschlichen Evolution. Daher ein Beispiel für den multikausalen Zusammenhang eines Kriteriums (Nr. 16):

In komplexen Systemen können unterschiedliche Faktoren in Wechselwirkungen treten, sie können sich aber zugleich auch als Auslöser und Stabilisatoren von seelisch-körperlichen Synergieeffekten erweisen. So kann z. B. der Wunsch nach körperlichem Wohlbefinden die Motivation auslösen, täglich Fahrrad zu fahren. Bei bestimmten Menschen kann dann aber das Fahrradfahren zum Stabilisator von Synergieeffekten werden in Richtung Wohlbefinden, weil dabei soziale Kontakte verbessert und bestimmte Lusthormone ausgeschüttet werden, die Ernährung umgestellt und Zigaretten- und Alkoholkonsum reduziert werden kann usw.

Durch Interviews, Beobachtung und Angehörigenbefragung können bestimmte Symptome und Probleme identifiziert werden, ebenso Verursacher und Stabilisatoren von Synergieeffekten. Durch gezielte Interventionen können dann alternative Aktivitäten angeregt werden, in der Hoffnung, dass problemerzeugende Synergieeffekte verringert und positive Synergieeffekte stabilisiert werden. Dieser Vorgang ist möglich, obwohl die Wechselwirkungen in komplexen Systemen sehr vielfältig verlaufen. Dabei besteht aber immer das Wissen, dass ein Eingriff in ein System, der positive Synergien hervorruft, die Neuorganisation von unterschiedlichen Systemelementen bedeutet, häufig in der radikalen Umkehrung interaktiver Wirkungen.

Die Analyse und Intervention im Rahmen der synergistischen Wissenschaft versucht, relevante Wirkfaktoren und ihre relevanten Interaktionen aus unterschiedlichen Bereichen zu erfassen und zu beeinflussen. Aus diesem Grund ist ein hohes Maß an Offenheit, Flexibilität, Intuition und Kreativität gefordert. Zwar sind Theorien zur allgemeinen Orientierung und für die Verhaltensanweisungen in der Intervention wichtig, sie dürfen aber nicht einengend auf die Analyse und Intervention wirken. Deswegen muss ein vernünftiger Kompromiss zwischen theoriegeleitetem Vorgehen und offenem Verhalten in der Problemerfassung gefunden werden.

11.8 Fragebogen Stress und Gesundheitsverhalten

1. Anhaltendes Ausbleiben der Befriedigung emotionaler Bedürfnisse größter persönlicher Bedeutung: Ich bin anhaltend nicht in der Lage, meine wichtigsten seelischen Bedürfnisse, Wünsche und Sehnsüchte zu befriedigen.

   Wie stark ist dies ausgeprägt?

   -7 = äußerst stark, -6 = sehr stark, -5 = stark, -4 = eher stark als schwach, -3 = eher schwach als stark, -2 = sehr schwach, -1 = äußerst schwach

   Immer wiederkehrende Befriedigung von Bedürfnissen, die für die Person von größter gefühlsmäßiger Bedeutung sind: Ich komme immer wieder in die Lage, meine gefühlsmäßig wichtigsten Bedürfnisse, Wünsche und Sehnsüchte zu befriedigen.

   1 = äußerst schwach, 2 = sehr schwach, 3 = eher schwach als stark, 4 = eher stark als schwach, 5 = stark, 6 = sehr stark, 7 = äußerst stark

2. Anhaltende Hemmung in der eigenaktiven Herstellung von Zuständen, Situationen und Beziehungen, die zur inneren Befriedigung von Bedürfnissen und zur Erreichung wichtiger Ziele führen könnten: Ich bin innerlich gehemmt, Zustände zu erreichen, die meine wichtigsten Bedürfnisse befriedigen könnten.

   Wie stark ist dies ausgeprägt?

   -7 = äußerst stark, -6 = sehr stark, -5 = stark, -4 = eher stark als schwach, -3 = eher schwach als stark, -2 = sehr schwach, -1 = äußerst schwach

   Anhaltende Fähigkeit, durch Eigenaktivität Zustände und Situationen zu erreichen, die zur Zielverwirklichung und Bedürfnisbefriedigung führen: Ich bin immer wieder in der Lage, durch mein aktives Verhalten Zustände zu erreichen, die meine Bedürfnisse befriedigen und meine Ziele verwirklichen.

   1 = äußerst schwach, 2 = sehr schwach, 3 = eher schwach als stark, 4 = eher stark als schwach, 5 = stark, 6 = sehr stark, 7 = äußerst stark

3. Anhaltendes, immer wiederkehrendes Unwohlsein: Ich erlebe anhaltendes oder immer wiederkehrendes Unwohlsein und Unlust.

   Wie stark ist dies ausgeprägt?

   -7 = äußerst stark, -6 = sehr stark, -5 = stark, -4 = eher stark als schwach, -3 = eher schwach als stark, -2 = sehr schwach, -1 = äußerst schwach

   Anhaltendes, immer wiederkehrendes Wohlbefinden: Ich erreiche anhaltendes oder immer wiederkehrendes Wohlbefinden und Lusterlebnisse.

   1 = äußerst schwach, 2 = sehr schwach, 3 = eher schwach als stark, 4 = eher stark als schwach, 5 = stark, 6 = sehr stark, 7 = äußerst stark

4. Seelisch-körperliche Erschöpfung mit geringer Erholungsfähigkeit: Ich fühle mich anhaltend seelisch-körperlich erschöpft und erhole mich nur sehr schwer und selten.

   Wie stark ist dies ausgeprägt?

   -7 = äußerst stark, -6 = sehr stark, -5 = stark, -4 = eher stark als schwach, -3 = eher schwach als stark, -2 = sehr schwach, -1 = äußerst schwach

   Seelisch-körperliche Vitalität mit ausgeprägter Erholungsfähigkeit: Ich empfinde meistens eine hohe Lebensenergie und erhole mich leicht und schnell.

   1 = äußerst schwach, 2 = sehr schwach, 3 = eher schwach als stark, 4 = eher stark als schwach, 5 = stark, 6 = sehr stark, 7 = äußerst stark

5. Soziale Isolation von Personen und Gruppen großer gefühlsmäßiger Bedeutung: Ich fühle mich isoliert von Menschen oder Gruppen, die für mich eine große gefühlsmäßige Bedeutung haben (z. B. durch Tod, Trennung oder Abweisung).

   Wie stark ist dies ausgeprägt?

   -7 = äußerst stark, -6 = sehr stark, -5 = stark, -4 = eher stark als schwach, -3 = eher schwach als stark, -2 = sehr schwach, -1 = äußerst schwach

   Soziale Integration bei Personen und in Gruppen von großer gefühlsmäßiger Bedeutung: Ich fühle mich zu Personen und Gruppen, die für mich eine große gefühlsmäßige Bedeutung haben, zugehörig, von ihnen anerkannt und gebraucht.

   1 = äußerst schwach, 2 = sehr schwach, 3 = eher schwach als stark, 4 = eher stark als schwach, 5 = stark, 6 = sehr stark, 7 = äußerst stark

6. Geringer Lebensdrang: Meistens ist mein Wunsch zu leben nicht stark ausgeprägt, so dass ich manchmal denke, es wäre besser, zu sterben als weiterzuleben.

   Wie stark ist dies ausgeprägt?

   -7 = äußerst stark, -6 = sehr stark, -5 = stark, -4 = eher stark als schwach, -3 = eher schwach als stark, -2 = sehr schwach, -1 = äußerst schwach

   Starker Lebensdrang: Ich habe ein ausgeprägtes Bedürfnis zu leben und denke, es ist viel besser zu leben, als sterben zu müssen.

   1 = äußerst schwach, 2 = sehr schwach, 3 = eher schwach als stark, 4 = eher stark als schwach, 5 = stark, 6 = sehr stark, 7 = äußerst stark

7. Fehlende Anregung: Ich fühle mich in meinem Alltag wenig oder schlecht angeregt, indem mir beispielsweise wohltuende und ausgleichende Betätigung fehlt.

   Wie stark ist dies ausgeprägt?

   -7 = äußerst stark, -6 = sehr stark, -5 = stark, -4 = eher stark als schwach, -3 = eher schwach als stark, -2 = sehr schwach, -1 = äußerst schwach

   Regelmäßige, wohltuende Anregung: Ich fühle mich regelmäßig durch meine Tätigkeit angenehm und wohltuend angeregt (z. B. durch ausgleichende Arbeit, tägliche Befriedigung von Interessen, usw.)

   1 = äußerst schwach, 2 = sehr schwach, 3 = eher schwach als stark, 4 = eher stark als schwach, 5 = stark, 6 = sehr stark, 7 = äußerst stark

8. Unwohlsein erzeugende Gedanken: Bei mir tauchen häufig bestimmte Gedanken auf, die Unsicherheit, Angst oder andere negative Gefühle hervorrufen.

   Wie stark ist dies ausgeprägt?

   -7 = äußerst stark, -6 = sehr stark, -5 = stark, -4 = eher stark als schwach, -3 = eher schwach als stark, -2 = sehr schwach, -1 = äußerst schwach

   Wohltuende und Sicherheit spendende Gedanken: Meine Gedanken erzeugen bei mir in der Regel Sicherheit und Wohlbefinden.

   1 = äußerst schwach, 2 = sehr schwach, 3 = eher schwach als stark, 4 = eher stark als schwach, 5 = stark, 6 = sehr stark, 7 = äußerst stark

9. Unwohlsein erzeugender Perfektionismus: Ich bin sehr schnell unzufrieden, etwa wenn bei der erstrebten Zielverwirklichung nur

   Wohlbefinden in Bescheidenheit: Ich kann mich täglich an kleinen Dingen im Alltagsleben erfreuen, etwa wenn ich ein kleines Ziel erreiche oder geringste Störfaktoren auftauchen. Das nicht erreichte Ziel liegt eher im Blickfeld als das positiv erreichte.

Wie stark ist dies ausgeprägt?

−7 = äußerst stark, −6 = sehr stark, −5 = stark, −4 = eher stark als schwach, −3 = eher schwach als stark, −2 = sehr schwach, −1 = äußerst schwach

auf etwas Unnötiges verzichte oder nur, weil es ein schöner Tag ist.

1 = äußerst schwach, 2 = sehr schwach, 3 = eher schwach als stark, 4 = eher stark als schwach, 5 = stark, 6 = sehr stark, 7 = äußerst stark

10. Desintegration von sozialer Anforderung, eigenen Fähigkeiten und individueller Bedürfnisbefriedigung: In der Regel bin ich nicht in der Lage, die Anforderungen, die an mich im Beruf gestellt werden, mit meinen Wünschen, Bedürfnissen und Fähigkeiten zu vereinbaren, so dass daraus Unsicherheit und Unwohlsein entstehen.

Wie stark ist dies ausgeprägt?

−7 = äußerst stark, −6 = sehr stark, −5 = stark, −4 = eher stark als schwach, −3 = eher schwach als stark, −2 = sehr schwach, −1 = äußerst schwach

Integration von sozialer Anforderung, eigenen Fähigkeiten und individueller Bedürfnisbefriedigung: In der Regel bin ich in der Lage, meine eigenen beruflichen Fähigkeiten und persönlichen Wünsche mit den Anforderungen, die an mich im Berufsleben gestellt werden, zu vereinbaren, so dass Sicherheit und Wohlbefinden entstehen.

1 = äußerst schwach, 2 = sehr schwach, 3 = eher schwach als stark, 4 = eher stark als schwach, 5 = stark, 6 = sehr stark, 7 = äußerst stark

11. Inkompetenz in Bezug auf die Bewältigung der Alltagsprobleme: Ich fühle mich nicht befähigt, meine wichtigsten Probleme zu überwinden und Wohlbefinden, Lust, Sicherheit, Sinnerfüllung und innere Entwicklung zu erreichen, z. B. weil ich gefühlsmäßig zu sehr an abweisende Personen gebunden bin, nicht gelernt habe mit Konflikten umzugehen oder keine problemlösende Verhaltensweisen auffinden kann.

Wie stark ist dies ausgeprägt?

−7 = äußerst stark, −6 = sehr stark, −5 = stark, −4 = eher stark als schwach, −3 = eher schwach als stark, −2 = sehr schwach, −1 = äußerst schwach

Hohes Kompetenzgefühl in Bezug auf die Bewältigung der Alltagsprobleme: Ich fühle mich fähig, mein Leben in Richtung Wohlbefinden, Lust, Sicherheit, Sinnerkenntnis und innere Entwicklung zu führen, z. B. weil ich die dazu nötigen Verhaltensweisen beherrsche, gute Eigenschaften besitze, mich von Gott geliebt und geführt fühle, mich andere Menschen lieben oder ich eine hilfreiche Lebensphilosophie habe.

1 = äußerst schwach, 2 = sehr schwach, 3 = eher schwach als stark, 4 = eher stark als schwach, 5 = stark, 6 = sehr stark, 7 = äußerst stark

12. Extreme Desintegration zwischen Gefühlen und Vernunft: Meine Gefühle und meine Vernunft stehen im dauerhaften Widerstreit. D.h., ich bin nicht in der Lage, meine gefühlsmäßigen Regungen vernunftgemäß zu beherrschen oder zu verstehen, während ich meine vernunftgeleiteten Überlegungen selten auch gefühlsmäßig annehmen kann.

Hohe Integration zwischen Vernunft und Gefühlen: Meine Gefühle und meine Vernunft stehen in sehr gutem Einvernehmen, d. h. ich kann meine Gefühlsäußerungen gut verstehen und vernünftig begründen und bin in der Lage, meine vernunftgeleiteten Überlegungen gefühlsmäßig anzunehmen.

Wie stark ist dies ausgeprägt?

−7 = äußerst stark, −6 = sehr stark, −5 = stark, −4 = eher stark als schwach, −3 = eher schwach als stark, −2 = sehr schwach, −1 = äußerst schwach

1 = äußerst schwach, 2 = sehr schwach, 3 = eher schwach als stark, 4 = eher stark als schwach, 5 = stark, 6 = sehr stark, 7 = äußerst stark

Auswertungsschlüssel

Bitte kreuzen Sie links und rechts bei jeder Frage diejenige Ziffer von minus 1 bis minus 7 bzw. von plus 1 bis plus 7 an, die Ihnen am ehesten entspricht. Für jede Spalte werden die Werte addiert. Ziehen Sie dann den kleineren Wert vom größeren ab. Je höher die positive Punktzahl, desto ausgeprägter sind die Gesundheitsfaktoren auf der Bedürfnis- und Verhaltensebene. Je ausgeprägter die negative Punktzahl, desto stärker der Disstress auf der Bedürfnis- und Verhaltensebene (z. B. Blockade der Selbstregulationsfähigkeit).

In einer prospektiven Interventionsstudie (1977−1998) untersuchten wir den Zusammenhang zwischen der durch das Messinstrument ermittelten Punktzahl und dem Prozentsatz von Gesundgebliebenen:

Die Ergebnisse zeigen folgendes: Je höher die durch das Messinstrument ermittelte Punktzahl, desto höher der Prozentsatz der gesundgebliebenen Personen in einer Nachuntersuchung im Zeitraum von 21 Jahren. Frauen bleiben zu einem höheren Prozentsatz gesünder als Männer. Dieser Tatbestand ist zum größten Teil auf die bessere Stressbewältigung zurückzuführen.

Dazu noch die Ergebnisse der randomisierten Intervention mittels Autonomietraining bei Personen mit extrem niedriger Ausprägung der Gesundheitsfaktoren (minus 4 bis minus 6 Punkte) (s. S. 328).

Punktzahl	Männer		Frauen	
	N	Gesund bis zum 73. Lebensjahr	N	Gesund bis zum 73. Lebensjahr
+5 +6	516 (5,3 %)	402 (22,5 %)	662 (7,6 %)	512 (19 %)
+4 +5	605 (6,3 %)	307 (14,1 %)	916 (10,6 %)	701 (26,1 %)
+3 +4	1061 (11 %)	396 (18,1 %)	1420 (16,4 %)	605 (22,5 %)
+3 +2	1136 (11,7 %)	391 (17,9 %)	1216 (14,1 %)	402 (15 %)
+2 +1	1120 (11,6 %)	286 (13,1 %)	801 (9,3 %)	207 (7,7 %)
0 +1	1002 (10,4 %)	199 (9,1 %)	612 (7,1 %)	88 (3,3 %)
−1 −2	1013 (10,5 %)	90 (4,1 %)	703 (8,1 %)	73 (2,7 %)
−2 −3	933 (9,6 %)	62 (2,8 %)	417 (4,8 %)	34 (1,3 %)
−3 −4	864 (8,9 %)	31 (1,4 %)	502 (5,8 %)	40 (1,5 %)
−4 −5	731 (7,6 %)	12 (0,5 %)	601 (7 %)	13 (0,5 %)
−5 −6	696 (7,2 %)	7 (0,3 %)	782 (9,1 %)	9 (0,3 %)
Insgesamt	9677	2183 (22,6 %)	8632	2684 (31,1 %)

N = 128	Lebt gesund bis zum 73. Lebensjahr	Lebt krank bis zum 73. Lebensjahr	Verstorben bis zum 73. Lebensjahr
Autonomietraining	32 (25 %)	45 (35,2 %)	51 (39,8 %)
Mittelwerte (vor/nach der Intervention) der Ausprägung der Gesundheitsfaktoren	(−5,2 / +4,8)	(−4,7 / −4,5)	(−4,8 / −5,2)
Kontrollgruppe	1 (0,8 %)	49 (38,3 %)	78 (60,9 %)
Mittelwerte (vor/nach der Intervention) der Ausprägung der Gesundheitsfaktoren	(−5,3 / +3,4)	(−4,6 / −4,4)	(−4,7 / −5,3)

11.9 Fragebögen zur Ermittlung von privatem und beruflichem Stress

Privater Stress

1. minus 6 Punkte):
   unauflöslich erlebtes Leid in sich, das eng mit aufgrund von Abweisungserlebnissen, Nichtbeachtung ihrer Person, zu engen Bindungsansprüchen oder sonstigen Überforderungen)?

   7 = überhaupt nicht, 6 = sehr schwach, 5 = schwach, 4 = mittelmäßig, eher schwach, 3 = mittelmäßig, eher stark, 2 = stark, 1 = sehr stark, 0 = absolut

Kommt das Leid aus der Beziehung zu:

2. Ihrer Mutter? Wenn ja, wie stark ausgeprägt?

   7 = überhaupt nicht, 6 = sehr schwach, 5 = schwach, 4 = mittelmäßig, eher schwach, 3 = mittelmäßig, eher stark, 2 = stark, 1 = sehr stark, 0 = absolut

3. Ihrem Vater? Wenn ja, wie stark ausgeprägt?

   7 = überhaupt nicht, 6 = sehr schwach, 5 = schwach, 4 = mittelmäßig, eher schwach, 3 = mittelmäßig, eher stark, 2 = stark, 1 = sehr stark, 0 = absolut

4. Ihren Kindern? Wenn ja, wie stark ausgeprägt?

   7 = überhaupt nicht, 6 = sehr schwach, 5 = schwach, 4 = mittelmäßig, eher schwach, 3 = mittelmäßig, eher stark, 2 = stark, 1 = sehr stark, 0 = absolut

5. Einem anderen Familienmitglied? Wenn ja, wie stark ausgeprägt?

   7 = überhaupt nicht, 6 = sehr schwach, 5 = schwach, 4 = mittelmäßig, eher schwach, 3 = mittelmäßig, eher stark, 2 = stark, 1 = sehr stark, 0 = absolut

6. Dem Partner/Ehepartner? Wenn ja, wie stark ausgeprägt?

   7 = überhaupt nicht, 6 = sehr schwach, 5 = schwach, 4 = mittelmäßig, eher schwach, 3 = mittelmäßig, eher stark, 2 = stark, 1 = sehr stark, 0 = absolut

7. Ist Ihr lang anhaltendes und schwer auflösbares Leid durch schmerzlich erlebte Abweisung, Zurückstellung, nicht erreichte Nähe und Harmonie zu einer gefühlsmäßig wichtigen Person entstanden? Wenn ja, wie stark ausgeprägt?

   7 = überhaupt nicht, 6 = sehr schwach, 5 = schwach, 4 = mittelmäßig, eher schwach, 3 = mittelmäßig, eher stark, 2 = stark, 1 = sehr stark, 0 = absolut

8. Ist Ihr Leid durch negative, Sie störende und behindernde Personen entstanden, von denen eine ersehnte Distanzierung nicht stattfinden konnte? Wenn ja, wie stark ausgeprägt?

   7 = überhaupt nicht, 6 = sehr schwach, 5 = schwach, 4 = mittelmäßig, eher schwach, 3 = mittelmäßig, eher stark, 2 = stark, 1 = sehr stark, 0 = absolut

9. Wie stark ausgeprägt ist Ihr Lebenswille?

   0 = überhaupt nicht, 1 = sehr schwach, 2 = schwach, 3 = mittelmäßig, eher schwach, 4 = mittelmäßig, eher stark, 5 = stark, 6 = sehr stark, 7 = absolut

10. Wie stark ist Ihr tägliches Wohlbefinden – im Durchschnitt – ausgeprägt?

    0 = überhaupt nicht, 1 = sehr schwach, 2 = schwach, 3 = mittelmäßig, eher schwach, 4 = mittelmäßig, eher stark, 5 = stark, 6 = sehr stark, 7 = absolut

Wie stark ausgeprägt ist das Wohlbefinden, das sie in folgenden Bereichen erreichen?

11. Wohlbefinden durch Ernährung

    0 = überhaupt nicht, 1 = sehr schwach, 2 = schwach, 3 = mittelmäßig, eher schwach, 4 = mittelmäßig, eher stark, 5 = stark, 6 = sehr stark, 7 = absolut

12. Wohlbefinden durch Bewegung

    0 = überhaupt nicht, 1 = sehr schwach, 2 = schwach, 3 = mittelmäßig, eher schwach, 4 = mittelmäßig, eher stark, 5 = stark, 6 = sehr stark, 7 = absolut

13. Wohlbefinden durch Schlaf und Erholung

    0 = überhaupt nicht, 1 = sehr schwach, 2 = schwach, 3 = mittelmäßig, eher schwach, 4 = mittelmäßig, eher stark, 5 = stark, 6 = sehr stark, 7 = absolut

14. Wohlbefinden durch das Betreiben von Hobbies

    0 = überhaupt nicht, 1 = sehr schwach, 2 = schwach, 3 = mittelmäßig, eher schwach, 4 = mittelmäßig, eher stark, 5 = stark, 6 = sehr stark, 7 = absolut

15. Wohlbefinden durch Religion, Meditation, in der Gottesbeziehung

    0 = überhaupt nicht, 1 = sehr schwach, 2 = schwach, 3 = mittelmäßig, eher schwach, 4 = mittelmäßig, eher stark, 5 = stark, 6 = sehr stark, 7 = absolut

16. Wohlbefinden in sozialen Beziehungen

    0 = überhaupt nicht, 1 = sehr schwach, 2 = schwach, 3 = mittelmäßig, eher schwach, 4 = mittelmäßig, eher stark, 5 = stark, 6 = sehr stark, 7 = absolut

17. Wohlbefinden in der physischen Umwelt (z. B. Wohnlage)

    0 = überhaupt nicht, 1 = sehr schwach, 2 = schwach, 3 = mittelmäßig, eher schwach, 4 = mittelmäßig, eher stark, 5 = stark, 6 = sehr stark, 7 = absolut

18. Wohlbefinden in der Liebe zu Mitmenschen, zu sich selbst und zu Gott

    0 = überhaupt nicht, 1 = sehr schwach, 2 = schwach, 3 = mittelmäßig, eher schwach, 4 = mittelmäßig, eher stark, 5 = stark, 6 = sehr stark, 7 = absolut

19. Wohlbefinden durch hohe Selbstachtung

    0 = überhaupt nicht, 1 = sehr schwach, 2 = schwach, 3 = mittelmäßig, eher schwach, 4 = mittelmäßig, eher stark, 5 = stark, 6 = sehr stark, 7 = absolut

20. Fragen zur Selbstregulation:
  a) Durch mein Verhalten erreiche ich regelmäßig solche Zustände und Situationen, die mich positiv anregen und für das Leben motivieren.

   Wie stark trifft diese Aussage auf Sie zu?

   0 = überhaupt nicht, 1 = sehr schwach, 2 = schwach, 3 = mittelmäßig, eher schwach, 4 = mittelmäßig, eher stark, 5 = stark, 6 = sehr stark, 7 = absolut

b) Ich verstehe es immer wieder, meine gefühlsmäßig bedeutendsten Wünsche zu verwirklichen und meine wichtigsten Bedürfnisse zu befriedigen.

Wie stark trifft diese Aussage auf Sie zu?

0 = überhaupt nicht, 1 = sehr schwach, 2 = schwach, 3 = mittelmäßig, eher schwach, 4 = mittelmäßig, eher stark, 5 = stark, 6 = sehr stark, 7 = absolut

c) Wenn ich mich einmal nicht wohl fühle, verstehe ich es immer, durch mein Verhalten für mich positive Situationen und Zustände zu schaffen, die mein Wohlbefinden wiederherstellen.

Wie stark trifft diese Aussage auf Sie zu?

0 = überhaupt nicht, 1 = sehr schwach, 2 = schwach, 3 = mittelmäßig, eher schwach, 4 = mittelmäßig, eher stark, 5 = stark, 6 = sehr stark, 7 = absolut

d) Wenn mir eine Situation, eine Gruppe von Menschen oder eine Person nicht gut tut, entwickle ich solange unterschiedliche Aktivitäten, bis ich die Zustände zu meiner Zufriedenheit verändert habe.

Wie stark trifft diese Aussage auf Sie zu?

0 = überhaupt nicht, 1 = sehr schwach, 2 = schwach, 3 = mittelmäßig, eher schwach, 4 = mittelmäßig, eher stark, 5 = stark, 6 = sehr stark, 7 = absolut

e) Ich verstehe es immer wieder, unterschiedliche Bereiche in meinem Leben (z. B. Arbeit, Erholung, Hobbies, Ernährung, Bewegung, Partnerbeziehung) optimal für mich zu vereinbaren, so dass daraus lang anhaltendes Wohlbefinden entsteht.

Wie stark trifft diese Aussage auf Sie zu?

0 = überhaupt nicht, 1 = sehr schwach, 2 = schwach, 3 = mittelmäßig, eher schwach, 4 = mittelmäßig, eher stark, 5 = stark, 6 = sehr stark, 7 = absolut

f) Wenn ich mich in einer Situation bedroht fühle, verhalte ich mich letztlich immer so, das ich aus dieser wieder heil herauskomme.

Wie stark trifft diese Aussage auf Sie zu?

0 = überhaupt nicht, 1 = sehr schwach, 2 = schwach, 3 = mittelmäßig, eher schwach, 4 = mittelmäßig, eher stark, 5 = stark, 6 = sehr stark, 7 = absolut

g) Durch mein Verhalten erreiche ich immer wieder meine wichtigsten Ziele.

Wie stark trifft diese Aussage auf Sie zu?

0 = überhaupt nicht, 1 = sehr schwach, 2 = schwach, 3 = mittelmäßig, eher schwach, 4 = mittelmäßig, eher stark, 5 = stark, 6 = sehr stark, 7 = absolut

h) Durch mein Verhalten erreiche ich immer wieder Situationen und Zustände, die meine ganz persönlichen Wünsche und Bedürfnisse optimal anregen und befriedigen, so dass sich bei mir Zufriedenheit und Wohlbefinden einstellen.

Wie stark trifft diese Aussage auf Sie zu?

0 = überhaupt nicht, 1 = sehr schwach, 2 = schwach, 3 = mittelmäßig, eher schwach, 4 = mittelmäßig, eher stark, 5 = stark, 6 = sehr stark, 7 = absolut

i) Wenn mein Verhalten zu einem Mißerfolg führt, ist dies für mich nie ein Grund zur Resignation, sondern Anlass zur Verhaltensänderung.

Wie stark trifft diese Aussage auf Sie zu?

0 = überhaupt nicht, 1 = sehr schwach, 2 = schwach, 3 = mittelmäßig, eher schwach, 4 = mittelmäßig, eher stark, 5 = stark, 6 = sehr stark, 7 = absolut

j) Ich bin immer wieder fähig neue Gesichtspunkte und Verhaltensweisen zu finden, die eine überraschende und angenehme Problemlösung ermöglichen.

Wie stark trifft diese Aussage auf Sie zu?

0 = überhaupt nicht, 1 = sehr schwach, 2 = schwach, 3 = mittelmäßig, eher schwach, 4 = mittelmäßig, eher stark, 5 = stark, 6 = sehr stark, 7 = absolut

k) Ich bin in der Lage, mein Verhalten entsprechend den eingetretenen Folgen zu verändern, d. h. ich kann ein Verhalten abstellen, das anhaltend unangenehme Folgen hat und ich kann ein Verhalten entwickeln, das langfristig angenehme Folgen hat.

Wie stark trifft diese Aussage auf Sie zu?

0 = überhaupt nicht, 1 = sehr schwach, 2 = schwach, 3 = mittelmäßig, eher schwach, 4 = mittelmäßig, eher stark, 5 = stark, 6 = sehr stark, 7 = absolut

l) Wenn mein Verhalten nicht zum erwünschten Erfolg führt, bin ich fähig neue Verhaltensweisen zu erfinden und zu erproben.

Wie stark trifft diese Aussage auf Sie zu?

0 = überhaupt nicht, 1 = sehr schwach, 2 = schwach, 3 = mittelmäßig, eher schwach, 4 = mittelmäßig, eher stark, 5 = stark, 6 = sehr stark, 7 = absolut

m) Durch mein Verhalten erreiche ich zu wichtigen Bezugspersonen sowohl die gewünschte Nähe als auch den notwendigen Abstand.

Wie stark trifft diese Aussage auf Sie zu?

0 = überhaupt nicht, 1 = sehr schwach, 2 = schwach, 3 = mittelmäßig, eher schwach, 4 = mittelmäßig, eher stark, 5 = stark, 6 = sehr stark, 7 = absolut

n) Durch meine tägliche Aktivität löse ich bei mir immer wieder innere Zufriedenheit aus.

Wie stark trifft diese Aussage auf Sie zu?

0 = überhaupt nicht, 1 = sehr schwach, 2 = schwach, 3 = mittelmäßig, eher schwach, 4 = mittelmäßig, eher stark, 5 = stark, 6 = sehr stark, 7 = absolut

o) Durch meine tägliche Aktivität erreiche ich immer wieder seelisches und körperliches Wohlbefinden.

Wie stark trifft diese Aussage auf Sie zu?

0 = überhaupt nicht, 1 = sehr schwach, 2 = schwach, 3 = mittelmäßig, eher schwach, 4 = mittelmäßig, eher stark, 5 = stark, 6 = sehr stark, 7 = absolut

p) Durch mein Verhalten erreiche ich immer wieder Situationen, die bei mir lustvolle Erlebnisse hervorrufen.

Wie stark trifft diese Aussage auf Sie zu?

0 = überhaupt nicht, 1 = sehr schwach, 2 = schwach, 3 = mittelmäßig, eher schwach, 4 = mittelmäßig, eher stark, 5 = stark, 6 = sehr stark, 7 = absolut

Die Auswertung des Fragebogen erfolgt so: Die Punktzahlen aller Fragen werden addiert und durch die Anzahl der Fragen dividiert. Je höher die erzielte Punktzahl, desto ausgeprägter ist die Selbstregulation.

6 bis 7 Punkte: ausgezeichnete Selbstregulation
5 bis 6 Punkte: sehr gute Selbstregulation
4 bis 5 Punkte: gute Selbstregulation
3,5 bis 4 Punkte: befriedigende Selbstregulation
2 bis 3,5 Punkte: eher schlechte Selbstregulation
1 bis 2 Punkte: sehr schlechte Selbstregulation

Beruflicher Stress

1. Erleben Sie an Ihrem Arbeitsplatz einen großen Erwartungs- bzw. Leistungsdruck, der bei Ihnen häufig seelisch-körperliche Erschöpfung hervorruft?

   7 = überhaupt nicht, 6 = sehr schwach, 5 = schwach, 4 = mittelmäßig, eher schwach, 3 = mittelmäßig, eher stark, 2 = stark, 1 = sehr stark, 0 = absolut

2. Erfahren Sie an Ihrem Arbeitsplatz immer wider ungerechte Anschuldigungen und Behinderungen Ihrer Arbeitstätigkeit?

   7 = überhaupt nicht, 6 = sehr schwach, 5 = schwach, 4 = mittelmäßig, eher schwach, 3 = mittelmäßig, eher stark, 2 = stark, 1 = sehr stark, 0 = absolut

3. Erleben Sie an Ihrem Arbeitsplatz immer wieder eine ungerechte Zurücksetzung, Abweisung und Entwertung Ihrer Person (z. B. von Vorgesetzten oder Arbeitskollegen)?

   7 = überhaupt nicht, 6 = sehr schwach, 5 = schwach, 4 = mittelmäßig, eher schwach, 3 = mittelmäßig, eher stark, 2 = stark, 1 = sehr stark, 0 = absolut

4. Kommt es immer wieder vor, dass Sie sich an Ihrem Arbeitsplatz aufregen und verärgern, z. B. über Verhaltensweisen von Mitarbeitern oder Zuständen am Arbeitsplatz?

   7 = überhaupt nicht, 6 = sehr schwach, 5 = schwach, 4 = mittelmäßig, eher schwach, 3 = mittelmäßig, eher stark, 2 = stark, 1 = sehr stark, 0 = absolut

5. Erleben Sie immer wieder Stress am Arbeitsplatz aufgrund von Fehlorganisationen und Fehlleitungen in der Arbeitsgruppe?

   7 = überhaupt nicht, 6 = sehr schwach, 5 = schwach, 4 = mittelmäßig, eher schwach, 3 = mittelmäßig, eher stark, 2 = stark, 1 = sehr stark, 0 = absolut

6. Leiden Sie immer wieder unter der Einsicht, dass Sie für Ihre Arbeiten und Bemühungen am Arbeitsplatz nicht genügend belohnt und anerkannt werden?

   7 = überhaupt nicht, 6 = sehr schwach, 5 = schwach, 4 = mittelmäßig, eher schwach, 3 = mittelmäßig, eher stark, 2 = stark, 1 = sehr stark, 0 = absolut

7. Fühlen Sie sich in Ihrer Arbeitsgruppe und im Unternehmen (oder der Institution) als zugehörig (anerkannt, d. h. von anderen als zugehörig anerkannt)?

   0 = überhaupt nicht, 1 = sehr schwach, 2 = schwach, 3 = mittelmäßig, eher schwach, 4 = mittelmäßig, eher stark, 5 = stark, 6 = sehr stark, 7 = absolut

8. Leiden Sie häufig unter störenden äußeren Bedingungen am Arbeitsplatz (z. B. Lärm, Kälte, ungute Gerüche, schlechtes Licht)?

   7 = überhaupt nicht, 6 = sehr schwach, 5 = schwach, 4 = mittelmäßig, eher schwach, 3 = mittelmäßig, eher stark, 2 = stark, 1 = sehr stark, 0 = absolut

9. Glauben Sie, dass Ihre persönlichen beruflichen Fähigkeiten mit den beruflichen Anforderungen an Ihrem Arbeitsplatz gut übereinstimmen? D. h., wird von Ihnen das abverlangt, was Sie gut können und können Sie in Bereichen Abstand nehmen, wo Sie sich weniger befähigt fühlen?

   0 = überhaupt nicht, 1 = sehr schwach, 2 = schwach, 3 = mittelmäßig, eher schwach, 4 = mittelmäßig, eher stark, 5 = stark, 6 = sehr stark, 7 = absolut

10. Können Sie an Ihrem Arbeitsplatz in Bezug auf Aufgaben und Produkte gemäß Ihren Fähigkeiten und Interessen gestaltend mitwirken?

    0 = überhaupt nicht, 1 = sehr schwach, 2 = schwach, 3 = mittelmäßig, eher schwach, 4 = mittelmäßig, eher stark, 5 = stark, 6 = sehr stark, 7 = absolut

Zur Interaktion zwischen privatem und beruflichem Stress

1. Verbinden sich bei Ihnen bestimmte, lang anhaltende, negative private Erlebnisse mit negativen beruflichen Erfahrungen derart, dass es zu einer negativen gegenseitigen Verstärkung beider Bereiche kommt? Etwa wenn ein abweisender Vorgesetzter an einen abweisenden Elternteil erinnert, so dass beide Erlebnisse zusammen noch mehr Stress erzeugen als eines für sich alleine? Wie stark ist bei Ihnen eine derartige Verbindung ausgeprägt?

   7 = überhaupt nicht, 6 = sehr schwach, 5 = schwach, 4 = mittelmäßig, eher schwach, 3 = mittelmäßig, eher stark, 2 = stark, 1 = sehr stark, 0 = absolut

2. Werden bei Ihnen bestimmte negative Erlebnisse und dadurch hervorgerufene Stresssituationen aus der Kindheit oder

Partnerbeziehung (z. B. Leiden an einer Abweisung, Neigung zur Aufregung) durch ein gutes Arbeitsklima und Wohlbefinden am Arbeitsplatz weitgehend aufgehoben und neutralisiert?

0 = überhaupt nicht, 1 = sehr schwach, 2 = schwach, 3 = mittelmäßig, eher schwach, 4 = mittelmäßig, eher stark, 5 = stark, 6 = sehr stark, 7 = absolut

3. Werden negative Erlebnisse im Berufsleben, z. B. Arbeitsdruck, Aufregung, Entwertung, mangelhafte Anerkennung und Belohnung oder ungesunde Arbeitsbedingungen durch ein gutes, liebevolles und anerkennendes Privatleben (liebevolle Eltern und Partner, ausgleichende Hobbies, usw.) aufgehoben und neutralisiert?

0 = überhaupt nicht, 1 = sehr schwach, 2 = schwach, 3 = mittelmäßig, eher schwach, 4 = mittelmäßig, eher stark, 5 = stark, 6 = sehr stark, 7 = absolut

4. Wirken bei Ihnen negative Kindheits- und Familienerlebnisse trotz guter Arbeitsverhältnisse bis heute durchgehend stresserzeugend und negativ?

7 = überhaupt nicht, 6 = sehr schwach, 5 = schwach, 4 = mittelmäßig, eher schwach, 3 = mittelmäßig, eher stark, 2 = stark, 1 = sehr stark, 0 = absolut

5. Wirken bei Ihnen negative Arbeitsverhältnisse stresserzeugend und negativ trotz guter privater Verhältnisse?

7 = überhaupt nicht, 6 = sehr schwach, 5 = schwach, 4 = mittelmäßig, eher schwach, 3 = mittelmäßig, eher stark, 2 = stark, 1 = sehr stark, 0 = absolut

6. Wie stark empfinden Sie die Stressintensität, die aus Ihrem privaten Leben herrührt (z. B. inneres Ungleichgewicht durch Hemmung oder Aufregung, Unwohlsein durch erlebte Behinderungen, Belastungen, die nur schwer zu bewältigen sind)?

7 = überhaupt nicht, 6 = sehr schwach, 5 = schwach, 4 = mittelmäßig, eher schwach, 3 = mittelmäßig, eher stark, 2 = stark, 1 = sehr stark, 0 = absolut

7. Wie stark empfinden Sie die Stressintensität, die aus Ihrem beruflichen Leben herrührt (z. B. inneres Ungleichgewicht durch Hemmung oder Aufregung, Unwohlsein durch erlebte Behinderungen, Belastungen, die nur schwer zu bewältigen sind)?

7 = überhaupt nicht, 6 = sehr schwach, 5 = schwach, 4 = mittelmäßig, eher schwach, 3 = mittelmäßig, eher stark, 2 = stark, 1 = sehr stark, 0 = absolut

8. „Ich habe weder privaten noch beruflichen Stress, im Gegenteil, beide Bereiche bewältige ich mit Wohlbefinden und Erfolgserlebnissen, d. h. ich fühle mich Anforderungen so gut wie nie hilflos ausgeliefert und kenne das Gefühl nicht, vor unlösbaren Aufgaben zu stehen." Wie stark trifft diese Aussage auf Sie zu?

0 = überhaupt nicht, 1 = sehr schwach, 2 = schwach, 3 = mittelmäßig, eher schwach, 4 = mittelmäßig, eher stark, 5 = stark, 6 = sehr stark, 7 = absolut

Zentrale Faktoren für die Organisation von Gesundheit und Krankheit

1. Gibt es in Ihrem Leben einen oder mehrere Faktoren von zentraler Bedeutung, die immer wieder bei Ihnen Wohlbefinden, Lust, Sicherheit, Sinnerfüllung und den Lebensdrang anregen? Wenn ja, wie stark ausgeprägt?

0 = überhaupt nicht, 1 = sehr schwach, 2 = schwach, 3 = mittelmäßig, eher schwach, 4 = mittelmäßig, eher stark, 5 = stark, 6 = sehr stark, 7 = absolut

3. Stammen diese Faktoren aus dem privaten Leben (familiäre Beziehungen, Hobbies, Religion, Gewohnheiten, usw.)?

7 = überhaupt nicht, 6 = sehr schwach, 5 = schwach, 4 = mittelmäßig, eher schwach, 3 = mittelmäßig, eher stark, 2 = stark, 1 = sehr stark, 0 = absolut

4. Stammen diese Faktoren aus dem Berufsleben?

   7 = überhaupt nicht, 6 = sehr schwach, 5 = schwach, 4 = mittelmäßig, eher schwach, 3 = mittelmäßig, eher stark, 2 = stark, 1 = sehr stark, 0 = absolut

5. Gibt es in Ihrem Leben einen oder mehrere Faktoren von zentraler Bedeutung, die immer wieder bei Ihnen die Lebenslust verringern und Unwohlsein, innere Unzufriedenheit, Sinnentleerung und Hoffnungslosigkeit hervorrufen? Wenn ja, wie stark ist dies ausgeprägt?

   7 = überhaupt nicht, 6 = sehr schwach, 5 = schwach, 4 = mittelmäßig, eher schwach, 3 = mittelmäßig, eher stark, 2 = stark, 1 = sehr stark, 0 = absolut

6. Stammen diese Faktoren aus dem privaten Leben (familiäre Beziehungen, Hobbies, Religion, Gewohnheiten, usw.)?

   7 = überhaupt nicht, 6 = sehr schwach, 5 = schwach, 4 = mittelmäßig, eher schwach, 3 = mittelmäßig, eher stark, 2 = stark, 1 = sehr stark, 0 = absolut

7. Stammen diese Faktoren aus dem Berufsleben?

   7 = überhaupt nicht, 6 = sehr schwach, 5 = schwach, 4 = mittelmäßig, eher schwach, 3 = mittelmäßig, eher stark, 2 = stark, 1 = sehr stark, 0 = absolut

Die Grossarthsche Verhaltenstypologie – die Verbindung zwischen privatem und beruflichem Stress

1. Typ I: Dominante Hemmung, eine ersehnte Nähe zu inspirierenden Objekten zu erreichen.

a) Im privaten Leben:

„Ich fühle mich häufig durch mitmenschliche oder innere Hemmungen nicht in der Lage, eine ersehnte, mich inspirierende Person oder einen für mich gefühlsmäßig sehr wichtigen Zustand (z. B. eine mitmenschliche Harmonie) zu erreichen. Dabei habe ich das Gefühl, dass ich eine ersehnte Nähe, die für mich von allergrößter gefühlsmäßiger Bedeutung ist, nicht erreichen kann, obwohl ich mich häufig dafür bis zur seelisch-körperlichen Erschöpfung bemühe."

Wie stark trifft diese Aussage auf Sie zu?

0 = überhaupt nicht, 1 = sehr schwach, 2 = schwach, 3 = mittelmäßig, eher schwach, 4 = mittelmäßig, eher stark, 5 = stark, 6 = sehr stark, 7 = absolut

b) Im Berufsleben:

„Ich leide im Berufsleben immer wieder, weil ich nicht in der Lage bin, ein ersehntes und hoch bewertetes Ziel zu erreichen (z. B. ein gutes Einvernehmen mit den Vorgesetzten oder eine gerechte und menschliche Arbeitsatmosphäre), obwohl ich mich dafür häufig bis zur seelisch-körperlichen Erschöpfung einsetze."

Wie stark trifft diese Aussage auf Sie zu?

0 = überhaupt nicht, 1 = sehr schwach, 2 = schwach, 3 = mittelmäßig, eher schwach, 4 = mittelmäßig, eher stark, 5 = stark, 6 = sehr stark, 7 = absolut

2. Typ II: Dominante hilflose Übererregung in Konfrontation mit widrigen, störenden, behindernden Objekten.

a) Im privaten Leben:

„Ich fühle mich häufig hilflos übererregt in der Begegnung mit widrigen, mich störenden und behindernden Personen oder Zuständen (z. B. einem Partner, Nachbarn oder hinsichtlich der Wohnlage) und bin dabei nicht fähig, die Situation so zu lösen, dass ich mich innerlich beruhigt fühle, z. B. weil ich keinen Abstand von negativ erlebten Personen oder Zuständen erreichen kann."

Wie stark trifft diese Aussage auf Sie zu?

0 = überhaupt nicht, 1 = sehr schwach, 2 = schwach, 3 = mittelmäßig, eher schwach, 4 = mittelmäßig, eher stark, 5 = stark, 6 = sehr stark, 7 = absolut

b) Im Berufsleben:

„Ich fühle mich häufig an meinem Arbeitsplatz hilflos übererregt in der Begegnung mit widrigen, mich

störenden und behindernden Personen oder Zuständen (z. B. im Hinblick auf den Kontakt mit Vorgesetzten, Arbeitskollegen oder hinsichtlich von Arbeitsbedingungen) und bin dabei nicht fähig, die Situation so zu lösen, dass ich mich innerlich beruhigt fühle, z. B. weil ich keinen Abstand von negativ erlebten Personen oder Zuständen erreichen kann."*

Wie stark trifft diese Aussage auf Sie zu?

0 = überhaupt nicht, 1 = sehr schwach, 2 = schwach, 3 = mittelmäßig, eher schwach, 4 = mittelmäßig, eher stark, 5 = stark, 6 = sehr stark, 7 = absolut

3. Typ III: Kurzfristige Abwechslung zwischen hilfloser Übererregung aufgrund störender Objekte, Hemmung, die Nähe ersehnter Objekte zu erreichen und einem teilweise kompetent flexiblem Verhalten, das zur Bedürfnisbefriedigung und Zielerreichung führt.

a) Im privaten Leben:

„Ich erlebe eine immer wiederkehrende, kurzfristige Abwechslung zwischen einer Aufregung über widrige und mich störende Personen und Zustände, von innerer und äußerer Hemmung des Bedürfnisses nach mehr Nähe zu mich inspirierenden Personen und sich immer wieder einstellenden Phasen von Wohlbefinden und Zufriedenheit, in denen ich meine Wünsche und Bedürfnisse äußern und befriedigen kann."

Wie stark trifft diese Aussage auf Sie zu?

0 = überhaupt nicht, 1 = sehr schwach, 2 = schwach, 3 = mittelmäßig, eher schwach, 4 = mittelmäßig, eher stark, 5 = stark, 6 = sehr stark, 7 = absolut

b) Im Berufsleben:

„Ich erlebe eine immer wiederkehrende kurzfristige Abwechslung zwischen einer Aufregung über widrige und mich störende Personen und Zustände, innerer und äußerer Hemmung des Bedürfnisses nach mehr Nähe zu mich inspirierenden Personen und sich immer wieder einstellenden Phasen von Wohlbefinden und Zufriedenheit, in denen ich meine Wünsche und Bedürfnisse äußern und befriedigen kann."

Wie stark trifft diese Aussage auf Sie zu?

0 = überhaupt nicht, 1 = sehr schwach, 2 = schwach, 3 = mittelmäßig, eher schwach, 4 = mittelmäßig, eher stark, 5 = stark, 6 = sehr stark, 7 = absolut

4. Typ IV: Dominant ausgeprägte Tendenz, Lust, Wohlbefinden und Sicherheit in der Gegenwart zu suchen, verbunden mit der Neigung zur Wohlbefinden erzeugenden Neuorganisation von Erlebnissen aus der Vergangenheit.

a) Im privaten Leben:

„Ich erreiche in der Regel immer wieder in der Gegenwart Lust, Wohlbefinden, Sicherheit, Sinnerfüllung und persönliche Entwicklung und bin stets in der Lage, negative und positive Erlebnisse aus der Vergangenheit (z. B. innerhalb der Familie) in der Gegenwart lustvoll und Wohlbefinden erzeugend zu interpretieren."

Wie stark trifft diese Aussage auf Sie zu?

0 = überhaupt nicht, 1 = sehr schwach, 2 = schwach, 3 = mittelmäßig, eher schwach, 4 = mittelmäßig, eher stark, 5 = stark, 6 = sehr stark, 7 = absolut

b) Im Berufsleben:

„Ich bin im Berufsleben immer wieder fähig, meine Beziehungen (z. B. zu Arbeitskollegen oder Vorgesetzten) und meine Eigenaktivität (z. B. den gezielten Einsatz meiner Fähigkeiten und Interessen) so zu organisieren, dass für mich Wohlbefinden, Sicherheit und Entwicklung daraus folgen."

Wie stark trifft diese Aussage auf Sie zu?

0 = überhaupt nicht, 1 = sehr schwach, 2 = schwach, 3 = mittelmäßig, eher schwach, 4 = mittelmäßig, eher stark, 5 = stark, 6 = sehr stark, 7 = absolut

Medizinische Risikofaktoren

1. Ernährungsgewohnheiten, bewertet nach drei Kategorien: a) sehr gesund, b) teils gesund, teils ungesund, c) sehr ungesund.

2. Alkoholkonsum, beurteilt nach Jahren des Konsums und täglicher Menge Alkohol in Gramm.

3. Familiäre Belastung, beurteilt nach dem Vorkommen der Erkrankungen in der Verwandtschaft in gerader Linie: a) Brustkrebs, b) Ovarialkarzinom, c) Korpus- oder Zervixkarzinom, d) Herzinfarkt, e) Hirnschlag, f) Demenz, g) Knochenbrüche/Osteoporose, h) andere chronische Erkrankungen.

4. Zigarettenrauchen, beurteilt nach den Jahren und täglicher Menge des Konsums.

5. Bewegung, bewertet nach drei Kategorien: a) sehr wenig, b) mittelmäßig, c) forciert.

6. Gewicht, bewertet nach drei Kategorien: a) Übergewicht, b) Untergewicht, c) normal.

7. Blutdruck, bewertet nach den Kategorien: a) systolisch, b) diastolisch – jeweils gemessen an der linken Hand im Liegen.

Fragebogen zur Erfassung der Langzeiteffekte des Autonomietrainings (1, 3 und 5 Jahre nach der Intervention)

1. Ich fühle mich nach dem Gespräch fähiger, durch meine eigene Aktivität Zustände zu erreichen, die mein Wohlbefinden verbessern.

2. Ich fühle mich nach dem Gespräch fähiger, durch meine eigene Aktivität Zustände zu erreichen, die meine berufliche Situation verbessern.

3. Nach dem Gespräch fühle ich mich fähiger, Erklärungen für mein eigenes Verhalten und das Verhalten meiner Mitmenschen zu finden, wodurch ich mich sicherer fühle.

4. Nach dem Gespräch fühle ich mich eher als früher in der Lage, mich selbst von der positiven und anerkennenden Seite zu erleben.

5. Ich komme nach dem Gespräch mit meinen unterschiedlichen, auch zwiespältigen Gefühlen besser zurecht, indem ich beispielsweise sowohl die positiven Gefühle anerkenne und äußere, als auch die negativen Gefühle anerkenne, aber beide nicht so vermische, dass ich handlungsunfähig werde.

6. Nach dem Gespräch bin ich besser in der Lage, meine Schwächen und Befürchtungen zu erkennen, um diese in Stärken und Wohlbefinden zu verwandeln.

7. Nach dem Gespräch habe ich die Bedeutung der Suche nach Wohlbefinden, Lust, Sicherheit und Problemlösungen entdeckt, so dass ich weniger an Hindernissen und negativen Erlebnissen ausgerichtet bin.

6 3,5

(4,13)